見る目が変わる！
「欠損歯列」の読み方，「欠損補綴」の設計

編著
本多正明　宮地建夫　伊藤雄策　武田孝之

著
永田省藏　鷹岡竜一　前田芳信
池邉一典　中村公雄　山﨑長郎
今井俊広　細川隆司　中本哲自
正木千尋　内藤正裕　萩原芳幸
細山　恒　小出　馨　浅野栄一朗
筒井昌秀　筒井照子　添島正和
国賀就一郎　内藤禎人　永尾　寛
市川哲雄　榎本紘昭　船登彰芳
黒田昌彦　加々美恵一

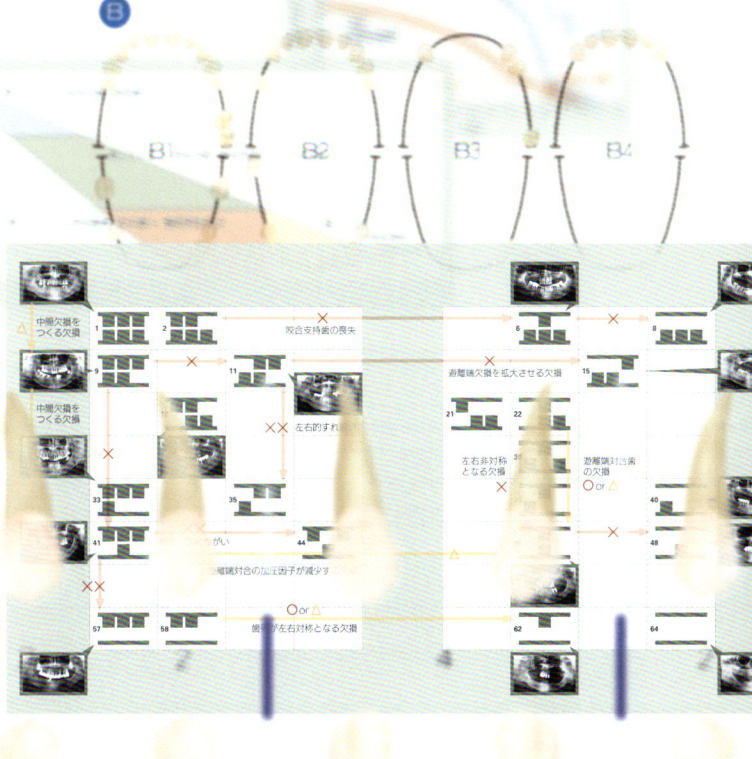

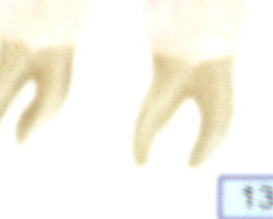

クインテッセンス出版株式会社　2013

Tokyo, Berlin, Chicago, London, Paris, Barcelona, Istanbul, Milano, São Paulo, Moscow, Prague, Warsaw,
Delhi, Beijing, Bucharest, and Singapore

序文

近年，欠損歯列への対応として，インプラント治療が脚光を浴び，素晴らしいケースを誌上や講演会・講習会などで見ることができる．そして，良好な治療結果を得るために，フィクスチャーの表面性状・形態や，補綴主導を念頭に置いたインプラント外科，インプラント周囲組織，機能・審美性を維持・安定させやすいインプラント補綴など，インプラントに関するさまざまな臨床研究や基礎研究がなされ，臨床結果に対し大きな影響を与えている．しかし一方では，インプラント治療のトラブルが，テレビや新聞・雑誌などで，報道されている現実もある．どうも最近，欠損歯列への対応が，まず"インプラントありき"の感が強い．そのうえリカバーに困っているケースも数多く出てきている．インプラント治療は，欠損歯列への対応の１つのオプションである．

日本中の歯科医師が施している欠損補綴は，まだまだ従来型のブリッジやパーシャルデンチャーのほうが多い．そうであれば，今こそ基本に立ち返って，欠損歯列の病態をしっかり診査したうえで治療計画を立案すべきである．そのことによって，欠損歯列に対し的確にインプラントを生かすことで，"Longevity"のある治療結果をだすことができると考える(図1)．

このことはけっしてインプラント治療を否定しているのではない．逆に，咬合支持の条件が悪く欠損歯列が拡大していきやすいケースにおいて，今までのブリッジやパーシャルデンチャーによる対応では急速に咬合崩壊へと進んでしまったケースでも，インプラント補綴を使うことによって崩壊スピードを制御することが可能になっている．また，１歯欠損に対しても，欠損部位・支台歯の条件・咬合などについて，しっかり診査・診断し，適切な計画のもとにインプラント補綴かブリッジかを決定することで，歯列弓の保全に大きな助けとなる．

われわれは時間軸も含めた**欠損歯列の病態**を診査し，原因を探り，また患者の健康状態・食生活・社会生活・価値観・経済力の各変化を考慮して，それぞれのオプションのリスクとベネフィットを考えてきた．そして"Longevity"という言葉を頭に置き，**欠損歯列の拡大抑**

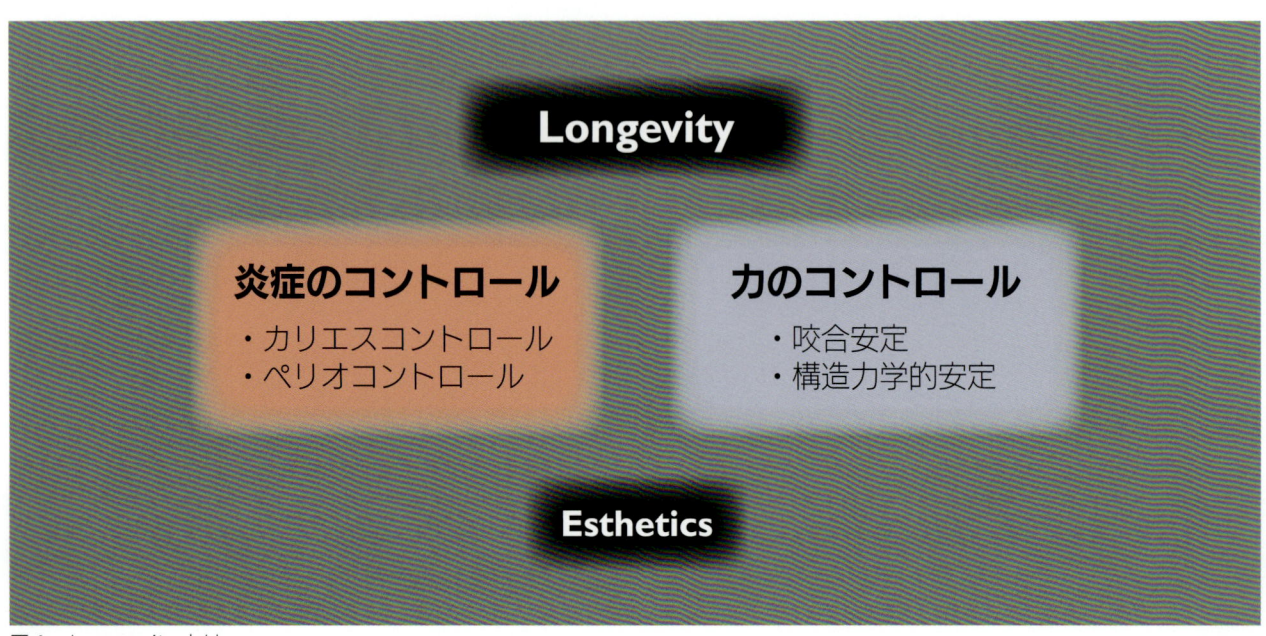

図1 Longevityとは．

Longevityを得られなかった症例

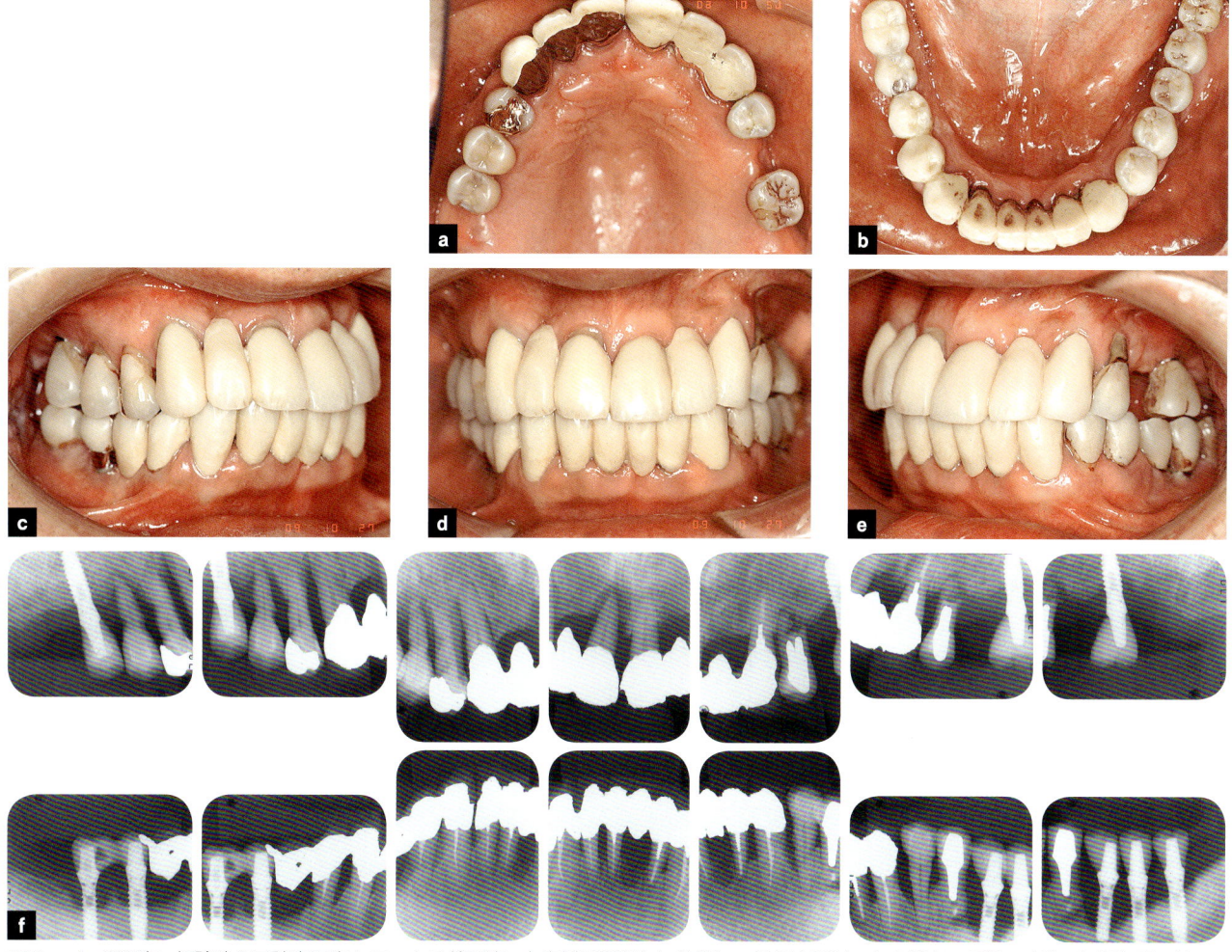

図2 a～f 2009年，初診時の口腔内写真とエックス線写真．本症例は2001年に他院にて治療を受けてから筆者の医院に来院．欠損歯列に対し，インプラントとブリッジを活用して咬合再構成をされているが，インプラント周囲組織・歯周組織，補綴，咬合などを診てみると，口腔内は大きく崩壊している．いわゆる"Longevity"が得られていない．

制を考え，1人1人の患者に対して適正な診断・治療計画を立案して精度の高い欠損補綴を行うことで，**歯列弓の保全**を図り，補綴治療の目的達成を目指してきた（**図2～5**）．その治療結果の良否を検証し，そこから得たものにより，これからの臨床の幹が築けるものと信じている．

今日，歯科治療を成功に導くキーワード「炎症と力のコントロール」の重要性が強調されている．臨床においては，炎症に比べ，力についてのエビデンスを得ることは難しい．しかし，臨床家が同じような結果の臨床例を数多く示していくことによって，それらの積み重ねが信頼性の高い臨床的エビデンスとなっていくのではないだろうか．

今回は「**部分欠損補綴の予後判断と，設計のキー**」という観点に立って歯科臨床において適切な機能回復がいかに重要であるかを若手臨床家に伝えたいという思いから，この本を企画した．

2012年11月

編者を代表して　本多正明

Longevity が期待できる症例

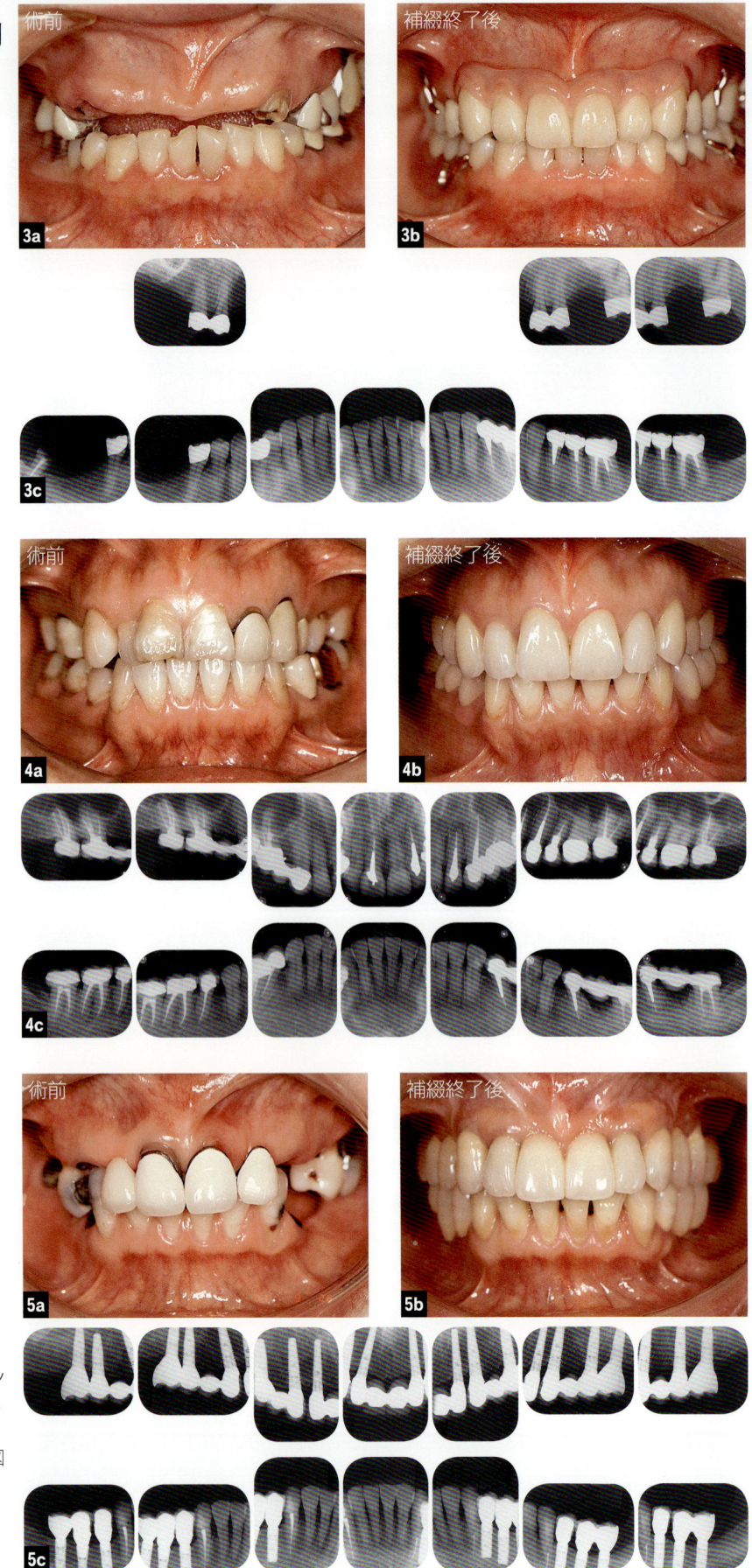

図3〜5 欠損歯列に対し,パーシャルデンチャー(図3a〜c),クラウンブリッジ(図4a〜c),インプラント補綴(図5a〜c)により,歯列弓の連続性を回復し,歯列弓の保全を図ると同時に,的確に咬合支持を得るために,適正な咬頭嵌合位を確立し,咬合安定を図る.
＊図3a〜cの詳細は,53ページ図2参照
＊図5a〜cの詳細は,63ページ図14参照

CONTENTS

序文 .... 本多正明　**002**
編著者一覧 **008**
本書を読むための基礎概念とキーワード **009**

CHAPTER 1 「欠損歯列」と「欠損補綴」とは？

section 1　ディスカッションでわかる「欠損歯列」と「欠損補綴」

「欠損歯列」と「欠損補綴」をよりよく理解するための重要事項
　　　　　　　　　　　　　　　　　本多正明，宮地建夫，武田孝之，伊藤雄策　**014**

section 2　「欠損歯列」と「欠損補綴」のコンセプト

1「欠損歯列」の病態評価──崩壊抑制と，
　崩壊コースのコントロールを目指して .... 宮地建夫　**044**

2「欠損補綴」の設計──力のコントロールによる
　構造力学安定と咬合の安定 .... 本多正明　**052**

CHAPTER 2 「欠損歯列」の病態と予後の診断

section 1　レベル・パターン・スピードからみた病態診断

1 クラウンブリッジ・インプラントのための病態の診断
　　　　　　　　　　　　　　　　　　　　　　　　　　　　　　　武田孝之　**070**

2 パーシャルデンチャーのための病態の診断 .... 永田省藏　**080**

section 2　欠損の進行のコースと予後判断：リスクを把握した補綴設計のキー

1 クラウンブリッジ・インプラントのための予後の診断
　　　　　　　　　　　　　　　　　　　　　　　　　　　　　　　武田孝之　**092**

2 パーシャルデンチャーのための予後の診断 .... 永田省藏　**102**

3 欠損歯列の評価と支台歯の条件
　──咬合三角第3エリアはすべて難症例か？ .... 鷹岡竜一　**114**

CHAPTER 3 「欠損補綴」への個々のリスクの捉え方と予後

section 1　欠損形態によるリスク

1 欠損形態と咬合支持の関係からのリスクの捉え方
　　── Kennedyの分類・Eichner分類・宮地の咬合三角など
　　　　　　　　　　　　　　　　　　　　前田芳信，池邉一典　**126**

2 欠損形態と補綴の種類による残存歯への影響
　　── ブリッジかインプラントかの選択にかかわる力学的因子
　　　　　　　　　　　　　　　　　　　　　　　　　中村公雄　**132**

section 2　咬合によるリスク

1 咬頭嵌合位を不安定にするリスク因子　　　　　　山﨑長郎　**138**

2 咀嚼・滑走運動に影響するリスク因子　　　　　　今井俊広　**146**

3 インプラント補綴における加圧因子・受圧条件・環境
　　　　　　　　　　　　　　　　　　　　　　　　　伊藤雄策　**152**

section 3　パラファンクションによるリスク

1 パラファンクションの病因・影響・対応の現在
　　　　　　　　　　　　　　　　細川隆司，中本哲自，正木千尋　**164**

2 オーバーロードの臨床像　　　　　　　　　　　　内藤正裕　**170**

section 4　歯根・歯槽骨・顎堤の状態によるリスク

1 ブリッジへのリスク因子　　　　　　　　　　　　萩原芳幸　**176**

2 パーシャルデンチャーへのリスク因子　　　　　　萩原芳幸　**182**

3 インプラントへのリスク因子①　　　　　　　　　萩原芳幸　**190**

4 インプラントへのリスク因子②　　　　　　　　　細山　恒　**194**

section 5　上下顎のアーチのバランスの違いによるリスク

上下顎アーチの大きさの違いによるリスク因子
　　　　　　　　　　　　　　　　　　　　小出　馨，浅野栄一朗　**203**

CHAPTER 4 「欠損歯列」と「欠損補綴」の諸相

section 1 臨床の諸相

1. 特別寄稿　上下顎対向関係 ……………………………… 筒井昌秀，筒井照子　**210**
2. パーシャルデンチャーの設計
　　──歯列の崩壊をくいとめるために ……………………… 添島正和　**220**
3. 咀嚼・滑走運動時の新たなリスク因子
　　──実態を踏まえた三次元的なリスクの捉え方 ……… 国賀就一郎　**224**

section 2 学術の世界から

部分歯列欠損の分類とその意義
　──症型の重症度（回復のための難易度）を知る
　　…………………………………… 内藤禎人，永尾　寛，市川哲雄　**232**

CHAPTER 5 「欠損歯列」「欠損補綴」の視点からの長期経過症例の評価

section 1 長期経過症例

1. 歯周病が進行した遊離端欠損の18年経過 …………………… 榎本紘昭　**248**
2. 歯周病による動揺のコントロールの15年経過 ……………… 船登彰芳　**252**
3. 前歯部のみの咬合支持数4の症例の30年経過 ……………… 黒田昌彦　**256**
4. 咀嚼障害と精神の問題を抱えた症例の15年経過
　　…………………………………………………………… 加々美恵一　**261**

APPENDIX

さくいん ……………………………………………………………………… **268**

編著者一覧

編著

本多正明(大阪府・本多歯科医院)
宮地建夫(東京都・歯科診療室新宿NS)
伊藤雄策(大阪府・伊藤歯科医院)
武田孝之(東京都・武田歯科医院)

著(掲載順)

永田省藏(熊本県・永田歯科クリニック)
鷹岡竜一(東京都・鷹岡歯科医院)
前田芳信(大阪大学大学院歯学研究科歯科補綴学第二教室)
池邉一典(大阪大学大学院歯学研究科歯科補綴学第二教室)
中村公雄(大阪府・貴和会歯科診療所)
山﨑長郎(東京都・原宿デンタルオフィス)
今井俊広(鳥取県・今井歯科クリニック)
細川隆司(九州歯科大学口腔再建リハビリテーション学分野)
中本哲自(九州歯科大学口腔再建リハビリテーション学分野)
正木千尋(九州歯科大学口腔再建リハビリテーション学分野)
内藤正裕(東京都・内藤デンタルオフィス)
萩原芳幸(日本大学歯学部歯科補綴学第III講座,日本大学歯学部歯学部付属病院歯科インプラント科)
細山愃(新潟県・細山歯科医院)
小出馨(日本歯科大学新潟生命歯学部歯科補綴学第1講座)
浅野栄一朗(日本歯科大学新潟生命歯学部歯科補綴学第1講座)
筒井昌秀(故人,福岡県・筒井歯科 矯正歯科医院)
筒井照子(福岡県・筒井歯科 矯正歯科医院)
添島正和(熊本県・添島歯科クリニック)
国賀就一郎(兵庫県・国賀歯科医院)
内藤禎人(徳島大学大学院ヘルスバイオサイエンス研究部口腔顎顔面補綴学分野)
永尾寛(徳島大学大学院ヘルスバイオサイエンス研究部口腔顎顔面補綴学分野)
市川哲雄(徳島大学大学院ヘルスバイオサイエンス研究部口腔顎顔面補綴学分野)
榎本紘昭(新潟県・歯科榎本医院)
船登彰芳(石川県・なぎさ歯科クリニック)
黒田昌彦(東京都・黒田歯科医院)
加々美惠一(大阪府・カガミ歯科医院)

本書を読むための基礎概念とキーワード

「欠損歯列」の病態評価

各々のケースの「欠損様式」をとらえ，咬合支持の「レベル」，年齢的な欠損の「スピード」，欠損の「パターン」，を経時的に記録して，過去から現在に至る欠損歯列の「コース」（流れ）を把握して病態を診断し，その延長で将来の「リスク」を予測していく．

欠損様式

本書では，「歯数」「咬合支持数」「受圧条件」「加圧因子」の4項目でとらえる．

歯数 上下顎で数え，0〜28までで評価する．智歯は原則数えないが，少数歯残存症例で第二大臼歯の代わりに機能できる智歯は数える．残根状態でも歯冠補綴が可能な歯も数にいれる．抜歯予定の歯，ブリッジのポンティック，義歯の人工歯やインプラントなどは数えない．歯数は欠損進行の既往歴として利用でき，年齢平均と比較することで，歯列の崩壊速度の予測もある程度可能．＊「歯の生涯図」参照 インプラントは欠損補綴に属すので，欠損歯列の病態評価からは外す．欠損歯列の病態評価とは別に，補綴の効果や補綴後の評価という視点で，インプラントの数や配置を取り上げることは意味がある．

咬合支持数 咬合支持数は，欠損歯列の「悪化の度合い」を表す．実際の咬合状態は考慮しないで，上下顎の同名歯を数え，0〜14の15段階で評価する．歯数との関連で把握し，リスクの評価項目として利用する．＊関連 咬合支持

受圧条件 片顎単位で遊離端欠損の数を数え，良好（中間欠損），普通（片側遊離端欠損），不良（両側遊離端欠損）の3段階で評価．この受圧条件が良好な場合は，確実な咬合再建が可能である反面，補綴物や支台歯にトラブルが生じ，受圧条件が悪い場合は強固な咬合再建は難しく，顎堤吸収や咬合欠損のリスクが再発しやすくなる．受圧条件は咬合再建の能力を表すとともに，補綴治療後のトラブル予測の指標となる．

加圧因子 遊離端欠損に対向する歯数．局所ではなく歯列全体の性質として強いか弱いかをとらえる．加圧因子は義歯を介して顎堤を破壊し，義歯の安定を損ねるため，咬合回復後の不安定さを表す．

レベル

歯，咬合支持の喪失の程度（歯数，咬合支持数）から，欠損歯列が連続的な一連の流れ（コース）のなかで，どのような「レベル」にあるのか意識してとらえる必要がある．＊80ページ参照 「宮地の咬合三角」「Eichner分類」

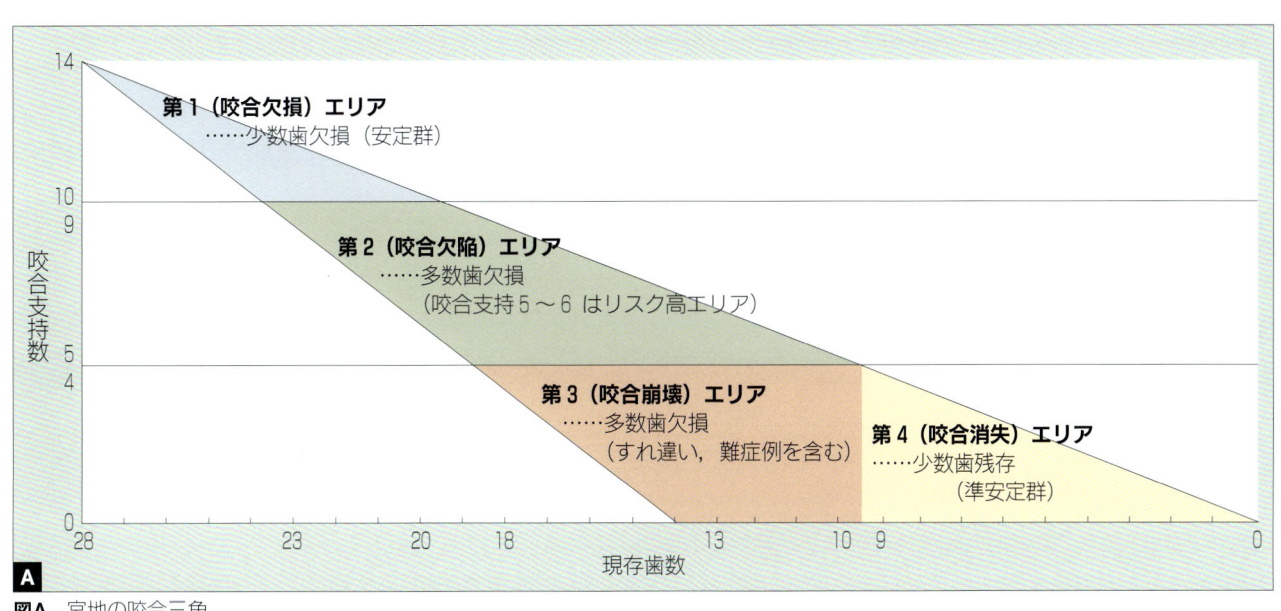

図A 宮地の咬合三角．

「Kennedyの分類」などによる欠損歯列のレベルの評価（エリア分け）から，歯列の特徴や内在するリスクの大きさを踏まえ，流れ（コース）を読むことが重要．

宮地の咬合三角（図A）　「咬合支持数」と「現存歯数」から，「欠損歯列」を4つのエリア（咬合欠損エリア，咬合欠陥エリア，咬合崩壊エリア，咬合消失エリア）に分けて，評価・スクリーニングする方法．＊80ページなど参照

Eichner分類（図B）　Eichnerが考案した，欠損部位の存在位置よりも，三次元的に現存歯の咬合接触域（咬合支持域）に着目した咬合支持の分類．左右の小臼歯部および大臼歯部の4つの咬合支持域に分類し，それぞれに安定した咬合支持域が存在するかどうかによって，A・B・Cの3群に分類した．＊127ページなど参照

Kennedyの分類（図C）　歴史的に代表的な欠損形態の分類．遊離端欠損と中間欠損の違い，ならびにその組み合わせを示しており，粘膜負担と歯根負担を考慮するうえで有効．＊126ページなど参照

スピード

「歯の生涯図」を用いて欠損の進行速度を評価し，患者のリスク因子の大きさを評価する．

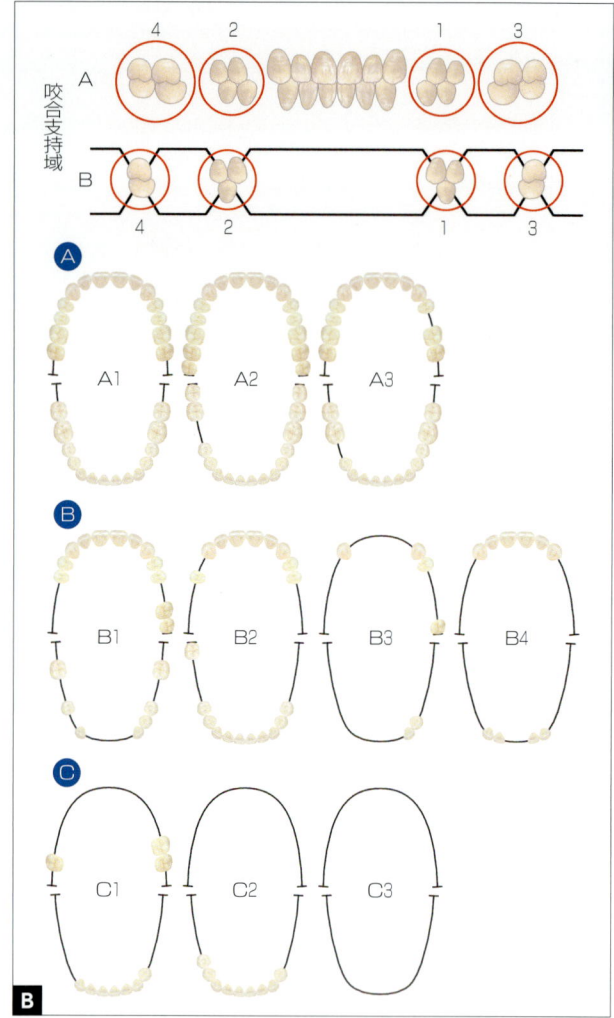

図B　Eichner分類．

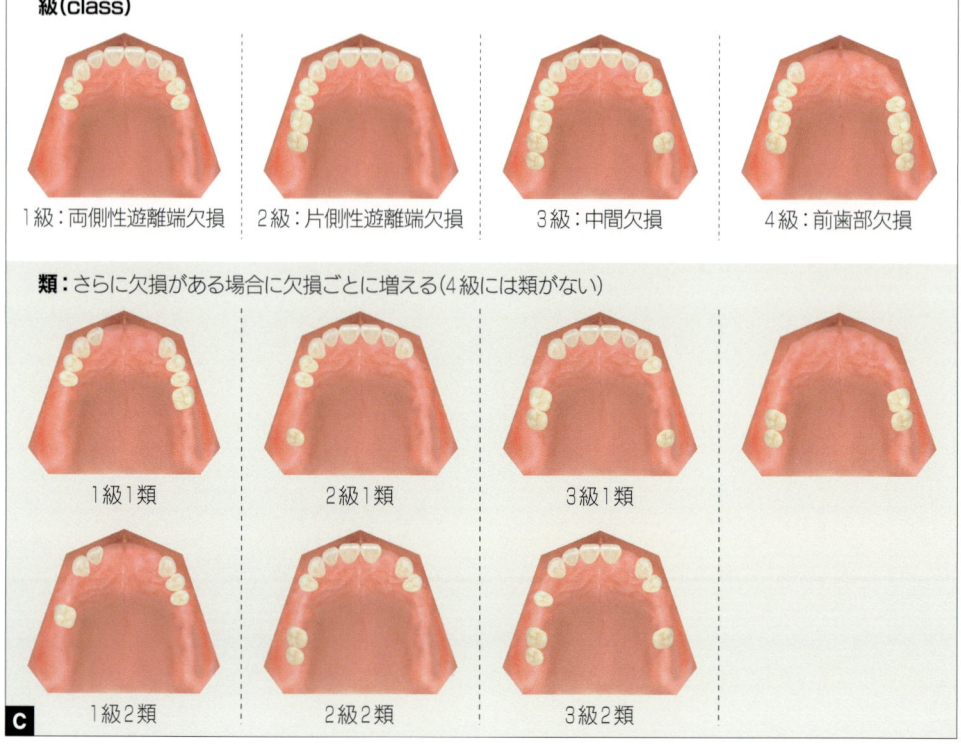

図C　Kennedyの分類．

本書を読むための基礎概念とキーワード

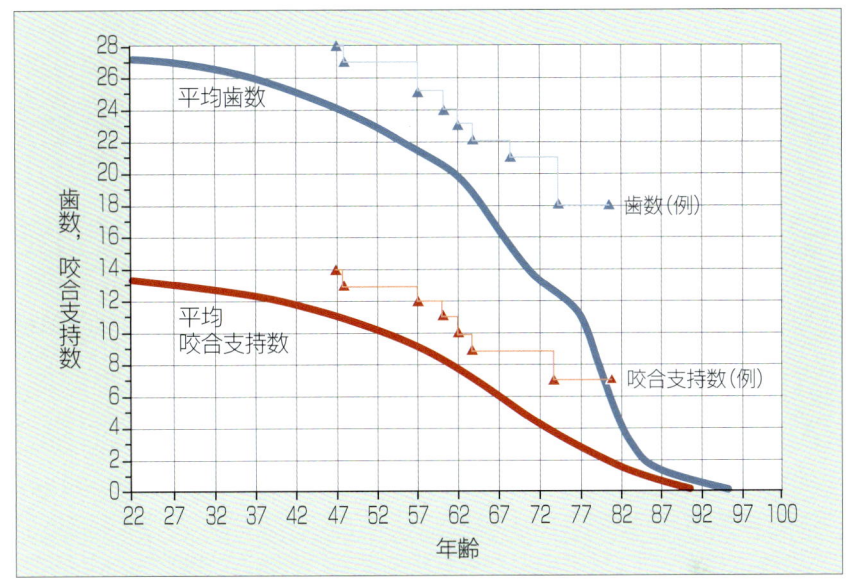

図D　歯の生涯図.

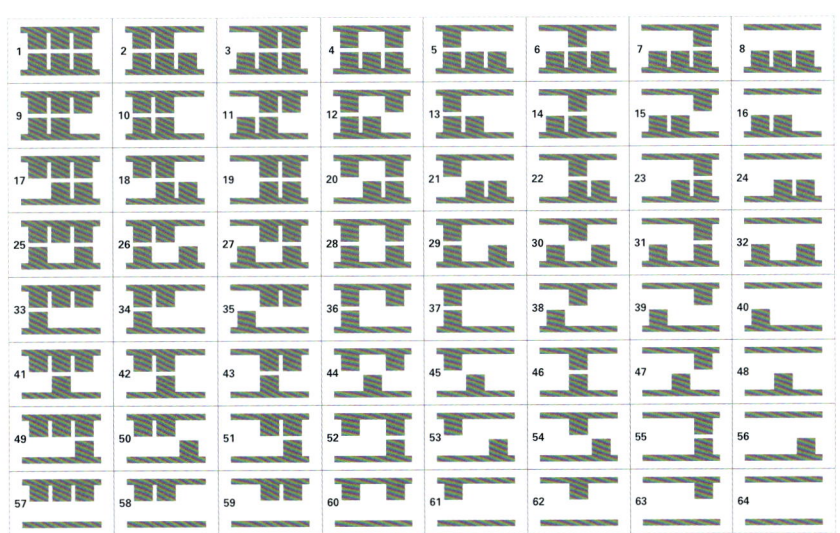

図E　Cummerの分類（原図を回転させて使用している）.

歯の生涯図（図D）　年齢ごとに平均の現存歯数・咬合支持数を表したグラフに，患者の現存歯数・咬合支持数を書き込み，欠損の「スピード」を評価する．

パターン

「Cummerの分類」に示された欠損パターンは，臨床対応の難易度や将来予測（終末像）の指標となる．

Cummerの分類（図E）　上下顎をそれぞれ前歯群と左右臼歯群の3ブロックに分け，そのブロック内に歯が存在するか否かで，64のパターン分けしたもの．欠損歯列の「コース」をたどるには適切な分類だろう．＊102，106ページなど参照

コース

歯列の欠損・崩壊が進行する流れ．「咬合三角」「歯の生涯図」「Cummerの分類」などを利用すると，欠損歯列のコースがイメージしやすい．

終末像（エンドポイント）　「歯数」「咬合支持数」「受圧条件」「加圧因子」の評価項目そのものと，その評価による終末的な欠損歯列の状態．

「欠損補綴」の設計のキー

補綴治療の目的は，①機能回復・改善（咀嚼・審美・発音），②残存組織の保全，③欠損歯例の重症化の回避，である（ただし重症化とは，咬合支持の悪化と咬合再建の難

011

図F 残存歯の咬合支持能力の評価指数．咬合支持に大きく影響をもたらす犬歯から第二大臼歯までの重要度を数値化．初診時に欠損歯と抜歯予定歯は０点として記入し，上下左右エリアごとのリスクを診る．そして，新たな補綴設計で，どのような数値に変わるか，また，補綴再介入時にいかにシンプルに対応できる設計になっているかも診る．

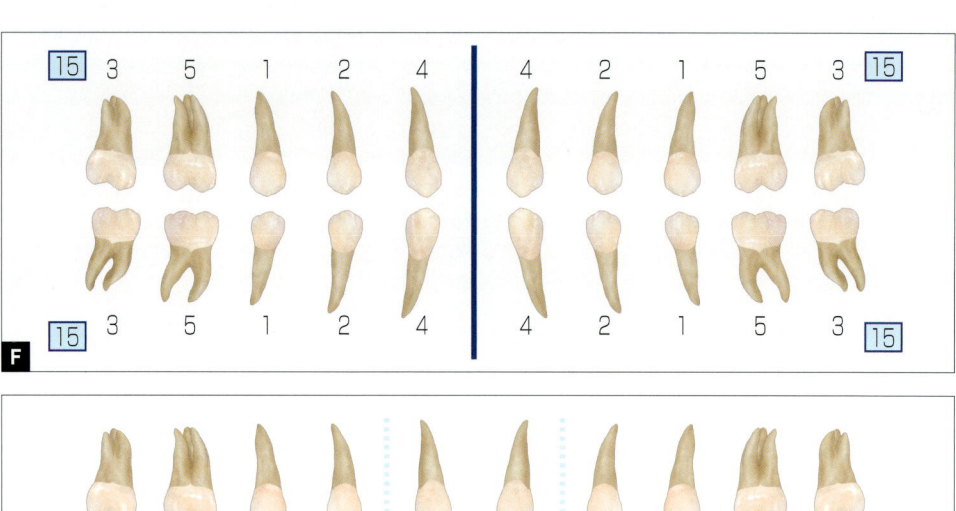

図G 咬合支持指数．＊指数の評価の細則．①中間歯欠損のパーシャルデンチャーは，ブリッジの指数で評価する．②遊離端欠損のパーシャルデンチャーは，1/5の指数で評価する．③大臼歯 vs 小臼歯で噛んでいる場合は，小臼歯 vs 小臼歯の咬合支持指数で評価する．④咬合接触がない歯は０点で評価する．

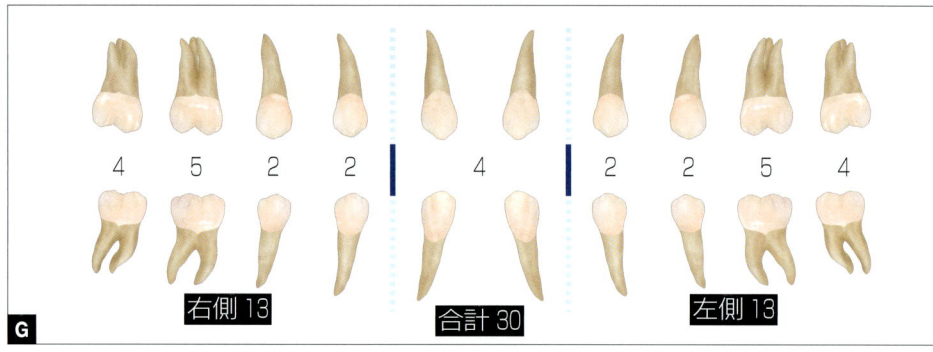

しさが重なった状態を指す）．「機能回復」の観点からもっとも重要視すべきは咬頭嵌合位を長期間にわたって安定させることである．上下顎の歯列弓が各々保全されて初めて適正にかみ合って，咬頭嵌合位を安定させることが可能になる．歯列弓の保全を図るうえで，「歯列弓の連続性の回復」と「動揺歯のコントロール」がキーとなる．

構造力学的安定 長期間にわたる歯列弓の安定を考えたときに大きなポイントになるのは，欠損があるかないかである．欠損があれば，放置するほうがベターと判断する特殊な例を除いて，ブリッジ・インプラント補綴（固定式）・デンチャーを使って歯列弓を安定させる．しかし，いかなる補綴方法でも補綴装置の「構造力学的安定」を考慮しないと，対合歯（列）からの咬合力によって補綴装置そのものがこわれたり，また，無髄の支台歯や鉤歯は破折しやすくなり，その結果，欠損歯列が拡大してしまう．

残存歯の咬合支持能力の評価指数（図F） 咬合支持は，咬頭嵌合位を安定させるうえで非常に重要である．それと同時に，欠損歯列に対し構造力学的安定を考慮して補綴設計することも重要である．また，どの歯が欠損，もしくは診断の結果抜歯によって欠損になるかを診て，治療計画を立案することが必要である．咬合支持の観点から考える歯の重要度はすべての歯で同じではない．その重要度を数値化することで治療計画は立てやすく，また，どのエリアのリスクが高いかが読めてくる．私見ではあるが，咬合支持に大きく影響するのは，小臼歯と大臼歯である．そのために，まず咬合支持に重要な上下左右の臼歯と犬歯が残存しているか，また，残存させることができるか否かを診て，チャートに数値を記入する．

咬合支持指数（図G） 咬合支持が良好な状態にあるか否か，また，臼歯の位置と臼歯の咬合面形態の良否が，咬頭嵌合位が安定するかどうかの大きな分かれ道になる．本書は歯周病があれば動揺歯をコントロールできたことを前提で欠損補綴について話を進めているが，臨床現場では咬合支持の条件が悪く，存続できる歯の位置・咬合面形態が適正でなく，そのうえ残存歯に動揺がある場合の補綴設計は非常に難しい．だが今日では，インプラントを適正に活用すれば，以前よりも補綴設計が複雑でない．しかし，まずは咬合支持の状態を診査すること，すなわち，欠損歯列をしっかり診ることが重要である．欠損歯があっても良好なブリッジが存続できる状態であれば，この「咬合支持指数」（図G）を適用する．また，Kennedyの分類３級（中間欠損）のパーシャルデンチャーでも同じ扱いをする．ただし，遊離端欠損のパーシャルデンチャーであれば，残存歯の「咬合支持指数」の1/5の指数で評価する．

CHAPTER 1

「欠損歯列」と「欠損補綴」とは？

section 1 | ディスカッションでわかる「欠損歯列」と「欠損補綴」

I 「欠損歯列」と「欠損補綴」をよりよく理解するための重要事項

重要事項1　「欠損歯列」と「欠損補綴」の関係を理解する

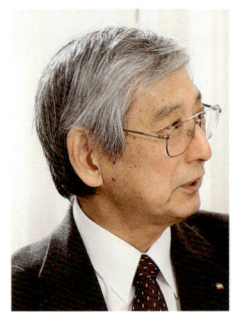

presenter　宮地建夫

「欠損歯列」と「欠損補綴」の意味の違い

【宮地】　「欠損歯列」と「欠損補綴」．補綴治療の実践にあたり，私たちはこの2つの意味と両者の関係を理解しておく必要があるでしょう．この2つの言葉は混同して用いられることが多いのですが，「欠損歯列」とは歯列のことと同時にその"病態診断"を，「欠損補綴」は補綴物に加えて"補綴物の役割や設計"のことを意味します．

両者の関係は相補の関係

【宮地】　両者の関係は主従というより，相補の関係というほうが適切です．

過去の流れをみても両側遊離端義歯，あるいは片側遊離端義歯という言葉と，両側（片側）遊離端欠損とがほとんど同じもの，同じ意味として一体的に語られていたような気がします．Kennedyの分類（126ページ参照）が欠損歯列の分類なのか，義歯の分類なのかを明確に区別して学んではこなかったようです．

1980年『欠損歯列の補綴』というKorberらの訳本で初めて「欠損歯列」という概念を意識するようになりました．そこには歯列という病態把握があって，その治療や機能回復の手段として「欠損補綴」があると書かれていました．

そうすると欠損歯列が欠損補綴を規定して決定すると思われがちですが，両者の関係はもう少し複雑です．20世紀初頭では義歯の役割は機能回復も大切ですが，欠損拡大の防止，とくに支台歯をどのように保護するかが思考の中心で，ストレスブレーカーの考え方が本流でした．そうした背景があって口腔粘膜の被圧変位の診断が重要視されます．I-barの登場で義歯には沈下や回転の制御が求められるようになり，マウスプレパレーションにかかわる口腔診断が主役の座に置き換わります．クラトビルパーシャルデンチャーからコーヌス義歯へと義歯がよりリジッドなものに移行するようになってくると，粘膜変位量の診断は表舞台から消えてしまいます．つまり，手段である義歯（補綴装置）の考え方が変化すると，欠損歯列の病態の見方も変わってくる．欠損歯列と欠損補綴は主語と述語ではなく，相補的な関係と理解しておくことが大切です．

インプラント時代に見直されてきた「欠損歯列」の見方の重要性

【宮地】　上述のごとく手段である義歯（補綴装置）の考え方が変化すると，欠損歯列という病態の見方も変わってきます．インプラントと病態診断としての「欠損歯列」とが時を同じくして登場したことはけっして偶然ではないと受け取るべきです．そうすれば，インプラントという歴史的に新しい手段（欠損補綴）側から，欠損歯列という病態の見方を改めて見なおすという流れが理解できるはずです．

インプラントは従来の義歯では得られない利益をもたらす反面，その危険性も義歯とは比較にならないぐらい

大きいようです．したがって，使い途をまちがえると抑えられていたネガティブな要素が表に現れてきます．従来の補綴物は，作り直しも容易でしたし，装着感が悪いとすぐに患者さんが外してしまうためか，それほど大きなトラブルに結びつかない．ですが，インプラントはそういうわけにはいきません．

そこで昨今，インプラントという手段が暴走しないよう使用目的や有効性・安全性が盛んに議論されるようになってきました．つまり，インプラントの普及によって，「欠損歯列」という診断部分の役割がよりクローズアップされてきたといえます．

「正しいこと(欠損歯列)」を「正しく行う(欠損補綴)」

【宮地】　また，EBM時代の到来も両者の関係に影響をもたらしました．かつて英国のMuir Gray[注]が来日し「正しいことを行うことと，それを正しく行うこと」という慣用句を示し，より良い医療を行う必要性を説きました．「正しいこと」が欠損歯列，「正しく行うこと」が欠損補綴となります．

そしてEBMの考え方では根拠(evidence)のウエイトが非常に大きくなってきました．正しく行う技術も大切ですが，なぜ行うのか，なにが正しいことなのかを重視する．このような流れを知っていれば，インプラントの登場に合わせて，それまでは欠損補綴の話題の裏方だった「欠損歯列」が改めて重視される背景が理解できると思います．

注）アングリア／オクスフォード地方保健局研究開発担当ディレクター，イギリスのコクランセンターの設立にかかわり，コクラン共同計画の予算責任者．1996年日本で講演．講演の要旨は
http://cochrane.umin.ac.jp/seminar_etc/muir960227.htm

重要事項2　「欠損歯列」から「欠損補綴」への一連の流れを理解する

「欠損歯列」と「欠損補綴」は，流れにそって3ステップに分けられる

【宮地】　補綴治療の流れを要約すると，
①初診時の病態把握・欠損補綴の必要性の判断
②処置方針の決定(補綴効果や補綴後のリスク予測を含む)
③補綴後の術後対応・経過対応
の3ステップに分けられます．その3ステップにそれぞれ欠損歯列や欠損補綴の出番があります．現場では欠損歯列と欠損補綴が順序正しく順番にかかわってくるというのではなく，各ステップで相互に影響しながら，また絡みながらその役割を分担しています．ですので，臨床で何気なく進めていることを文字で書くと，複雑にみえるかもしれません．

①初診時の病態把握

その欠損歯列は現在どういった病態レベルにあるかを把握するのが第1ステップです．

現在の病態把握には不満・不便・不自由などの主観的な自覚症状と，欠損歯数の多寡や，咬合支持の欠陥状態などの把握といった客観的な他覚所見の2側面があります．他覚所見にはそのまま介入しなければ今後，どのような欠損拡大が起こりそうかというリスク予測という作業がセットになっていることを忘れてはなりません．咬合欠陥状態やそれにともなうリスクは自覚症状として現れにくいので，他覚所見から術者がリスクを予測する必要がでてきます．そのリスク予測の延長として，欠損補綴の必要性やどのような補綴装置が妥当なのかという判断へとつながっていきます．

②処置方針の決定

患者の多様性を考えると，欠損歯列からの情報を整理していけば処置方針が決定されるということは期待できません．むしろ選ばれた欠損補綴がはたして妥当なのかという目線で臨床は進められることが多いようです．

それが妥当な補綴物かというチェックには，不便・不満などといった患者さんの現在の問題(自覚症状)が解決できるか，あるいはどの程度に解決可能か，の判断が必要です．さらに，リスク評価に基づいた将来の問題をその補綴物で回避できそうかを判断することになります．

そして具体的な補綴設計をつめていくわけですが，術者はその補綴が将来どのようなトラブルに巻き込まれそうかという欠損補綴のリスクも可能な範囲で予測しているはずです．これが第2ステップです．繰り返しますが第1ステップとの重なりがみられます．

表1　欠損歯列の診断的役割と，欠損補綴という手段としての役割．

		欠損歯列	欠損補綴
A 病態の把握	A1　現在の問題に対して	機能の低下（患者の不便・不満）	機能回復
	A2　将来の問題に対して	欠損拡大リスク予測	咬合再建 新たな平衡
B	病態把握の結果	処置方針の決定（補綴効果や補綴後のリスク予測を含む）	補綴の具体的設計（顎位・ガイド・咬合接触の設計）
C	経過後の評価	経過の事後評価	補綴後のチェックと修理
A	病態の把握	病態把握やリスク予測の修正	義歯修理と設計の見直し

③補綴後の経過対応

　補綴後の経過は予測と一致することは稀で，なにかの変化のたびに欠損補綴の手直しが必要になります．と同時に，リスク予測・経過予測を修正していきます．修正された経過予測も欠損歯列の診断的役割と同じですから，欠損補綴によって得られた経過情報を積み重ねながら，新たな病態把握を行います．

　これで長い経過の中で第1ステップから第2，第3，そしてあらたな第1ステップへと循環していく構図をお分かりいただけると思います．→34ページ　ディスカッションへ

欠損歯列は継続した慢性疾患（生活習慣病）

【宮地】　それではなぜ上述のような段階的評価が必要なんでしょうか？

　ここで若い先生には「欠損歯列」という病態は現在から将来へと経時的に連続していく「慢性疾患」であるという認識をもっていただきたいと思います．

　慢性疾患は，成人病，そして生活習慣病と呼び方は変わりましたが，本質的には治癒がなく永続的に不可逆的に徐々に進行する病態であることには変わりありません．だからこそ現在のレベルの診断のみならず，将来の拡大進行というリスク診断が必要になってきます．経過中に義歯の破損破折やリライニングの必要性，歯の喪失による義歯修理や再製作など対応は多様です．そのなかで事後評価が積み重なり，初診時の病態把握へと戻って行きます．そのサイクルは経過の長さによって何度も繰り返していくのが臨床です（表1）．

欠損歯列で歯列の現在と未来を読む

【宮地】　では，「欠損歯列」で具体的に何を読むのか？

　前述のごとく欠損歯列は慢性疾患ですから，欠損歯列の現在の「レベル」と疾病の「コース」をつかむという考え方が大切です．具体的にはその欠損歯列は，
①どの地点にいるのか（＝レベル）
②どこに向かって（＝パターン）
③どのぐらいの速さで進もうとしているか（＝スピード），
の3方向から読んでいきます．

　ただし，残念なことに従来のKennedyの分類やEichnerの分類はこういう考えでつくられているわけではないので，「コース」（流れ）という見方には不向きな分類法です．私は①〜③の3つのツールを使ってある程度「コース」の把握を試みています．それが9〜12ページの「本書を読むための基礎概念とキーワード」の「咬合三角」「Cummerの分類」「歯の生涯図」などです．これを使って現在の「レベル」と疾病の「パターン」や「スピード」といった「コース」をつかんでいきます．→34ページ　ディスカッションへ

処置方針の決定へ向けて

【宮地】　現在のレベルを認識し，欠損拡大しないように，少しでも有利なコースをとるように処置方針を選択していきます．臨床経験の浅い若い先生方には表2のようなフローチャートが参考になるかもしれません．

　第1評価（基準）は，「咬合欠陥」があるかないか，つまり，補綴の必要を判断します．咬合欠陥がなければ補綴は患者の希望や期待に添いながら，基本的には控えめな介入を第一選択とすべきです．咬合欠陥があるレベルに達す

「欠損歯列」と「欠損補綴」をよりよく理解するための重要事項

れば，欠損歯列の拡大進行を食い止めるために積極的な咬合再建が必要ですから，それを患者に説明します．

第2評価は，「受圧条件」を評価します．咬合欠陥があっても中間欠損ならば強固な咬合再建が可能になります．遊離端欠損を抱えていれば，強固で持続的な咬合再建はできないと判断します．事前にそうした補綴の効果を説明しておきます．

第3評価は，「加圧因子」の評価です．欠損パターンをイメージするときに「加圧因子」（遊離端欠損部に対合歯があるか）という見方が役立ちます．危険な欠損パターンに近づいていれば，少しでも許容できるパターンに改善していくための手だてを考えます．単純化すれば咬合欠陥が下顎臼歯部の喪失から生じているか，上顎臼歯部の喪失によるものか，上下左右のどちら側に欠損拡大が進行していきそうかをみていきます．

このフローチャートの基本は，欠損歯列の悪化度を読む，欠損補綴による咬合再建の難易度を読む，という2段階で成り立っています．ここで悪化度と難易度について整理しておきます（**表3**）．

悪化度は「欠損歯列が進行し，咬合崩壊という終末ラインにどのぐらい接近しているか」という欠損歯列の病態レベルを「欠損歯列の悪化度」と表現します．難易度は「機能回復や安定した咬合再建がどの程度可能か，どの程度難しいのか」の度合いを「欠損補綴の難易度」とよび

表2　欠損歯列の診断手順．

	評価	役割
第一評価	咬合欠陥の評価 （臼歯部の咬合欠陥の有無．Eichner分類．上顎前歯部ダメージ）	控えめな介入か積極的な咬合再建が必要か
第二評価	受圧条件の評価	強固な咬合再建が可能 欠損補綴の効果判定
第三評価	加圧因子の評価 パターンの評価	補綴後の予測 危険なパターン・コース改善へ向けて

ます．悪化度と難易度が重なったとき症例は重症になります．つまり，欠損歯列であまり悪化していないレベルで，かつ補綴による回復度が簡単なときは，必要最少限の補綴介入を考え，過剰な支台歯増員や無用な咬合回復は避けたほうがよいと思っています．オーバートリートメントになりやすいので気をつけるべきです．悪化度が低いのに補綴が難しいのは，歯周病やう蝕という支台歯の条件が大きい要因のときで，欠損歯列として扱わず別な範疇として扱ってもよいかもしれません．

悪化度が高くても咬合再建が簡単というときは当初は問題ないのですが，そこで安心せず補綴後の経過に注意が必要です．これはアンダートリートメントになりやすいので，診断やリスク予測が大切になります．悪化と難易度が重なった重症のときは，重症という状況を事前に患者説明し，困難さを共有しておくべきです．

表3　欠損歯列と欠損補綴の臨床的かかわり．悪化しても重症化させないことが重要．

欠損歯列の評価	悪化度		欠損補綴の評価　難易度	
			易	難
	良		過剰介入は避ける 効果≦被害 オーバートリートメントに注意 軽症	術者の問題？ なにが難しくしているのか？ 別の要素を考える
	悪		病態悪いが，咬合再建しやすい 経過に注意 アンダートリートメントに注意	悪く，直し難い 重症 困難さを患者と共有する

CHAPTER I 「欠損歯列」と「欠損補綴」とは？ 017

section 1　ディスカッションでわかる「欠損歯列」と「欠損補綴」

重要事項 3　欠損歯列をふまえ，欠損を拡大させない設計のために

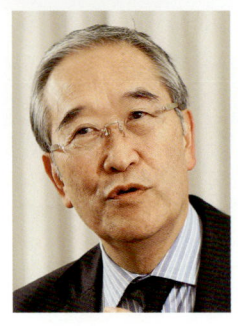

presenter　本多正明

病態診断に基づかない補綴設計は欠損拡大を招く
【本多】　私はクラウンやブリッジ，パーシャルデンチャーの技術的な進歩に過去一番貢献してきたのは歯科技工士だと思っています．ところが，技工がどれほど進歩しても，歯科医師が欠損歯列の的確な診断をしないと基本設計ができないし，それではあまりにも残念ですね．私は若い頃に，パーシャルデンチャーを入れてしばらくすると鉤歯が失われ，簡単に増歯すると，欠損補綴のリスクを構造的に変えることができていないために，つぎつぎと欠損が拡大していく，という苦い経験を多くしました（**図1a～f**）．つまり，病態診断に基づかない欠損補綴は欠損の拡大を招く危険性があることを，まずは若い先生に知っていただきたいと思います．

臨床のスタート

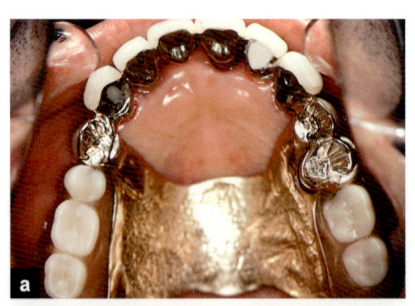
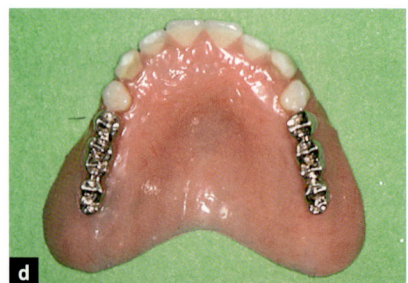
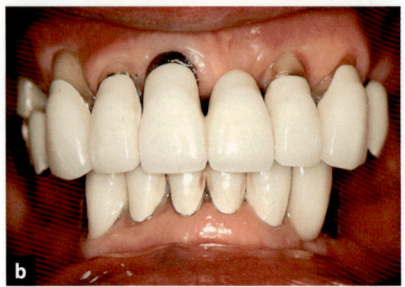
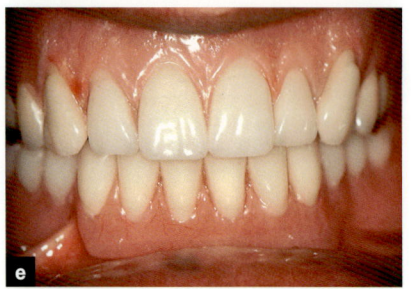
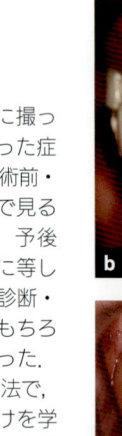
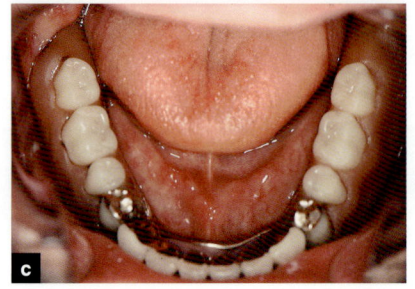
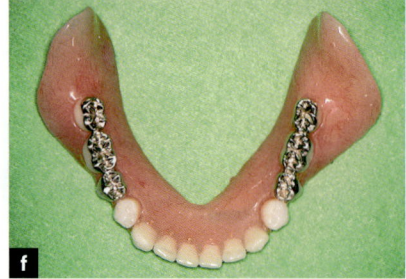

図1a～c　この口腔内写真は1980年に撮ったものであるが，治療は1972年に行った症例である．当時は歯科臨床において，術前・術後および，予後の経過をスライドで見ることはほとんどなかった．とくに，予後の経過を検証した臨床報告は，皆無に等しかった．術前に，基礎治療から総合診断・治療計画を立案することの重要性はもちろん，その実践方法も学ぶことはなかった．その頃は，口腔内の破壊をどの補綴方法で，どんな材料を使用して治療するかだけを学んできたように思う．その結果がどんな状態になっていたか？　これが私の臨床のスタートであった．
図1d～f　1980年に総義歯を用いて機能を回復した．

補綴設計のスタート時の判断を誤らないこと

図2a〜f 初診時（1982年），全顎的に歯周病があった．とくに大臼歯の根分岐部病変が進行していたので，根切除を計画した．抜歯を回避することで，天然歯によって歯列弓の連続性を維持する治療計画を立案した．

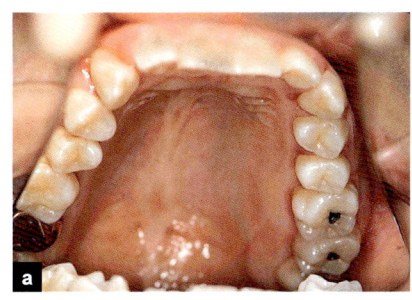
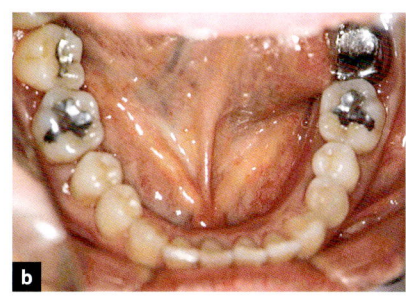
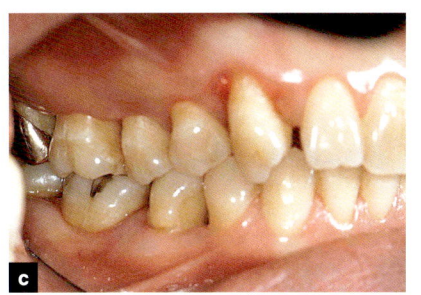
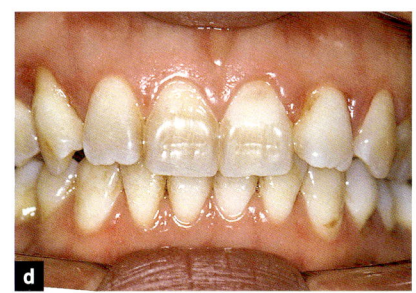
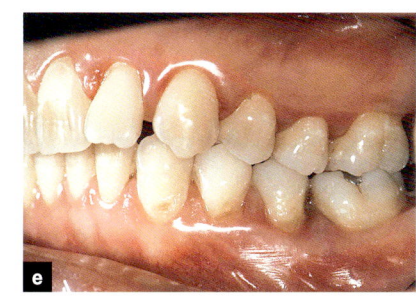
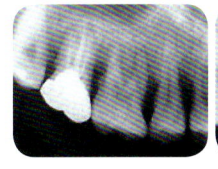
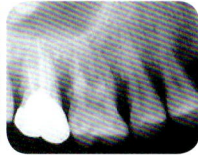
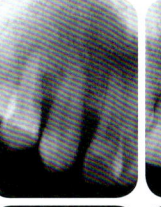
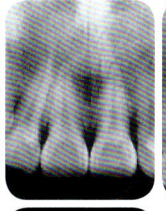
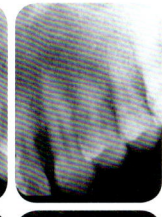
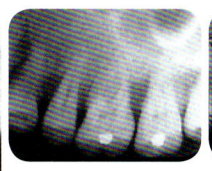
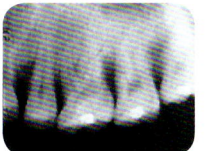
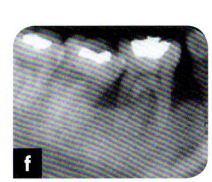
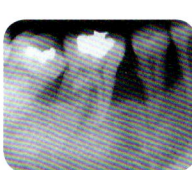
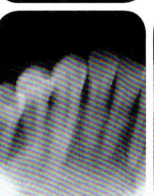
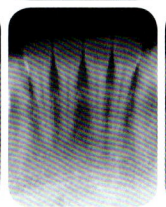
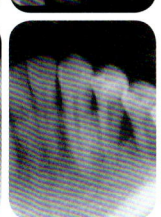
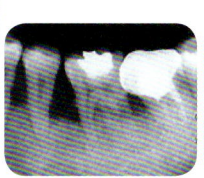
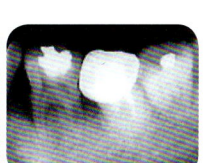

補綴設計のスタート時の判断を誤らないこと

【本多】「欠損歯列」で評価した病態に対し，「欠損補綴」をどう設計すれば機能の回復とともに，口腔環境を改善し，リスクをよく知ったうえで将来の欠損拡大をいかに抑制できるのか．これが「欠損補綴」の大きなテーマです．

欠損補綴の段階では，その歯列は

① 欠損歯列に対し補綴治療を施すことにより安定させれば，リスクを改善できる段階
② 歯列崩壊まで欠損が進んでしまっている段階
③ ①と②の中間だが，欠損が進むと急速に歯列崩壊に移行してしまう段階

のどの段階か，とくに③の段階での病態をしっかりみて判断し，次の段階に進みにくいような設計をしなくてはなりません．咬合三角，Cummerの分類や咬合支持指数（後述図B）を参考するとよいと思います．

そのために1歯欠損のときから欠損が拡大しないよう考えて設計すべきです．歯列のなかのどの歯を失うとつぎの段階にいってしまうのか，死守すべき歯はどれか，それを守るためにどんな設計が望ましいのかを考えます．ブリッジであればどの支台歯をまた何本使うのか．判断を誤ると削る歯が非常に多くなっていってしまいます．そうならないよう1歯欠損のときからしっかり診断することが大切です．

だから，補綴設計の「スタート時の判断を誤らない」ということを若い読者に強調したいです．とくに，少数歯欠損でも，簡単にブリッジあるいは，インプラント補綴に決めてしまわないようにといいたいです．まあ，"Thinking Dentistry"の姿勢ですかね．

たとえば，図2a〜xは，1982年くらいから，長年診てきたケースです．

2009年，6を1本歯周病で抜歯しました（図2s〜x）．前後の歯の状態から考えると，インプラントで欠損補綴

section I ディスカッションでわかる「欠損歯列」と「欠損補綴」

図2 g～l 術後14年（1999年），$\frac{6|7}{6|}$を根切除，$\frac{3|3}{3|3}$の位置・形態が良好で臼歯離開咬合が確立できており，臼歯部への側方力が少なく，補綴歯に対する咬合干渉の可能性が低いと判断した．

図2 m～r 術後20年（2005年），咬頭嵌合位で安定しているが，もっともリスクの高かった$\overline{6|}$の根分岐部病変が進行．しかし，他の根分岐部病変は進行していない．咬合支持が十分に維持できており，臼歯部の重要性を感じる．

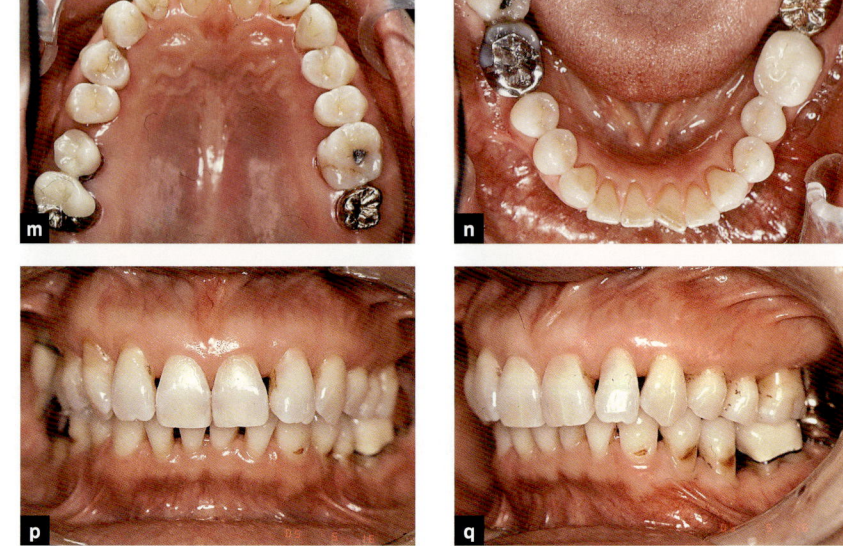

020　CHAPTER I 「欠損歯列」と「欠損補綴」とは？

「欠損歯列」と「欠損補綴」をよりよく理解するための重要事項

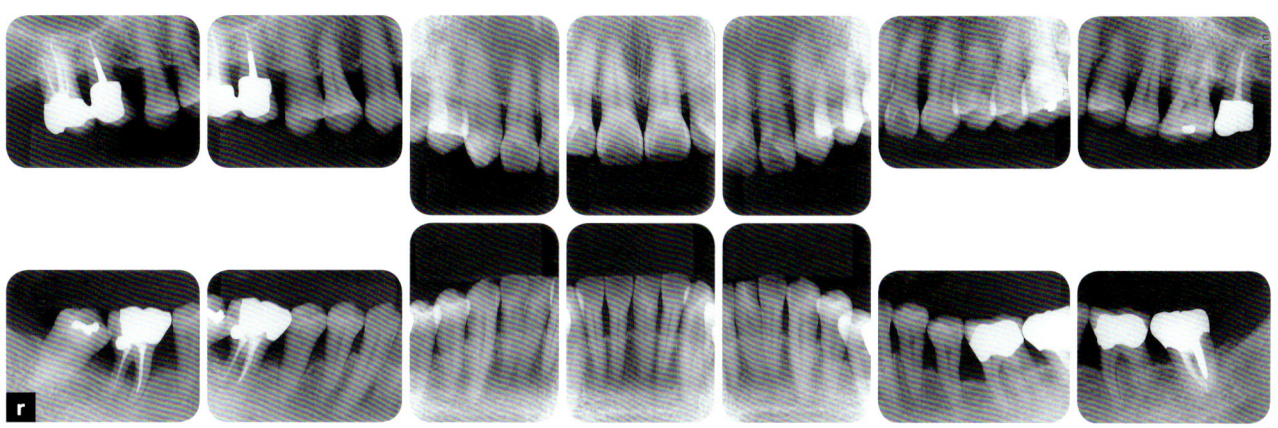

を行うほうが，"Longevity"は高いのですが，患者さんの経済的な問題とインプラント外科への恐怖感から，受け入れられませんでした．そこで私の選択は治療介入しないことです．もし，このケースをブリッジで行うとなると，7⏌の位置は支台歯としての平行性から不適正であ

り，ミニスクリューを使った矯正治療（LOT）も受け入れられなかった．であれば，平行性を得るために抜髄が必要となり，そうなれば歯質が少なくなり，脆弱になってしまいます．しかも，5⏌の臨床歯根が短い．そうなると，⑦6⑤のブリッジにかかる応力（たわみ，回転，ねじ

図2 s〜x 術後29年（2011年），6⏌はついに喪失したが，初診時に抜歯を避けて欠損歯列にしなかったことで，長期にわたって咬合支持が十分確立できており，現在も咬頭嵌合位が安定している．これからの咬合安定のLongevityは7⏌の維持にかかっている．

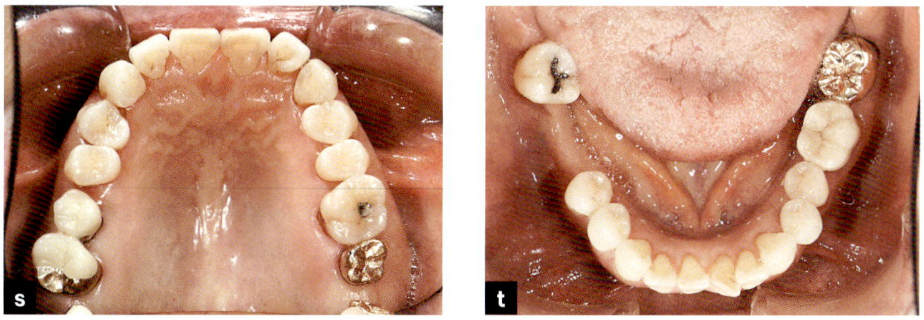

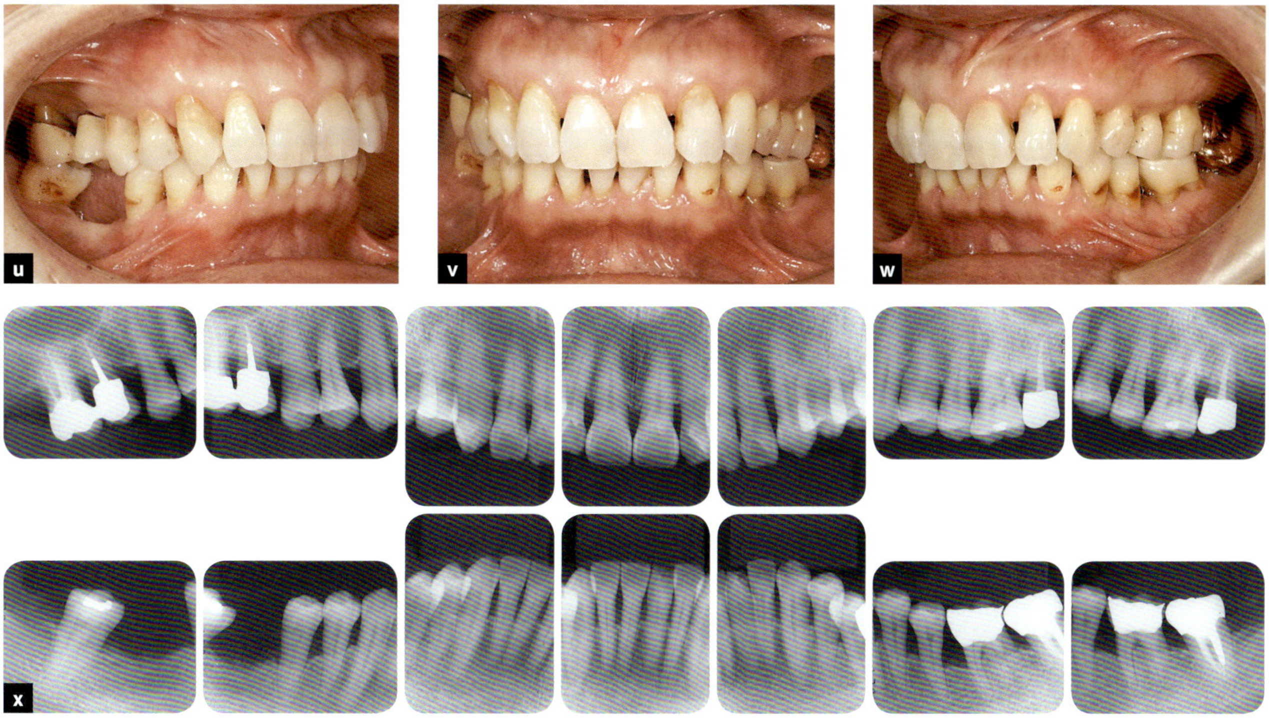

CHAPTER I 「欠損歯列」と「欠損補綴」とは？ 021

section 1　ディスカッションでわかる「欠損歯列」と「欠損補綴」

れ）から考えて7|、5|を支台歯としたブリッジの選択が、欠損歯列の拡大を抑え、長期間にわたる咬合の安定から、本当に適切な対応なのか？　ちょうど条件的に対合歯が挺出しない状態になっていたので、|6欠損に対し、放置という決断を下しました．これで最遠心の|7を有髄のまま対合歯の咬合接触状態からその位置は維持でき、遊離端欠損への拡大を十分防ぐことができ、咬合支持にも理想的ではないが、役立つと判断しました．

　要は、何らかの補綴手段を講じるときに、支台歯や他の歯、あるいは対合歯を失うような力学的影響を極力与えないよう、慎重に補綴治療計画を立案することが大切だと思います．補綴治療によって、機能の回復や審美性の改善がなされたとしても力のリスクによって残存歯を失い、欠損歯列が拡大していくことをできるだけ抑制し、そして補綴再介入が必要になったときに、複雑にならないよう補綴設計を立案しておくべきです．

欠損拡大が進むほど補綴設計は難しい

【本多】　欠損拡大のリスクは1歯欠損では低く、連続欠損はもっと高くなります．遊離端欠損はさらに高いですね．私が注目しているのは複雑欠損．中間支台歯を使用するということは支台歯の前後に欠損があるわけです．中間の支台歯を失うと最低限3本連続欠損になってしまい、その中間支台歯（PIERアバットメント）の前後の欠損が2歯ずつぐらいになってくると、つぎの補綴設計が非常に難しい．片方が1歯欠損、片方が2歯欠損であって

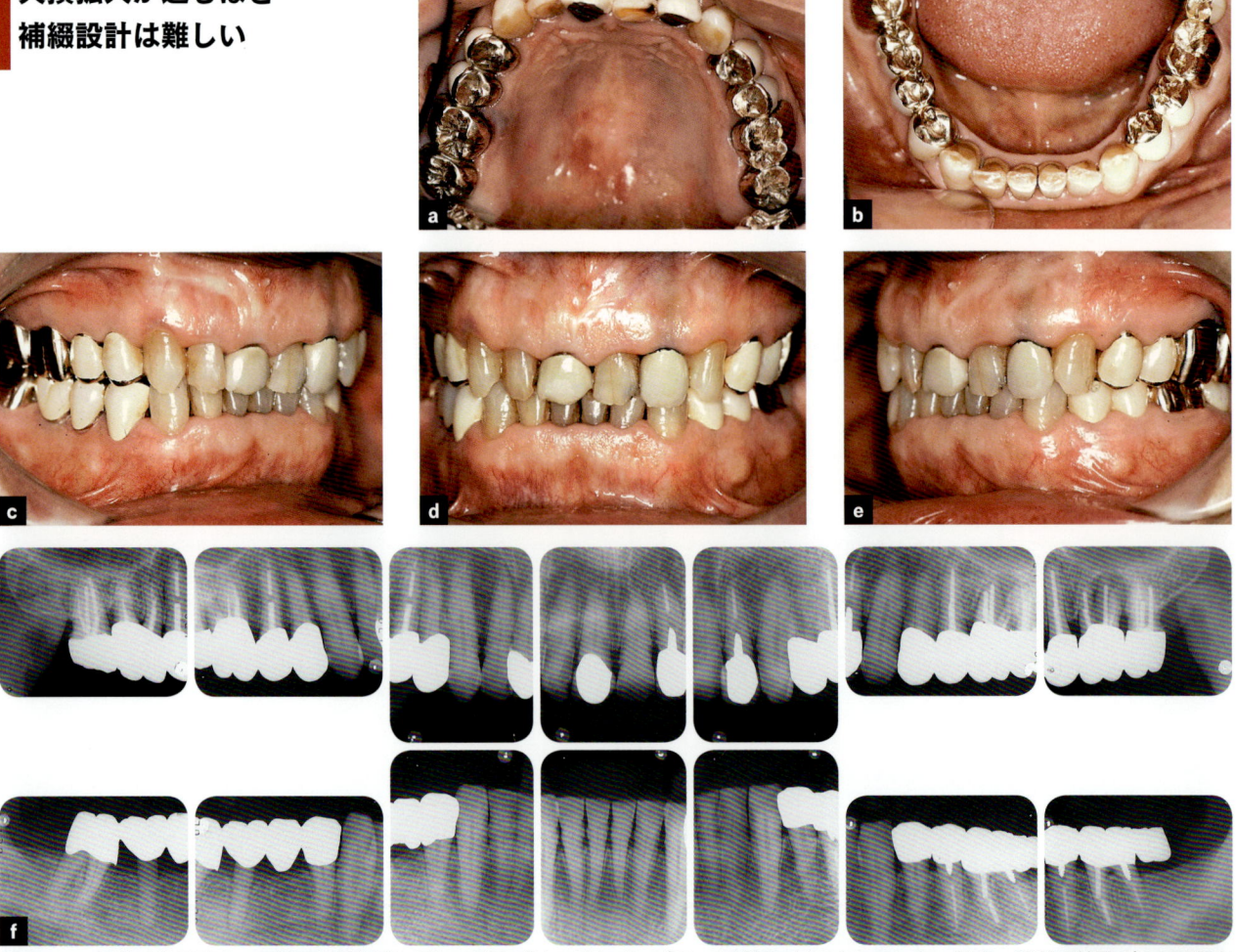

欠損拡大が進むほど補綴設計は難しい

図3 a〜f　初診時（1995年），下顎の欠損歯列に対しては，ブリッジとインプラント補綴で対応されていた．診査・診断の結果6|2 6は保存不可能と判断した．また，|6の近心根は分割抜歯をし，⑤6⑥のショートスパンのブリッジで対応を計画．|6部のインプラントは撤去し，⑦6 5④のブリッジを計画した．

「欠損歯列」と「欠損補綴」をよりよく理解するための重要事項

も，その欠損のあり方によっては一度に欠損が拡大してしまい，ブリッジでの対応が難しく，インプラント補綴でなければ，いっきにパーシャルデンチャーになってしまいます．しかし，臼歯2歯連続欠損でも，支台歯の条件によっては，欠損拡大のリスクが低く，1歯欠損でもリスクが高いときもあります．

その例として**図3a～f**も，もともと欠損がある症例です．この患者は全身的な問題をかかえており，インプラント補綴ができませんでした．6 5の連続欠損をブリッジで対応すれば，ロングスパンのため，通常は欠損拡大に大きなリスクを担ってきます．が，この症例では，7も4も有髄歯で歯冠歯根比は良好，7の根分岐部の形態もよく，⑦6 5④のロングスパンのブリッジであって

も，支台歯としての条件を満たしており，そのうえポンティック部の歯冠高径も十分に確保でき，構造的に有利であるため，良好な"Longevity"が得られると思われます．そこには，この患者さんが高齢の人で，咬合力が弱いこともベネフィットになっていますが，一方6│6は1歯欠損ですが，7 5│5 7は無髄で，臨床歯冠歯根比が悪く，とくに5に関しては冠部歯質の量が少ないため長いダウエルコアが必要だったので，応力による歯根破折の可能性も高い．もし5が抜歯になって⑦6 5④のブリッジになれば，⑦6 5④と同じ，ロングスパンになりますが，7と7の支台歯の条件が違いすぎます．また，7を失うと，遊離端連続欠損になり，咬合支持の観点から咬合崩壊へのリスクは高くなります．このようなころから，

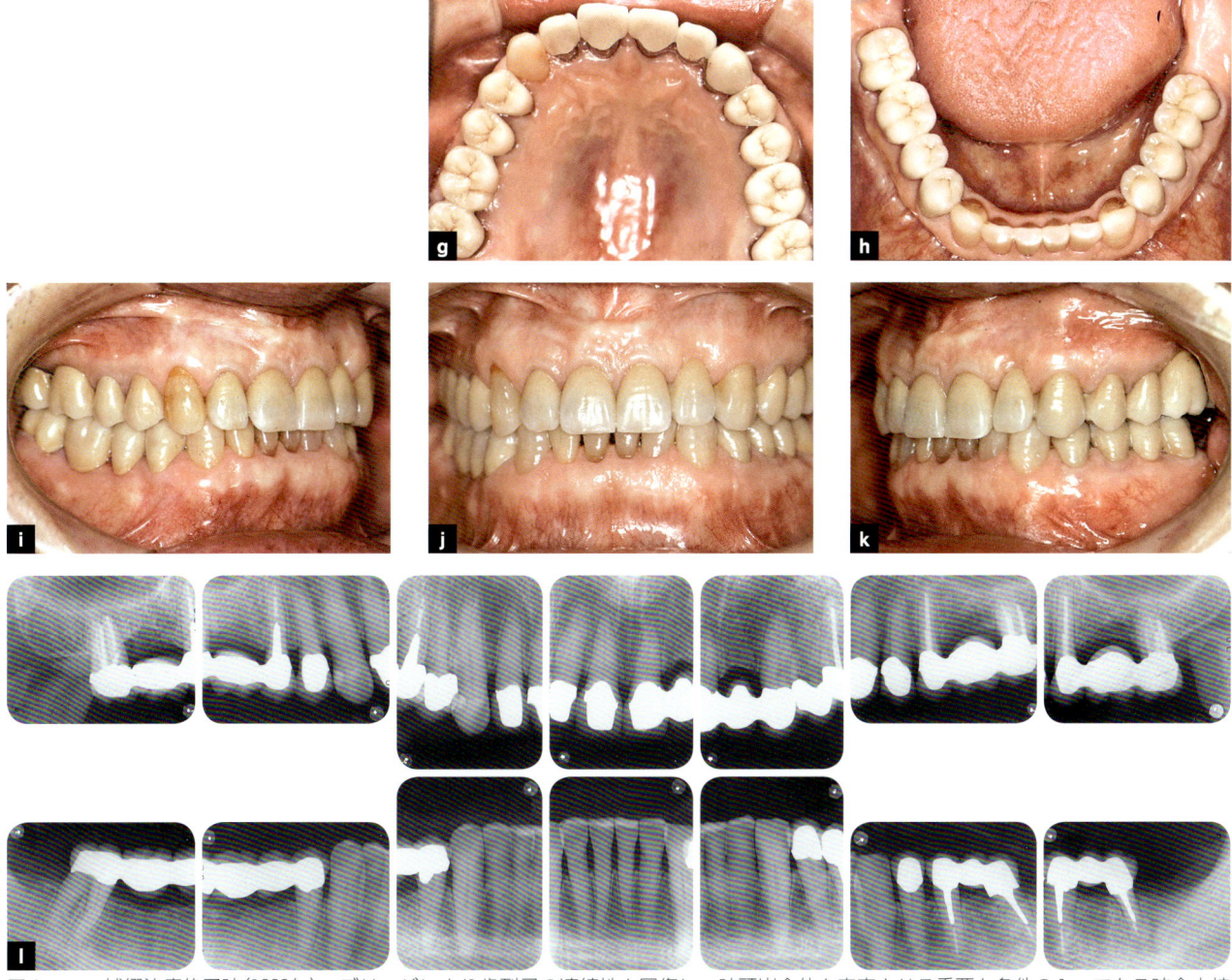

図3 g～l 補綴治療終了時（1999年），ブリッジにより歯列弓の連続性を回復し，咬頭嵌合位を安定させる重要な条件の1つである咬合支持は得られた．しかし，咬合支持にもっとも重要な第一大臼歯が3歯欠損し，6│6においては，支台歯が無髄歯ということで，また，6は5をともなった連続欠損で，支台歯は有髄歯であるが，ブリッジ自体が構造的に不利である．上下歯列ともにリスクを抱えているので，支台歯を失ったときは再介入時の補綴設計は難しい．

CHAPTER I 「欠損歯列」と「欠損補綴」とは？ **023**

section 1　ディスカッションでわかる「欠損歯列」と「欠損補綴」

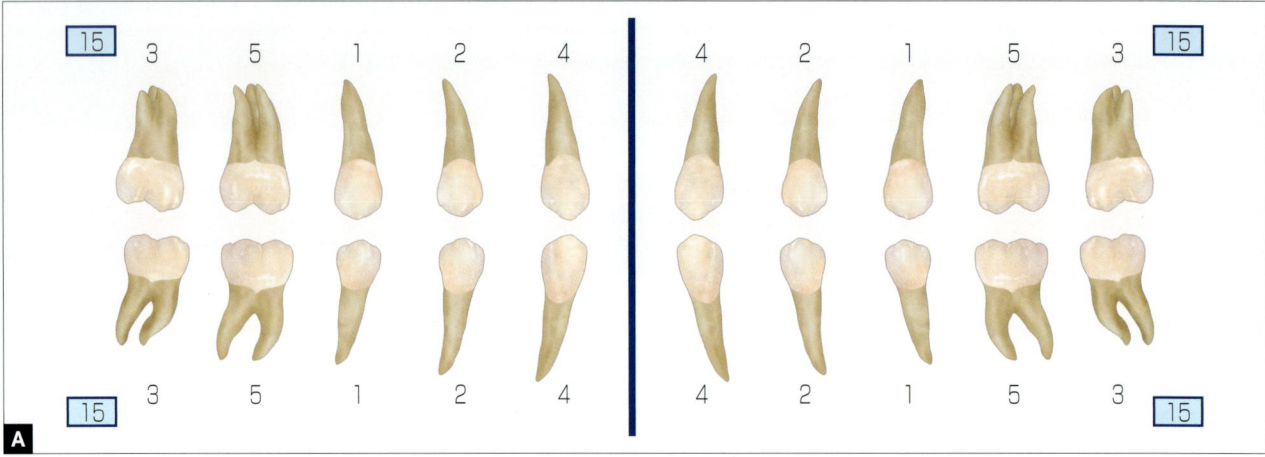

図A　残存歯の咬合支持能力の評価指数．咬合支持に大きく影響をもたらす犬歯から第二大臼歯までの重要度を数値化．初診時に欠損歯と抜歯予定歯は0点として記入し，上下左右エリアごとのリスクを診る．そして，新たな補綴設計で，どのような数値に変わるか，また，補綴再介入時にいかにシンプルに対応できる設計になっているかも診る．

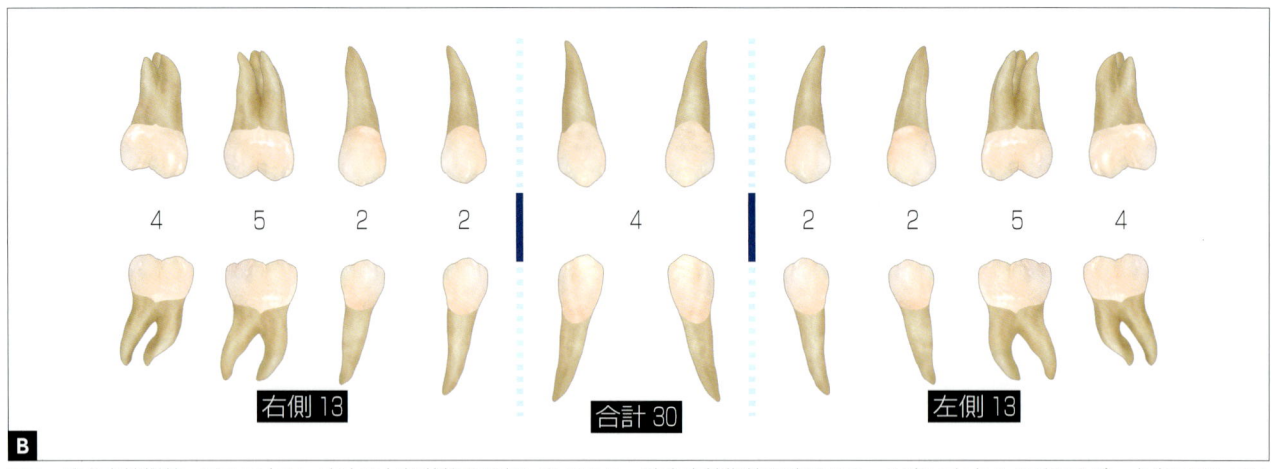

図B　咬合支持指数．図Aで上下・左右の欠損状態を評価したのちに，咬合支持指数を確認する．臼歯は左右4か所あるが，犬歯に関しては上下左右4本が良好な状態にあって初めて，4点という指数が与えられる．初診時は欠損があっても，良好なブリッジ・インプラント補綴・中間歯義歯（Kennedyの分類3級）は天然歯と同様の指数にして，咬合支持のバランスをみる．そして，術後はどんな指数がでるかを診て，補綴設計を考える．

本症例では何としても，7|7を維持することに最大の注意を払う必要があります．

　このように，1歯欠損でも連続欠損でも，どの部位が欠損しているか，また臼歯欠損補綴に際し，アンテリアガイダンスが良好で，適切な臼歯離開が確立されているかどうかによっても臼歯部への側方力の荷重が違い，欠損拡大のリスクが異なってきます．だからこそ1歯欠損でも慎重に診断し，補綴設計を考える必要があります．

　では，ここで咬頭嵌合位を安定させるための咬合支持について話しておきたいと思います．咬合支持の観点から，どれだけ重要な歯であるかを診査しておく必要があります．とくに第一大臼歯と犬歯がキーになります．こ

表4　咬合支持指数の転換．

> ①ポンティック・中間歯義歯・インプラントは，天然歯と同様に算定する
>
> ②遊離端欠損の補綴は，欠損部に歯が存在していたときの数値の合計の5分の1を算定する
>
> ③大臼歯 VS 小臼歯の咬合は，小臼歯 VS 小臼歯の咬合として算定する
>
> ④咬合接触なしは0点

こに，咬合支持指数と咬合支持に影響をもたらす歯の評価（欠損か否か，抜歯予定か）を数値化した指標を示します（**図A, B, 表4**）．

「欠損歯列」と「欠損補綴」をよりよく理解するための重要事項

重要事項4 欠損を拡大させないための欠損補綴の咬合と構造力学

補綴物の安定に必要な5つの条件

【本多】 補綴治療を施すにあたって，目的と目的達成のために必要なことを知っておくことが重要です（**図C**）．また，欠損の拡大を防ぐには入れた補綴物が口腔内で長期に安定することが重要です．とくに力のコントロールに目を向けることが大切です．それには以下の条件を具備していなくてはなりません．

①歯列弓の連続性
②良好な支台歯，鉤歯（有髄・無髄，冠部歯質の量，臨床歯冠歯根比，動揺度）
③咬頭嵌合位の安定
④パラファンクションへの対応
⑤残存組織の保全と健康

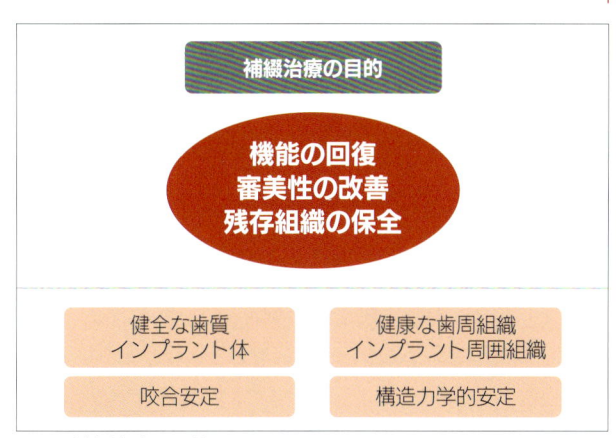

図C 補綴治療の目的．

歯列弓の連続性①

図4 a〜f 初診時（1986年），不適合補綴物が多く装着されている．下顎大臼歯に欠損があり，歯列弓の連続性が失われ，咬合支持が減少して咬頭嵌合位が不安定になっている．

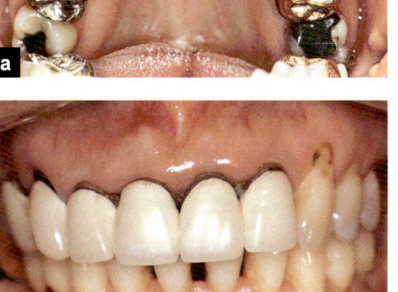
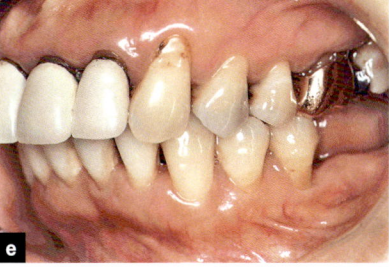
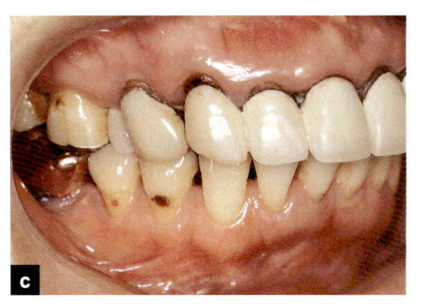
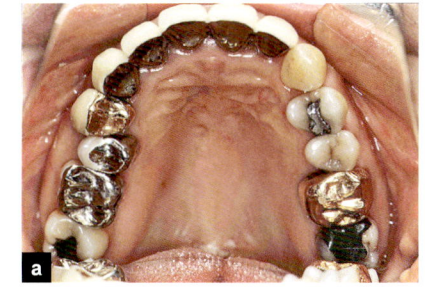
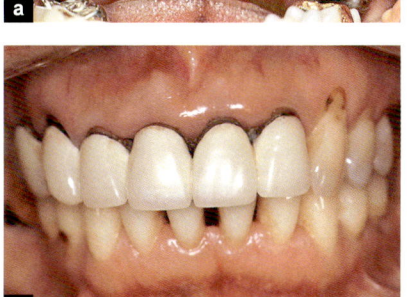
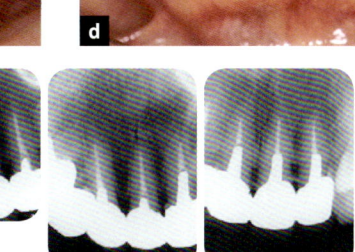
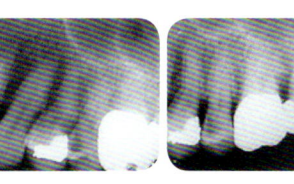
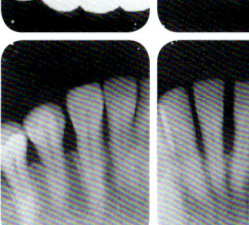
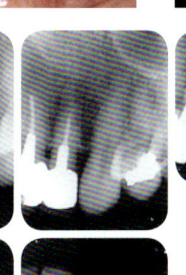
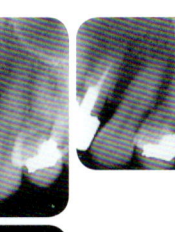
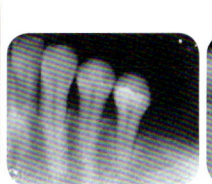
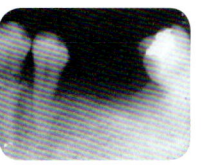

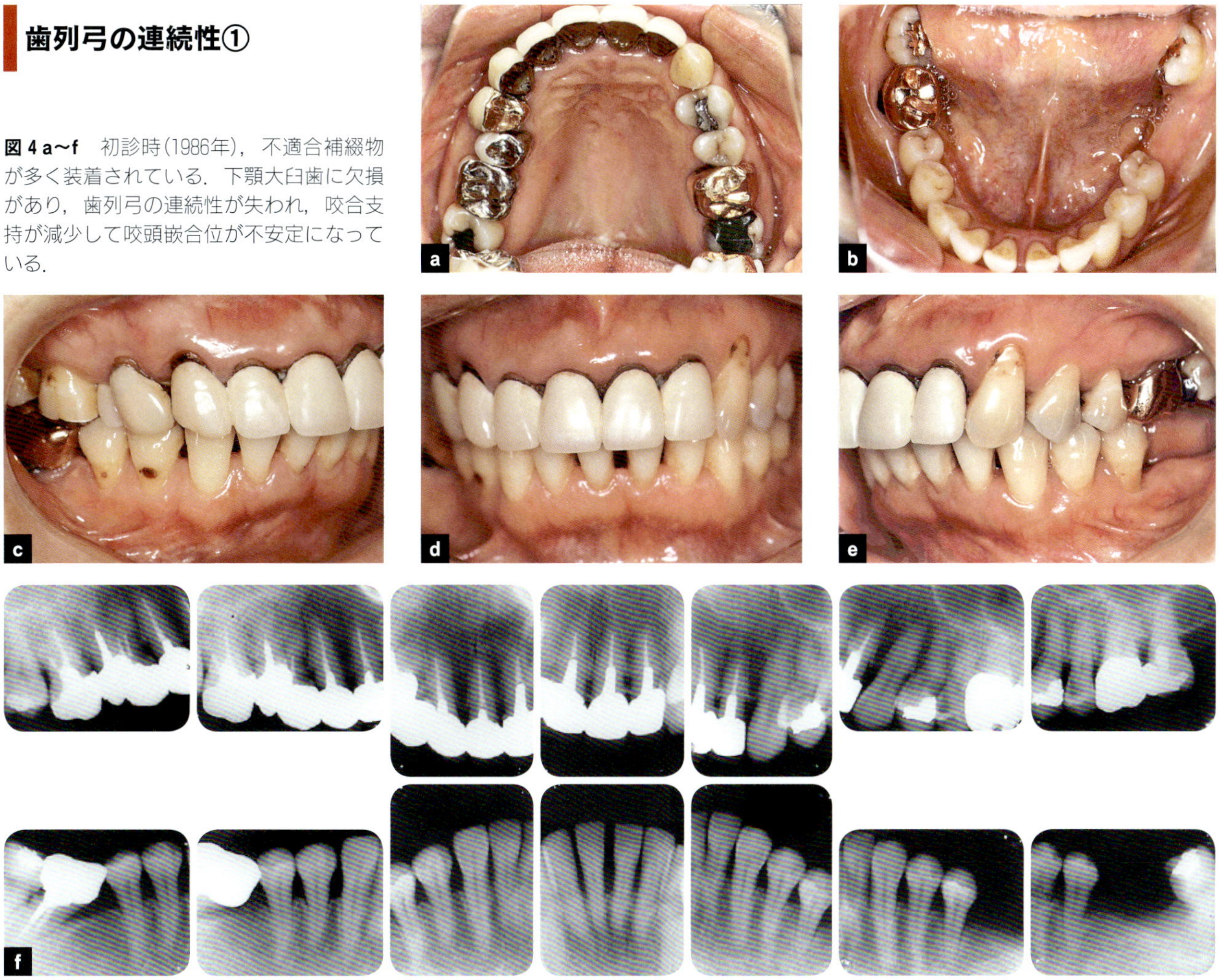

CHAPTER I 「欠損歯列」と「欠損補綴」とは？ 025

section I　ディスカッションでわかる「欠損歯列」と「欠損補綴」

図4 g～l　補綴治療終了時(1988年)，5⏌の欠損に対しては通常のブリッジ，7 6⏌6 7の欠損は，5 4⏌4 5からの延長ブリッジで対応した．このブリッジで遠心側が沈むことによる支台歯への負荷を少なくするために，8⏌8を支台歯ではなくディスタルストップとして活用した．

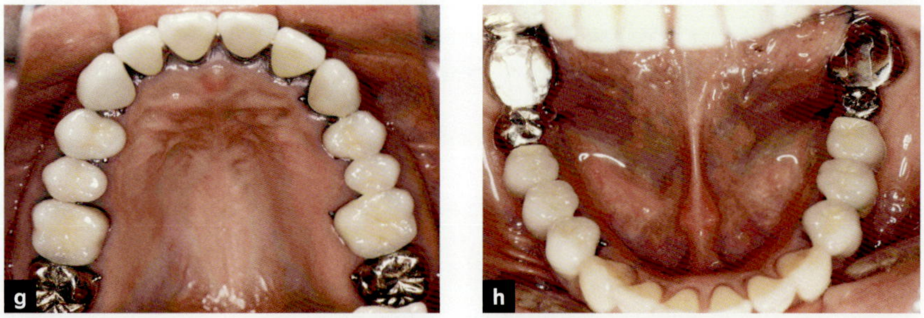

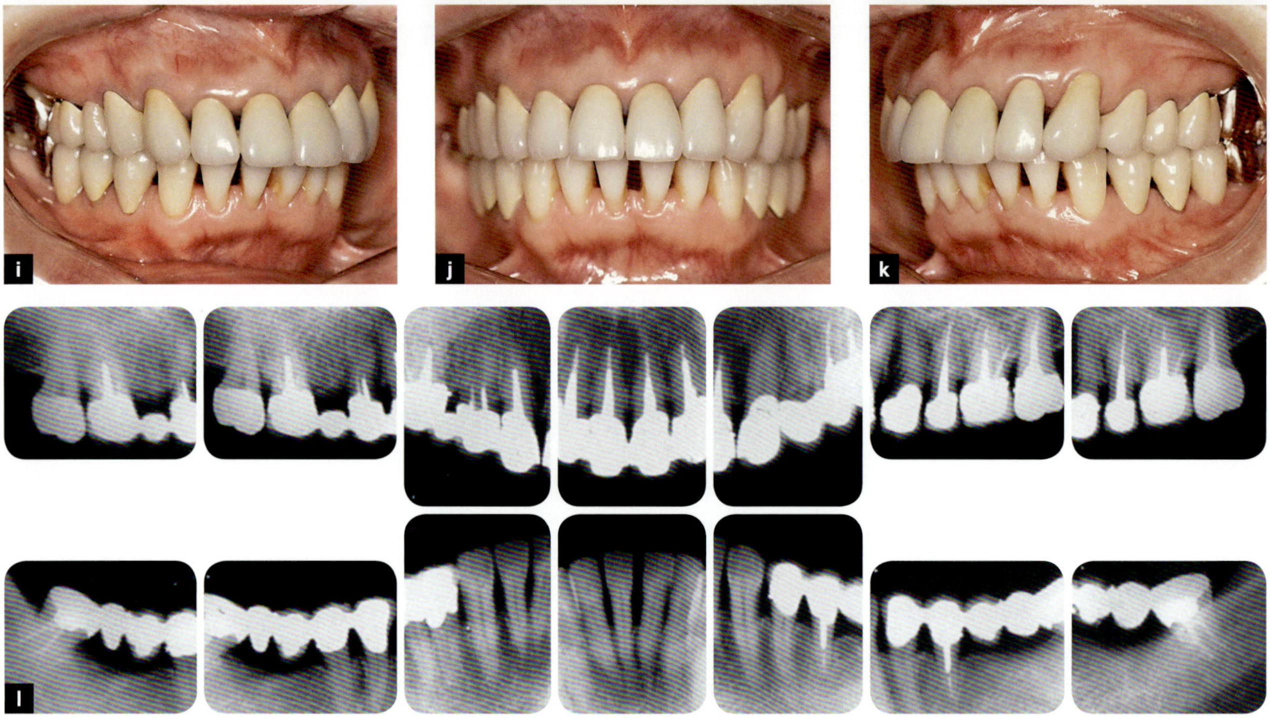

図4 m～r　術後22年(2010年)，その間に無髄歯であった⏋5を歯根破折により抜歯，⏋5 6 7欠損部にインプラント補綴を施し，右側は術直後の状態を維持．咬合支持は確立できており，長期間，咬頭嵌合位は安定している．このことから支台歯が有髄か無髄かはとくに，ロングスパンブリッジには大きく影響することがわかる．患者の審美的要望により3＋3をオールセラミックスにて再治療．

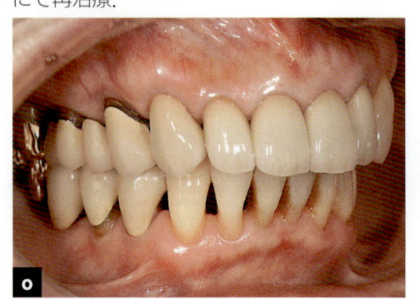
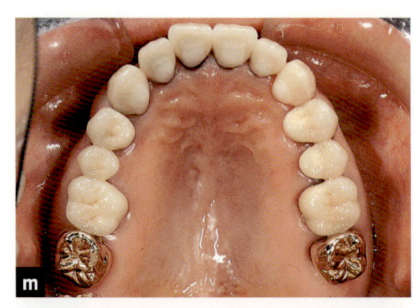
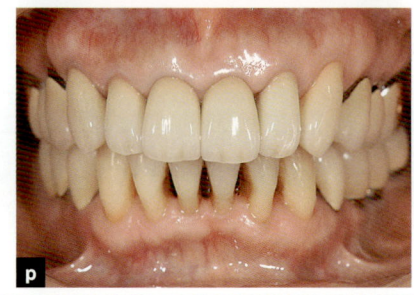
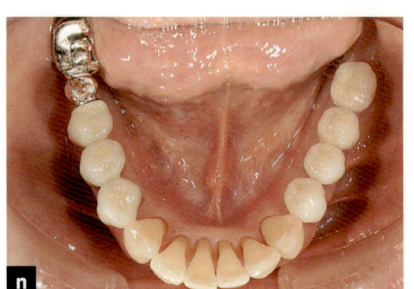
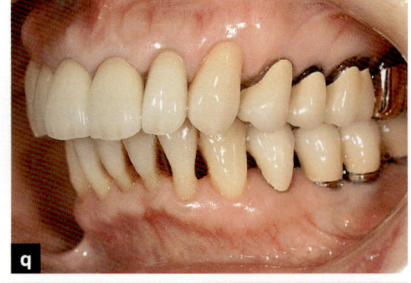

026　CHAPTER I　「欠損歯列」と「欠損補綴」とは？

「欠損歯列」と「欠損補綴」をよりよく理解するための重要事項

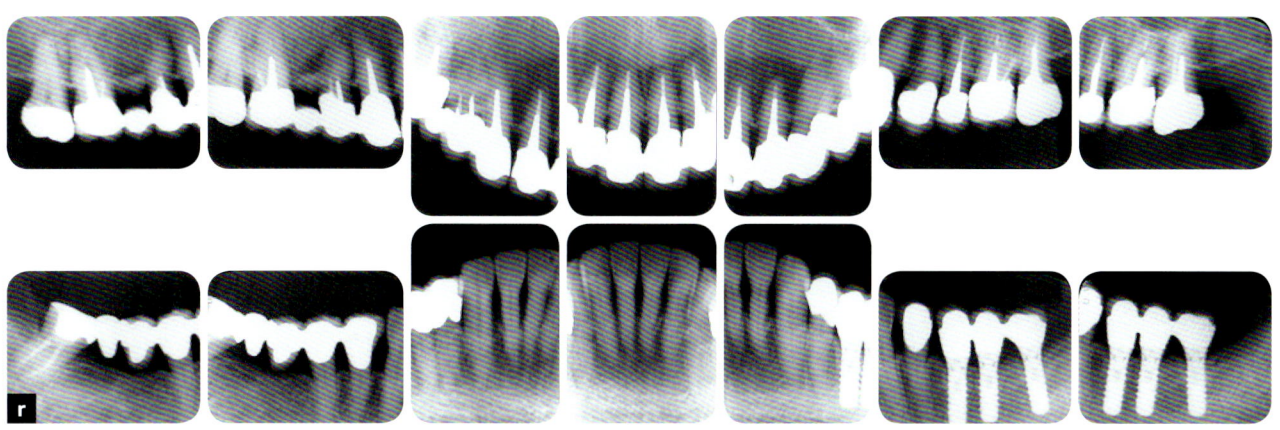

①歯列弓の連続性──咬頭嵌合位の確保がキー

まずは欠損部を補綴することによって上下各々の歯列を安定させること．このことによって，咬合支持の確保➡安定した咬頭嵌合位を得ることができます．

図4a～rは下顎欠損部を延長ブリッジで補綴して歯列弓の連続性を確保し，咬頭嵌合位を安定させました．その結果，以前は咬頭嵌合位が不安なため，嚥下時に舌骨を固定させようと舌に力をいれ，前方に押し付けていた癖がなくなり，舌側からの圧力が減少し，下顎前歯の歯間空隙が自然に閉鎖してきた症例です．

歯列弓の連続性②

図5a～f　初診時(1999年)，骨格性のAngle III級で，臼歯部にはほとんど補綴物が装着されていた．主訴は審美性の改善ではあるが，欠損補綴も含んで，臼歯部は補綴治療が必要となる．矯正治療後の咬頭嵌合位の安定を図るうえで，補綴物の咬合面形態を適正につくることが重要である．

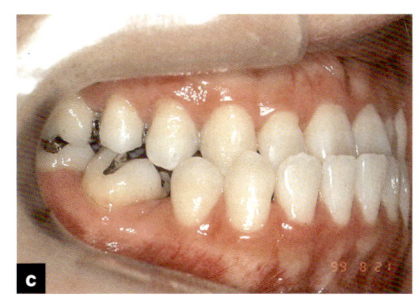
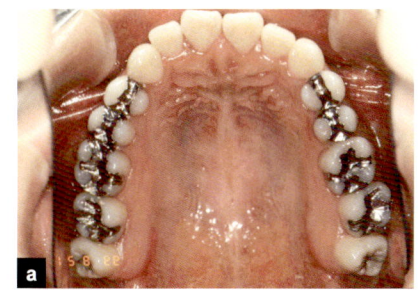
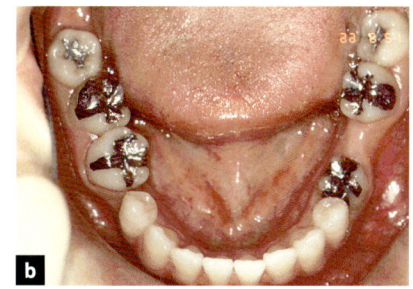
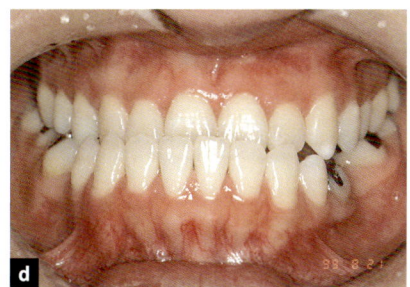
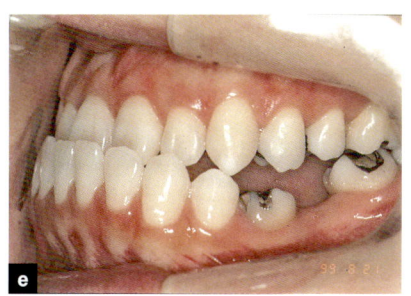
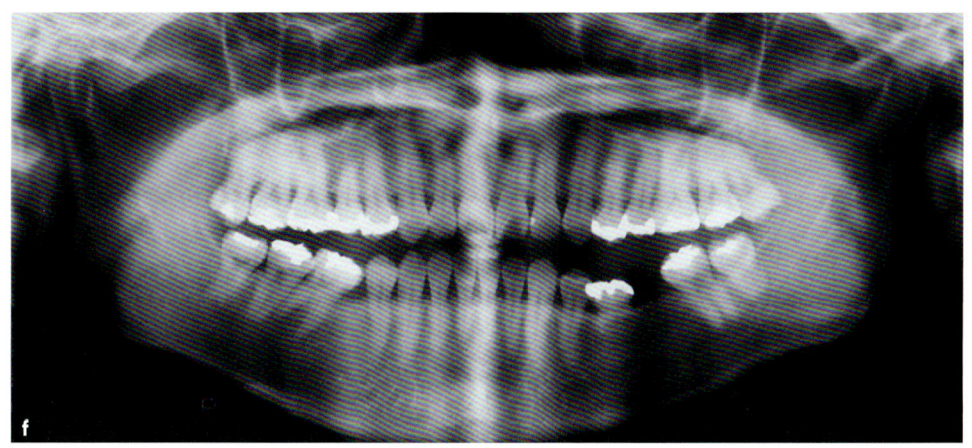

CHAPTER I 「欠損歯列」と「欠損補綴」とは？　027

section I ディスカッションでわかる「欠損歯列」と「欠損補綴」

図5 g~l 補綴治療終了時（2004年），⎿5̄ 6̄ の先天的連続欠損に対し，インプラント補綴を施すことで，下顎歯列弓はポンティックを使うことなく歯列弓の連続性を回復できた．将来，補綴再介入という事態が起きたときに再治療が複雑にならず，また，咬合支持も良好になり，咬頭嵌合位が長期間，安定すると予知できる．

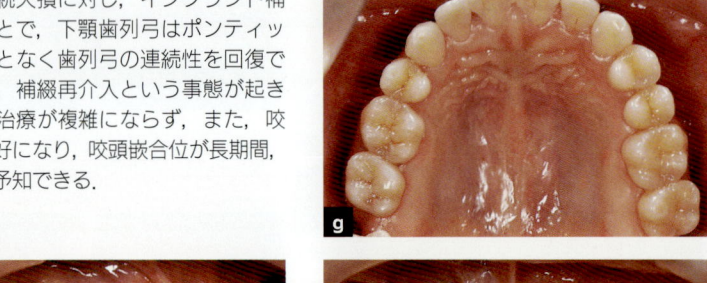
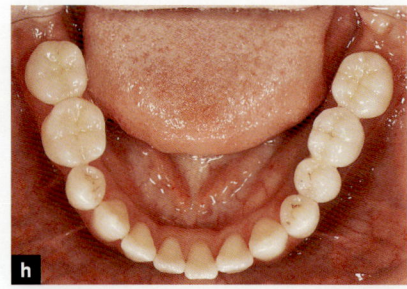
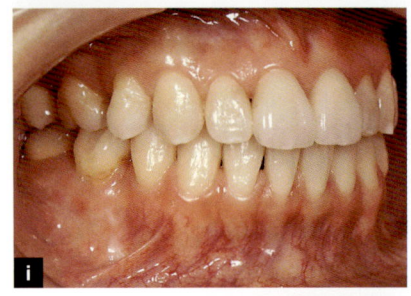
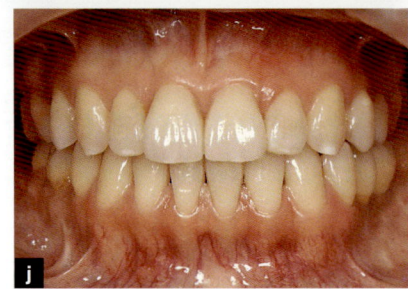
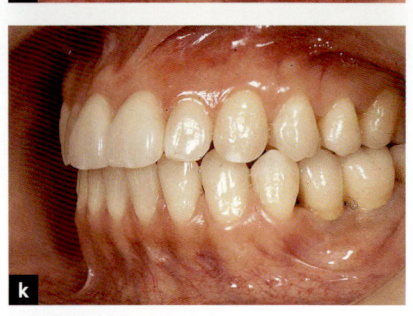
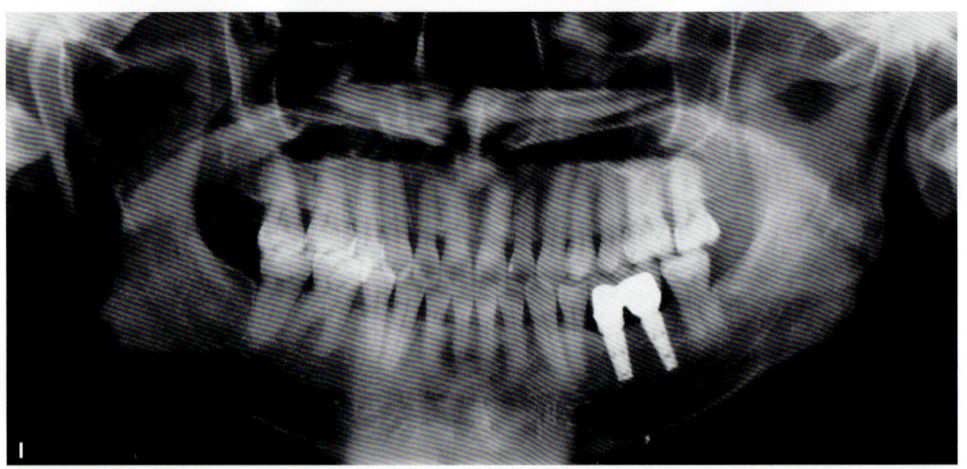

図5 a~l の症例は Angel III 級で，下顎が右側に偏位しているような状態です．改善には矯正と外科が必要ですが，この上下歯列弓の対向関係を治したとしても，⎿5̄ 6̄ の先天的連続欠損に対して適切に補綴治療を行い，咬頭嵌合位を安定させることが必要です．ブリッジでも対応できますが，インプラント補綴でやれば pontic space がなくなり，ブリッジのリスクとなるたわみ・回転・ねじれを止められます．

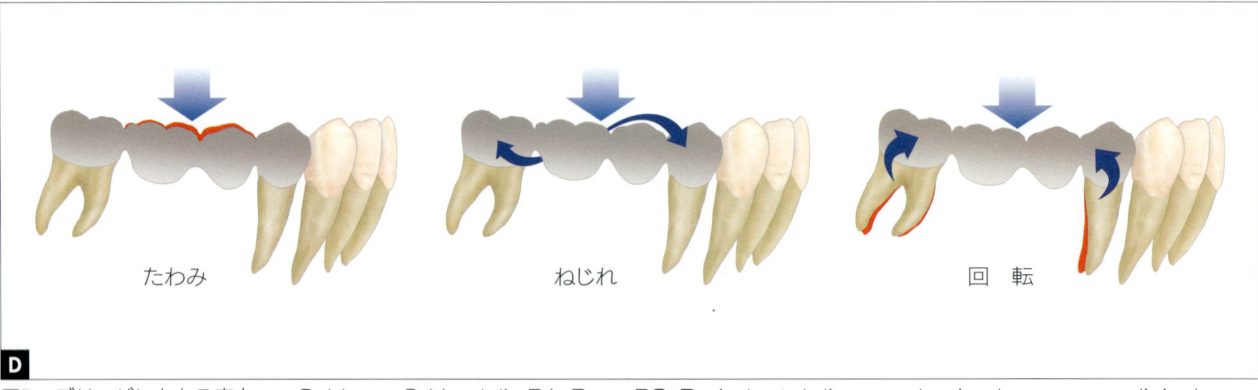

図D　ブリッジにかかる応力．＊ Schluger S, Yuodelis RA, Page RC. Periodontal disease : basic phenomena, clinical management, and occlusal and restorative interrelationships. 2nd ed. Philadelphia : Lea & Febiger, 1990. より引用・改変

これはユーデラスの図(**図D**)ですが，これはたまたま2本欠損を示していますが，1本でもたわみが起きます．このポンティックのスパンが長くなればなるほど，たわみの量は大きくなります．そのたわみの量は対合歯からの咬合圧力に大きな影響を受けますし，受圧側のポンティック部の構造，とくに歯冠高径からも影響を受けます．また，上部構造をどんなにうまくつくっても少なからず回転力が歯根部にかかります．

　もう1つはねじれ．これはスパンが長くなると咀嚼のとき，とくに最後方部が咀嚼終末位までに強くあたってくると，ねじれの力が加わります．もちろん，滑走運動時にも臼歯部，とくに大臼歯に離開が起きてないと，ブリッジのねじれの力が大きくなると考えます．インプラント補綴でも同じことが起きると思われます．咬合接触点もできるだけインプラント体の上にくるようにし，カンチレバー様の力がかからないようにします．ブリッジでも line of occlusion より離れるほどねじれが起きます．ですから欠損がないこと，すなわちポンティックが存在しないことで，応力に対して，より有利な状態を保てます．そして歯列弓の連続性を回復し，歯列弓が安定して初めて上下の歯が噛み合わせることができ，咬頭嵌合位を安定させることが可能になります．

②咬頭嵌合位の安定——下顎位の偏位を防ぐ

【本多】　歯列弓の連続性が確保できたら，そのうえで咬合力が干渉にならないように咬合を回復します．歯や補綴物の咬合面形態や歯の位置などを適正にし，下顎位が偏位しないようにするのと同時に側方力がかからないようにもしなくてはなりません．また，機能を回復する際，咬合力の強い人は非常に難しい問題があると思いますね．すれ違い咬合あるいは，それに近いか，また対向関係が悪い(Angle Ⅲ級など)場合は，逆に力がかからないような補綴対応のほうが残存歯を守ることができ，欠損があ

治療ゴールのイメージ

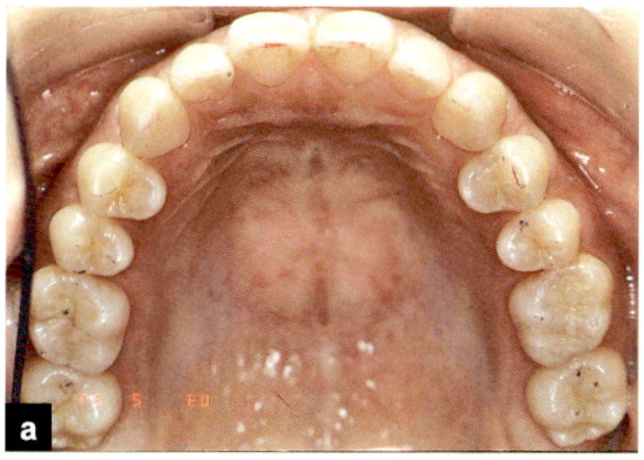

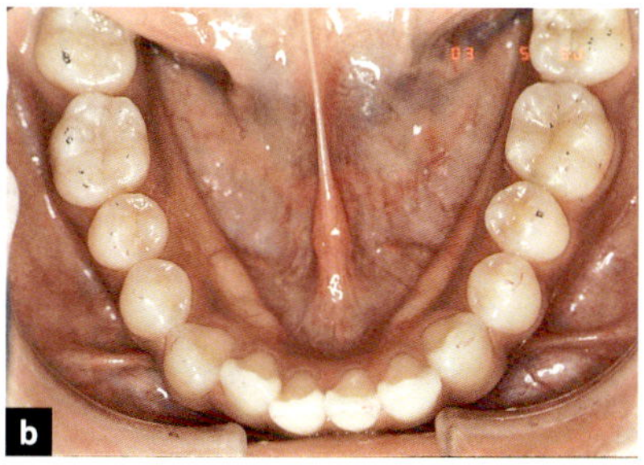

図6 a〜f　定期検査時，このように健全な歯質，健全な歯周組織で，歯の位置・形態が良好であれば，咬合も安定しやすく，咬合再構成の症例に対して，治療ゴールをイメージするうえで参考になる．

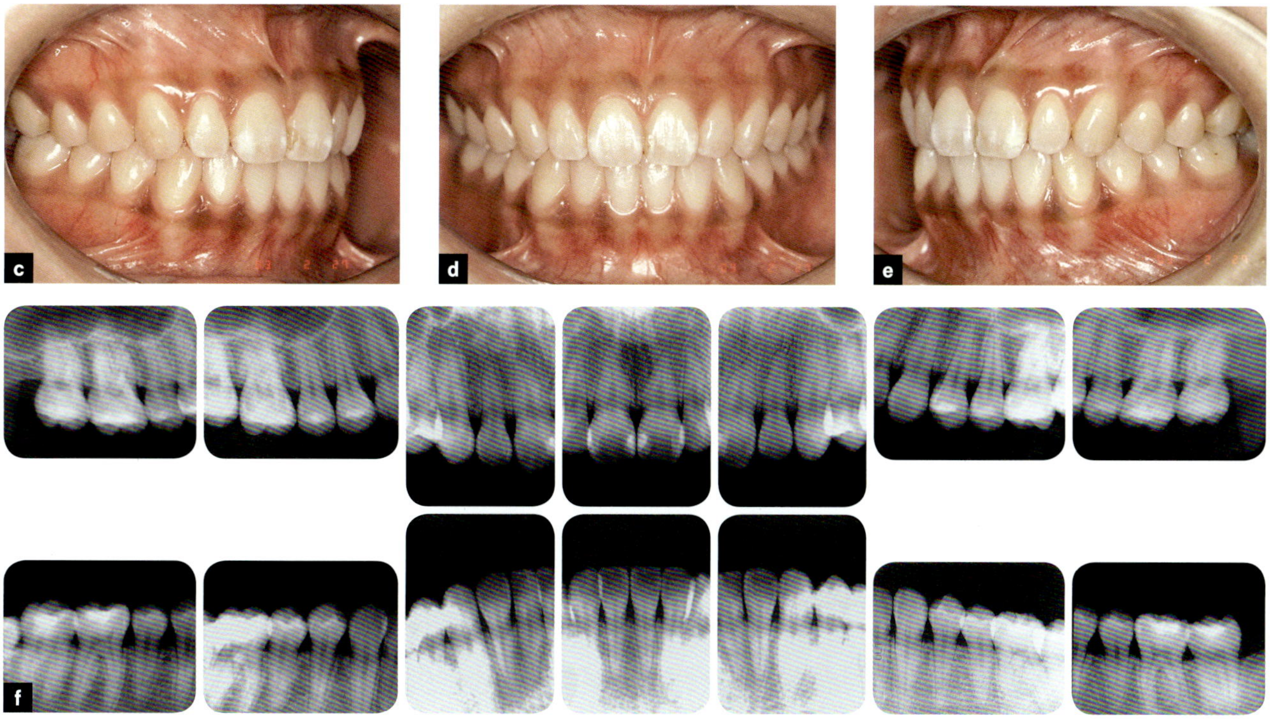

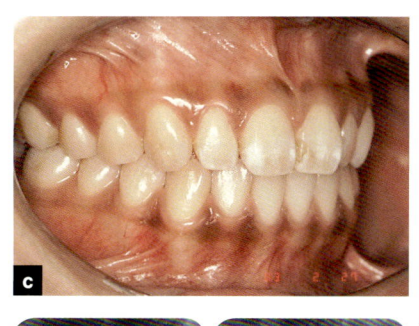
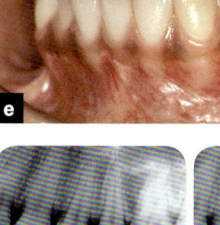
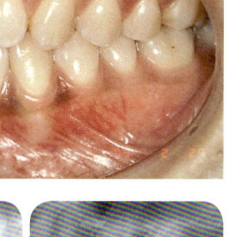
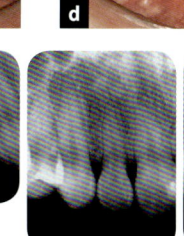
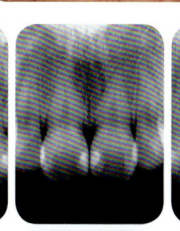
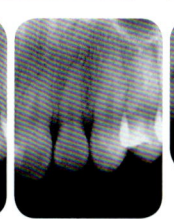
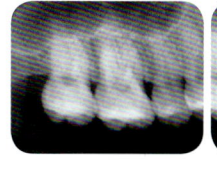
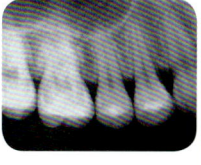
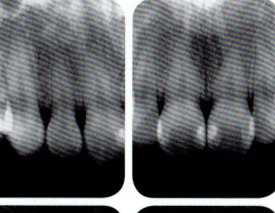
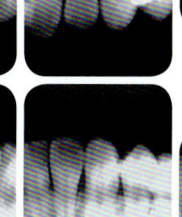
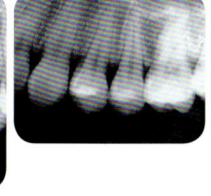
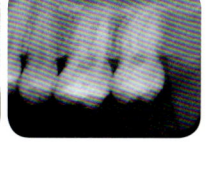
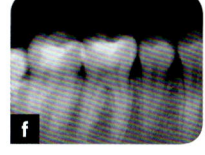
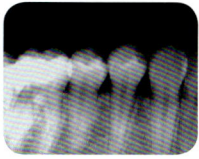
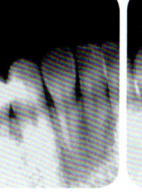
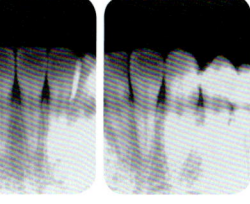
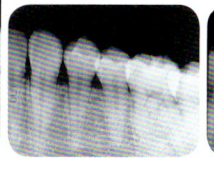
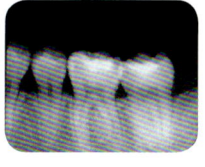

section I　ディスカッションでわかる「欠損歯列」と「欠損補綴」

咬頭嵌合位の安定

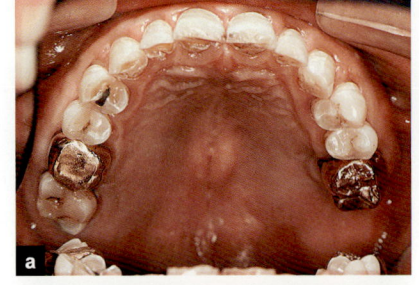
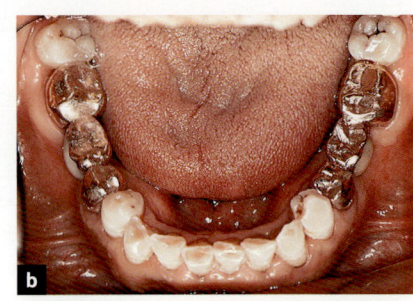

図7 a～f　術前（1994年）歯の形態．とくに犬歯を含め臼歯咬合面形態がブラキシズムにより破壊され，フラットになっていて，咬頭嵌合位が前方に偏位している．しかし，上顎前歯の骨植がよく，前方へフレアアウトせず，歯質自体に破壊をもたらしている．

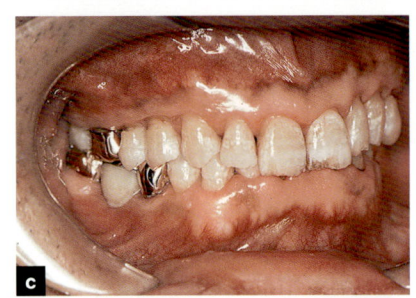
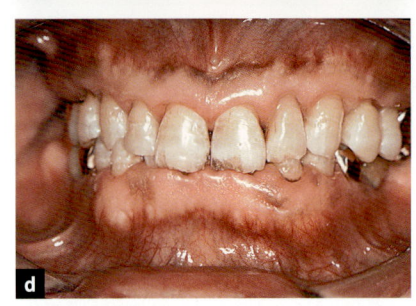
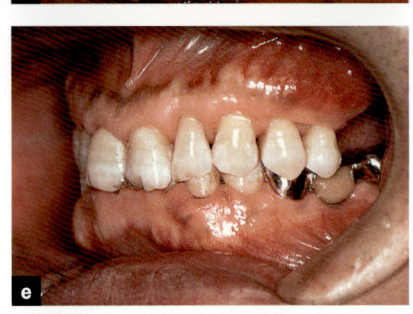

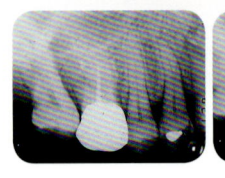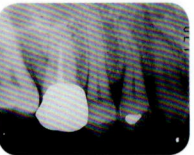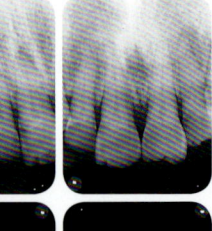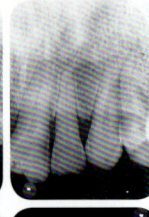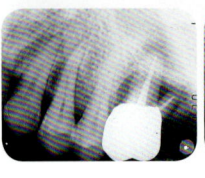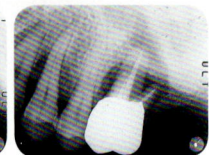
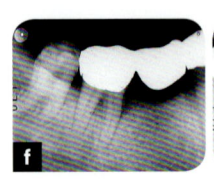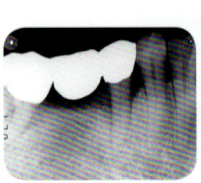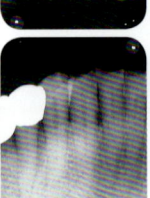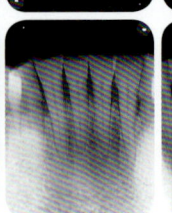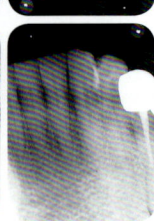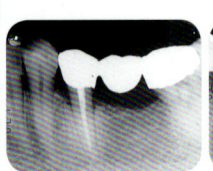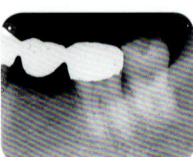

まり拡大しないこともあるかと思います．

図6 a～fのように上下顎歯列弓とも天然歯で連続性が確立できており，しかも歯列の対向関係が良好である．このような状態，もしくは近い状態であれば，咬頭嵌合位が安定すると考えられます．

図7 a～lは，歯の形態が悪い症例です．とくに咬合面の形態が悪くなっており，咬頭嵌合位が不安定で，そのため当然下顎位は前方にスライドしています．その結果，上顎前歯に無理な力がかかっています．そして本症例は**図7 g～l**のように治しています．

また，咬頭嵌合位の安定のもう1つのキーは，臼歯の位置です．歯の形態がよくても咬頭嵌合できる位置になければ咬頭嵌合位は安定しません．それから顎関節の安定や筋肉の活動にも考慮しなくてはなりません．

咬合支持についてはEichnerやKennedyの分類も参考にはなりますが，残存歯数と相対する歯の咬合接触があったときの咬合支持数と同時に，咬合支持に対してどの歯が残っているか？　そして咬合支持に重要な歯種がどれくらい残っているか？が重要な資料になると思います．そして診査・診断の結果，治療介入するか・しないか，また介入するのであれば欠損歯列の将来をみてどの補綴方法が有利かを考えます（44ページ宮地論文のパターン・スピードを参照）．

③残存歯の評価──状態によってはリスクに変わる

【本多】　さらに大事なのは，残存歯も含めて残存組織を保全することが重要です．これがおろそかになってしまうと，欠損歯列が拡大していってしまう可能性が高い．まず動揺歯があれば欠損のあるなしにかかわらず動揺

「欠損歯列」と「欠損補綴」をよりよく理解するための重要事項

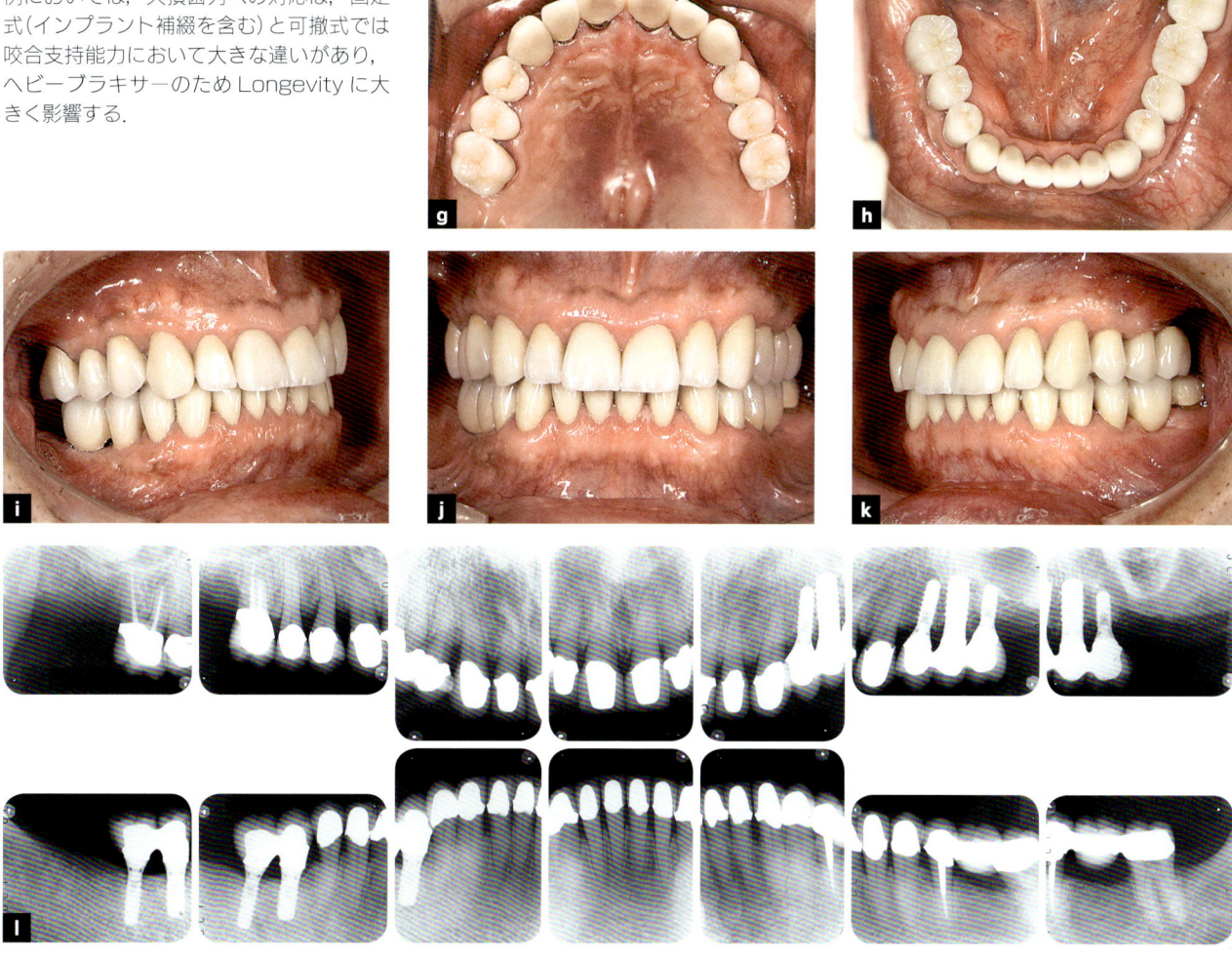

図7 g〜l　補綴治療終了時(2000年)．本症例においては，欠損歯列への対応は，固定式(インプラント補綴を含む)と可撤式では咬合支持能力において大きな違いがあり，ヘビーブラキサーのためLongevityに大きく影響する．

のコントロール，すなわち，咬合力のコントロールと，連結固定が重要です．しかし近年では，できる限り固定を回避するか最小限にしています．例として**図8 a〜f**の歯列においては動揺歯が多く，安定していないです．その証拠に，**図8 a, b**のように臼歯の咬合面形態にほとんど咬耗が見られないのは，咬合力がかかっても歯が動いてしまうからです．これを**図8 g〜l**のような形で治療を終了しました．第二大臼歯と|4|が歯周病で抜歯・欠損になりましたが，臼歯を中心に咬合支持を考えると中間欠損が小臼歯1本なので歯列弓はよい状態を維持でき，第二大臼歯がなくても咬頭嵌合位は安定するだろうと判断しました．

良好なLongevityを得るためにも咬合支持に重要な残存歯の評価をきっちりと行って設計しなくてはなりません．無髄歯は歯質がもろいので，可能なかぎり歯髄を残すべきであり，動揺歯に対しては動揺の原因を分析し，動揺をコントロールすることが大前提です．その歯列弓に欠損があれば，より慎重に診断すべきです．動揺歯のコントロールの方法は支台歯や鉤歯の条件によって変わってきます．この点もリスクをしっかり評価し，将来の欠損拡大の可能性を考え，また補綴再介入時に複雑にならないように設計しなくてはなりません．そのためにも残存歯の評価も重要になります．

④パラファンクション時の力──術後に影響する

【本多】　その他，術後の安定に影響を与える患者さん側の問題をも考慮すべきです．力のコントロールが非常に難しいブラキシズム(グラインディング，クレンチング，タッピング)，最近問題視されているtooth contacting habitの影響もよく観察しないと，術後に大きな問題が出るでしょう．私の体験では，怪我などで姿勢が傾いていっている人，また杖をついている人は一歩進むごとにクレンチングをやっているので，治療後はもちろん，治

CHAPTER I　「欠損歯列」と「欠損補綴」とは？　031

section I　ディスカッションでわかる「欠損歯列」と「欠損補綴」

残存歯の評価

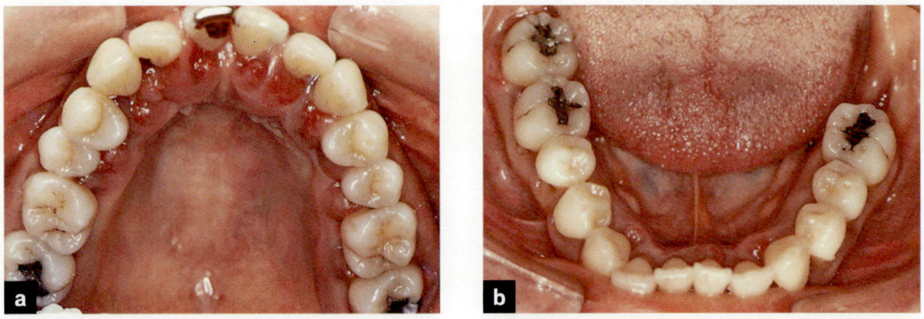

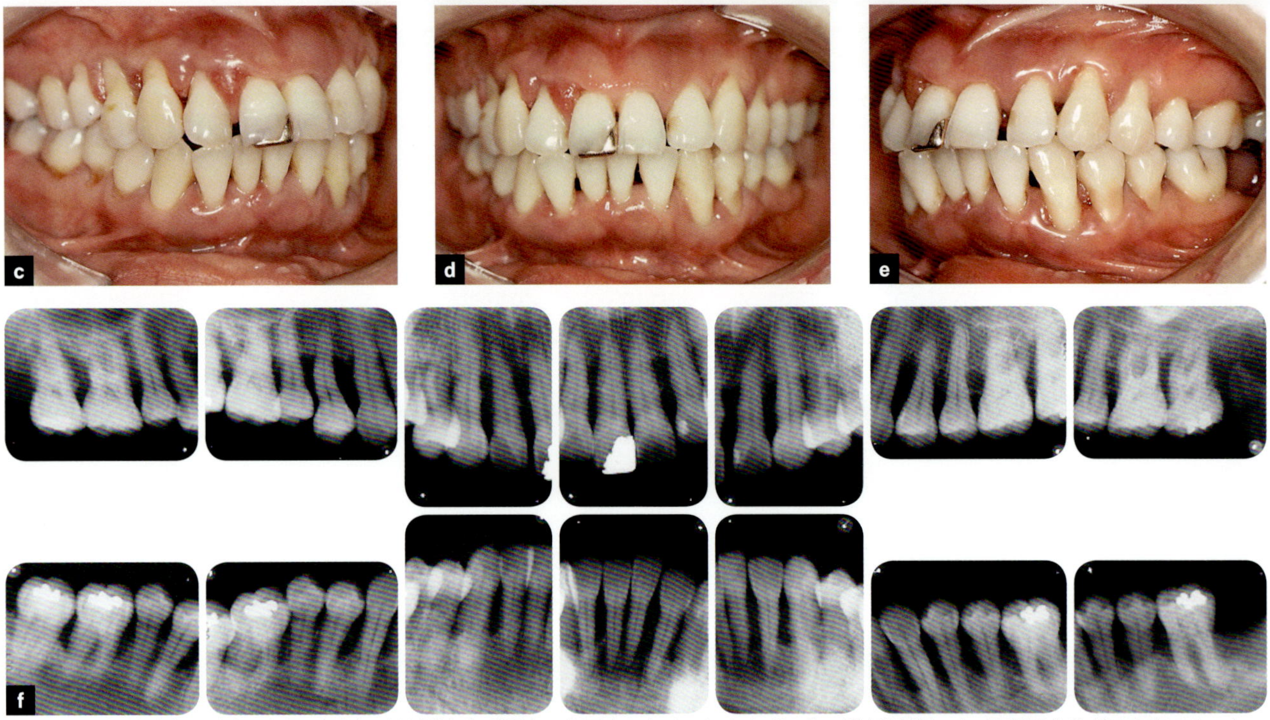

図8 a~f 初診時(1991年)，欠損は $\overline{7|}$ だけだが残存歯が重度の歯周病のため，ほとんどの歯の動揺が著しく，咬頭嵌合位が不安定であった．治療アプローチとして，歯周治療はもちろん，矯正・補綴治療が必須と考えた．臼歯に関しては $\frac{7|7}{7|7}$ を除いて極力，抜歯を可能な限り回避し，ブリッジで歯列弓の連続性を確立し，できるだけ複雑な補綴設計にならないように立案した．

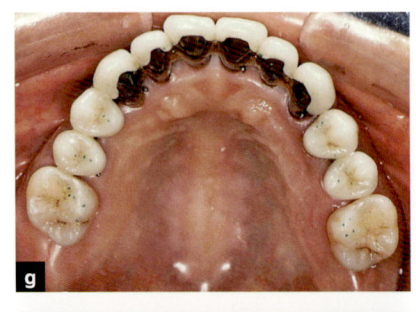
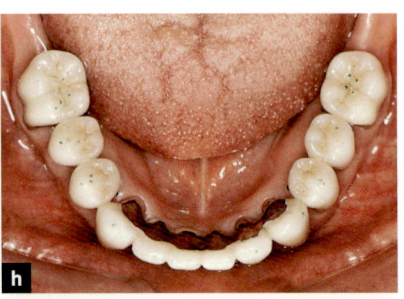

図8 g~l 補綴治療終了時(1996年)， $\frac{7|7}{7|7}$ は抜歯になったが，咬合支持にもっとも重要な $\frac{6|6}{6|6}$ をすべて有髄歯で単独処置ができ，とくに $\underline{6|6}$ において咬合調整のみで補綴的対応を回避できた．現在なら $\underline{4\,5}$ ， $5\,4|4\,5$ も，単独冠にするだろう．そのことによって再介入の事態が起きた際に，治療が複雑になりにくい．ブリッジのところは構造力学的にリスクの低い部位だけである．

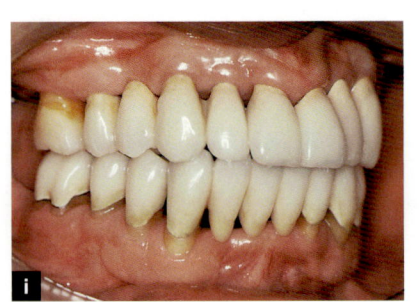
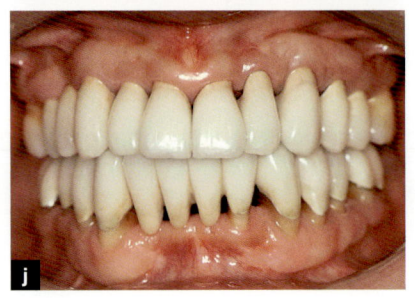
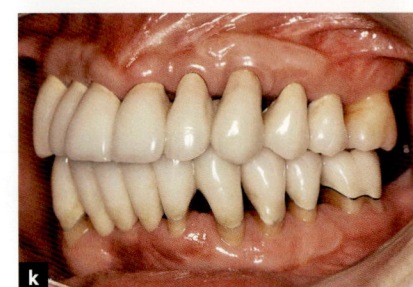

032　CHAPTER I　「欠損歯列」と「欠損補綴」とは？

「欠損歯列」と「欠損補綴」をよりよく理解するための重要事項

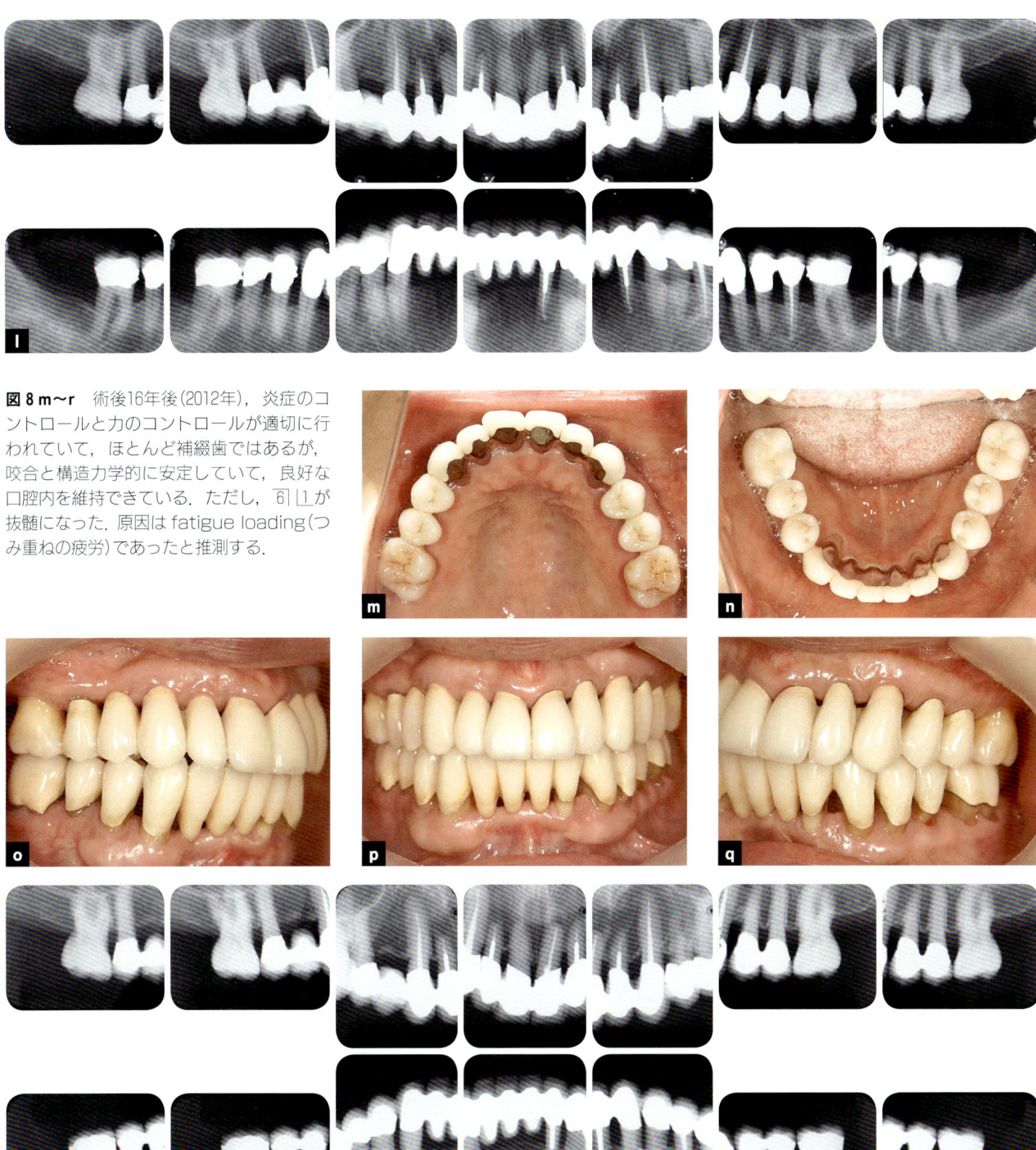

図 8 m〜r 術後16年後(2012年)，炎症のコントロールと力のコントロールが適切に行われていて，ほとんど補綴歯ではあるが，咬合と構造力学的に安定していて，良好な口腔内を維持できている．ただし，6̄|1̄ が抜髄になった．原因は fatigue loading（つみ重ねの疲労）であったと推測する．

療中にもトラブルが起きやすいですね．

さらに筋力や噛み癖の影響もあります．ここには骨格的な問題もあると思うのです．下顎劣成長の人はやはり咬合力が弱く，かえって補綴治療後の構造力学的問題は起こりにくいようです．

いずれにしても，欠損補綴によって欠損歯列の連続性を取り戻し，歯列弓の安定と，咬頭嵌合位を安定させることで咬合と構造力学的安定が得られ，欠損歯の拡大を防止することにつながると思います．その設計をどうするかは欠損歯列の病態と残存歯の状態をよく診査し，原因を考えて力のコントロールをしていくべきです．

→34ページ　ディスカッションへ

CHAPTER I 「欠損歯列」と「欠損補綴」とは？　**033**

section 1　ディスカッションでわかる「欠損歯列」と「欠損補綴」

ディスカッション　インプラント時代の「欠損歯列」と「欠損補綴」の融合をめぐって

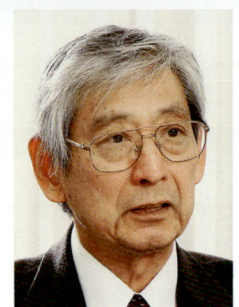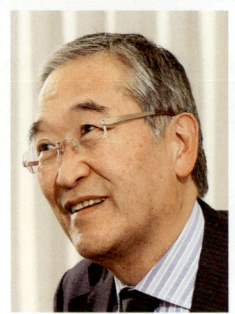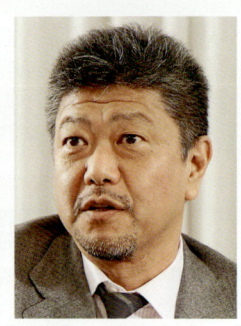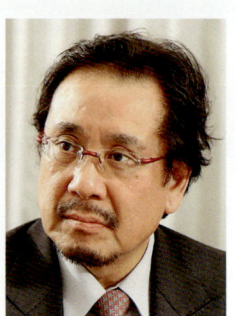

presenter　宮地建夫，本多正明，武田孝之，伊藤雄策

インプラントで変えられること，変えられないこと

【武田】　宮地先生，本多先生のお話しを伺い，痛感することは，やはり補綴治療というのは「欠損歯列」と「欠損補綴」の両輪で考えるべきだということです．これはインプラントが主流の今日でも変わらない普遍的な事項です．それにより，逆にインプラントの本当に価値ある使い方，それと限界も見えてくるのではないでしょうか？

　たとえばその価値ある使い方の例として**図9a**を見てください．初診時で咬合支持数4，現存歯数17と咬合崩壊症例です．**図9b**はその9年後の状態です．インプラントを配置して遊離端欠損をなくし，下顎の「受圧条件」を変えています．それによってパーシャルデンチャーの安定性を高めた症例です．

【宮地】　欠損パターンとしてみると「Cummerの分類」でパターン1に戻るようにインプラントを配置する歯列は非常に安定します．この症例の初診時は下顎の「受圧条件」が悪いのですが，インプラントで見かけ上中間欠損になりました．

　「加圧因子」とは遊離端欠損の対顎のことですから，遊離端欠損を中間欠損にしたということは，「受圧条件」を改善したということと同時に「加圧因子」を消したということが効果として大きいと思います．遊離端欠損部の「加圧因子」は顎堤を破壊する悪い因子ですが，中間欠損の場合はその対向歯は咬合支持の回復につながるので，よい因子へと逆転します．ですから武田先生がインプラントを両側に入れて，中間欠損に変えたことは欠損歯列にとって，「受圧条件」の改善という，より大きな効果が期待できると思います．

【伊藤】　そのとおりですね．ここにインプラントを4本いれてすべて補綴してしまうと受圧環境が逆転してしまう．そうすると上顎の欠損歯列が急速に拡大してしまうことになりますね．

【宮地】　下顎を補強しすぎると上下顎のバランスが悪くなるという問題もありますね．

【本多】　だから武田先生の設計は，上顎の条件は決してよいとはいえないが，まだ固定式で使っていけるという際に，下顎をインプラントでオーバーデンチャーにし，Kennedyの分類3級にもっていき，後方が沈まない状況をつくって力学的に中間欠損にされておられます．またデンチャーのほうが人工歯の材料の面からも対合歯にもやさしいと思われます．

【伊藤】　そういうことを考えるとインプラントを支台歯に使ってパーシャルデンチャーにするという設計はとても有効といえます．

【武田】　はい．下顎の遊離端欠損に対する有効な解決法といえます．

【伊藤】　しかし，結局パーシャルデンチャーはいやだといって歯科医師も患者もインプラントをいれてしまう…．

【宮地】　義歯を嫌う大きな原因は，食い込んで痛いのがいやなので，中間欠損のままで維持できれば患者さんに受け入れてもらいやすくなると思います．

【伊藤】　そこに本多先生のいう構造力学を満たしたパーシャルデンチャーが入れば非常によい受圧環境ができあがるわけです．

【武田】　**図10a, b**の症例は「受圧条件」のレベルを変えるというところができていなかったためにさらなる欠損を

「欠損歯列」と「欠損補綴」をよりよく理解するための重要事項

インプラントで変えられること・変えられないこと①

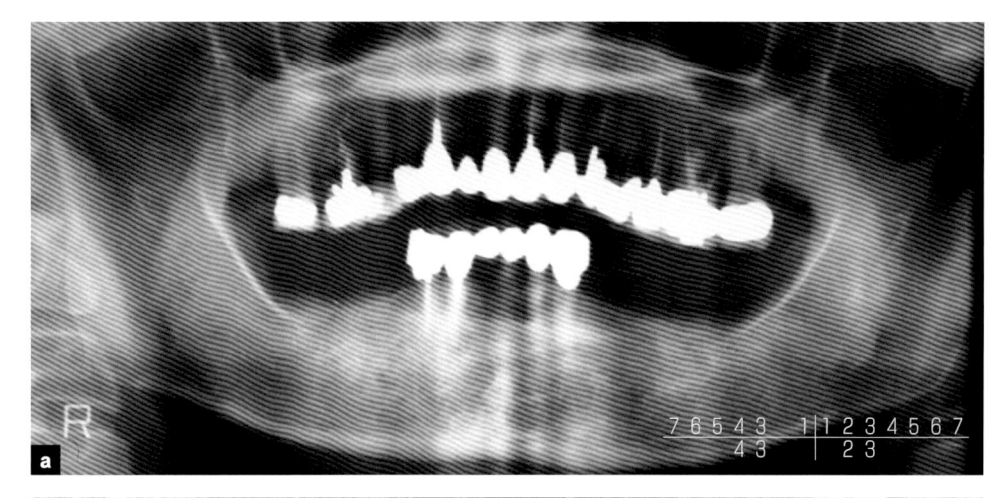

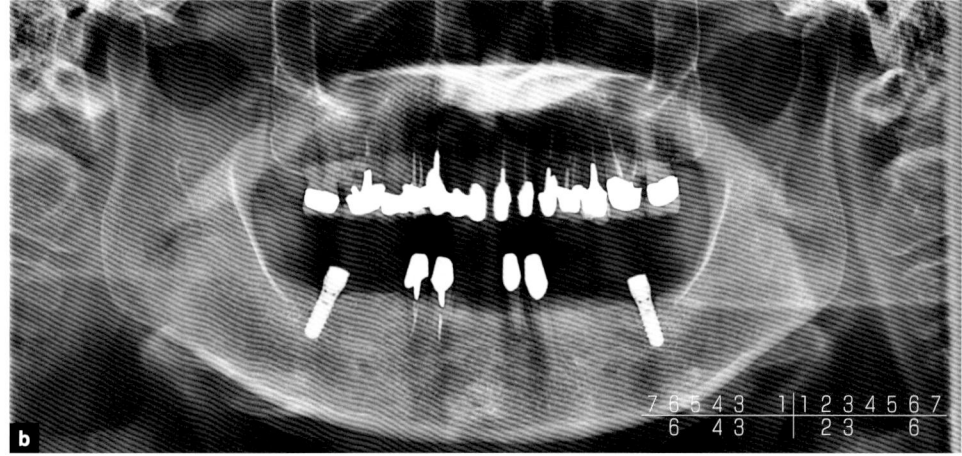

図9a 2000年．下顎両側遊離端欠損症例．咬合支持が4，現存歯数17と咬合崩壊症例．
図9b 2009年．6|6にインプラントを配置したことにより，受圧条件を変えて中間欠損とした．義歯の回転・沈下を抑えられる．

招いた症例です．
　「受圧条件」が悪く，力のアンバランスが生じているこのような症例にインプラントを使わずパーシャルデンチャーで対応すると予後が悪いですね．わずか5年で**図10b**の状態です．
【宮地】　一見すると歯がたくさん残っているので，見誤りやすいので注意しなければならないと思います．咬合崩壊した悪化度が進行した歯列なので欠損補綴が難しく，経過も悪いと予測しておくべきですね．
【武田】　この症例は下顎の右側に1本インプラントをいれるだけでも「現在のレベル」が改善でき，経過もまったく違ってくると思います．それによって「加圧因子」を消す．
【宮地】　遊離端欠損部に義歯をいれたとき顎堤破壊とい

う加圧因子がはたらきだすので，短縮歯列を選択することが「加圧因子」を消すもう1つの方法になります．
【本多】　それから中間欠損にすれば，咬合支持がしっかりできる状態になりますからね．しかしブリッジを使って中間欠損に対応する場合は，構造力学的にたわみ・ねじれの量を少なくする工夫が必要ですね．たわみ・ねじれによって遠心側の支台歯を失い，欠損が拡大すると，遊離端欠損になり，今度は咬合支持により悪い影響が出てしまいます．また近心側の支台歯を失うと，欠損のスパンが長くなり，支台歯の負担がもっと大きくなり，欠損が拡大という可能性が高いです．
　たとえば**図11a〜x**の症例は，6 5|の2歯連続欠損にインプラント補綴で対応したものです（**図11s〜x**）．以前に|6の1歯欠損に対し判断を誤って，ブラキシズムや

CHAPTER I　「欠損歯列」と「欠損補綴」とは？　**035**

section I ディスカッションでわかる「欠損歯列」と「欠損補綴」

インプラントで変えられること・変えられないこと②

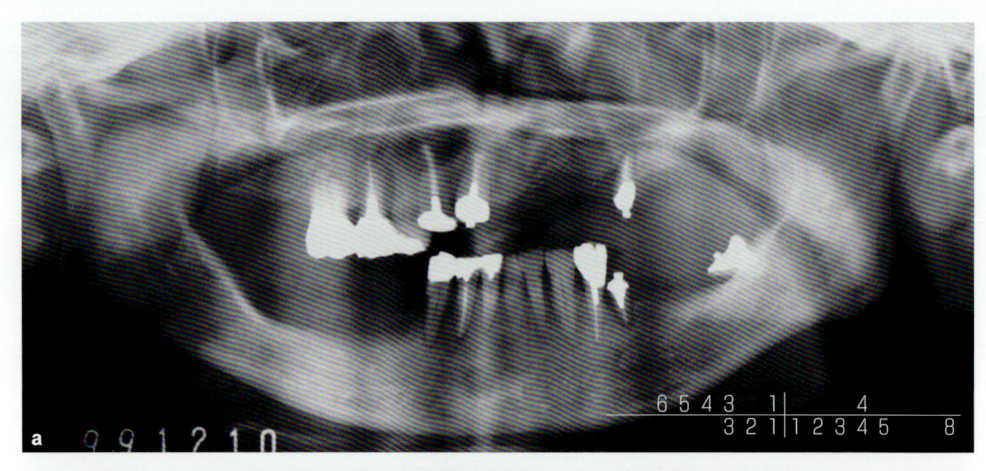

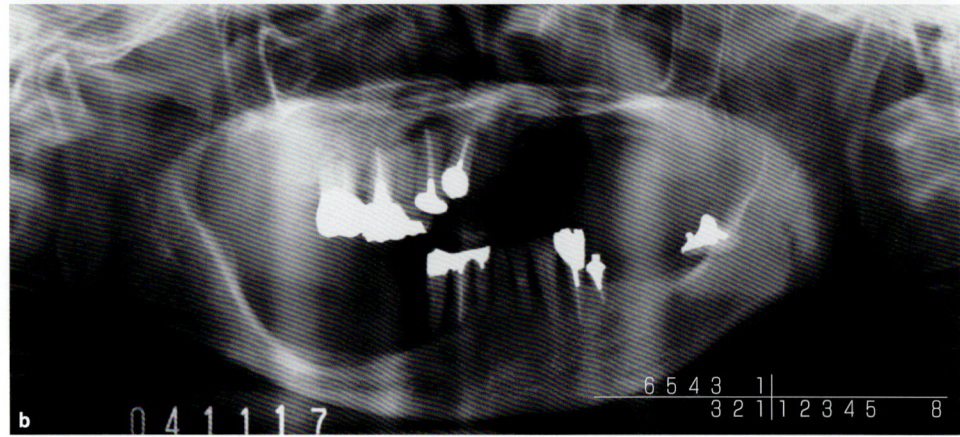

図10a 1999年．咬合支持数3，現存歯数13の咬合崩壊症例および左右すれ違い一歩手前．

図10b 2004年．偏った力がかかることにより，歯の喪失および顎堤の著しい吸収をきたしてしまった．

5|の残存歯質量のことをあまり考えず簡単に⑦6⑤のブリッジにしてしまいました（**図11g～l**）．結果的には5|を失い，ロングスパンの6 5|の中間欠損になり，インプラント補綴で咬合支持と歯列弓の連続性を回復しました．もし⑦6 5 ④のブリッジにしていれば，|6インプラント補綴を含んだ対合歯列から，強い咬合力が加わり，|7あるいは，|4を失う可能性は十分にあります．|7を失えば，|7 6 5の3歯連続遊離端欠損になり，咬合支持から大きなリスクになり，|4を失うとブリッジが不適応になります．パーシャルデンチャーでは，Kennedyの分類3級ではありますが，鉤歯に対する負荷は大きく，上顎であるため咬合力が外方に向かい，"Longevity"からみてリスクが高くなるので，もしパーシャルデンチャーで機能回復するのであれば基本設計が歯列弓の保全に大きな影響を与えます．通常，閉口筋の位置から近く，咬合力の負担能力が高い，第一・第二大臼歯を連続して喪失すると，「咬合三角」の「第2（咬合欠陥）エリア」から「第3（咬合崩壊）エリア」へ進むスピードが速くなり，補綴方法を間違えるとすれ違い咬合へと進んでしまいます．Cummerの分類や咬合支持指数も参考にすると全体のバランスがみえてくると思います．

【武田】 補綴後の評価として補綴した結果が好ましいのか，好ましくないかという見方が必要ですね．

しかし，まずはその欠損がどこにいるのかの「レベル」の把握が大事です．現存歯数と咬合支持数を分母と分子の関係でみることが必要です．そこに本多先生の「残存歯の咬合支持能力の評価指数」「咬合支持指数」（前述**図A, B**）や年齢がスピードに影響するので，「歯の生涯図」を参照してほしいと思います．

インプラントの介入によって欠損歯列の条件を変える

「欠損歯列」と「欠損補綴」をよりよく理解するための重要事項

インプラントで変えられること・変えられないこと③

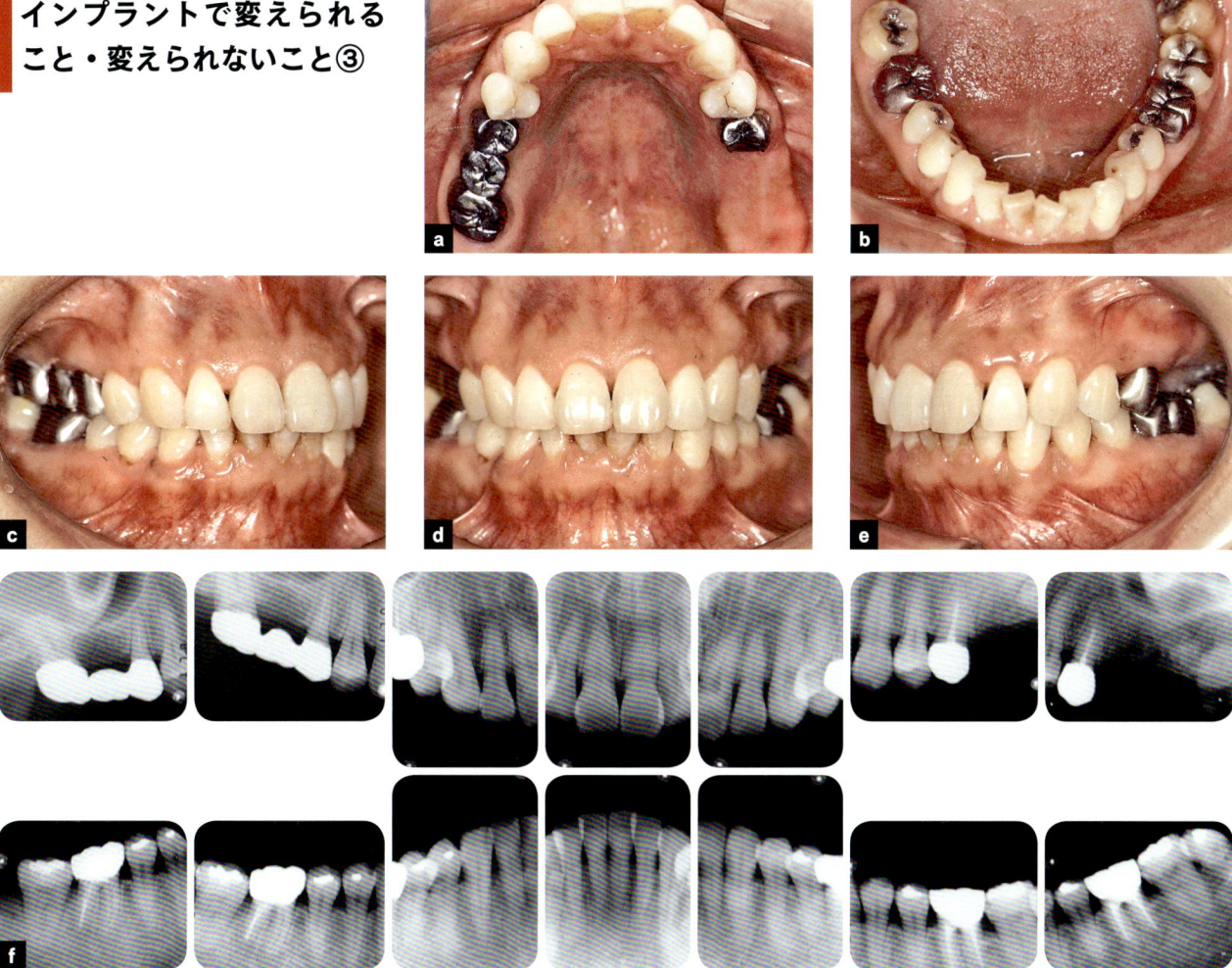

図11a〜f 初診時（1990年），主訴は|6 7欠損と臼歯の不適正な咬合面形態からくる咀嚼不全．咬合支持からみると|6 7欠損で，6|も欠損で，⑦6⑤|のブリッジが装着されており，上顎歯列弓は欠損は3歯であるが，歯種が6|6 7なので咬合支持に大きなリスクを抱えている．「6|も冠除去時に保存不可能と判断した．ブラキシズム，とくにクレンチングが強いのがLongevityへの不安材料であった．

図11g〜l 補綴治療終了時（1992年），6| |6欠損にはブリッジで対応，|6 7欠損には|7部のインプラント，|5のクラウンとkey & keywayを利用し，インプラント⇔天然歯のブリッジを装着，⑦6⑤|のブリッジと|6|のクラウンの対向関係は水平被蓋が少なくリスクがあり，咬合干渉が起こりやすい状態であった．

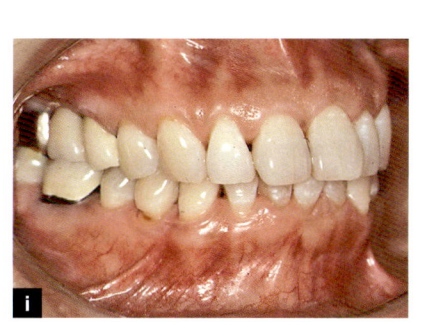

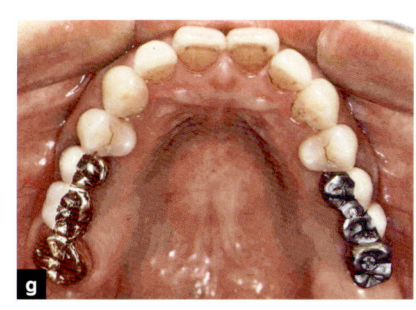

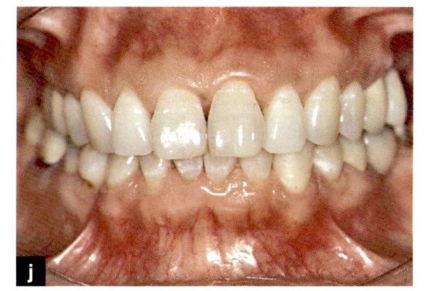

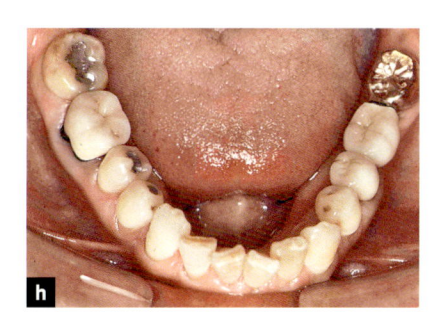

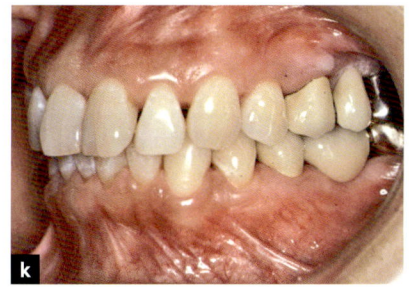

CHAPTER I 「欠損歯列」と「欠損補綴」とは？　037

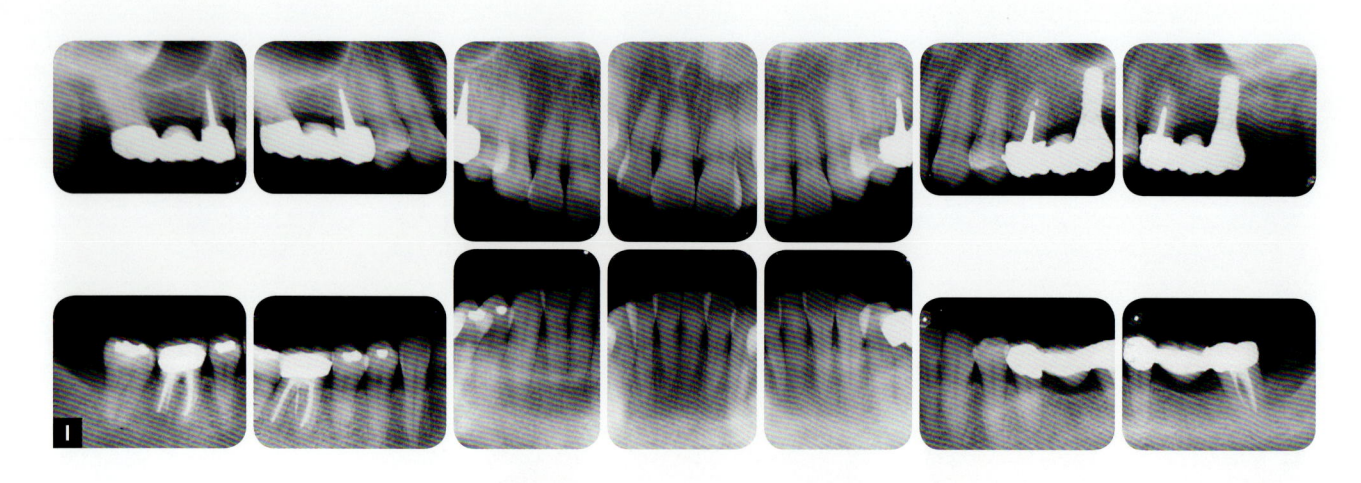

section I ディスカッションでわかる「欠損歯列」と「欠損補綴」

図11m〜r 術後7年（2004年），この間に ⑥| が歯根破折と二次う蝕により抜歯に至り，インプラント補綴を施した．この補綴再介入により，⑦⑥⑤ のブリッジへの咬合干渉，とくにクレンチングから来るリスクは高くなった．

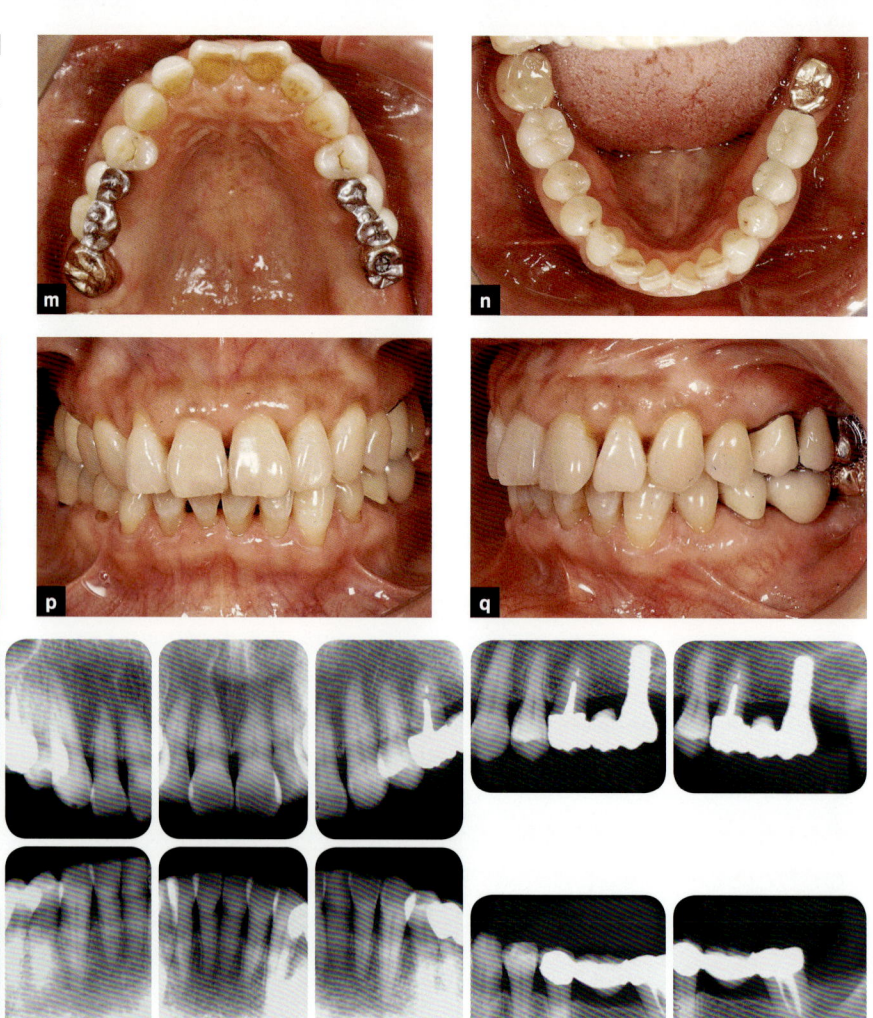

038 CHAPTER I 「欠損歯列」と「欠損補綴」とは？

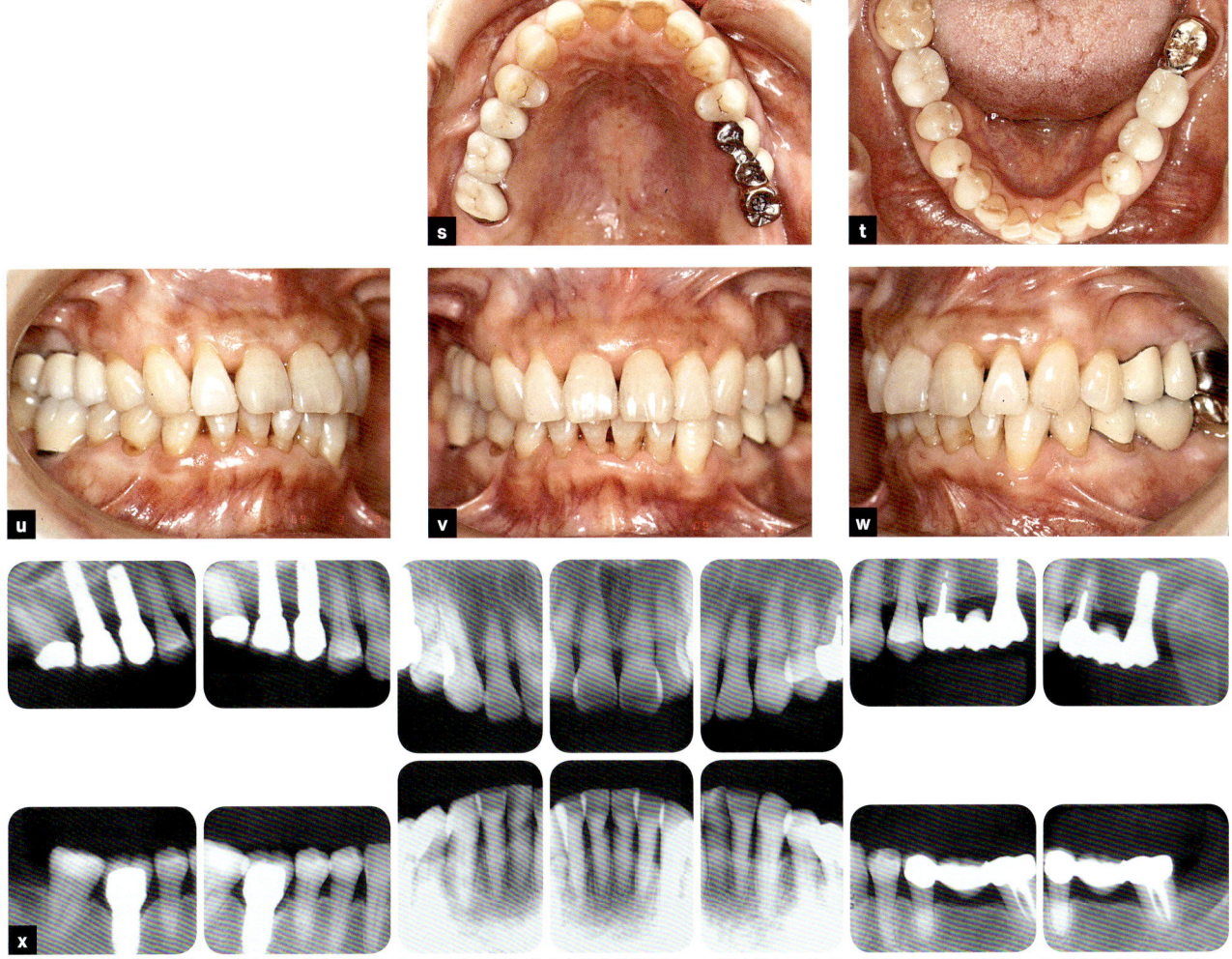

「欠損歯列」と「欠損補綴」をよりよく理解するための重要事項

図11s〜x 術後20年（2009年），2007年に予知していた 5 (無髄歯)が負担荷重により破折し，抜歯に至った．その結果， 6 5 が連続欠損になったので，歯列弓の保全から診て， 7 を有髄歯のまま咬合支持に確実に参加させたいと考え， 6 5 欠損をインプラント補綴で対応した．この症例の予後は， 7 が無髄歯なので，予後観察でとくに力のコントロールの点を確実にし，喪失しないことで 6 7 連続遊離端欠損を回避し，良好な咬合支持を維持させ咬頭嵌合位を安定させることが Longevity を得るキーとなる．

ことはできます．しかし，欠損歯列の拡大リスクをすべて変えられるわけではけっしてないことを若い先生に伝えたいと思います．

インプラントで変えられないことはたくさんあります．インプラントで変えられないものの代表は歯の喪失原因です．過大な力だったり，患者の生活習慣は変えられません．変えられるのは「受圧条件」，支台部の配置を変えられるだけです．それが「加圧因子」にも影響を与えますが．

【宮地】　つまりインプラントなら，それを入れる以前にどのレベルにあったのか，入れた後どのレベルに回復したかが問題で，この2つのレベル差が大きいとやはり欠損拡大のリスクが心配になります．

【伊藤】　その際インプラントにポイントを与えるとすれば，天然歯の倍くらい点数を与えないと，回復したときの病態の把握はできないですね．

【武田】　また，そこで下顎のようなすごく骨質のよい場合と，上顎のたわむような顎骨にあるインプラントでは全然条件が違ってくることも加味すべきでしょう．

【宮地】　そうですね．コーヌスクローネのような従来型義歯には過去のデータから割り出されたリスク予測がありますが，今後，インプラント治療から割り出された新しいリスク予測が積み重ねられていけば，また欠損補綴から欠損歯列を見なおすことができる．これが今後の課題ではないでしょうか？

section I ディスカッションでわかる「欠損歯列」と「欠損補綴」

欠損歯列と欠損補綴の最終ゴールとしての顎位の安定

【伊藤】　さて，補綴治療の目的において，それぞれ宮地先生は機能の低下に対する"機能の回復"．本多先生は欠損補綴による"咬頭嵌合位の安定"という表現をされていますが，これはともに「下顎位の安定＝下顎位の回復」が目標と私は解釈しました．

　欠損歯列，欠損補綴のそれぞれの段階で，顎位の安定のための治療目標をどう捉えておられるでしょうか？

【宮地】　顎位の不安定は大きく分けて，歯の欠損による場合と，歯周病など歯の動揺や傾斜，歯冠崩壊などで歯は残っているが顎位が不安定になる場合があります．欠損歯列が扱う範囲は歯の喪失による病態ですから，まずその2つは区別しておく必要があります．さらに欠損歯列の顎位の安定という意味は，クラウンブリッジで問題にする顎位と比較するとかなりアバウトです．単純化すると上下のバランスのとれている歯列は安定します．当然左右もバランスがとれているほうが安定する．そのバランスを失わないようにするのが補綴治療の1つの目標かもしれません．

　具体的には上下関係でいうと上顎歯が弱いのに，下顎を補強しすぎるとバランスが崩れやすくなります．もちろん下顎も安定したほうがよいのですが，安定しすぎるとそのつけが上顎歯にくることがあって，少なくとも義歯の場合には，上下顎を同等に考えると，思わぬ結果になりかねません．インプラントではどうでしょう？

【伊藤】　顎位の安定を考えると，下顎が強すぎて上顎が弱いとうまく安定しませんね．ですが，インプラントは外科的に下顎のほうが骨の条件がよいので下顎が優先してきたという経緯があります．

【宮地】　それが何かバランスを崩すようにはたらき，上顎歯にリスクが回っていっているような気がしてなりません．

Angle II級と Angle III級

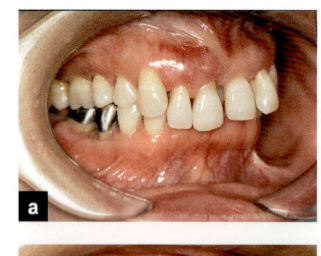

図12a〜f　Angle II級症例の術前(1994年)と術後6年(2000年)．

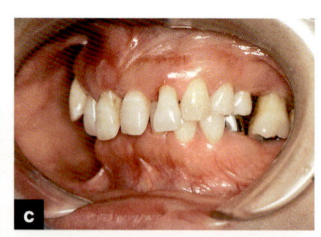

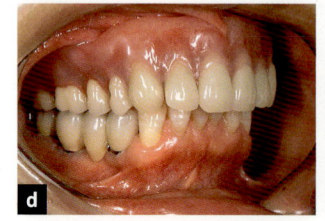

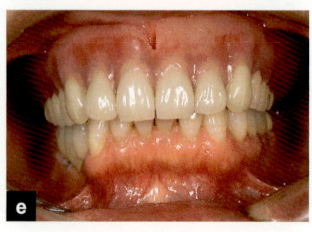

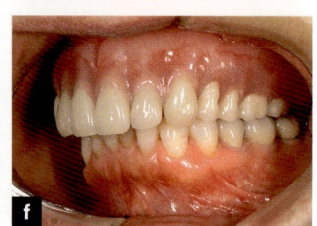

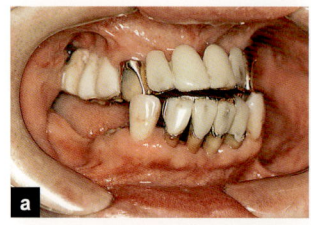

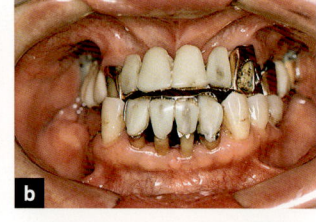

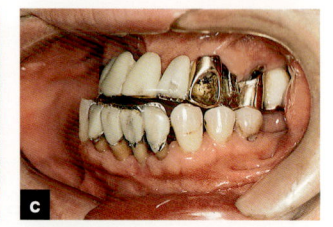

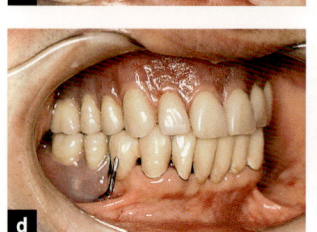

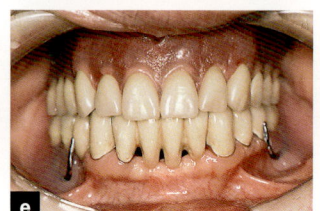

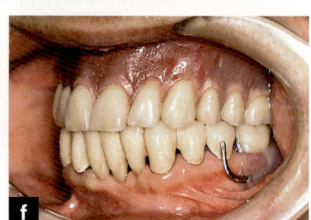

図13a〜f　Angle III級症例の術前(1993年)と術後2年(1995年)．

「欠損歯列」と「欠損補綴」をよりよく理解するための重要事項

下顎位が不安定

図14a～f 初診時，欠損歯がなく咬合支持の条件としては満点だが，咬頭嵌合位は安定していない．原因は各々対合歯で適切に嵌合しておらず，そこに歯周病により歯の動揺も加わって，下顎位は病的に偏位している．

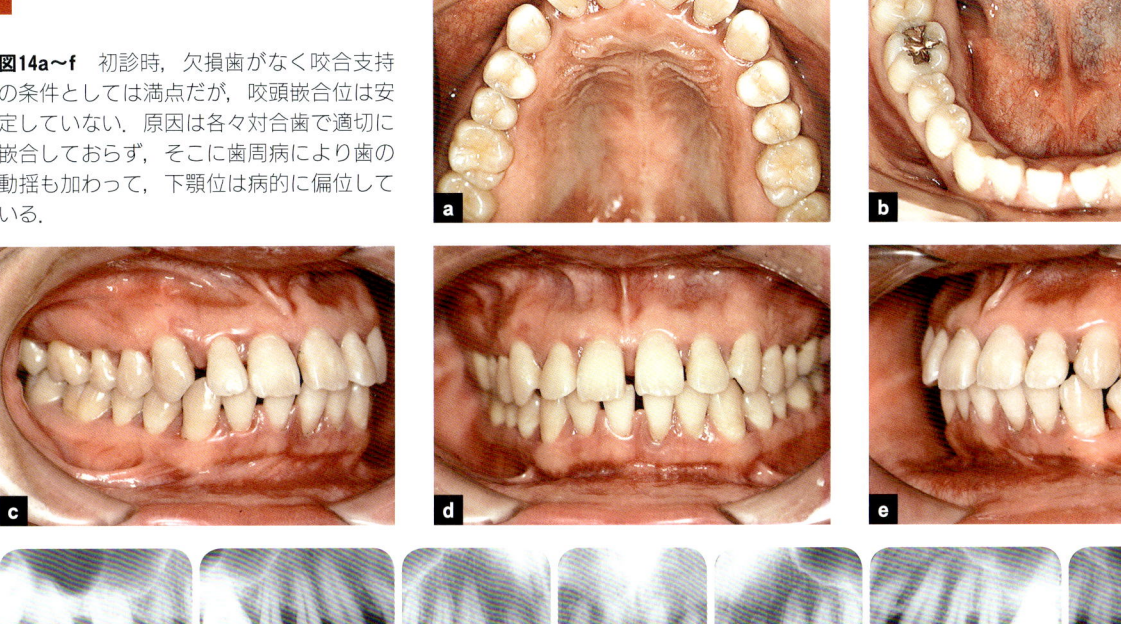

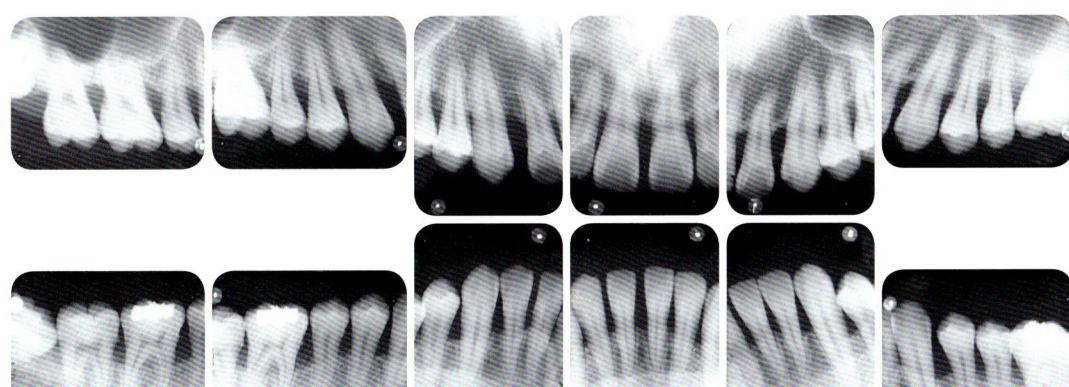

【武田】　そのとおりです．私はインプラントの本当の使い道というのは上顎前歯の咬合支持の質の確保にあると考えています．上顎遊離端欠損に対して，不用意に義歯を入れて前歯の負担を招くような欠損補綴をしてはならない．それゆえ，上顎遊離端欠損に対しインプラントで強固な咬合支持を獲得して前歯の咬合支持を獲得しなければならない．ただ，上顎は解剖学的条件から圧倒的にインプラントの適応が難しい．

【宮地】　下顎両側遊離端欠損の症例でも，バランスという見方を忘れ，下顎を補強しすぎ，今度は逆のことが起きてくるので注意が必要です．

【武田】　はい．上顎遊離端欠損に結果として進むことのほうが怖いです．患者の年齢に大きく影響を受けますが，40～50歳代に上顎総義歯，下顎インプラントというよう

な上下顎の力学的関係とすると，上顎の顎堤が消耗して，結果的にQOLを下げてしまいかねません．

【本多】　よく下顎両側遊離端欠損にインプラントを使い，上顎総義歯で機能回復している症例をよく見ます．この補綴方法は術式自体が複雑ではなく，また，術直後は心理的にもよい結果が得られています．上顎を総義歯にせざるを得ない場合，上下顎の対向関係がAngle II級のときは総義歯の安定は得やすいですが，Angle III級のときは下顎からの強い咬合力の影響を受けて前方につきあげられ，後縁から空気が入りやすくなり，また，前歯部のところにフラビーガムをつくりやすく，不安定な状態になりやすいです（**図12, 13**）．

対向関係がIII級の場合は，下顎をKennedyの分類1級のパーシャルデンチャーにしたほうがインプラントと

CHAPTER I 「欠損歯列」と「欠損補綴」とは？　041

section I ディスカッションでわかる「欠損歯列」と「欠損補綴」

図14g〜l 術後，歯の位置の改善には矯正治療，咬合面形態の修正は補綴治療を行わず，咬合調整（削合，添加）のみで，咬合接触点を確立し，咬頭嵌合位を安定させた．

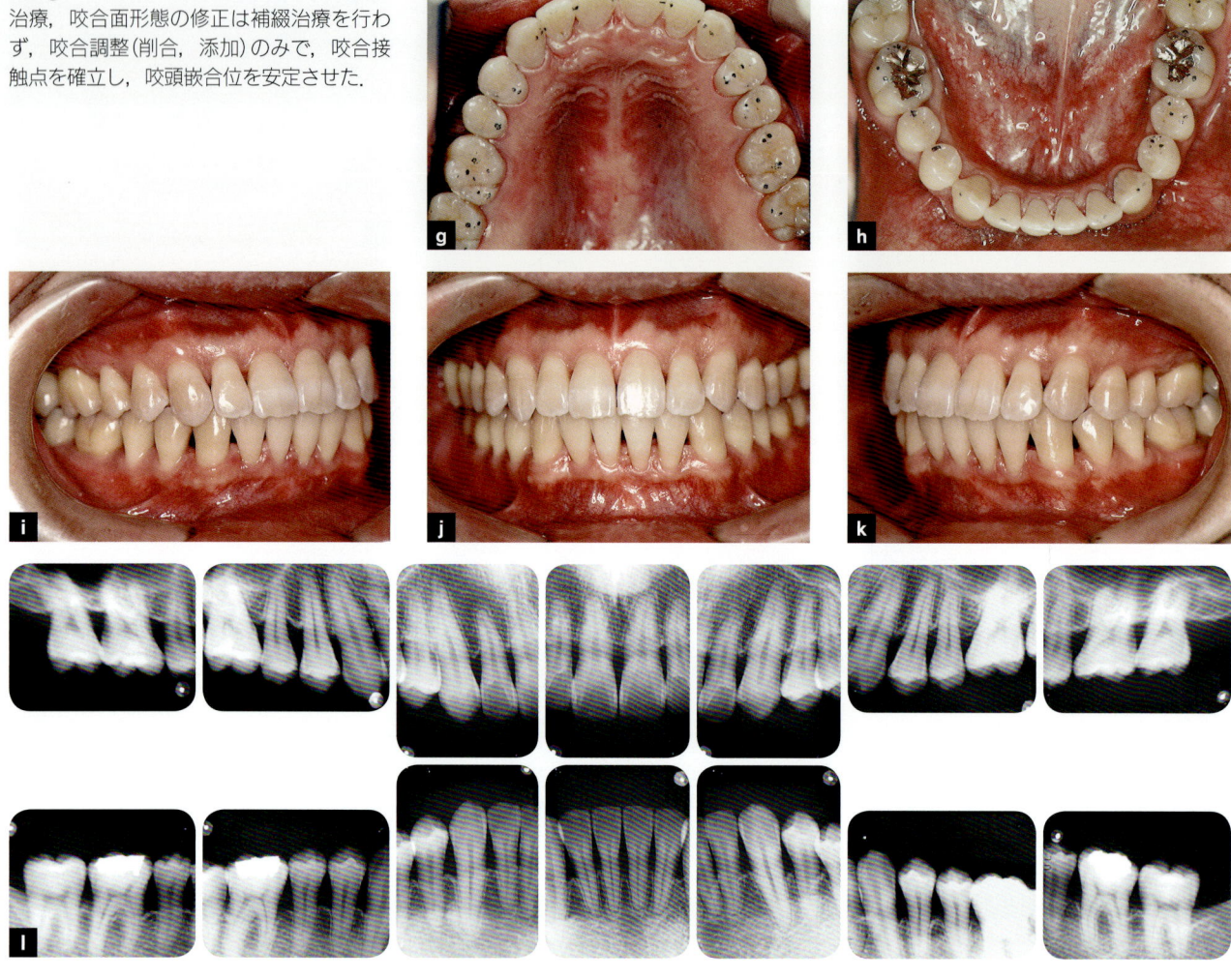

比べ，咬合力があまり強くならず，長期的に上顎の総義歯が安定しやすくなりますね．

【伊藤】 本多先生は，欠損補綴の治療目標として，咬頭嵌合位を安定させるうえでの重要事項として何をお考えですか？

【本多】 基本的には咬合再構成を必要としないのであれば，今ある咬頭嵌合位で補綴物をつくればよいですが，咬合再構成が必要であるときには，まず大事なのは臼歯の位置，インプラントであればインプラントの位置，そして臼歯とくに大臼歯の咬合面の形態を適正に作ることです．さらに顆頭の位置が生理的に安定した位置で，新しい咬頭嵌合位を確立することです．それができれば咬頭嵌合位は長期的に安定すると思います．それを長く保つには良好な筋活動も重要です．そのためにも臼歯の位置と咬合干渉が起こりにくい咬合面形態をつくりあげると同時に，適正な臼歯離開をもたらすアンテリアガイダンスがとても重要で，その結果，咬頭嵌合位が安定しやすくなると考えています．ただし，ここで忘れてはならないのがブラキシズムの影響と対応です（164ページ参照）．

図14a〜f を見てください．こういう状態で歯を，Eichner分類，咬合三角，Cummerの分類，あるいは私の歯種からみた咬合支持指数（前述**図B**），残存歯の咬合支持能力の評価指数（前述**図A**）からみても，点数は満点です．しかし，下顎位は安定していない．どんどん下顎が前にでてきている．そして，ある時点からアンテリアガイダンスが不正になり，急に臼歯にダメージがでてくる．側方力がかかってくるからです．つまり下顎位が安定していない．だから上下臼歯がしっかり咬頭嵌合して

042　**CHAPTER I**　「欠損歯列」と「欠損補綴」とは？

いること，すなわち咬頭嵌合位の安定が大事なんです．インプラントを埋入しても天然歯間，インプラント間との距離には注意しても，対合歯との対向関係をしっかりみないと，対合歯と的確に嵌合させることが難しくなります．また，下顎運動，とくに滑走運動と咀嚼運動中に咬合干渉があってもならないのです．また，咬頭嵌合位を維持・安定させるため，良好なアンテリアガイダンスによる臼歯離開咬合で咬合面形態を守るのと同時に，歯根膜がないインプラントの上部構造の咬合面が破壊しないようなフレームワークデザインの工夫も重要なのです．補綴設計のときに咬頭嵌合位が安定する上下の歯の噛みあわせ，それに影響を与える力のコントロール，そして，支台歯を良好な状態にしていないと下顎位の安定は得られないと考えます．

つまりは欠損補綴に求める下顎位の安定は，残存歯数や歯種に加え，補綴物にかかわる力を適正にコントロールすることによって得ることができると思います．

【伊藤】　先生方のお考えをまとめるとこのインプラント時代，私たちはインプラントを使って欠損補綴を行おうとしますが，その治療法が欠損歯列の病態にとって本当に正しいのかどうかをマクロ・ミクロの視点から考慮して，最終的に下顎位の安定を図っていくことが大事なようですね．

section 2 「欠損歯列」と「欠損補綴」のコンセプト

I 欠損歯列の病態評価
崩壊抑制と，崩壊コースのコントロールを目指して

宮地建夫（東京都・歯科診療室新宿NS）

「欠損歯列」の病態の捉え方

「欠損歯列」と「欠損補綴」

「部分床義歯の設計に関して書かれたものに対して一般の期待するところは，多様な欠損歯列の形態について治療計画や義歯の設計上，適切な考え方が示されることである．……だがそう考えると，義歯つまり治療手段が思考と行為の中心をなすことになる．しかし咀嚼器官の失われた機能を回復するという課題は，病態に対する理解つまり欠損歯列の病態学からしかとりかかれない」．

これは，1980年にクインテッセンス出版から出された『欠損歯列の補綴』（Eugen Fröhlich, Erich Köber・共著，藍稔・訳）の「はじめに」の一節である．これを読み，筆者は「欠損歯列」と「欠損補綴」をしっかり分けて考えるべきだと思うようになった．

欠損歯列の治療の目的

さらにそこには，「治療の目的は，すべての組織や器官において進行性の改造，つまり破壊的変化を阻止あるいは除去し，また神経，筋その他の機能障害を調整，排除して，失われた機能の十分な回復と同時に新たな平衡状態を得ることである」とも述べられていた．書かれているとおりの目的達成は少々荷が重い気もするが，要は欠損歯列では，機能障害のレベルと同時に平衡状態の崩れを診断・評価し，機能回復に加えて新たな平衡状態を獲得することが主題なのだろう，と理解するようになった．

「咬合支持数」による評価

欠損歯列の評価においては，機能障害の程度と平衡状態の崩れをつかむことが大切だとしても，機能障害を客観的な指標でつかむことは，日常臨床では容易ではない．不便・不満は個人差が大きく，たとえ客観的な機能測定が可能であっても個々の満足度との差を埋めるには，かなりの工夫が必要になるはずだ．

そうした個人差によるバラツキもあってか，従来から欠損歯列の機能評価が"喪失歯数"で代用されてきた節がある．少数歯欠損症例・多数歯欠損症例・少数歯残存症例などがそれで，いずれも歯の数を指標にしている．**歯数もそれなりに便利で有用な評価基準には違いないが，機能障害のレベルとの相関を考えるなら，歯の喪失によって引き起こされる「咬合支持の損傷」を指標とするほうが「歯の数」よりは得策であるように思える．**

欠損歯列の病態

欠損歯列は，歯を喪失した歯列には違いないが，「歯の喪失による咬合支持の損傷（欠損）状態になった歯列」と捉えたほうが，臨床実態をより的確に把握できる．咬合支持の損傷レベルは，咀嚼機能の低下や障害にも直接結びつくだろう．さらに咬合支持の損傷レベル悪化は，歯列の特定の歯への応力集中を招き，歯の二次損失につながっていく．それが平衡状態の崩れを意味する．そうした視点からも，**欠損歯列の主病態は，咬合支持の損傷状態，あるいは咬合支持の不全と捉えるのが自然なのではないだろうか．**

欠損歯列の連続性

欠損歯列は1歯欠如から1歯残存まで実に多様である．たしかに多様だが，個々の患者の経過をとおして見ていると，欠損歯列は「1つの継続した病態」として捉えるべ

きではないかと思うようになった．1人ひとりに特有な連続した，それほど多くないコース(レベル・スピード・パターン)として欠損歯列を捉えるべきだろう．

そのためには，流れ(コース)の軌跡を把握しやすい時間軸に沿った指標が必要になる．忘れてならないのは，長期になると連続した病態がつねに増齢リスクの影響を抱え込むということを覚悟しなければならないことである(後述**図7，8参照**)．

欠損歯列の「咬合欠陥」の捉え方

エンドポイント

「エンドポイント」とは難しい概念だが，単純化すれば，「終末点・終末像・到達点」という側面と，「観察項目・測定項目・評価項目」という側面の2つを合わせた意味とみることができる．

欠損歯列にあてはめてみると，「欠損歯列の終末像」の特定と，「欠損歯列の評価項目」の設定，ということになるだろう．欠損歯列の主病態を咬合支持の損傷状態と捉えたことは前述したが，その延長で考えれば，無歯顎を欠損歯列の終末と捉えるより，咬合支持が喪失した時点を「終末」と捉えるのが自然だろう．

上下顎に歯がありながら咬合支持が失われている状態は「すれ違い咬合」とよばれ，義歯の不安定性や機能回復の困難性から臨床的に「終末像」とするのに異論はなさそうに思える．経験的には，数か所の咬合支持が残っていてもすれ違い咬合と同じ症状や義歯動態が発生するので，咬合支持数が4か所を切ると，欠損歯列は「終末エリア」に入ったと捉えるようにしている．咬合支持が「評価項目」ということにもなる．

咬合欠陥エリア

臨床観察と臨床経験からいえば，咬合支持数が4か所を切ると欠損歯列は「終末エリア」に突入する．症例にもよるが，終末エリアに入ると，たとえ数か所の咬合支持があったとしても基本的な下顎位が失われ，その再建が難しく，再建された下顎位も安定しない．終末エリアへの陥落は避けたいと思うのは，そうした臨床症状の厳しさに起因する．

したがって，終末エリアに接近し，咬合支持の弱体化やその影響で終末エリアへの陥落が懸念される状態を「咬合欠陥エリア」(「咬合三角」の第2エリア)であると認識し，可能な限りそのレベルで新たな平衡状態をつくり，保たせる努力が必要になる．

「咬合欠陥エリア」でのリスク評価

咬合支持が弱体化した状態を見逃すと，上顎前歯への突き上げとなって欠損拡大を誘発する．上顎前歯部を失うと終末エリアへ接近し，陥落へと進行してしまう．歯列全体で咬合支持数が10か所を割るころから「咬合欠陥エリア」に入り，咬合欠陥に応じた的確な対処が必要になってくる(**図1〜3**)．「咬合欠陥エリア」でのリスク評価は，①臼歯部咬合支持の評価，②上顎前歯部のダメージ評価，の2方向から捉えるべきだと思っている．

このうち，①の臼歯部咬合支持の評価は，Eichner分類による評価法がよく知られている．最近，大臼歯の支持を小臼歯の2倍としてカウントする「occlusal units」(OUs)という方法も紹介されている．また，臼歯部の支持数をそのまま数えて x/8 として評価に使う方法も簡便である(MOu)．

②の上顎前歯部のダメージ評価については，正中離開やフレアアウト・切縁破損・舌面の咬耗・口蓋側のポケットの深さ・歯肉退縮・前歯部の動揺・喪失などがダメージ評価の項目になるだろう．

section 2 「欠損歯列」と「欠損補綴」のコンセプト

症例1　補綴的な処置を行わない間にフレアアウトが進行した症例

咬合欠陥が始まっていたが……

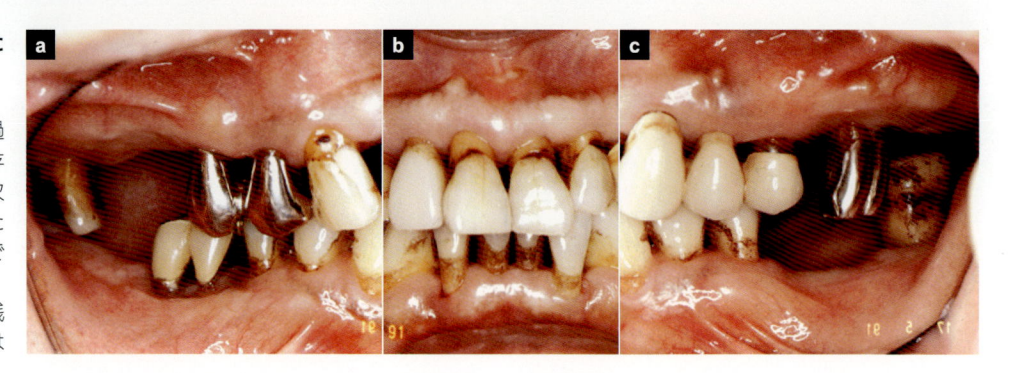

図1a～c　初診から17年経過した64歳時．6̄を失い，現存歯数22，咬合支持数9．咬合欠陥が始まっていると警告したが，不便はないという理由で咬合再建には応じなかった．5̄4̄3̄2̄1̄|1̄2̄3̄　5̄6̄／6̄5̄4̄3̄2̄1̄|1̄2̄3̄4̄5̄　7̄が残存．（8̄は歯数から除外．6̄は近心根のみ）

臼歯部咬合支持数の悪化と前歯部のダメージの関係

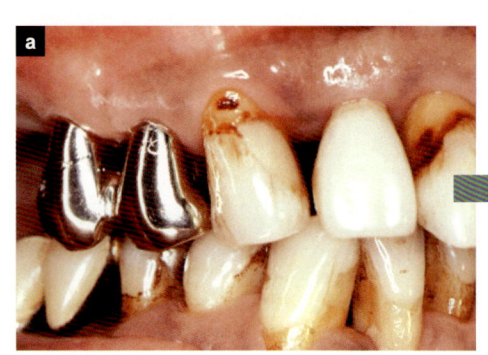

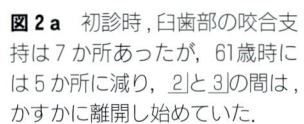

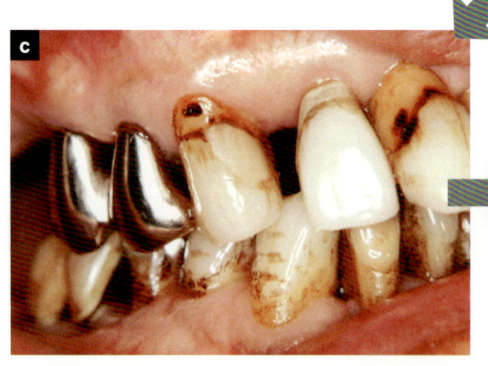

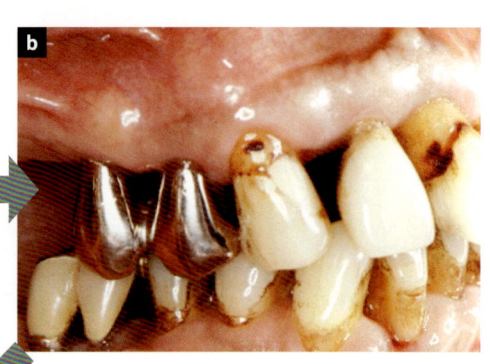

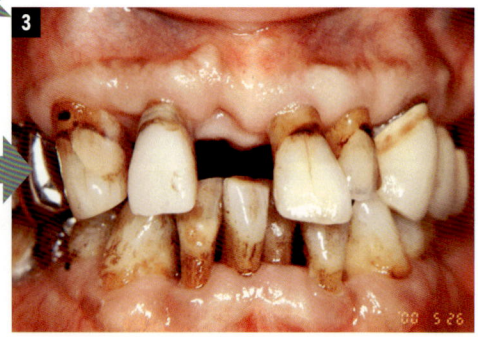

図2a　初診時，臼歯部の咬合支持は7か所あったが，61歳時には5か所に減り，2̄と3̄の間は，かすかに離開し始めていた．
図2b　66歳時には臼歯部の咬合支持は3か所になっていて，フレアアウトはさらに進行していた．
図2c　72歳時，2̄から1̄まで前歯部は動揺も大きくなっていた．
図3　75歳時．1̄が自然脱落した．28年間に10歯を喪失し，18歯現存，咬合支持数7になった．臼歯部の補綴的な対応の遅れを反省している．

欠損の拡大を止める　**咬合支持数の減少による前歯部のダメージや前歯部の喪失進行を抑制**

咬合支持数の減少による前歯部のダメージや前歯部の喪失進行を抑制する臨床対応としては，
①失われた咬合支持の補綴的な回復
②上顎前歯部の補強
という2面が考えられる（次ページ以降参照）．患者が食事や発音などに不便を感じる前の段階なので，術者の状況説明と患者の同意の獲得が歯の喪失拡大を抑制する第一ハードルといえる．

咬合欠陥の「咬合再建」に必要な考え方

咬合再建の目的

　咬合欠陥によって，欠損歯列のリスクが高くなってきていると判断されたときは，積極的に咬合再建を試み，新たな平衡状態を目指すべきだろう（**図4〜6**）．臼歯部の咬合再建の目的は，上顎前歯群へ加わる非生理的な応力集中を排除し，不当な力から発生する歯へのダメージを排除することにある．そのため，臼歯部の補綴装置は咬合咀嚼力を確実に受け止め，下顎位を支えることが求められる．強固で確実な咬合再建ができなければ，上顎前歯部への応力集中を排除することは難しい．

「受圧条件」と咬合再建の効果

　補綴装置によって強固で確実な咬合再建が可能か否かは，補綴設計の差よりも，むしろ歯の残り方（数や配置），すなわち「受圧条件」によって大きく左右される．歯列の4隅に支台歯が現存すれば義歯のたわみはあるものの，固定性ブリッジと同じ程度の確実な咬合支持の再建効果が期待できる．片側遊離端欠損症例でも両側性の義歯を設計することで，多くはそれなりに確実な咬合再建が望めるはずである．現実の臨床場面でみても，補綴装置の装着で上顎前歯群へ加わる非生理的な力を排除できたと思える経過を少なからず経験する．

欠損パターンと咬合再建

　臼歯部咬合欠陥には大きく分けて2種類のパターンが存在する．1つは下顎臼歯部の喪失による咬合欠陥であり，もう1つは上顎臼歯部の喪失による咬合欠陥である．このパターンの違いで咬合再建の補綴設計が異なってくる．とくに，上顎臼歯部の喪失による咬合欠陥では，確実で強固な咬合再建のためには上顎前歯部を支持に利用することになり，本来非生理的な力を排除したい上顎前歯群に咬合再建のための力を負担させなければならず，ジレンマに似た設計矛盾を抱え込む．

　主な選択としては2方法に分かれる．それは，①上顎前歯群をブリッジのような一次固定で補強し，義歯の支台歯として役立てる方法，②内外冠の構造で義歯による二次固定を図りながら，同時に義歯の沈下を食い止める方法，の2つである．

症例2　補綴処置により上顎前歯部への応力集中を排除し，咬合の悪化を回避した症例

欠損歯列のリスクは高いと判断

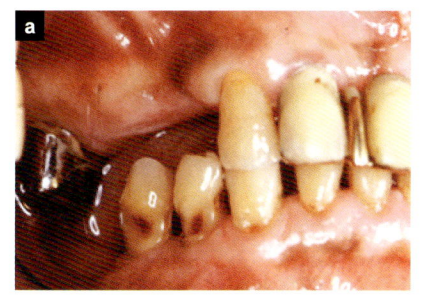

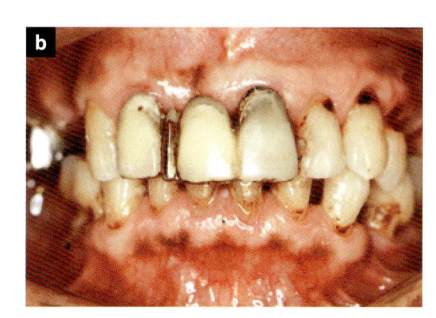

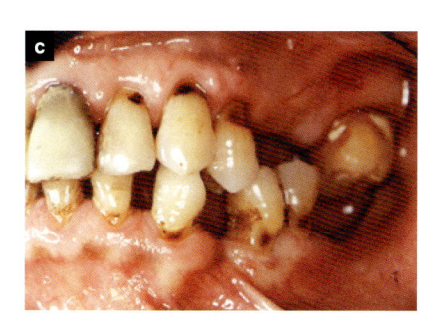

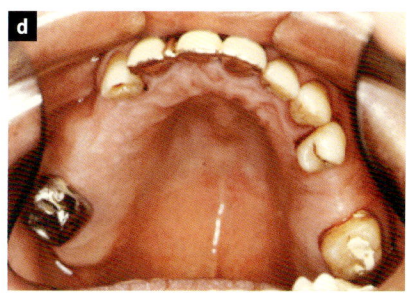

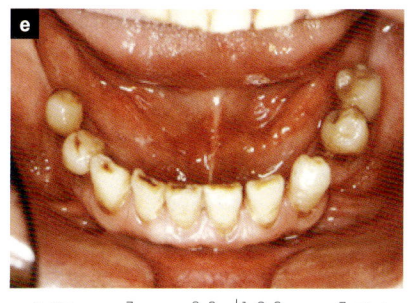

図4 a〜f　初診時，4を抜歯．62歳で17歯現存，咬合支持数5，Eichner分類B4．7 32│123　　／54321│12345 7 残存．

section 2 「欠損歯列」と「欠損補綴」のコンセプト

咬合再建によるリスク回避

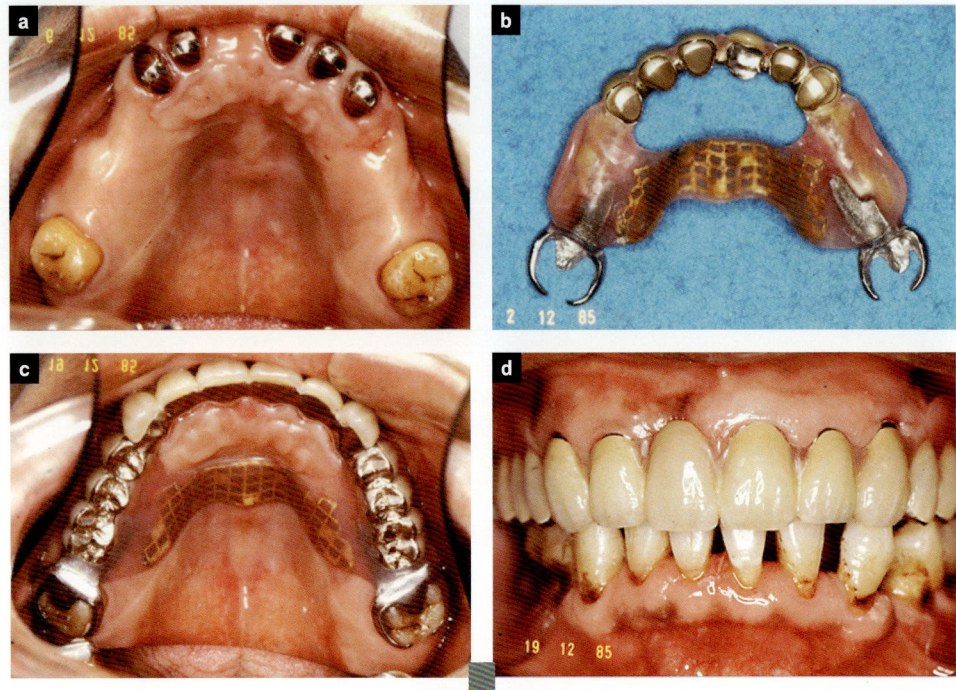

図5 a〜d 臼歯部の咬合欠陥によって生じる上顎前歯部への応力集中を回避するため,内外冠の二次固定を選択した.

長期的安定の獲得
(新たな平衡状態の獲得)

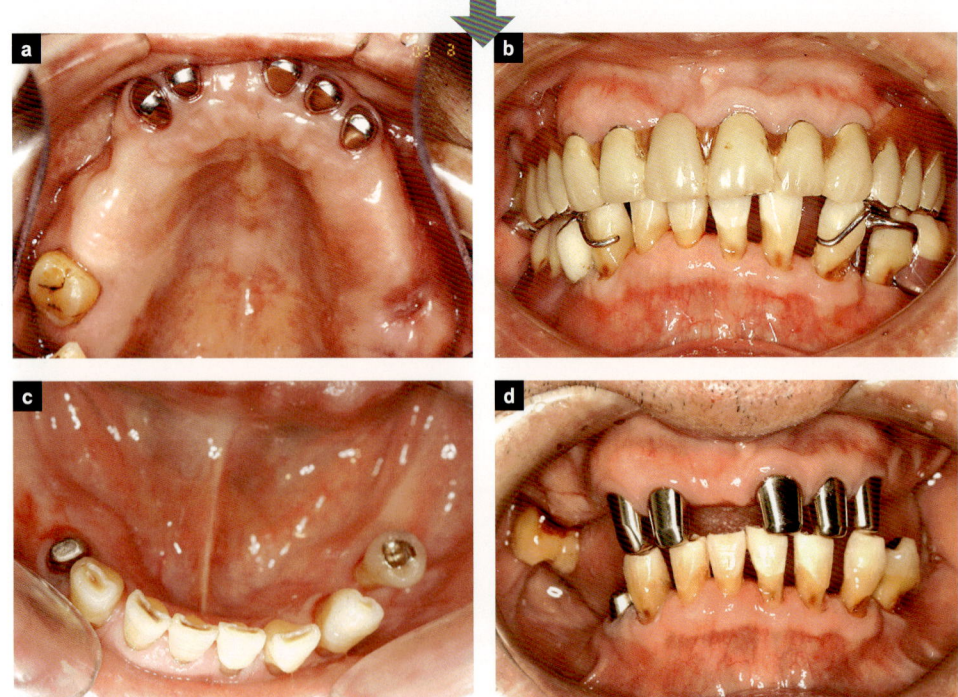

図6 a〜d 23年間に3歯(5|,|5,|7)を失なったが,上顎前歯を守ることができた.

048 CHAPTER 1 　「欠損歯列」と「欠損補綴」とは？

咬合再建が抱えるリスク

「欠損補綴のリスク」とは

　咬合欠陥による二次損失へのリスク（欠損歯列のリスク）を排除し，終末エリアへの流れを抑制することが咬合再建の目的になる．その期待どおりに上顎前歯が守られることも経験するが，上顎前歯への応力集中を排除できたとしても，その力がどこかに消えたわけではない．臼歯部に回ったその力は，補綴装置に強度不足があれば補綴物の破損として表出する．補綴物の剛性を上げていけば，支台歯の歯根破折や歯周組織の力負けが懸念される．補綴することによって抱え込むトラブルやその危険性を「欠損補綴のリスク」とよんでいる．

受圧条件とリスク

　「欠損補綴のリスク」は咬合欠陥の進行度合いと受圧条件によって影響を受ける．咬合支持数が悪化した状況での咬合再建ならば，それだけ義歯破損や支台歯歯根へのトラブルリスクは高くなる（たとえば，咬合支持数5か所やEichner分類B4など）．4隅に支台歯が存在するような受圧条件がよい歯列では強固で確実な咬合再建が可能だが，その見返りとして装着後に義歯破損や支台歯へのトラブルのリスクは高くなる．遊離端欠損を抱えて受圧条件に難のある症例では確実な咬合再建という意味では心もとないが，その反面，義歯破損や歯根破折へのトラブルのリスクはそう高くならないことが多い．

目的と犠牲

　「欠損補綴のトラブルやリスク」は臨床的に愉快なものではない．しかし，咬合欠陥からくる歯列の二次的損失や終末エリアへの陥落などのリスクから歯列を守るという目的を優先すると，**欠損補綴のリスクは，ある意味で目的のための犠牲（代償）とも考えられる**．したがって，もし咬合支持が比較的安定し，咬合欠陥やその危険性が薄いにもかかわらず過剰な咬合再建を意図し，そのために抱え込んだ補綴装置のトラブルや歯の喪失リスクがあるとすれば，それは過誤といっていいだろうし，避けなければならない．

欠損歯列と欠損補綴の評価手順

歯数と咬合支持数の評価

　欠損歯列の評価の第一基準は病態把握である．病態把握は，咬合支持数と歯数がその基本的な評価項目になる（咬合三角・**図7**）．

　歯数は欠損歯列の進行度や進行速度（スピード）を表現しているため，年齢軸に沿って評価する（歯の生涯図・**図8**）．50歳で20歯は評価が低いが，80歳なら同じ歯数でも評価は高い．また，咬合支持数の評価は歯数との相対的な把握になる．咬合支持数が7か所でも歯列の歯数が20歯と多ければ評価は低く，14歯であれば咬合支持数7か所でも評価は高くなる．

　一般的には咬合支持数10か所以上，9～5か所，4か所以下の3段階に分け，咬合支持数9～5か所に含まれる症例ならば，臼歯部の咬合欠陥のレベルを確認し，前歯部への影響の有無を調べるという手順になる．

「欠損パターン」の評価

　咬合支持の終末は，①前後的すれ違い，②側方的すれ違い，③上顎無歯顎，④下顎無歯顎，の4パターンがある．目の前の欠損歯列の患者がどのパターンに向かっているかの方向性を見極め，「避けたいコース」と「許容されるコース」をイメージしながら咬合再建を計画していく．

「受圧条件」の評価

　評価の第二基準は咬合再建への指標になる．咬合再建がどの程度のレベルで可能であるかの予測は，主に「受圧条件」によって左右される．受圧条件の良否は歯数やその配置が大半を決定づけるが，顎堤のボリュームや力への抵抗性なども受圧条件として捉えていいだろう．いずれにせよ，**受圧条件は咬合再建のレベルと同時に，欠損補綴のリスク予測としても利用できるはずである．**

section 2 「欠損歯列」と「欠損補綴」のコンセプト

歯数と咬合支持数の評価

咬合三角による評価

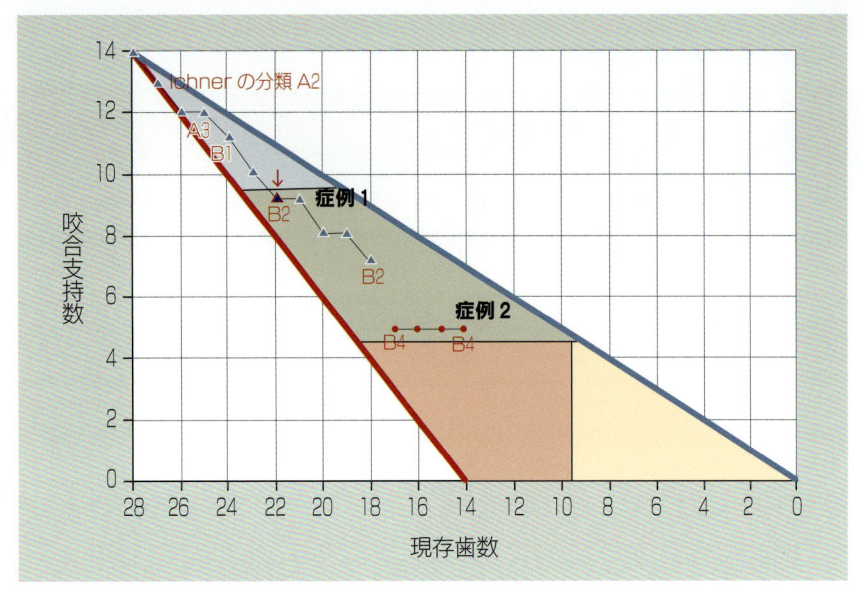

図7 症例1と症例2の咬合三角でみたコース．症例1では矢印付近で積極的な咬合再建が必要だったと反省している．症例2では経過中に3歯を失ったが，咬合支持数の悪化（減少）は食い止められた．

歯の生涯図による評価

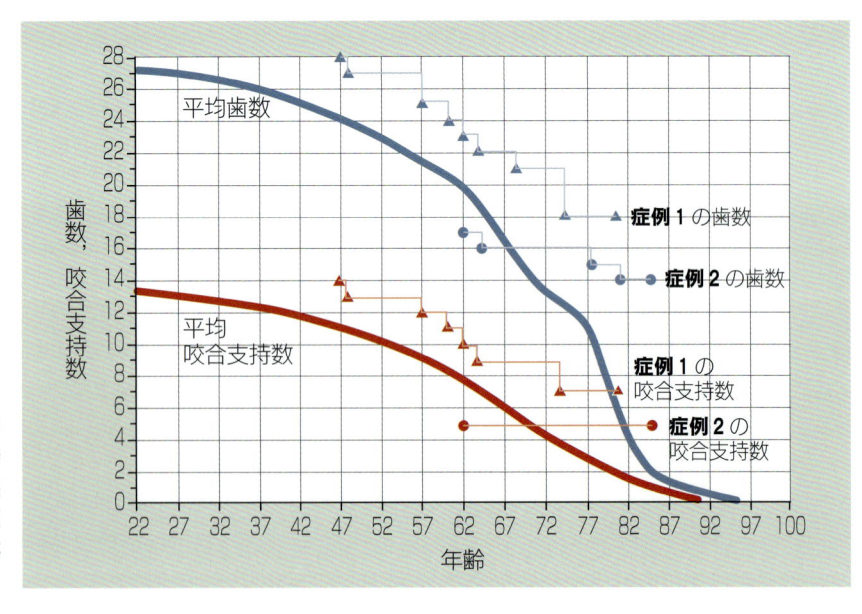

図8 症例1と症例2の歯の生涯図．青のライン・赤のラインは平均的な歯数と咬合支持数．症例1（34年経過）では，60歳後半から喪失速度が増し，8020は達成できなかった．症例2（23年経過）では，増齢リスクの高い年代を穏やかに乗り切った．

「加圧因子」の評価

評価の第三基準は補綴の安定性の予測になる．もちろん経過の安定性の評価には個々の歯の評価も欠かせないが，歯列全体としてみる義歯の安定阻害因子のチェックも大切である．遊離端欠損に対向する残存歯の存在を「加圧因子」とよぶが，遊離端欠損部に装着された義歯は加圧因子によって，義歯の回転沈下や顎堤の吸収が促進される傾向にある．個々の筋力や顎堤の骨質などの要素も絡んでくるが，補綴後に為害的にはたらくリスク要因として頭に入れておくべきだろう．

欠損歯列と欠損補綴の評価手順

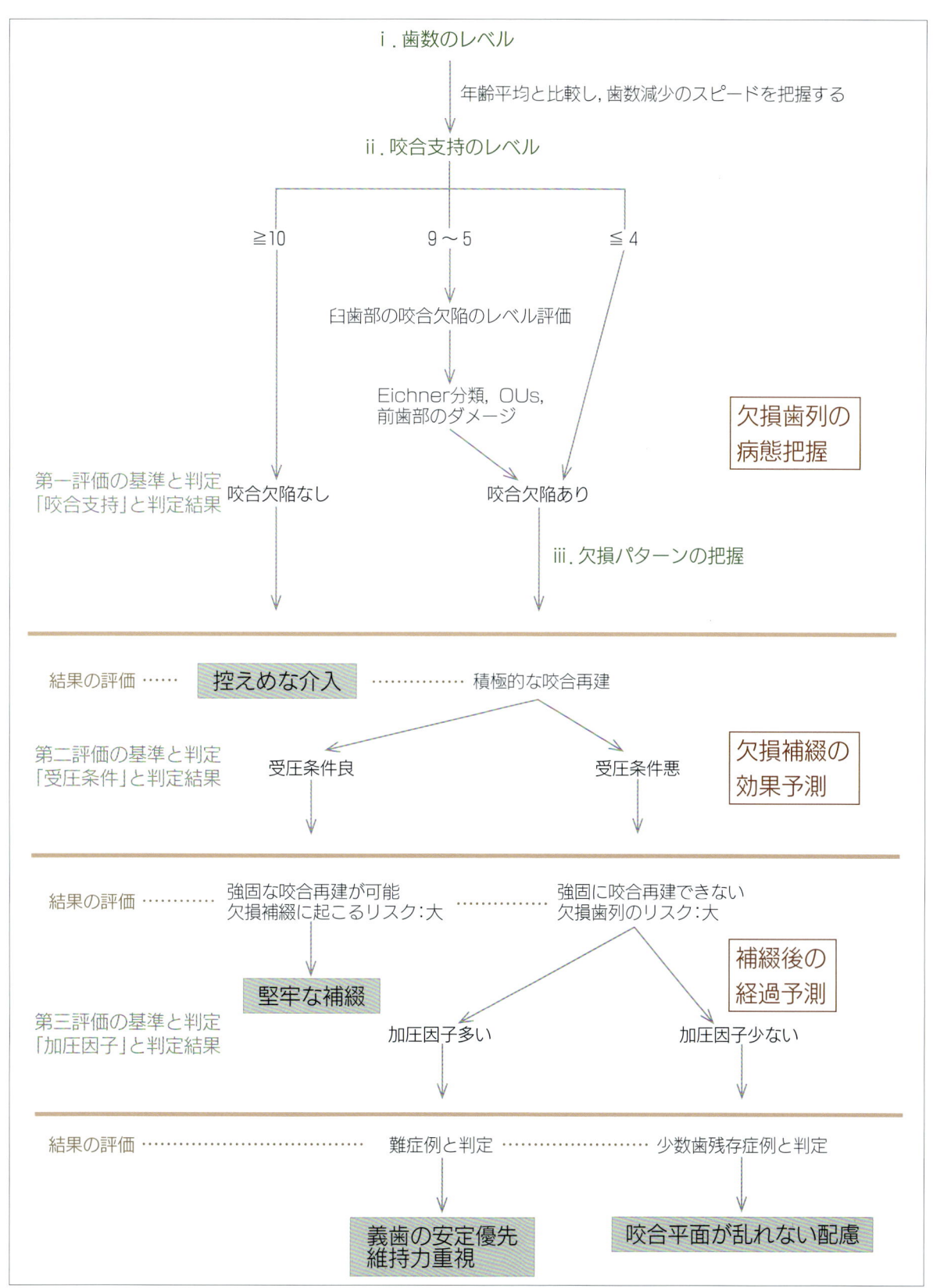

```
                    i. 歯数のレベル
                          │
                          │ 年齢平均と比較し，歯数減少のスピードを把握する
                          ↓
                    ii. 咬合支持のレベル
              ┌───────────┼───────────┐
            ≧10         9〜5          ≦4
              │           │            │
              │           ↓            │
              │    臼歯部の咬合欠陥のレベル評価
              │           │
              │           ↓
              │    Eichner分類，OUs，
              │    前歯部のダメージ
              │           │
              ↓           ↓
           咬合欠陥なし  咬合欠陥あり
                          │
                          ↓
                    iii. 欠損パターンの把握
```

第一評価の基準と判定「咬合支持」と判定結果 … 欠損歯列の病態把握

結果の評価 …… 控えめな介入 ………… 積極的な咬合再建
                    ↓   ↓
                 受圧条件良   受圧条件悪

第二評価の基準と判定「受圧条件」と判定結果 … 欠損補綴の効果予測

結果の評価 ……… 強固な咬合再建が可能 ……… 強固に咬合再建できない
                 欠損補綴に起こるリスク：大   欠損歯列のリスク：大
                        ↓
                    堅牢な補綴
                                     ↓   ↓
                                  加圧因子多い   加圧因子少ない

第三評価の基準と判定「加圧因子」と判定結果 … 補綴後の経過予測

結果の評価 ……………… 難症例と判定 ……………… 少数歯残存症例と判定
                         ↓   ↓
                   義歯の安定優先   咬合平面が乱れない配慮
                   維持力重視

図9 欠損歯列と欠損補綴の評価手順．欠損歯列の評価は3段階に分けて考える．第一段階は欠損歯列の現在の病態評価と将来のリスク予測．第二段階は欠損補綴による咬合再建の効果予測．第三段階は補綴後のトラブル予測．

section 2 「欠損歯列」と「欠損補綴」のコンセプト

2 「欠損補綴」の設計
力のコントロールによる構造力学的安定と咬合の安定

本多正明(大阪府・本多歯科医院)

構造力学的安定

補綴治療の目的としては，①機能回復，②審美性の改善，③残存組織の保全(保護して安全であるようにすること)，が挙げられる．「①機能回復」の観点からもっとも重要視すべきは，咬頭嵌合位を安定させることである．このことによって，関節窩内の顆頭の位置や周囲組織を維持・安定させることができる．では，日常臨床において咬頭嵌合位を安定させるためには，何に重点を置いて診断・治療計画を行うべきであろうか？　上下顎歯列が適正に咬み合って，はじめて咬頭嵌合位が維持・安定する．そうであれば，上下顎各々の歯列弓の保全を考えることが，機能回復の第一歩であろう．

歯列弓の保全
①歯列弓の連続性(図1，2)

今回の大きなテーマである「部分欠損補綴の予後判断と設計のキー」から考えると，Longevity という観点か

歯列弓の連続性（欠損あり）

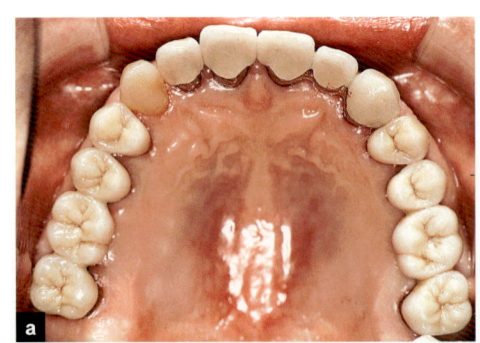

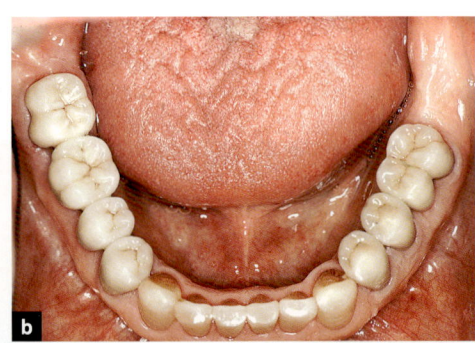

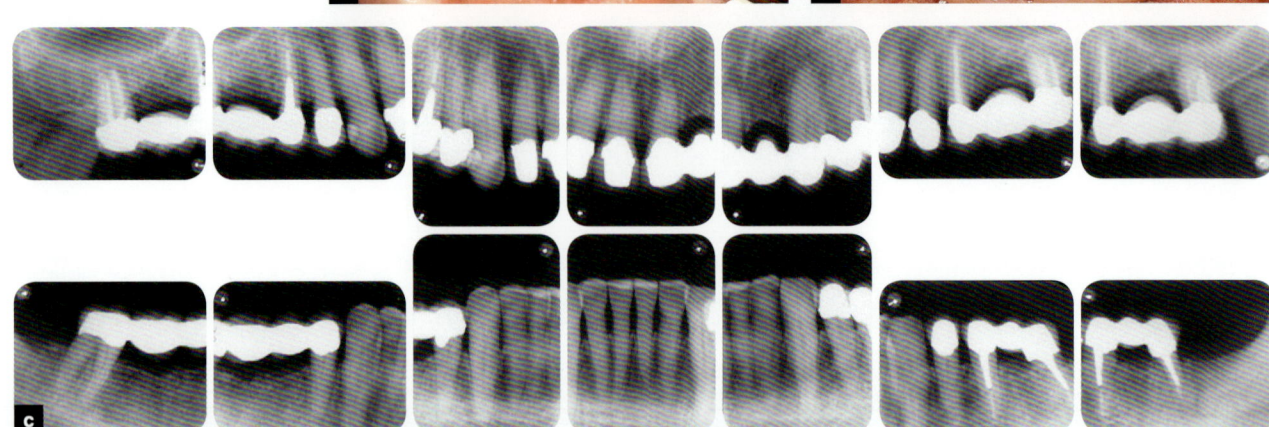

図1 a～c　クラウンブリッジによって歯列弓の連続性の回復を図り，咬頭嵌合位を安定させた．しかし，下顎臼歯部のロングスパンブリッジと上顎第一大臼歯欠損のブリッジは，咬合力の荷重負担から支台歯と支持組織の破壊のリスクが高く，Longevity には不安が残るが，残念ながら全身的な問題(重度のリウマチ)と年齢(71歳)から，インプラントが活用できなかった．しかし，構造力学的には問題は残るが，なんとか機能回復の出発点である咬頭嵌合位を安定させることができた．

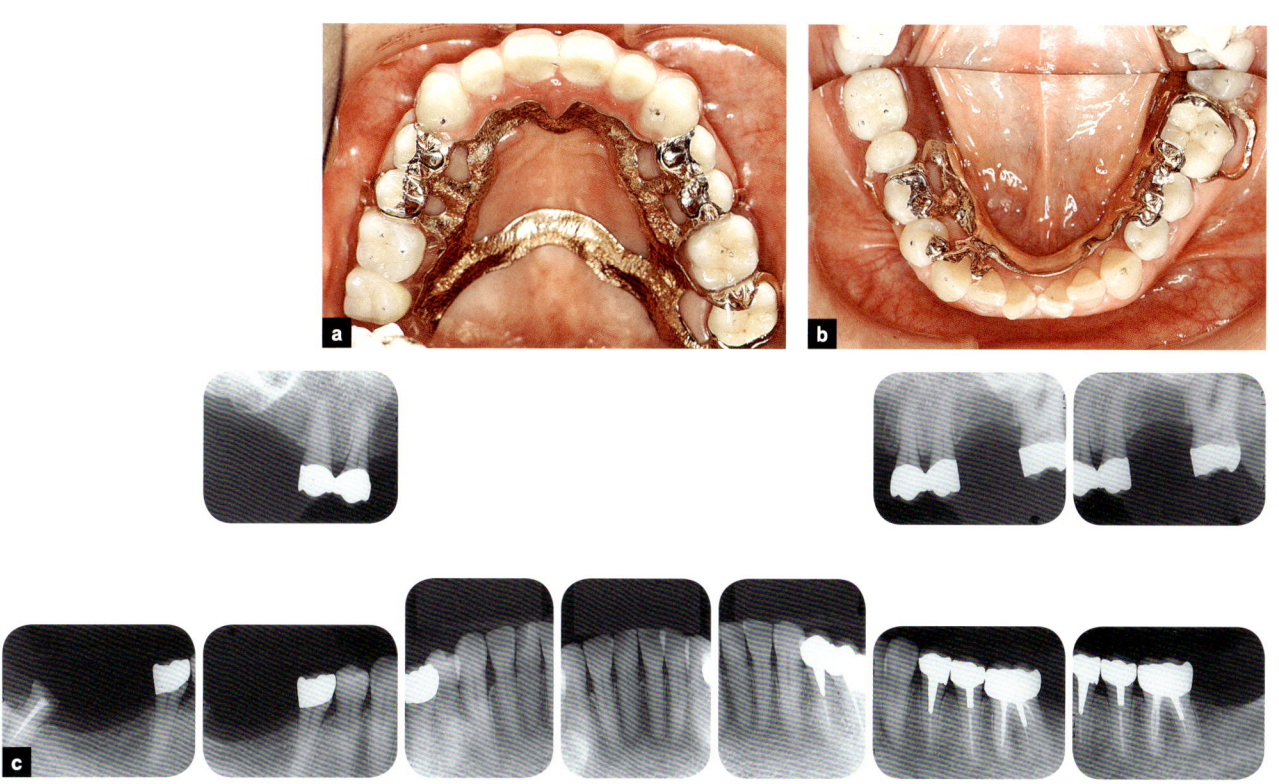

図2 a〜c 本症例は欠損歯列に対し，パーシャルデンチャーを使って歯列弓の連続性を回復し，咬頭嵌合位を安定させた．欠損歯列の病態から診て，残存歯を含め，残存組織の保全を図るためには，フレームワークデザインにより残存歯とパーシャルデンチャーとの一体化を図ることが重要である．そのためには基本設計（歯科医師）と構造設計（歯科技工士）の知識と技術が必要となる．とくに，本症例は遊離端欠損なので，とくに注意が必要である．

ら，歯列弓の保全のために歯列弓の連続性をどのように回復するか，すなわちブリッジかパーシャルデンチャーか，またはインプラント補綴を用いるのかを適切に判断することが治療成功へのキーである．

ブリッジかパーシャルデンチャーかを判断する注意事項は176ページ萩原論文を，またブリッジかインプラントかは132ページ中村論文を参照してほしい．

②歯の連続性（図3，4）

ここでの意味は完全歯列のことであるが，欠損歯列においてもインプラントを活用することによって，歯列弓の歯根部の連続性を回復することで，ブリッジのたわみ・ねじれなどの応力をコントロールし，支台歯や鉤歯への負担過重を軽減でき，歯列弓の保全を図れる可能性が高くなる．

インプラントを活用することによる大きなベネフィットは，完全歯列には及ばないが，補綴物の連結部がなくなるか，連結範囲が小さくなり，補綴再介入時の複雑さが最小限に抑えられることである．ただし，これにはインプラント治療を適切に施すことが大前提である．イ

ンプラント治療の失敗は，補綴再介入という観点からは，最大の侵襲になり，大きなリスクとなる．

③動揺歯のコントロール（図5 a〜f）

完全歯列であっても，び慢性の動揺により多数歯が二次性咬合性外傷を呈している場合，かつては歯周補綴によるクロスアーチスプリントによる連続固定を行っていた．しかし，二次う蝕や歯根破折などにより長期にわたる歯列弓の保全は困難で，補綴再介入は容易でない．このような状態でなおかつ欠損歯列，とくに中間支台歯が存在していれば，Longevityを得ることは非常に難しい．欠損歯列からみると，歯列崩壊の抑制にも限界がある．このような状況のケースにインプラントを適切な部位に活用することは歯列弓の保全には大きな助けとなる．

欠損歯列の病態

前項（宮地論文）で述べられているように，欠損歯列とは，臨床的にみれば咬合支持が欠損になった状態と考えるべきであろう．咬合支持の欠損状態によっては，機能回復の原点である咬頭嵌合位の安定が難しくなり，下顎

section 2 「欠損歯列」と「欠損補綴」のコンセプト

歯列弓の連続性
（欠損なし）

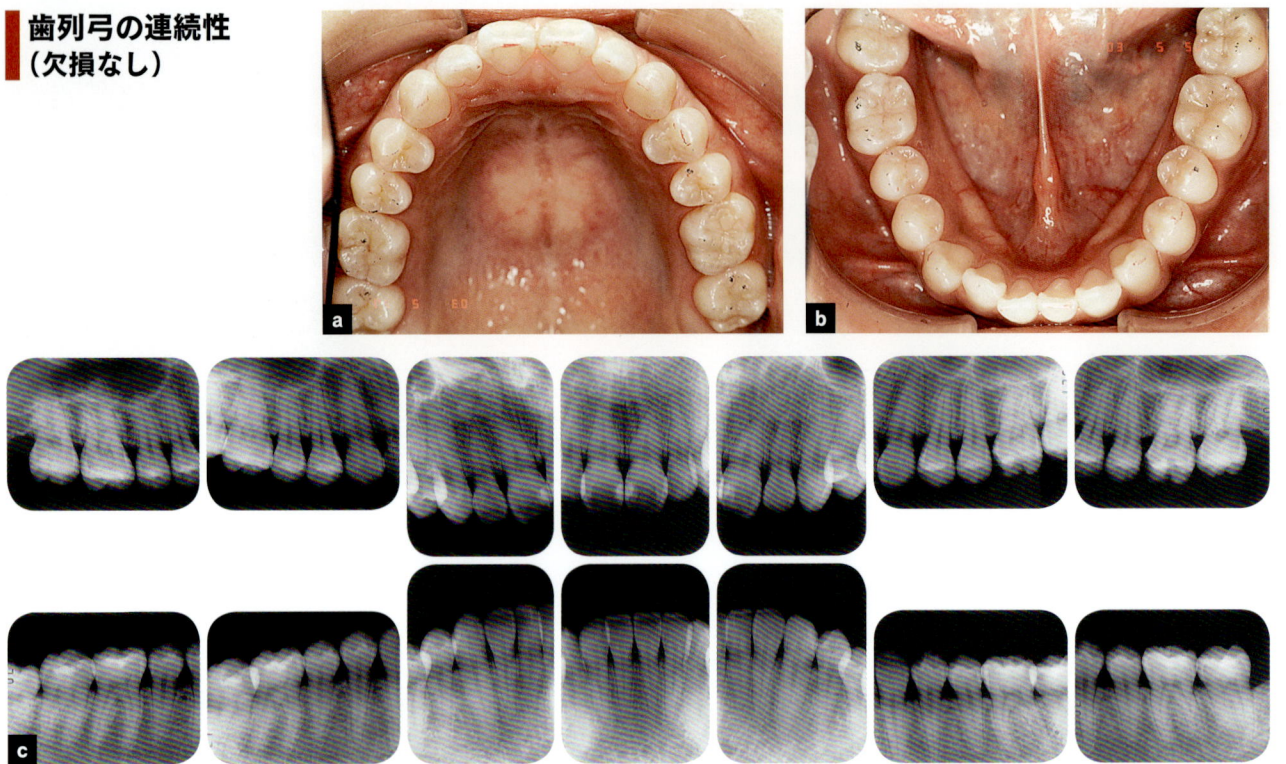

図3 a〜c 歯列弓の保全という観点から欠損歯がないということは，最大のベネフィットと考える．本症例は，天然歯によって歯列弓の連続性が確立されており，臼歯の位置と臼歯咬合面形態が良好なので，咬頭嵌合位が長期にわたり安定すると推測できる．

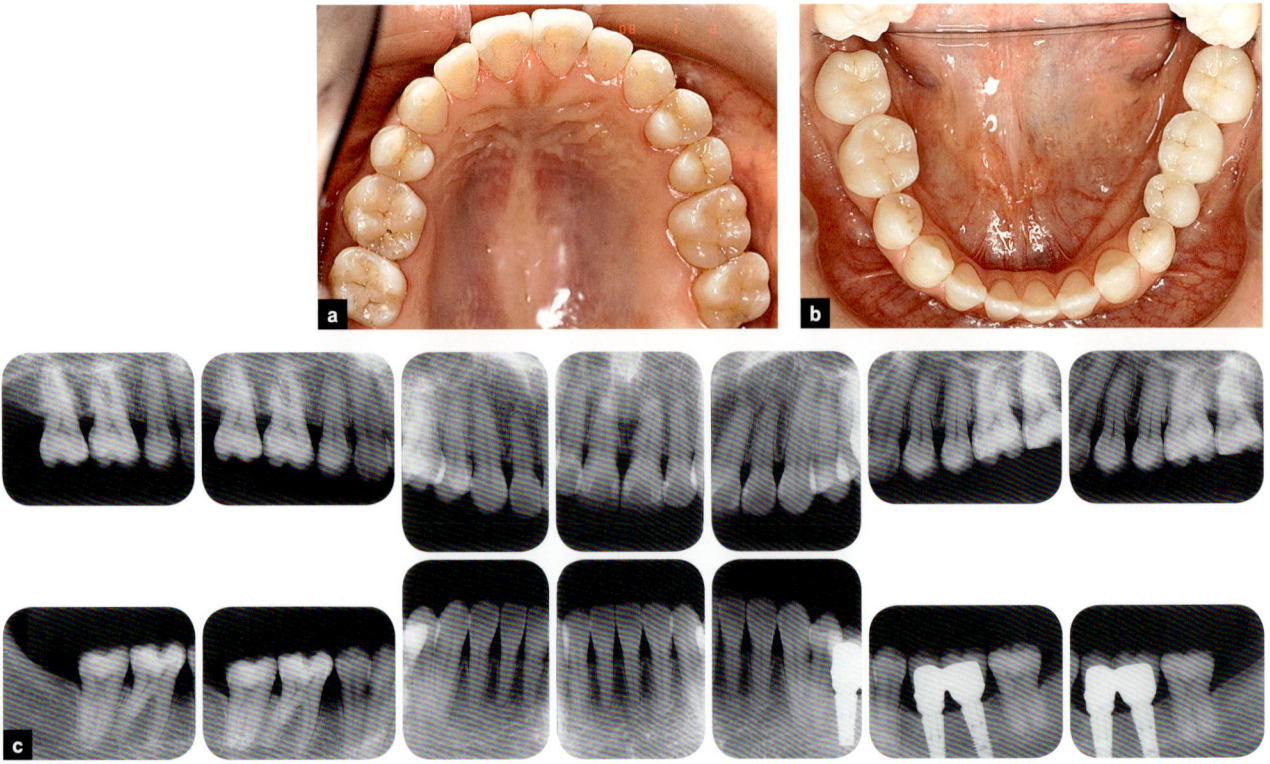

図4 a〜c 矯正治療と外科矯正，そして補綴治療によってインターディシプリナリーアプローチを行った症例の術直後．右片側小臼歯抜歯を行っているが，治療上，左側は上顎を非抜歯として治療計画を立案した．ただし，|5 6 の先天的欠損に対してはインプラント補綴を活用して歯列弓の連続性を回復しているので，ブリッジを使ったときのような応力が天然歯にかからず，構造力学的にリスクは少ない．

2 「欠損補綴」の設計

動揺歯のコントロール

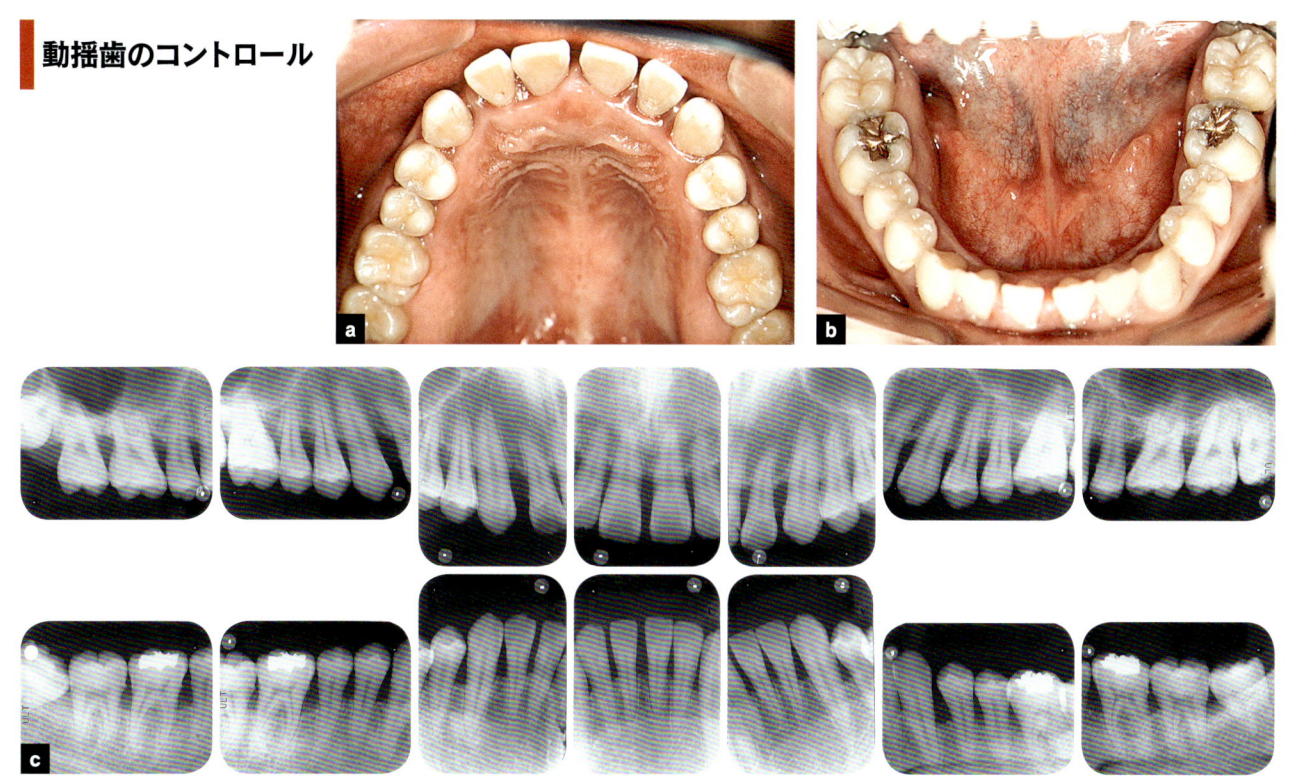

図 5 a〜c 本症例は他院にて矯正治療した症例で，治療終了から 9 年経過時に筆者の医院に来院（1994年）．歯周病が進行し，歯の位置は病的に偏位していて，動揺度も大きく，咬頭嵌合位は不安定な状態であった．この状態を改善するためには，まず歯周治療を行い，再度矯正治療を施す必要があった．この症例において良好な Longevity を得るうえでの大きなベネフィットは，欠損歯がなく，歯の形態，そして歯自体の状態も良好であったことである．

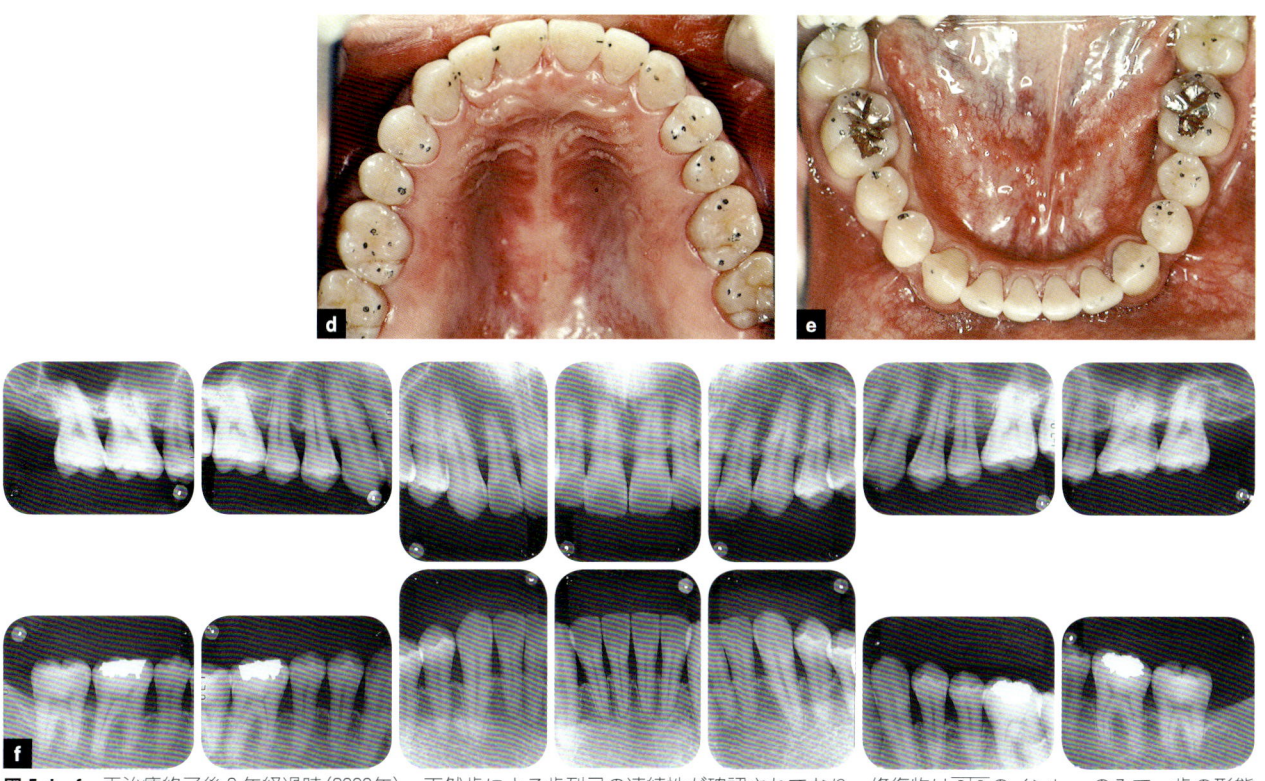

図 5 d〜f 再治療終了後 2 年経過時（2000年）．天然歯による歯列弓の連続性が確認されており，修復物は $\overline{6|6}$ のインレーのみで，歯の形態はもともとよかったので，矯正治療後咬頭嵌合位を安定させるために，咬合調整（添加，削合）のみで終了させることができた．また，動揺歯の臨床歯冠歯根比があまりよくないにもかかわらず，連結固定を回避することができた．これは，歯周治療はもちろんのこと，適切に咬合（静的・動的）を安定させることができたのも，大きな要因の 1 つと考える．

CHAPTER I 「欠損歯列」と「欠損補綴」とは？ 055

section 2　「欠損歯列」と「欠損補綴」のコンセプト

位の維持に支障をきたす．このことは，先述した補綴治療の3つの目的の1つである「③残存組織の保全」，とくに残存歯の維持に悪影響をもたらす．

咬合支持力の評価

　1955年にEichner分類が発表された．咬合支持域を左右大臼歯と小臼歯部の4ブロックに分けて，欠損補綴の設計に活用されている．咬合支持を臼歯部に重点をおいて評価することには同意できる．しかし，私見ではあるが，咬合支持歯の咬合力の負担能力から考えると，欠損の部位・範囲・形態から考察し，歯種ごとの咬合支持能力の評価指数と対合関係からの咬合支持指数（図6a,b）を利用したほうが上下左右のバランスがみえて，補綴診断・設計には臨床上より有効であると考える．

　多くの臨床医が使っているもう1つの評価法は「宮地の咬合三角」である．これは，欠損の病態のレベルを診査し，残存歯数と咬合支持数から咬合支持の悪化を予測して適正に対応が行えるように役立てることができる（44ページ宮地論文参照）．

構造力学（図7～9）

　ブリッジは，咬合力がすべて支台歯・歯根膜を通じて歯槽骨に伝わる歯根膜負担の欠損補綴である．咬合力は支台歯に加わる力とポンティックに加わる力がプラスされたもので，これらの力に対してブリッジが，たわみやねじれで変形や破損をしにくい構造を兼ね備えておく必要がある．

　また，支台歯（無髄歯）の残存歯質の量と質も影響す

歯種ごとの咬合支持能力の評価指数（犬歯から第二大臼歯）

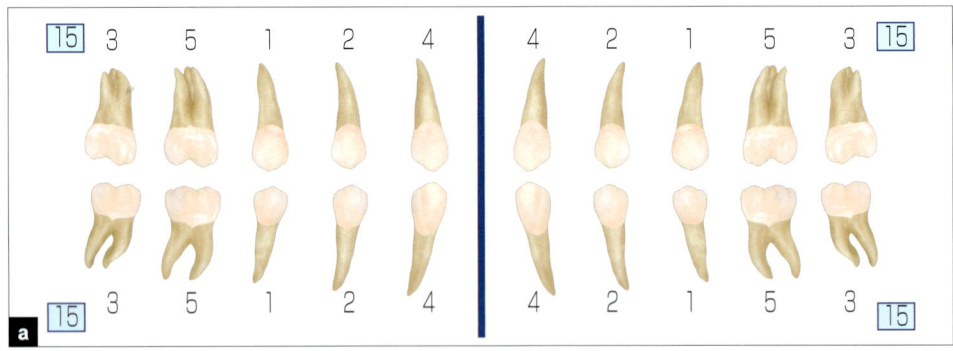

図6a　残存歯の咬合支持能力の評価指数．咬合支持に大きく影響を与える犬歯から第二大臼歯までの咬合支持能力を示す．この図から上下・左右，どのエリアのリスクが高いかを見つけることができる．また補綴治療の方法によっては，欠損の状態から支台歯（ほかの残存歯も含む）への荷重負担が大きくなり，欠損拡大が早くなる可能性がある．このことは将来の下顎位の偏位に大きな影響をもたらす．ただし，この図は歯の存在を示しているだけで，1歯ずつの評価として有髄・無髄，歯冠部歯質の量，臨床歯冠歯根比などは加味されていない．また，歯の位置や上下顎対向関係，そして咬合力の強さも表していない．このことは術者が総合的に診断して補綴治療計画を立案すべきである．決して指数だけで判断するものではない．

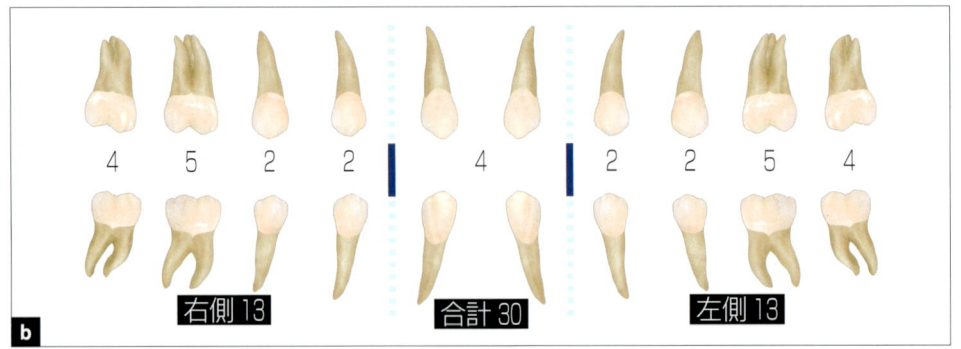

図6b　咬合支持指数を示す．ブリッジ・インプラント・Kennedyの分類3級の中間義歯は同様に算定して，将来の下顎位の変化を予測することに役立てる．ただし，Kennedyの分類1級・2級の遊離端義歯は同じように算定してはならない（粘膜と歯根膜の沈下量の差から，欠損歯の咬合支持指数の合計の5分の1と算定）．この状態は咬合支持が弱いため，下顎位の維持・安定には不安を残す．そのためにも遊離端欠損にならないように，1歯欠損のときから慎重に診断して補綴的対応をすべきであり，また簡単に抜歯すべきではない．

②「欠損補綴」の設計

る．構造力学上，ポンティックのスパンが長いロングスパンブリッジ，あるいはテコの力が生じる犬歯欠損などのカーブドブリッジでは，咬合力の影響を大きく受けて歯根破折を引き起こす可能性が大きく，また，マージン部のセメント破壊から二次う蝕などが起こり，ついには抜歯，欠損歯列の拡大へとつながる．とくに，ブリッジの支台歯が無髄歯のときは長期的にみて成功率が低いと考えておいたほうがよいであろう．そこで欠損歯列拡大の抑制には，欠損の範囲，形態(中間歯欠損，遊離端欠損，複雑欠損)をよく診査して，治療オプションを適正に選択すべきである．

構造力学①

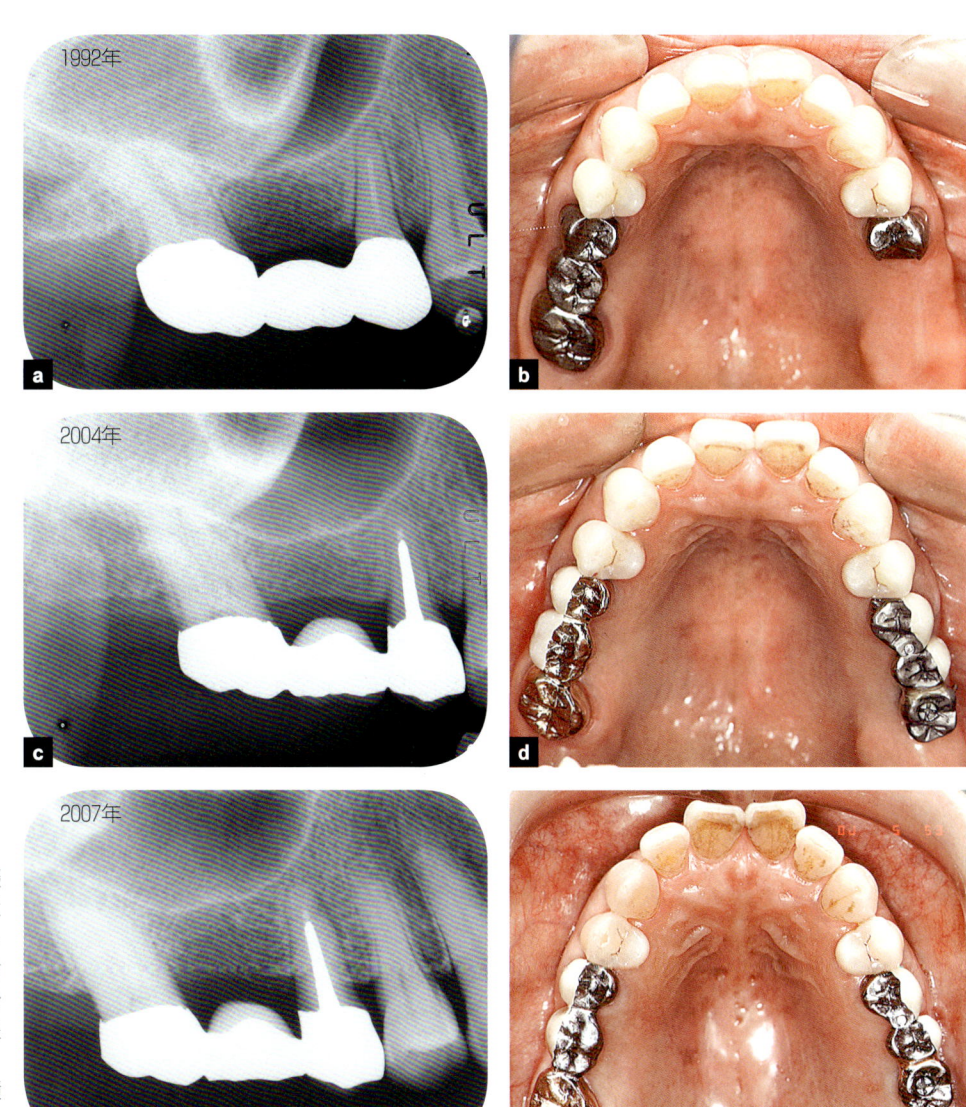

図 7 a～h 本症例において，6 7 欠損にはインプラント補綴で対応し，6 欠損に対しては安易に⑦ 6 ⑤ブリッジにしてしまった．支台歯 6 に関しては歯冠部歯質の崩壊が大きく，支台築造時にダウエル(ポスト)を長くし，コア部の維持を図った．17年間ブリッジの荷重負担の積み重ねが原因で 5 に亀裂が入り，抜歯となった(g, h)．つぎの一手として⑦ 6 5 ④ブリッジで対応すれば，支台歯 7 4 への力の影響は有髄歯であってもさらに大きくなると判断し，これ以上咬合支持に重要な歯を失いたくなかったので，インプラント補綴で対応した．5 を失った大きな原因は咬頭嵌合位でのヘビークレンチングであったと推測する．その証拠として，**図 7 f** で示すように 6 ポンティック部の破折が何度もくり返されていた．

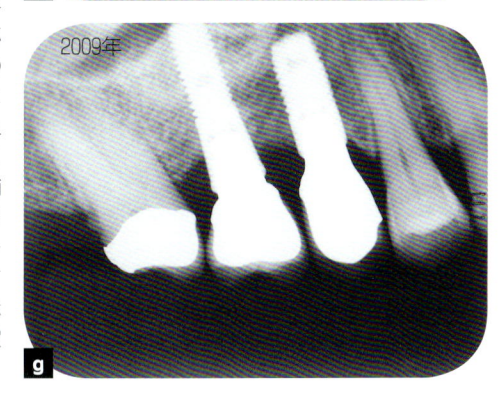

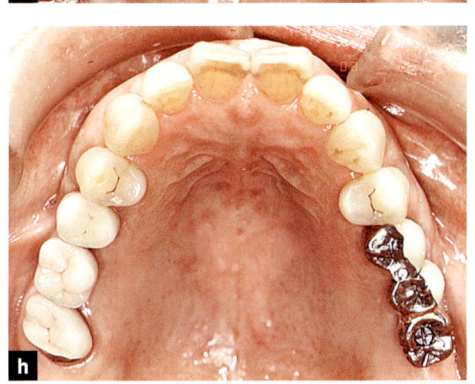

section 2 「欠損歯列」と「欠損補綴」のコンセプト

構造力学②

図8 a～d aは初診時（1979年）のエックス線写真．7̄は歯冠部歯質の崩壊が大きく，髄床底にも問題があったので，抜歯に踏み切った．補綴的対応として7̄6̄5̄の延長ブリッジを活用した．その理由として，6̄5̄は有髄歯で臨床歯冠歯根比もよく，とくに6̄は根分岐部の根拡大度合いも良好で，支台歯としては有利な条件が整っていた．7̄のポンティックの大きさは小臼歯程度にし，咬合力の方向が遠心方向にかからないような接触面を付与した．しかし，**c・d**にみられるように，長期間の荷重負担の影響が6̄の根分岐部にでてきている．

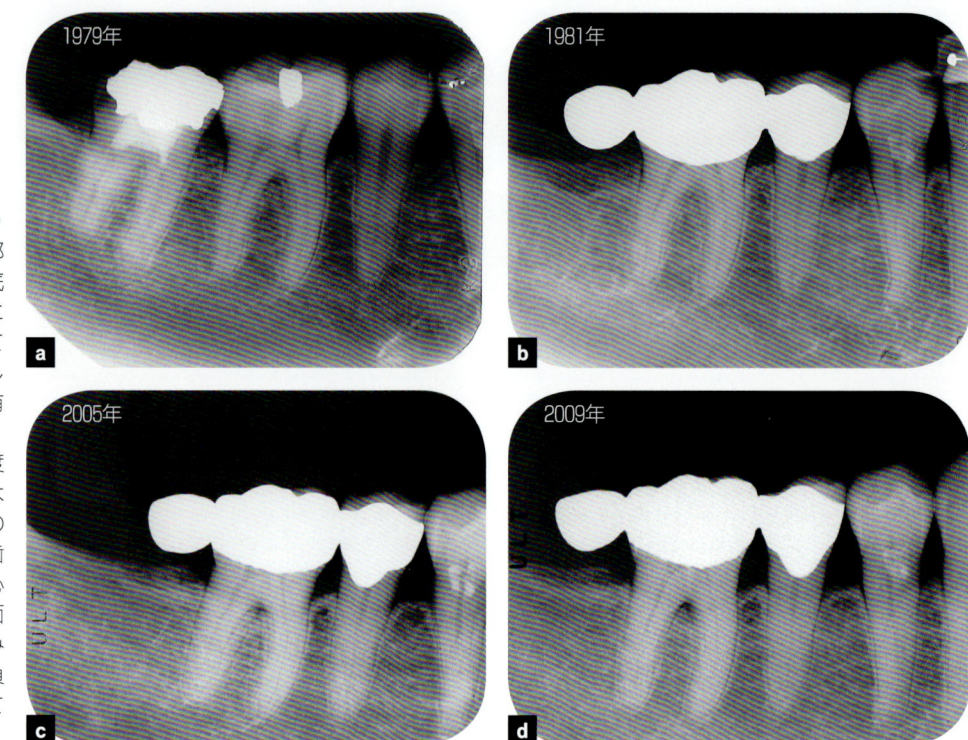

構造力学③

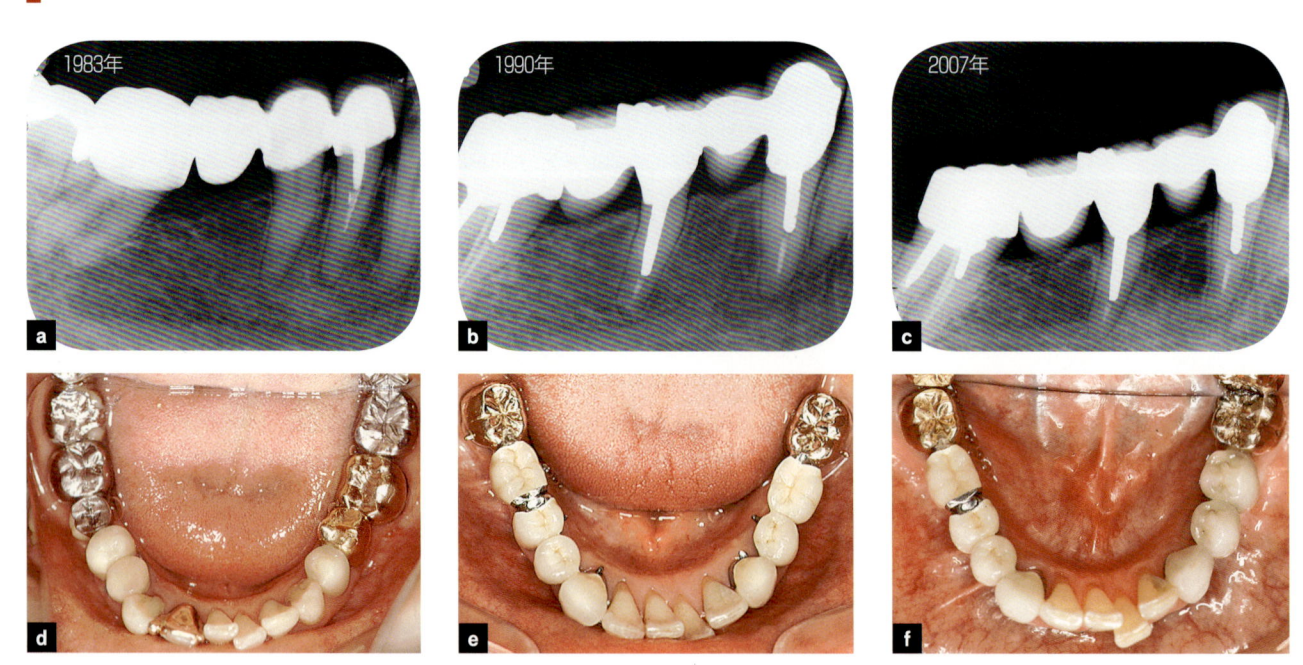

図9 a～f 本症例は下顎右側大臼歯に7̄6̄5̄4̄ブリッジが装着されていた（1983年）．8̄は咬合と歯周環境から抜歯とし，7̄5̄はう蝕の状態から抜髄が必要となった．3̄も当時の判断ではあるが，う蝕の状態から抜髄をした（現在なら3̄は歯髄保存）．最終的には5̄を中間支台歯として7̄6̄5̄4̄3̄ブリッジを装着した．5̄への無理な応力を避けるために，6̄のポンティックスペースの近遠心径が小さいことから，6̄5̄の間にkey & keywayを使った．しかし，この補綴設計でも，破折の可能性が高く，5̄を失うと6̄5̄4̄の3歯連続欠損となり，咬合支持の観点から大きなリスクを負ってしまう．現在のようなインプラントシステムがない時代であれば，一気にパーシャルデンチャーに移行してしまう．もし7̄を失うことがあれば，7̄6̄の遊離端欠損になり，より複雑な状態になる．現在であれば7̄クラウン，6̄インプラント補綴，5̄クラウン，4̄インプラント補綴，3̄クラウンで単冠処理をする．もしくは5̄4̄3̄はブリッジとし，7̄6̄は単冠で対応するであろう．

咬合安定

静的咬合安定（図10, 11）

静的な安定は，「顎関節の安定」と「咬頭嵌合位の安定」に分けて考えることができるが，実は「上顎歯列弓」対「下顎歯列弓」としてとらえると，顎関節の安定でキーとなる顆頭位と咬頭嵌合位の関係は，一体のものとして考えるべきである．

関節窩内の顆頭の位置・形態異常は，外傷・腫瘍を除く大多数が，上下顎歯列関係の乱れが原因で，異常な状態になっている．すなわち，咬頭嵌合位が病的な状態なのである．このようなケースは欠損歯列が多く，また，適切に欠損補綴が施されていない．当然，咬頭嵌合位は垂直・水平的に病的な偏位がみられ，顎関節にも異常が多くみられる．

①第一大臼歯欠損を考察

咬頭嵌合位の安定にもっとも影響をもたらす歯は，第一大臼歯であろう．咬合面の大きさ，歯根形態，閉口筋の位置，顎関節からの距離をみるとそれは当然であり，第一大臼歯は咬合負担能力が高く，咬合支持に大きな役割を果たす．

このことはブリッジ設計上，支台歯として第一大臼歯はきわめて大きな役目を果たしていることを意味している．反面，ポンティックになった場合，支台歯をはじめとして他の残存歯への負担も大きくなるので，補綴設計に際し，欠損歯列をよく観察し，支台歯を含め欠損部を的確に評価するとともに，他の残存歯の位置・形態を咬合安定という視点からよくみることが肝要である．したがって，第一大臼歯を含む中間欠損や遊離端欠損への対応を誤ると，咬合崩壊への方向に進んでしまう．そのために欠損歯列の拡大抑制を十分に考慮した設計が必要である．

「簡単にブリッジにしない，インプラント補綴にしない，パーシャルデンチャーにしない」で，よく考えること（thinking dentistry）が重要である．

静的咬合安定

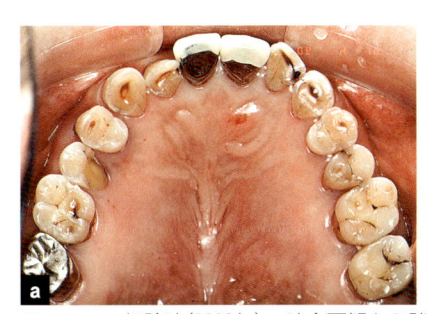

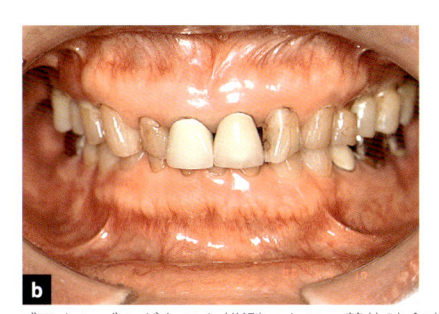

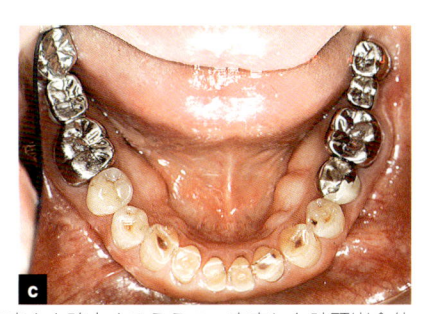

図10a～c 初診時（2006年）．咬合面観から強いブラキシズムがあると推測できる．静的咬合安定を確立するうえで，安定した咬頭嵌合位を与えることが大きなポイントになる．そこで重要になるのが，咬合支持（下顎位の安定）にもっとも大きな影響をもたらす第一大臼歯の存在である．

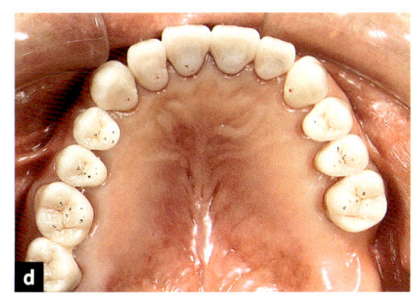

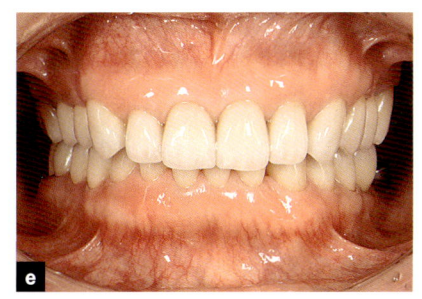

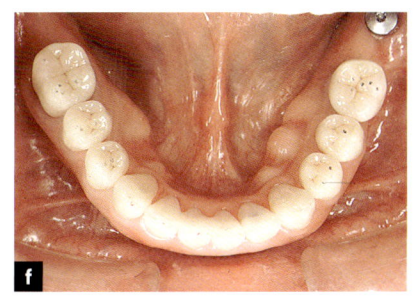

図10d～f 初診時から12年後（2008年）．本症例は6|のみが抜歯になったので，最終的には非をクラウン，|6をインプラント補綴で対応した．しかし，歯が存在しても，もしくは欠損部にインプラントを埋入しても，相対する補綴物の咬合面形態に咬頭嵌合できる形態を与えないと，咬頭嵌合位は安定しない．

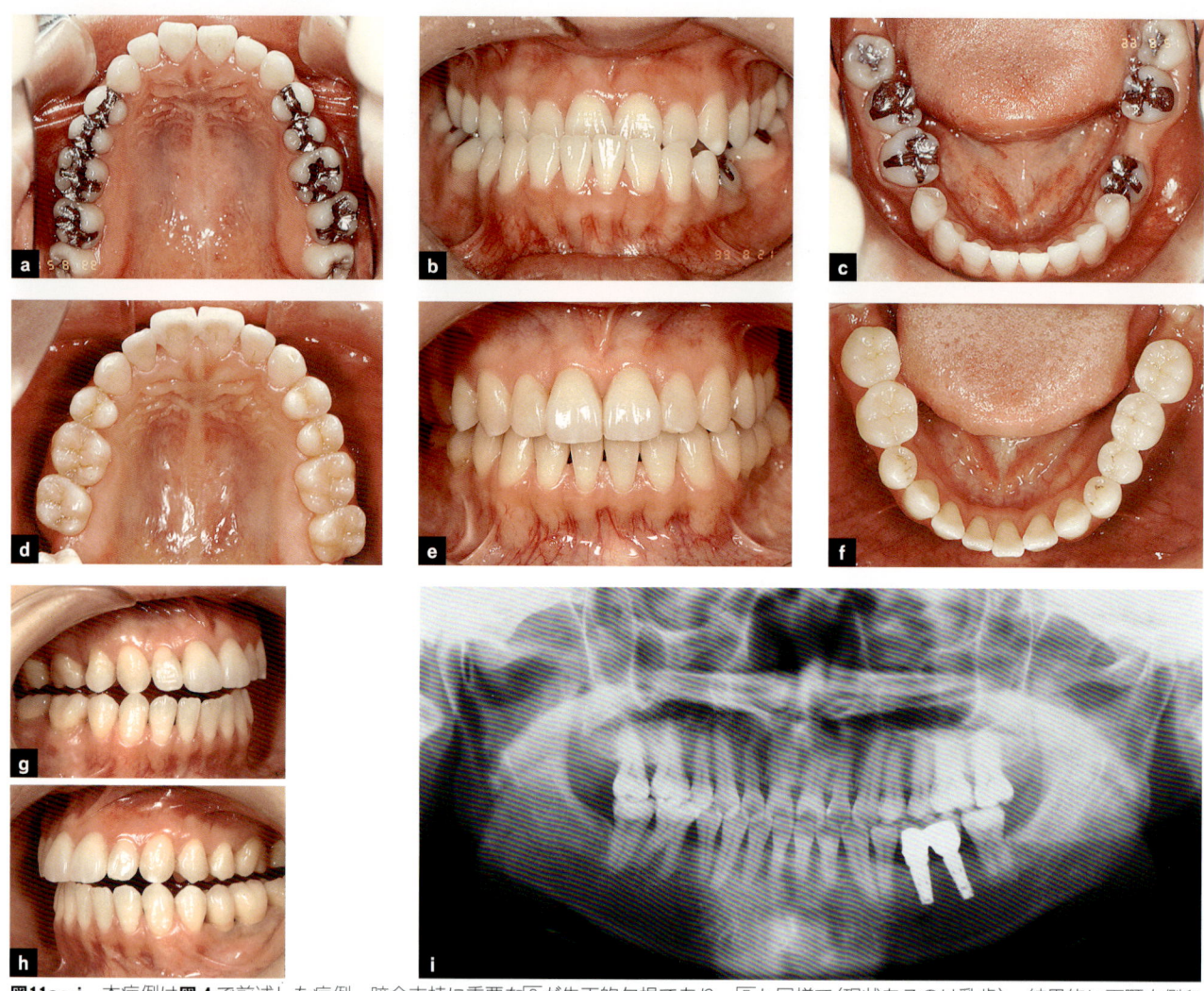

section 2 「欠損歯列」と「欠損補綴」のコンセプト

図11a〜i 本症例は図4で前述した症例．咬合支持に重要な 6| が先天的欠損であり， 5| も同様で（現状あるのは乳歯），結果的に下顎左側臼歯部 5 6 は連続欠損になっていた．しかも，本症例の患者の主訴は審美性の改善にあった．もちろん，咀嚼不全も訴えていた．治療計画を立案するうえで，2つのポイントを改善する必要があった．1つは主訴である審美性の改善．それには矯正治療・外科矯正が必要不可欠であるが，同時に術後の前歯の位置に機能面からも適正な臼歯部離開が起きるアンテリアガイダンスを付与することが必要である．そのためにアンテリアカップリングのゴールイメージをもっておく必要がある．2つめは咬頭嵌合位の維持・安定に大きな影響をもたらす下顎左側臼歯の連続欠損に対し，インプラント補綴を適切に行うことである．この対応によってロングスパンブリッジによる構造的なリスクを避け， |4 7 の天然歯を守ることができる．

②臼歯咬合面形態（図12〜14）

　歯列弓保全のための条件が確立でき，咬合支持への準備ができたとしても，咬合支持に直接大きな影響を与える臼歯咬合面形態が適切でないと，咬頭嵌合位が安定しない．

　このことは，実践的には的確なバーティカルストップを与えることの重要性を物語っている．とくに，臼歯遊離端欠損と上顎前方遊離端欠損においては，上下顎を前後・左右的に安定させるための的確な咬合支持が得られる条件として，臼歯の対合歯同士（インプラント体も含む）が咬頭嵌合できる位置と咬合面形態をつくることが，咬頭嵌合位を安定させるための2本柱となる．

　そしてこの効果がもっとも出にくく，咬合崩壊への道をたどりやすいケースが，咬合支持を失ったすれ違い咬合である．

060　CHAPTER I　「欠損歯列」と「欠損補綴」とは？

臼歯咬合面形態①

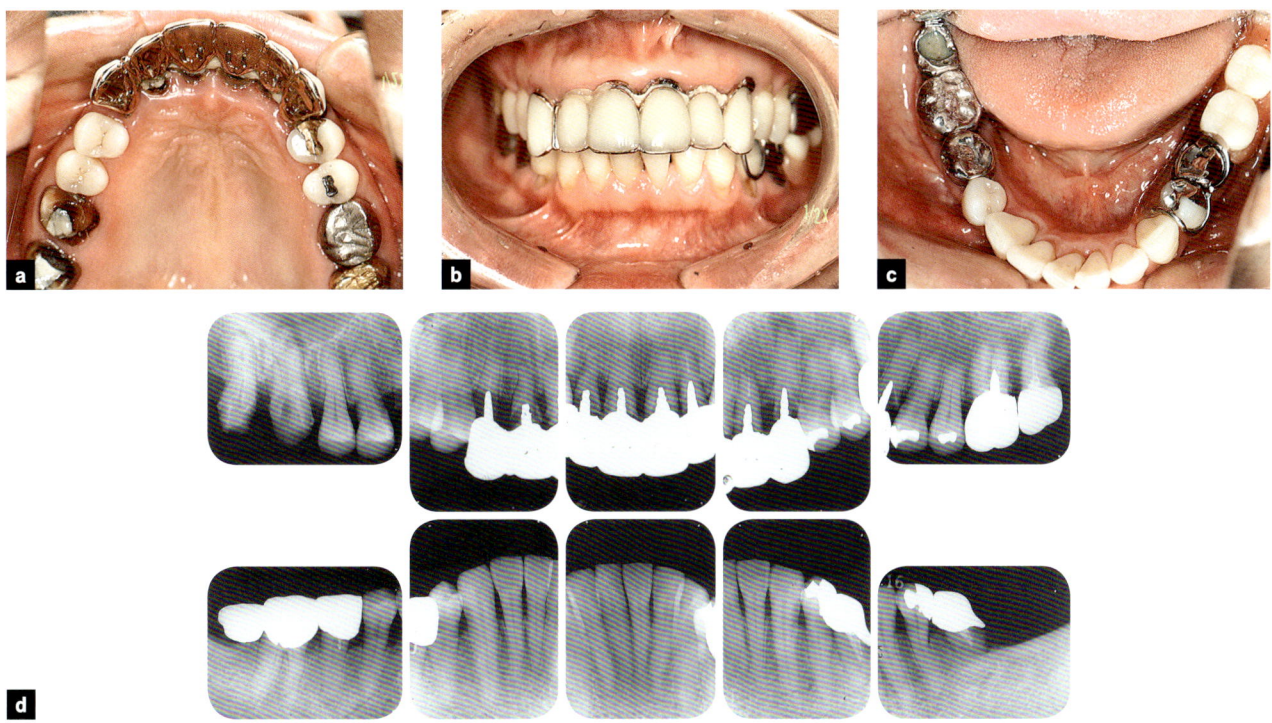

図12a～d 初診時（1988年）．欠損歯列の状態と補綴的対応および補綴物の咬合面形態から診て，咬頭嵌合位は安定しておらず，下顎位は病的に前方偏位し，その結果，上顎6前歯に問題が生じている．しかし，本症例を治療していくにあたっての大きなベネフィットは，下顎劣成長の患者で咬合力が非常に弱かったことである．その証拠は，「5臨床歯冠歯根比が悪いにもかかわらず，下顎左側の片側遊離端義歯を長期に使用できていたことである．

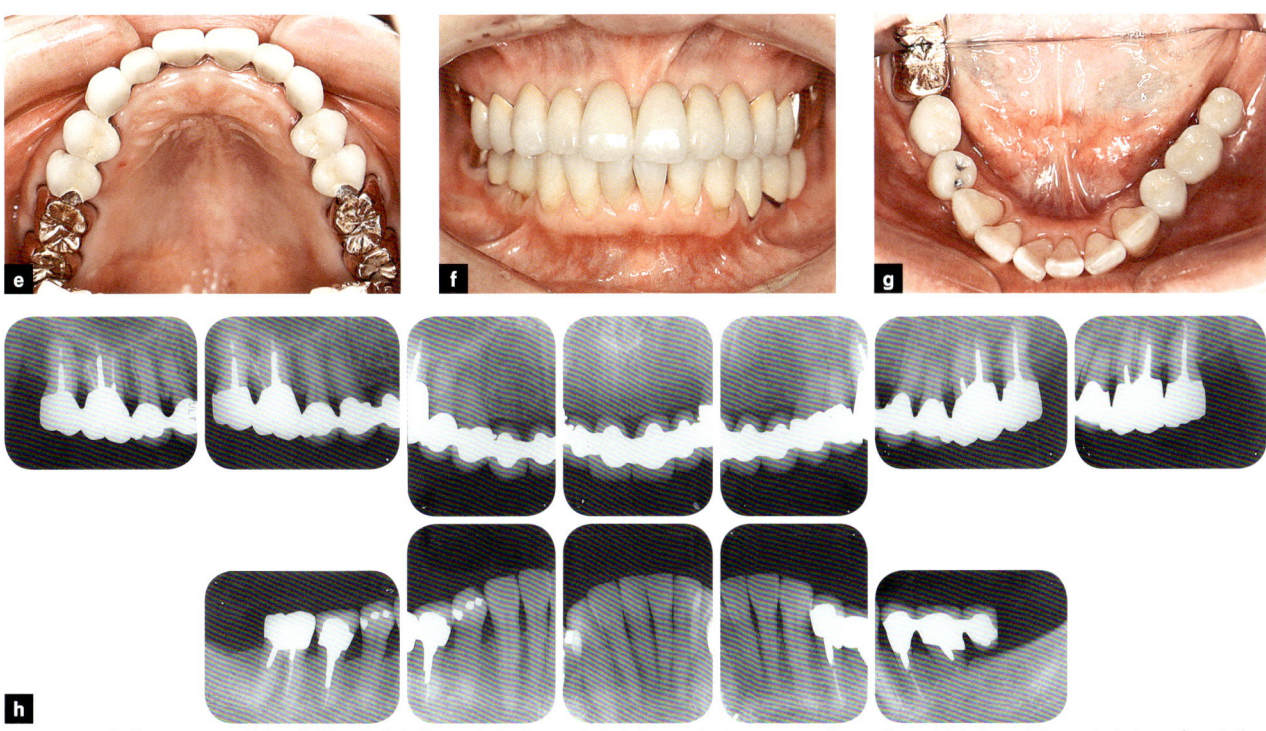

図12e～h 術後（1992年）．通常，上顎6前歯欠損は，臼歯すべてを支台歯にしたとしても，ブリッジでの適応症ではない．しかし，プロビジョナルレストレーションを長期使用し，破損や仮着材の溶解がなかったので，ブリッジで審美と機能との回復を図った．当時の補綴物咬合面形態は咬頭嵌合位を安定させるという点からいえば，現在の形態に比べ，決してよいとはいえない．しかし，患者の咬合力が弱いことが予後によい影響をもたらすと推測した．ただし，「5を失ったときのつぎの一手を考えておく必要があった．

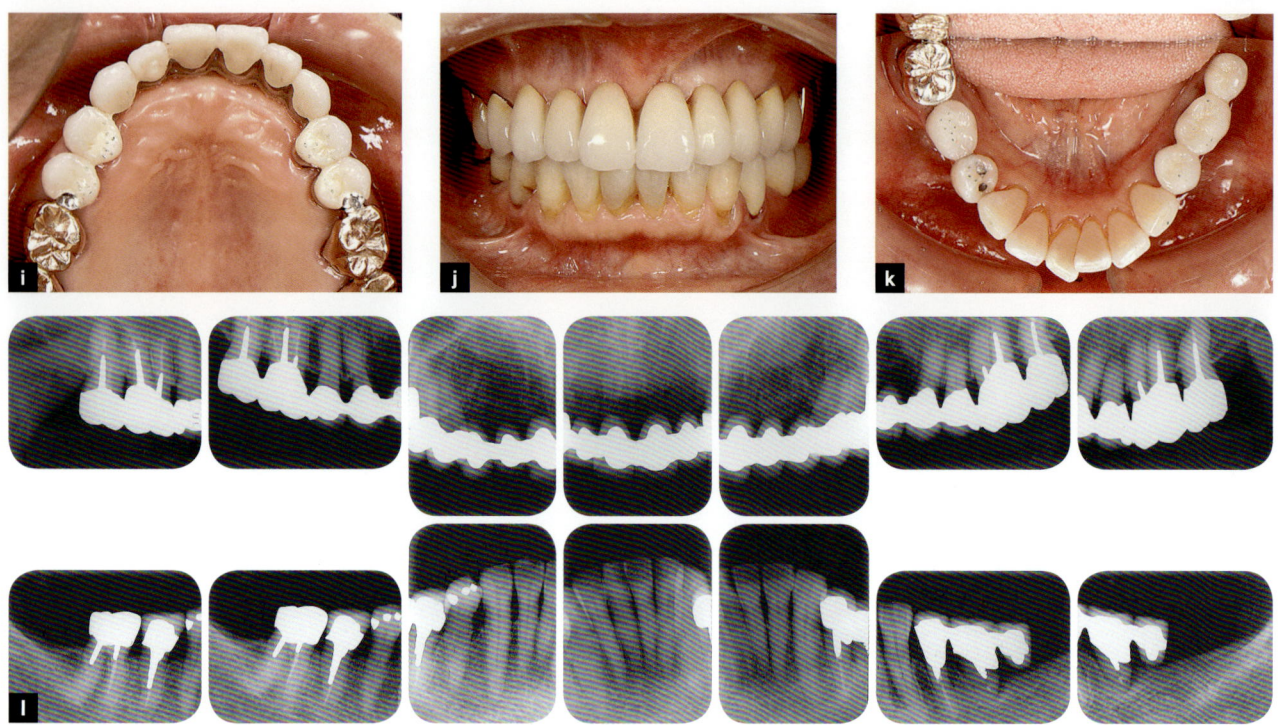

section 2 「欠損歯列」と「欠損補綴」のコンセプト

図12i〜l 術後10年経った状態（2002年）．この間，補綴治療の介入を必要としなかった．咬合支持には臼歯の役割が大きいと感じた一症例である．しかし現在であれば，5̄ 6̄ にインプラント補綴を施すであろうし，3＋3欠損部にもインプラント補綴を行うであろう．もしインプラントができなければ，上顎は今回と同じ補綴方法で，下顎は7̄ 6̄ 7̄ のパーシャルデンチャーで的確な支持・把持を与えるであろう（5̄ は歯根を利用して咬合支持に役立てる）．

臼歯咬合面形態②

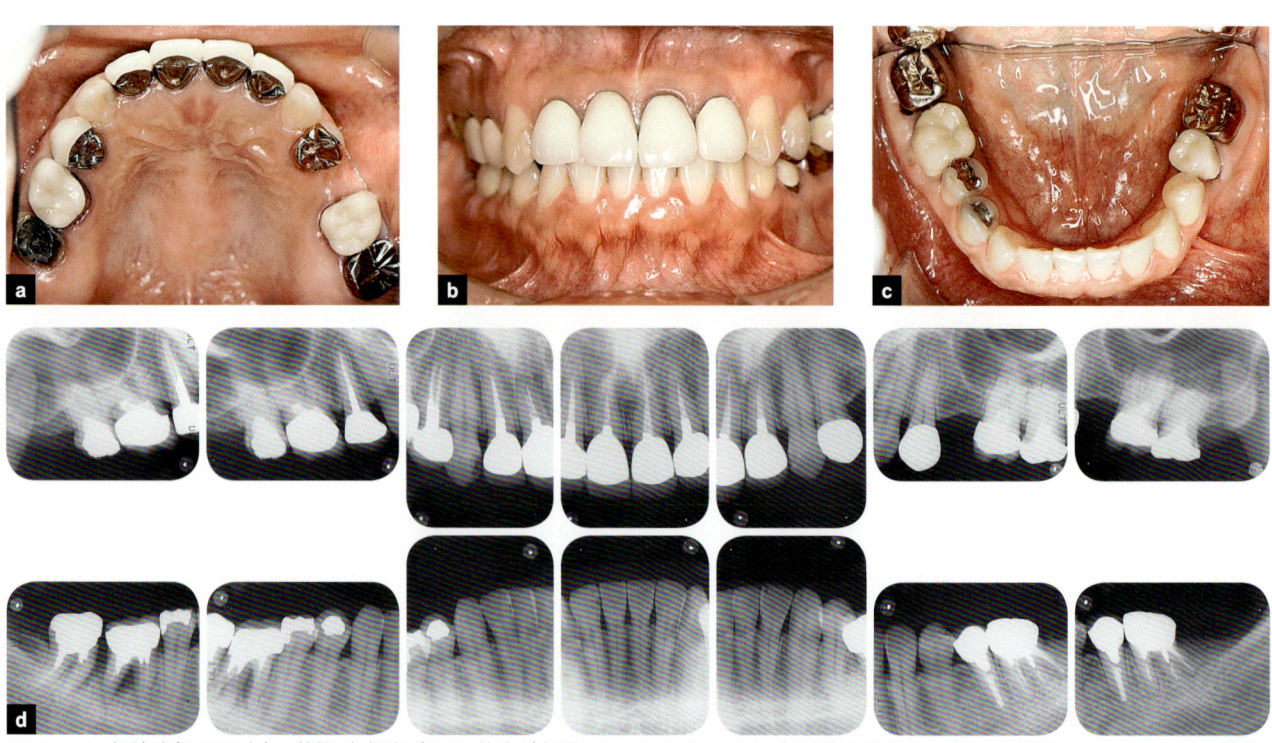

図13a〜d 初診時（1999年）の状態．欠損歯があり，抜歯が必要なものもある．しかも，補綴歯の咬合面は適正な形態をしていない．その結果，咬頭嵌合位は安定せず，病的に前方へ偏位していた．矯正医の診断（セファロ，模型）では重度のAngle Ⅲ級ということであったが，これは初診時当時の咬頭嵌合位での診断である．

2「欠損補綴」の設計

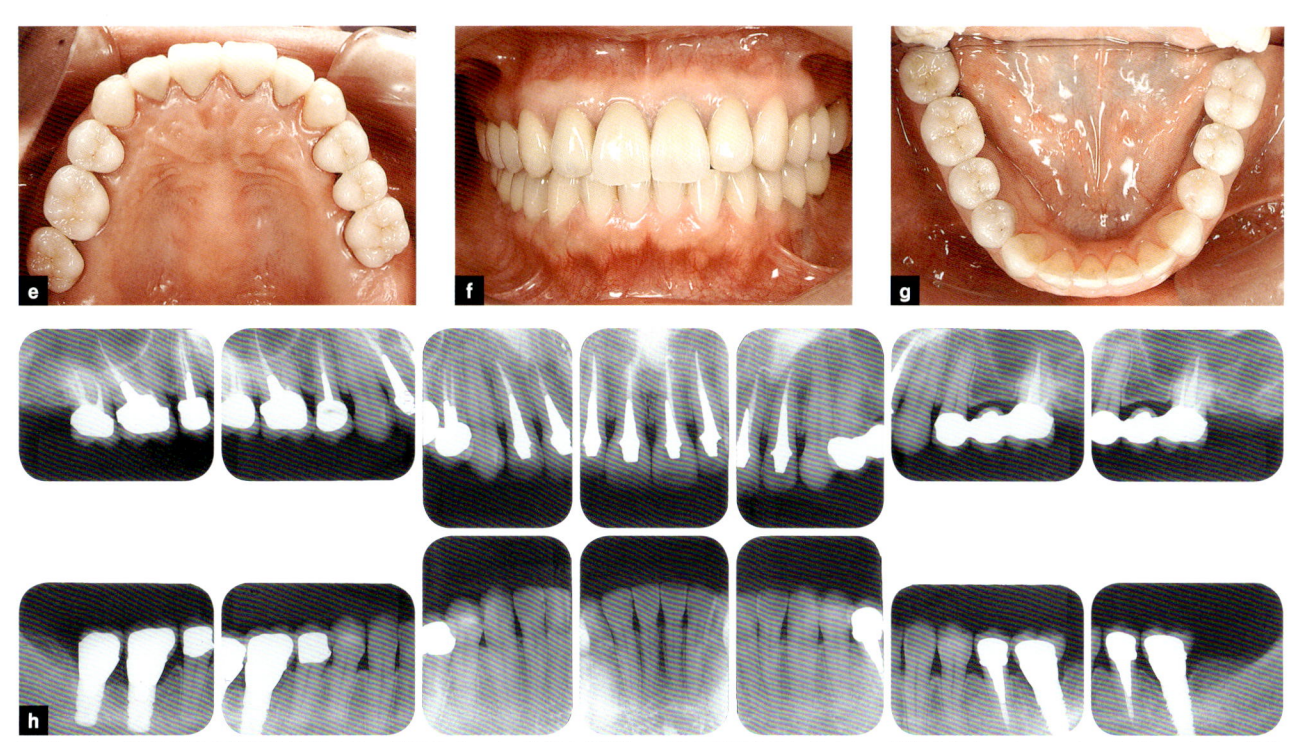

図13e〜h 筆者の総合診断の結果から，軽度のAngle III級と判断し，咬合高径を少し挙上し，下顎位をbackward rotationさせ，III級からI級へ近づけることを狙った．また，抜歯になった7̲ 6̲|6̲にはインプラント補綴で，|5̲の欠損に対しては④ 5̲ ⑥のショートスパンブリッジで対応した．そして補綴後，咬頭嵌合位を長期間安定させるためにもっとも重要である臼歯咬合面形態を**図12e, g**のように与えた（2004年）．

臼歯部咬合面形態③

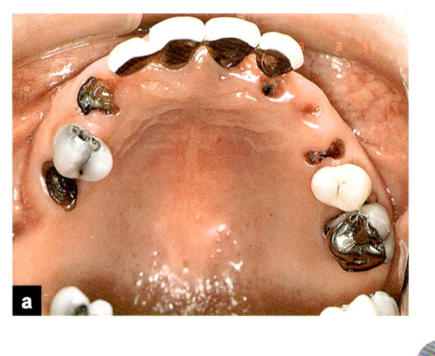

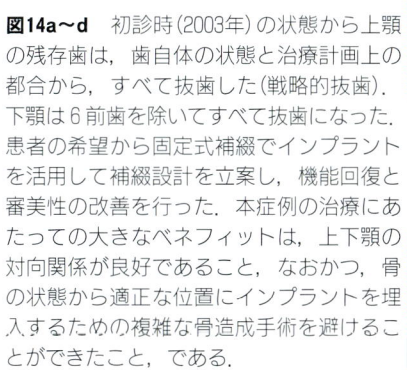

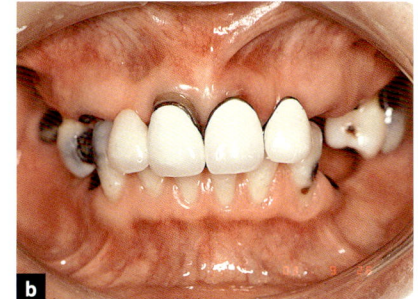

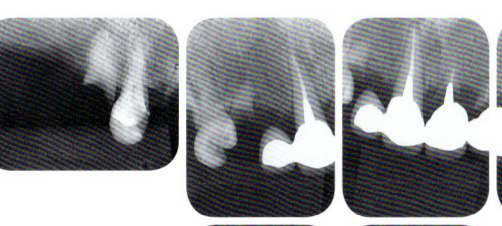

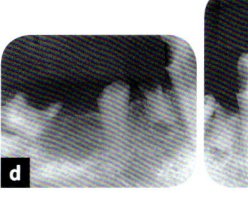

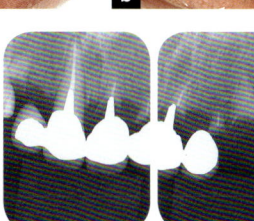

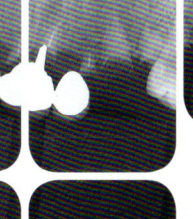

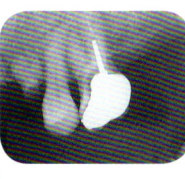

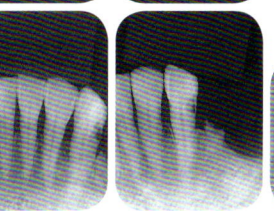

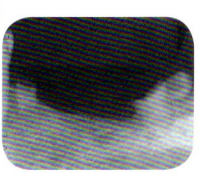

図14a〜d 初診時（2003年）の状態から上顎の残存歯は，歯自体の状態と治療計画上の都合から，すべて抜歯した（戦略的抜歯）．下顎は6前歯を除いてすべて抜歯になった．患者の希望から固定式補綴でインプラントを活用して補綴設計を立案し，機能回復と審美性の改善を行った．本症例の治療にあたっての大きなベネフィットは，上下顎の対向関係が良好であること，なおかつ，骨の状態から適正な位置にインプラントを埋入するための複雑な骨造成手術を避けることができたこと，である．

CHAPTER I 「欠損歯列」と「欠損補綴」とは？ **063**

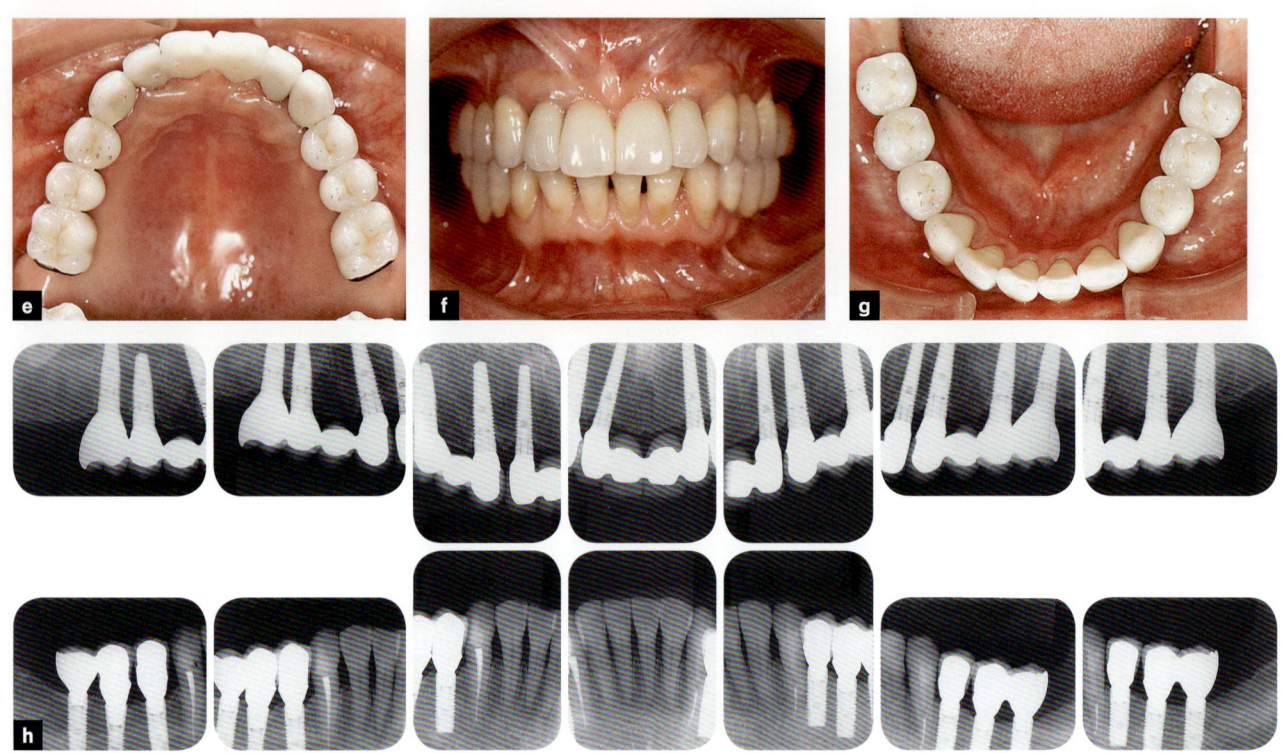

section 2 「欠損歯列」と「欠損補綴」のコンセプト

図14e〜h 最終補綴（2006年）は，補綴再介入時のことを考え，できるだけ補綴物の連結を小さくした．また，上顎はすべてインプラント補綴，下顎は左右臼歯部をインプラント補綴で咬合再構成したので，術後の新しい咬頭嵌合位を長期間安定させることが本症例のLongevityに大きな影響を与える．そのためのキーワードは適正な臼歯咬合面形態である．本症例は，本書で紹介するどの咬合支持評価からみても安定すると考えられる．

動的咬合安定

①生理的機能の安定

生理的機能は歯牙ガイドではなく神経筋機能によってコントロールされているので，臼歯部補綴の場合，側方滑走時に臼歯部離開が起きているからといって咀嚼運動時に安心できるとはいえない．とくに大臼歯は要注意である．

そのために，大きな咬合力が加わる咀嚼運動の終末期に咬合干渉を引き起こしにくい咬合面形態を付与する必要がある．ポンティックに干渉が起きれば，ブリッジにたわみ・ねじれの力が大きくはたらいて，支台歯が負担過重の状態になる．とくにポンティック部がロングスパンになるときは要注意である．

また，インプラントブリッジでもポンティックが長くなればインプラント部や接合部においても負担過重になり，トラブルになる可能性が高い．そのため，ブラキシズム時だけでなく咀嚼運動時においても対向する咬頭の動きを考慮したスペースを咬合面に与える必要がある．

かつては咀嚼時の負荷は小さく接触時間も短いといわれてきたが，毎日加わる力で，人によって咬合力や噛み癖・偏咀嚼，そして食物の嗜好や態癖などによっても，負担過重になる．いわゆるfatigue loadingになるため，生理的機能といって安心はできない．とくに欠損補綴は要注意である．

②非生理的機能への対応

近年，ブラキシズムは，ストレスマネジメントとしてとらえるという考え方もあるが，補綴歯，とくに欠損補綴においては大きなリスク因子である．対処法としては以下の4点がある．

①良好なアンテリアガイダンスによる適正な臼歯部離開の付与（臼歯部欠損時）
②適切なバーティカルストップによる安定した咬頭嵌合位の確立（前歯部欠損時）
③プロテクションスプリント（ナイトガード）の利用
④認知行動療法（日中のブラキシズム）

臼歯部離開咬合とアンテリアガイダンス

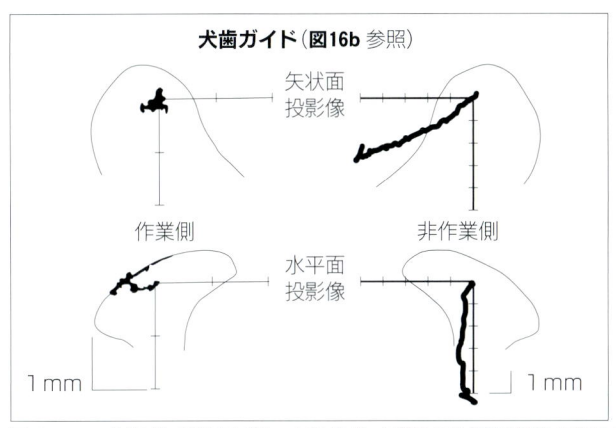

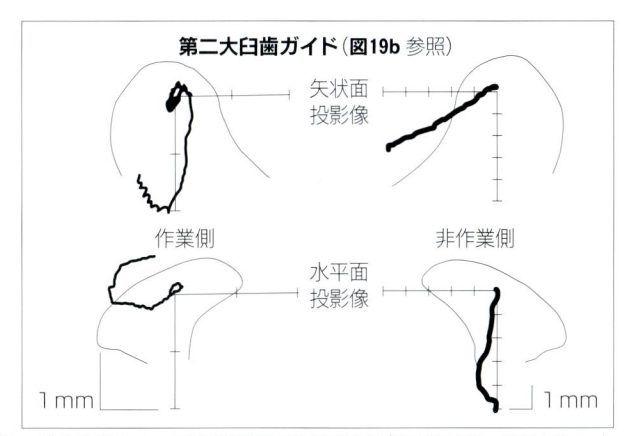

図15a, b 犬歯ガイド時と第二大臼歯ガイド時の作業側顆頭の変位の状態．ガイド歯によって作業側顆頭の変位量が矢状面でも水平面でも大きく変わる．犬歯ガイドでは変位の範囲が小さく、第二大臼歯ガイドではその範囲が大きい．しかし、非作業側の変位の状態に大きな違いはない．この研究結果から、力が大きく加わる作業側に影響がでてくると考えられる．これは先人たちが伝えてきた下顎運動（側方滑走運動）のテコの原理から考察して、大臼歯は接触して支点になると、咬合性外傷になりやすいと思われる．＊荒井良明，河野正司．ガイドの歯種の変化が側方位クレンチング時の顆頭に及ぼす影響．補綴誌 1997；41（3）：468-480．より引用・改変

③臼歯部離開咬合とアンテリアガイダンス（図15〜20）

臼歯部離開による影響は**図15a, b**に示す．ガイド歯が小臼歯まで（**図17a, b**）と大臼歯をも含むケース（**図18, 19**），あるいは臼歯部離開が起きないケースでは，滑走運動において，生理的とされるテコの原理Ⅲ級の支点と作用点が逆になる（**図20a, b**）．とくに大きな咬合力がかかりやすい大臼歯と顎関節に問題が起きる可能性が高い．したがって，第一大臼歯や第一大臼歯を含む連続欠損，複雑欠損に対しては慎重に設計する必要がある．

以上のようなことからアンテリアガイダンスを考えてみると，犬歯の位置と形態が臼歯部離開咬合を絡めて，歯列弓の保全に大きく影響する．

④犬歯欠損を考察

犬歯の支台歯としての咬合力の負担能力は高く評価されている．このことはブリッジの設計上，カーブドブリッジや連続欠損・複雑欠損の支台歯としての犬歯は非常に重要である．したがって，犬歯欠損に対しては，下顎運動や隣接支台歯の負担能力を十分に考慮して設計すべきである．とくに歯列弓のなかでもっとも外側に突出

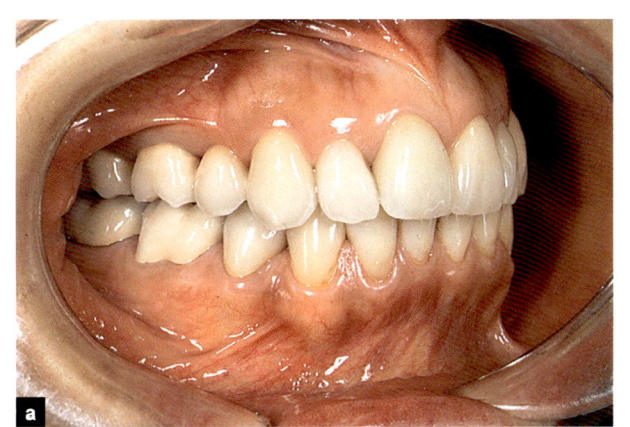

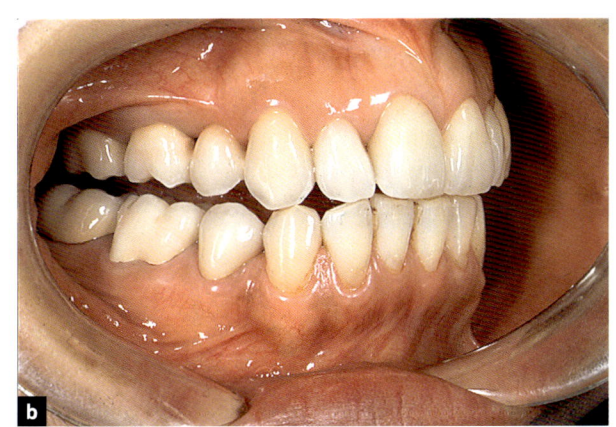

図16a, b 本症例は矯正治療と補綴治療によって，咬合再構成を行った．犬歯の位置がAngle Ⅰ級で，なおかつ上顎犬歯が補綴治療を必要としたので形態も適正な形につくることができた．その結果，犬歯ガイドで良好な臼歯部離開咬合を付与でき，咬合面形態が維持しやすく，長期にわたって咬頭嵌合位が安定すると考えた．

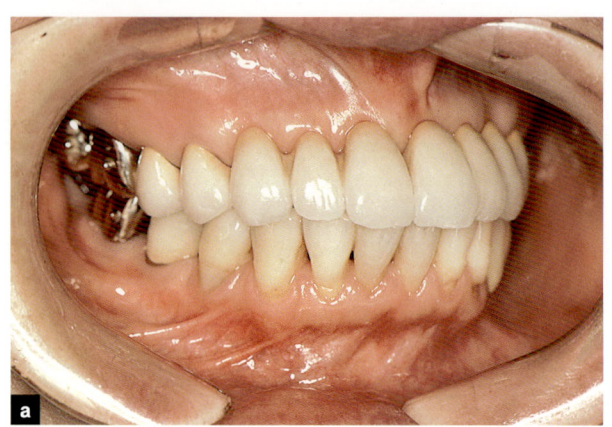

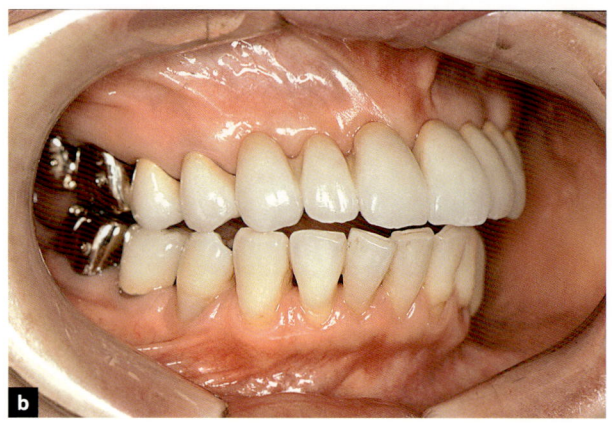

section 2 「欠損歯列」と「欠損補綴」のコンセプト

図17a, b 本症例は補綴治療のみで咬合再構成を行った．上下顎対向関係が下顎劣成長のAngle II級気味であったことと年配の女性ということで，咬合力が弱いと判断した．通常は <u>3+3</u> 欠損はブリッジの非適応症になっているが，プロビジョナルレストレーションを長期間使って問題なしと判断し，最終補綴は⑦⑥⑤④３２１|１２３④⑤⑥⑦のブリッジを装着した．上顎前歯6本のポンティックのブリッジに対し犬歯ガイドでは構造力学的に不利で，なおかつAngle II級気味ということから，犬歯から小臼歯までのグループファンクションで大臼歯を守り，咬頭嵌合位を安定させた．

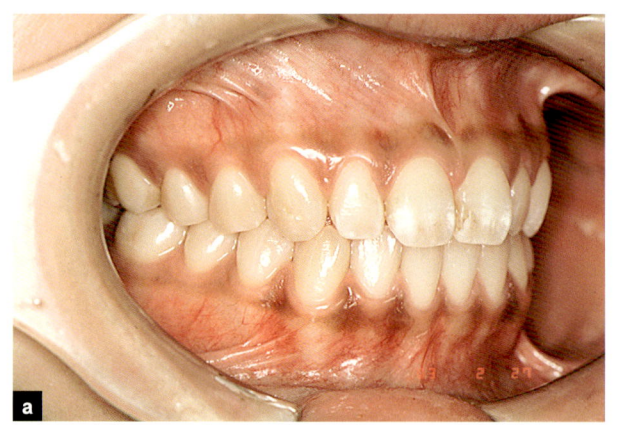

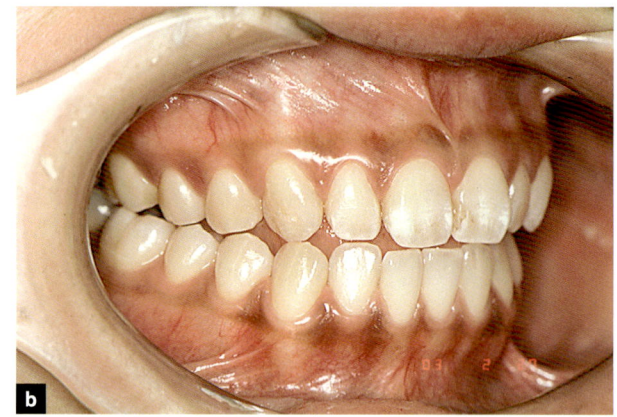

図18a, b 健康な天然歯と歯周組織，そして良好な歯列弓をもっている患者．側方滑走運動したときは犬歯から第二大臼歯までのグループファンクションだが，顎口腔系になんら問題を引き起こしていないので，改善をする必要はない．しかし，定期検査時に臼歯の咬耗，とくに大臼歯の咬耗の状態をしっかり診ておくことが重要である．臼歯部に欠損補綴が必要になったときは咬合診断を慎重にし，治療計画を立案することが重要である．

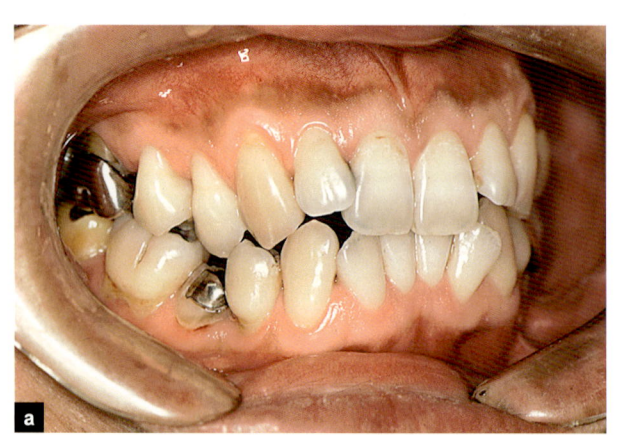

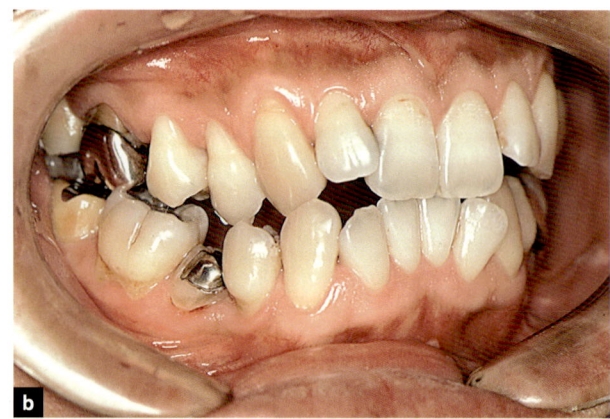

図19a, b 本症例はTMDの症状を訴えて来院．側方滑走運動の状態をみると，大臼歯がガイド歯になっている．この咬合様式では，下顎運動のテコの原理からみると力点（筋肉）は変わらないが，ガイドになっている大臼歯が支点となり，顎関節のところが作用点になる．正常なテコの原理と逆である．顎関節に近い大臼歯が支点になれば，歯・補綴物・支持組織にダメージがでやすい．また，作用点となる顎関節部では顆頭が大きく動きすぎ，問題がでやすい．また，筋活動の面からもリスクはある．この環境を改善しないまま，臼歯欠損補綴を施すと，その予後は機能的問題を起こしやすい．

2 「欠損補綴」の設計

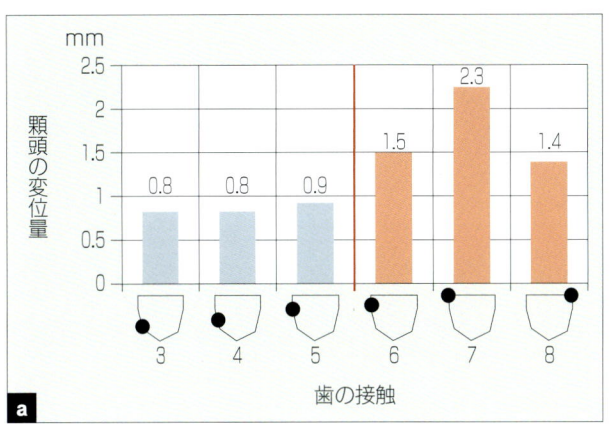

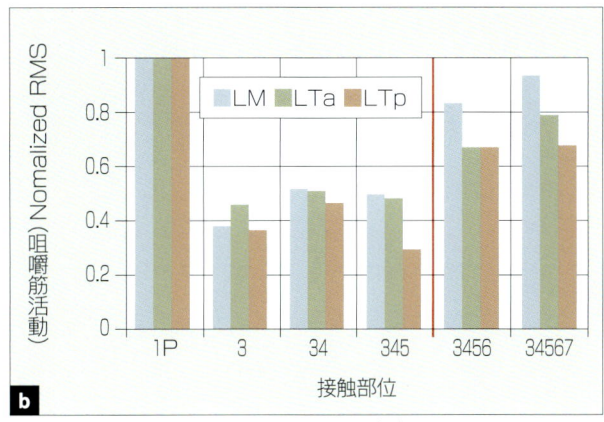

図20a, b ガイド歯が小臼歯までだとテコの原理が逆にならず，顆頭の変位量が大きくならない．しかし，大臼歯がガイドになってくると，変位量が大きくなり（**a**の赤線より右部分），また，側方クレンチング時の咀嚼筋の活動が大きくなり（**b**の赤線より右部分），顎口腔系に問題が起きやすい．作業側顆頭の変位量と咀嚼筋活動から検証すると，小臼歯と大臼歯の間（赤線部）でテコの原理が逆転してくるので，小臼歯までのグループファンクションならば容認できる．LM：左咬筋，LTa：左側頭筋前腹，LTp：左側頭筋後腹．
a ＊荒井良明，河野正司．ガイドの歯種の変化が側方位クレンチング時の顆頭に及ぼす影響．補綴誌 1997；41（3）：468-480．より引用・改変
b ＊荒井良明，河野正司．咀嚼機能と咬合　6．歯のガイドと顎機能．補綴臨床 1999；32（6）：694-704．より引用・改変

犬歯欠損

図21 動的咬合安定を図るための重要事項である臼歯部離開咬合を確立するうえで，犬歯はもっとも重要な歯と考える．この犬歯を喪失したとき，ブリッジで機能回復しようとすると，犬歯部のポンティックは歯列弓から外側に位置するため，とくに上顎ではそこに力が加わるとテコの力がはたらく．このテコの力に抵抗するために，どこまで支台歯を増やすか考えることが重要である．
＊ Shillingburg H. Fundamentals of fixed prosthodontics 2nd edition. Chicago：Quintessence publishing, 1978.

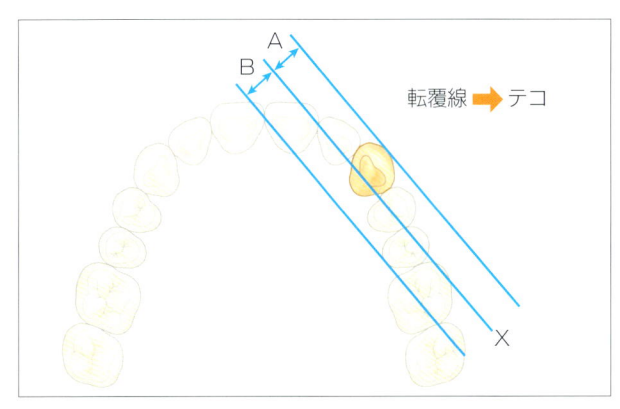

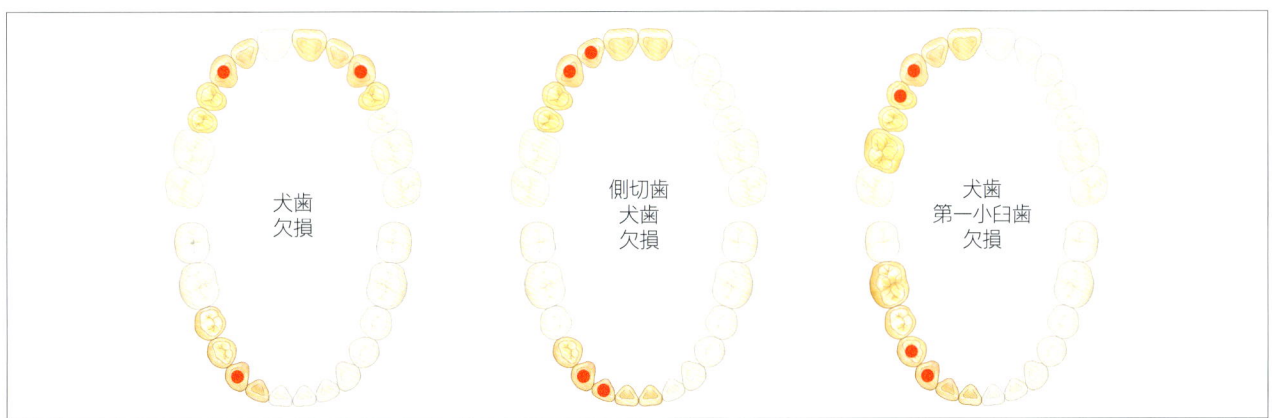

図22 黄色は必要な支台歯，丸印つきはポンティック．犬歯を含む連続欠損のブリッジはどうしても多くの支台歯を必要とする．この判断をまちがえると，欠損歯列は早期に拡大していく可能性が高い．なお犬歯を含む3歯連続欠損は，通常ブリッジの非適応症となる．犬歯1歯欠損から，犬歯を含む連続欠損，中間支台歯が存在する複雑欠損では，咬合安定と構造力学的安定の観点からインプラント補綴が有利になるケースが多い．

している犬歯の欠損補綴は，1歯ポンティックでも，支台歯に加わる力はテコの作用としてはたらく（**図21**）．そのため，犬歯を含む連続欠損をブリッジで補綴する場合は，2歯までにするべきと考える．そしてブリッジの場合，多数の支台歯が必要となり，補綴治療再介入時のリスクは大きい（**図22**）．

CHAPTER 2

「欠損歯列」の病態と予後の診断

section I　レベル・パターン・スピードからみた病態診断

I クラウンブリッジ・インプラントのための病態の診断

武田孝之(東京都・武田歯科医院)

はじめに

「欠損歯列」を考える場合，多くの術者は治療時における欠損歯列の重症度を断片的に捉えて治療方針を考えてしまう．しかし，慢性疾患型の病態を示し，加齢による影響を受ける欠損歯列は，適切な補綴処置がなされたとしても生涯にわたって欠損が拡大しない保証はまったくなく，反対に徐々に欠損が拡大する可能性があることを認識しておかなければならない．

それゆえ，まずは診断時の「病態」の「レベル」を把握して，どのように変化していくか予測を立てる(パターン・スピード)．そして，できるならば欠損の拡大傾向を任意に誘導し，変化もしくは問題が発生した場合の対応策まで考慮して治療方針を立てていきたい[1]．

本稿では，インプラントを含めた固定性補綴を前提とし，欠損補綴を行う前の欠損歯列を把握する考え方を述べる．

第三の崩壊原因としての「力」の把握

補綴治療の目的は，適正な下顎位・咬頭嵌合位の獲得・安定である．しかし，長期にわたって適正な下顎位を維持することが困難な条件を有している患者・欠損歯列があることを認識しなければならない．

Longevity(長期性)のためには，う蝕・歯周病の2大感染症に対する炎症のコントロールと力のコントロールが重要である．そういわれて久しく時間が経つが，病因論的には力は増悪因子として捉えられてきた．しかし，近年，長期観察例を基に歯・組織の崩壊原因として，「力」，とくに「過大な力」をう蝕・歯周病についで第三の原因として認識すべきではないかと考えられつつある[2,3]．

欠損補綴としての力のコントロール

「欠損補綴」として考える場合，力のコントロールは「咬合の安定」と「構造力学的安定」による．「咬合の安定」は適正な咬頭嵌合位の確立が必要であるが，それには「構造力学的安定」が条件となり，この2つは相互に絡み合っている．

欠損歯列としての力のコントロール

一方，「欠損歯列」として力を考えると，「力をかける側」と「力を支持する側」の2つの視点に立ってみなければならない．

「力を支持する側」の主な因子として咬合支持のレベルが挙げられるが，さらに病態を把握するために，以下の3つの条件を把握する必要がある．

①レベル：咬合支持の悪化度(欠損歯列の分類：宮地の咬合三角，Eichnerの分類など)

②パターン：上下顎で力のバランスを考え，さらに，欠損がどのように拡大するのかを予測し，「補綴的終末像」に陥らないようにする．「補綴的終末像」とは，前後的・左右的すれ違い咬合，上顎無歯顎，下顎無歯顎のことである．

③スピード：時間軸によるリスクの把握．急速に崩壊に向かっているか，穏やかな欠損拡大かによってリスクの大きさが異なる(咬合支持数の変化スピード)．

さらに，「力をかける側」として以下の要素がある[4]．

①咬合的要素：下顎位，早期接触(CO-CR，偏心運動時)，上下顎のアーチの不調和

②習癖的要素：ブラキシズム(grinding, clenching)，上下顎歯牙接触癖，偏咀嚼(習慣性咀嚼側)，強大な力

「力のコントロール」というと簡単に思えるが，実際には力の影響を把握するためには上記の各要素を分析した

I クラウンブリッジ・インプラントのための病態の診断

宮地の咬合三角と欠損のレベル・スピード

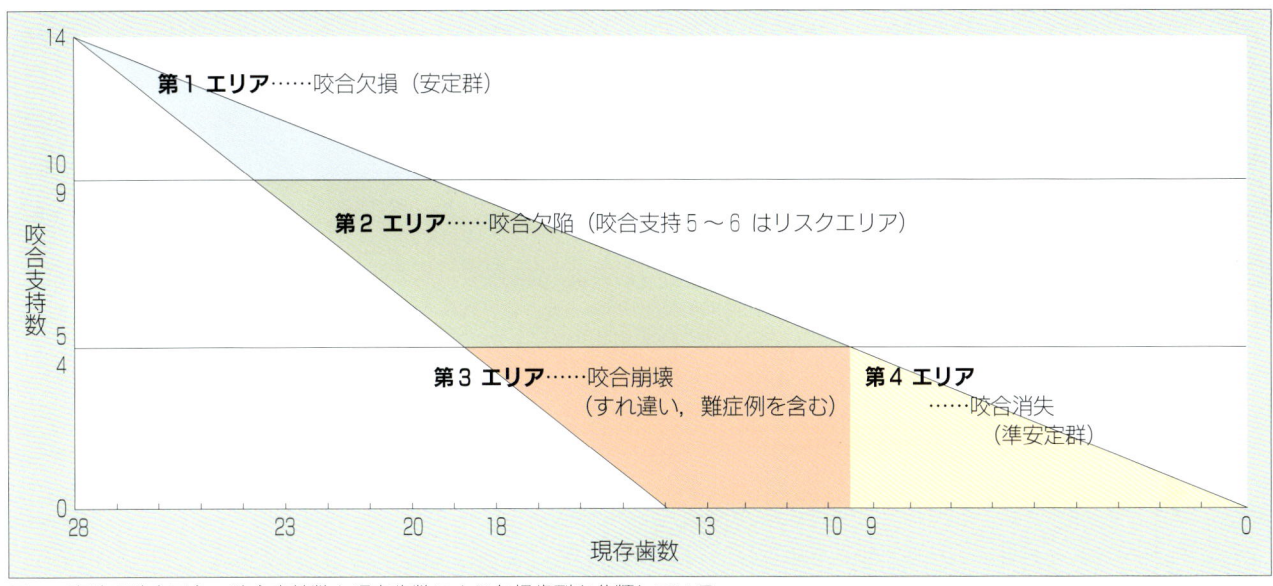

図1 宮地の咬合三角．咬合支持数と現存歯数により欠損歯列を分類している．

うえで，できることを行わねばならない．臨床の現場では炎症のコントロールよりも難しい．

病態レベルとしての咬合支持の悪化度と，インプラント適用の影響

ここでは「宮地の咬合三角」[5]を欠損歯列のレベルの分類として使用し，病態レベルについて述べる（**図1**）．宮地の咬合三角は，従来法を主体とした長期観察結果をもとに，1歯欠損から1歯残存まで欠損歯列を4つのグループに大別している．各レベルにおける欠損歯列の特徴をおおまかに把握するのにすぐれた分類法である．

以下，筆者の医院におけるインプラント適用症例の観察結果を宮地の咬合三角に当てはめて，従来法において欠損歯列の有している傾向が，インプラント補綴によってどの程度影響を受けるのかについて考察する（**表1**）．

第1（咬合欠損）エリア（咬合支持数13～10）

天然歯で咬合支持が安定している「咬合欠損」グループの特徴は，たとえ補綴介入をしなくとも歯をつぎつぎと喪失するリスクがきわめて小さいことにある．それゆえ，介入リスクの小さい欠損補綴法を選択すべきである．

このレベルに対してインプラント補綴を行った10年以上の経過観察結果において，インプラントの経過は非常

表1 咬合支持レベル別に観察したインプラント補綴後の経過．補綴後10年以上経過した症例を対象として，咬合支持レベル別にインプラントの累積的生存率と10年単位の残存歯の抜歯数を観察した結果（2005年，武田歯科医院）．

	累積的生存率	残存歯の抜歯数 （10年あたりの平均抜歯数/case）
Total（n：305）	93.8%	0.5
第1（咬合欠損）エリア（咬合支持数13～10）	95.3%	0.08
第2（咬合欠陥）エリア（咬合支持数9～5）	93.6%	0.8
第3（咬合崩壊）エリア（咬合支持数≦4）	92.1%	0.9
第4（咬合消失）エリア（咬合支持数≦4）	93.4%	0.4

CHAPTER 2　「欠損歯列」の病態と予後の診断　**071**

section I　レベル・パターン・スピードからみた病態診断

第1（咬合欠損）エリアの症例

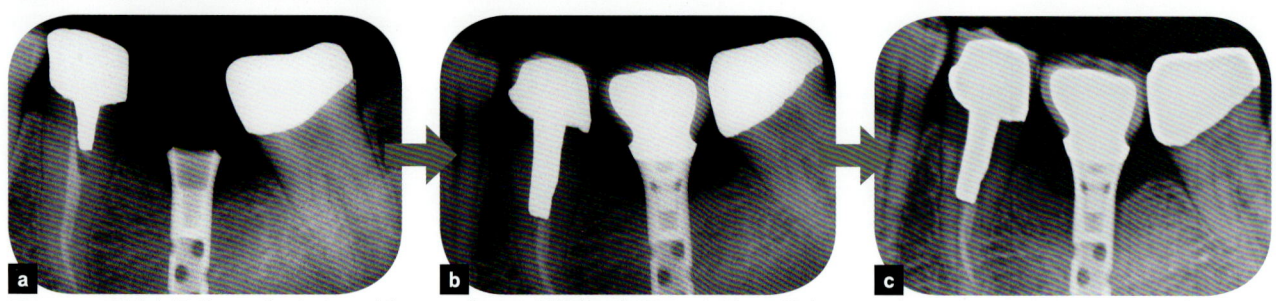

図2a〜c　咬合欠損グループにおける一例．インプラント補綴後15年経過したが，天然歯，インプラントともに治療を必要とせずに安定している．**a**：初診時（1992年10月）．**b**：8年後（2000年9月）．**c**：15年後（2007年4月）．

に安定しており（累積生存率95.3％），残存歯の抜歯もほとんどない（0.08歯）．従来法では10年単位の抜歯数は0.8歯であり，インプラント補綴の二次予防効果は著しい（**図2a〜c**）．

1歯欠損症例におけるブリッジの支台歯とインプラント補綴の隣在歯の経過を観察した報告によると[6]，ブリッジの支台歯抜去は11.7％（9/77症例），7.2％（12/166歯）に対して，インプラント隣在歯抜去は3.9％（2/51症例），2.0％（2/102歯）と，ブリッジのほうが数倍リスクが高い．

ブリッジでは支台歯が負担を背負い，インプラントでは隣在歯の負担を軽減するというまったく正反対な補綴法であるために，上記の結果は至極当然といえる．しかし，インプラントでは支持組織となる骨，そして対合歯の条件を考慮しなればならない．

第2（咬合欠陥）エリア（咬合支持数9〜5）

このエリアは，咬合支持の悪化が顕著になりつつあり，的確な対応ができないと，さらなる崩壊を起こしていくリスクの高い症例群である．

多くは長い遊離端欠損を有しており，かつ，そこに噛みこむ歯が多数あるために，従来の義歯では回転沈下を抑制しづらく，顎堤吸収や残存歯の抜歯につながってしまうことも多い．また，患者自身はそれほど厳しい条件に入ってきていると実感をともなわないために，治療のゴールを共有しにくいという難しさも有している．

インプラントの生存率は，「第1（咬合欠損）エリア」に比較するとやや低くなり（93.6％），残存歯の抜歯数も一挙に多くなる（0.8歯）．従来法では，咬合支持数9〜7においては抜歯数が1.3歯，咬合支持数6〜4では3.4歯となる．補綴時にインプラントを適用する場合には，義歯では保存する歯も抜歯する場合もあるので，二次予防効果という点ではややインプラント補綴が優位といえる（**図3，4**）．

遊離端欠損症例でインプラントと義歯を観察して比較した報告（森野ら，2006）では，インプラントの対合歯で抜歯に至った歯は2.65％（10/378），インプラント隣接歯で抜歯に至った歯は3.76％（5/133）であったが，義歯の隣接歯で抜歯に至った歯は26.0％（38/133）であり，義歯の鉤歯となりやすい隣接歯の喪失率は明らかに高い[7]．

義歯とインプラントでは経過中にいわゆるツケの回りどころが異なる．それゆえ，一概にインプラント補綴がすべてよいとはいえないが，対合歯に配慮していくことができれば長期安定を望める可能性は高い．

第3（咬合崩壊）エリア（咬合支持数4以下で残存歯数10以上）

筆者は，左右的・前後的すれ違い咬合，上顎無歯顎，下顎無歯顎の4つを補綴的「終末像」と考えているが，その一歩手前も同様の症状を呈する．それゆえ，このエリアは従来の補綴法にとってはきわめて難症例となる（**図5a〜c**）．

第3エリアでは，インプラント適用症例においても生存率はさらに低くなり（92.1％），残存歯の抜歯数も多くなる（0.9歯）．インプラント適用に際しては，十分な骨量

I クラウンブリッジ・インプラントのための病態の診断

第2(咬合欠陥)エリアの症例

比較的安定度が高い症例

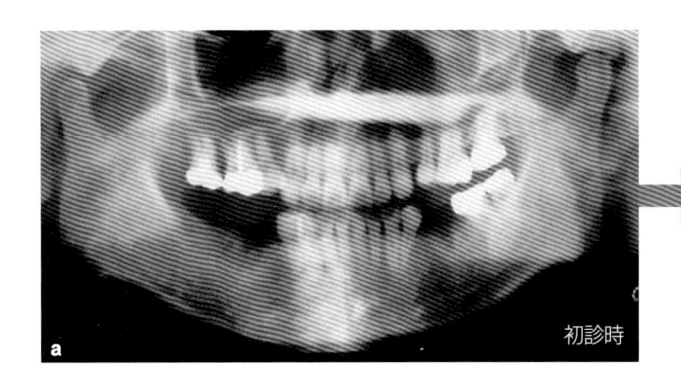

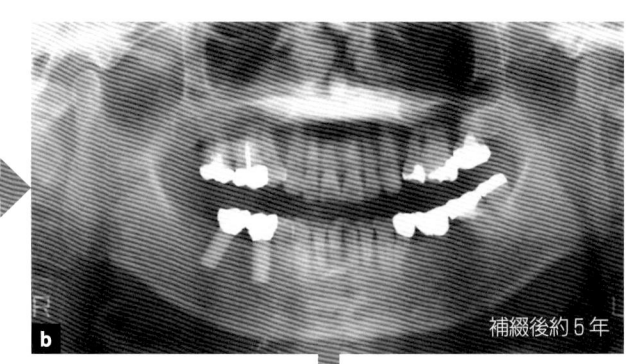

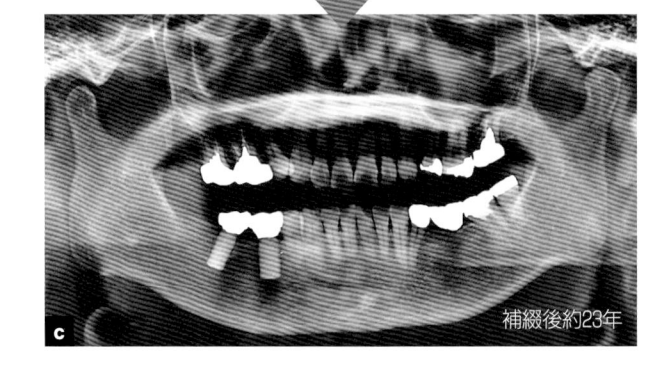

図3 a〜c 咬合支持数8と比較的安定度の高い「第2(咬合欠陥)エリア」の一例．インプラント補綴後約22年が経過したが，この間，残存歯，インプラントともに再治療を必要としなかった．**a**：初診時(1985年4月)．**b**：補綴後約5年(1990年8月)．**c**：補綴後約23年(2008年6月)．

比較的安定度が低い症例

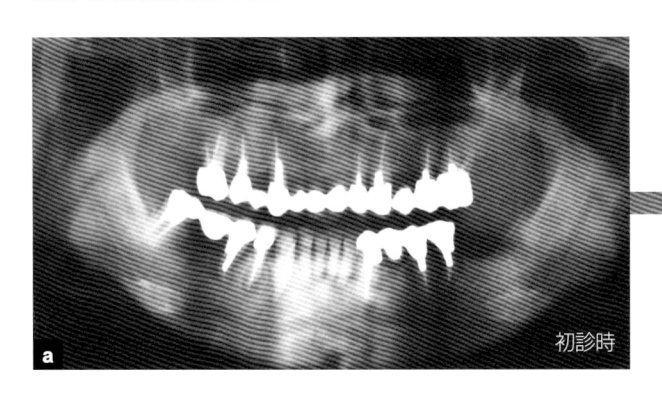

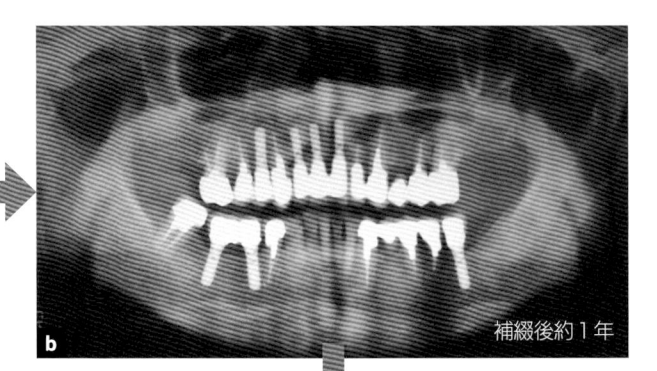

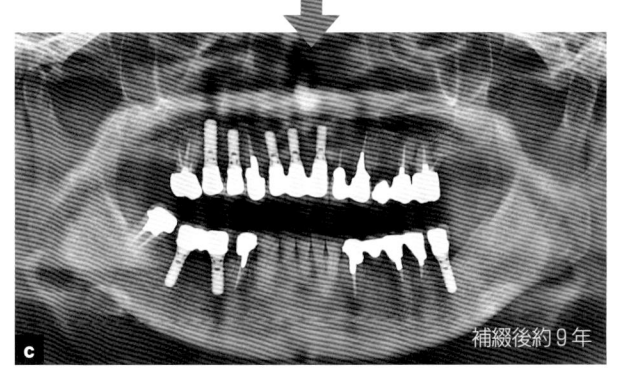

図4 a〜c 咬合支持数5と比較的安定度が低い「第2(咬合欠陥)エリア」の一例．同じ「咬合欠陥エリア」でも咬合支持数が6以下で残存歯数が多いとリスクは高まる．**a**：初診時(1999年10月)．**b**：補綴後約1年(2000年10月)．**c**：補綴後約9年(2008年6月)．

section I　レベル・パターン・スピードからみた病態診断

第3（咬合崩壊）エリアの症例

咬合崩壊症例に義歯を装着し，短期間で著しい変化を来たした症例

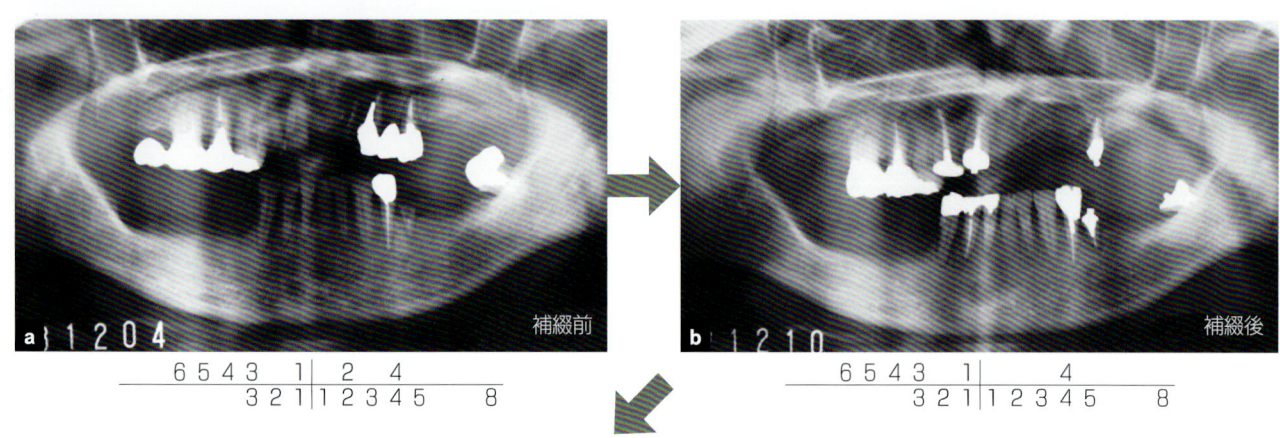

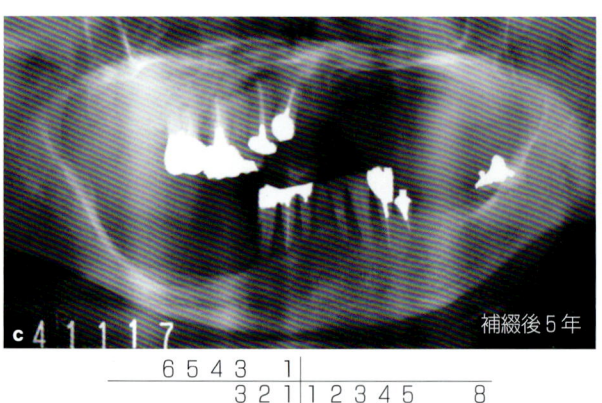

図5a～c　第3（咬合崩壊）エリアの症例に義歯を装着し，短期間で著しい変化を来たした一例（東京歯科大学水道橋病院・関根秀志先生のご厚意による）．a：補綴前（1998年12月）．咬合支持数4．b：補綴後（1999年12月）．c：補綴後5年（2004年11月）．5年で顎堤吸収が顕著に起こり，咬合平面も大きく変わってしまった．

がある場合にはインプラントによって欠損歯列の難易度，とくに咬合支持と受圧条件を改善することが可能となるが，歯を喪失してきた原因はそのまま残る（図6a～f）．多くの症例で力の要素が大きく影響しているために，いかに力学的安定を保つかが口腔内全体の長期性にとって鍵となる．

このエリアでは，歯を喪失してきた原因をよく吟味して，それを治療方針に反映させることが非常に重要である．また，治療計画作成段階において，残存歯の保存，抜歯の基準，インプラントの数・配置などに十分配慮した全顎的な対応が必要となる．実際の臨床では，患者の希望，もしくは，優先順位を尊重しつつ，経済性をも考慮して計画を立てなければならない難点を有するため，

実際にはインプラントが第一選択とはなりにくい．

第4（咬合消失）エリア（咬合支持数4以下で，残存歯数10以下）

このエリアの症例の特徴は，咬合支持数も少なくなるが，同時に残存歯数も少ないために，一般的には上下顎の力学的不均衡の度合いがやや緩和されることにある．しかし，骨量においては吸収傾向の強い症例が多くなり，とくに上顎においてはインプラントの適用が難しい症例がきわめて多くなる．上下顎の力学的バランスを考慮したインプラントの使用法が望まれる（図7a～d）．

インプラントの生存率もやや落ちるが（93.4％），抜歯数もやや少ない（0.4歯）．

I クラウンブリッジ・インプラントのための病態の診断

インプラントを適用して固定性補綴を行った咬合崩壊症例

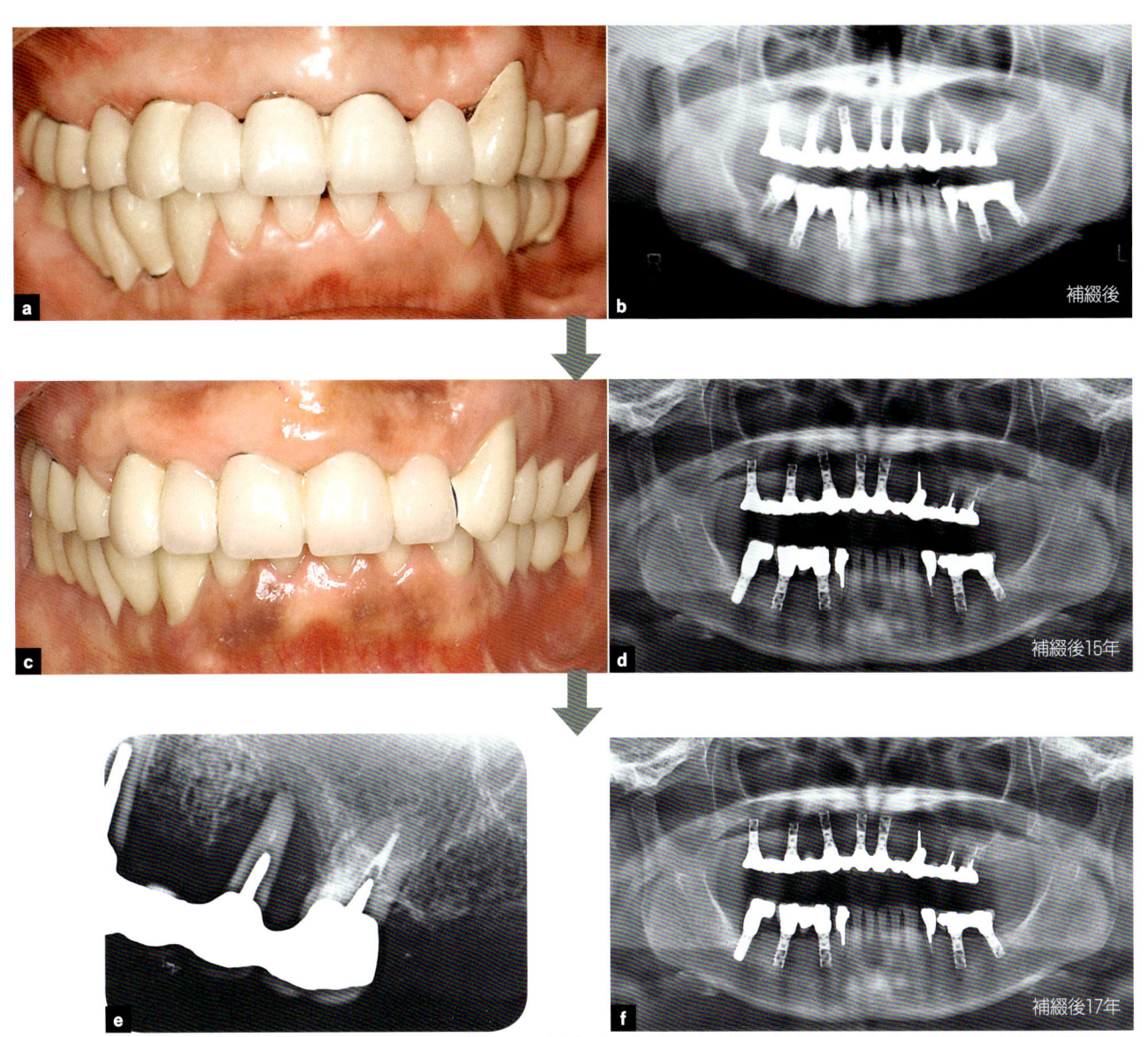

図6 a〜f　第3（咬合崩壊）エリアの症例にインプラントを適用し，固定性補綴を行った一例．インプラントにより強固な咬合支持を獲得し，咬頭嵌合位の安定を図った．**a, b**：補綴後（1992年10月）．**c, d**：約15年後（2007年3月），大きな変化はなかった．**e, f**：17年後，インプラントと対向する天然歯に歯根破折が起こり，1歯抜歯となった．

インプラント適用による欠損拡大の抑制効果

　以上のように，インプラントを適用した場合の症例の経過を咬合三角に当てはめた結果，病態レベルによって差は異なるものの，従来法に比較して欠損拡大に対する抑制効果があることが理解できる[8]．とくに，**欠損の始まりであり咬合支持が十分にある第1（咬合欠損）エリアにおいてはインプラント適用自体のリスクも小さい場合**が多く，積極的に適用を推奨できる．

　一方，一般的に多数歯欠損症例と捉えられている第2（咬合欠陥）エリアにおいては，抑制効果はあるものの，崩壊原因を把握してリスクを考慮して慎重に適用を考えるべきである．さらに，咬合崩壊の進行にともなって残存歯の状態も安定度が低くなりやすく，かつ，インプラント適用に対しては骨量不足に陥りやすくなり，総合的にリスクが高まるために，患者と治療ゴールをよく相談して補綴法を選択しなければならない．

CHAPTER 2　「欠損歯列」の病態と予後の診断　075

section I　レベル・パターン・スピードからみた病態診断

第4（咬合消失）エリアの症例

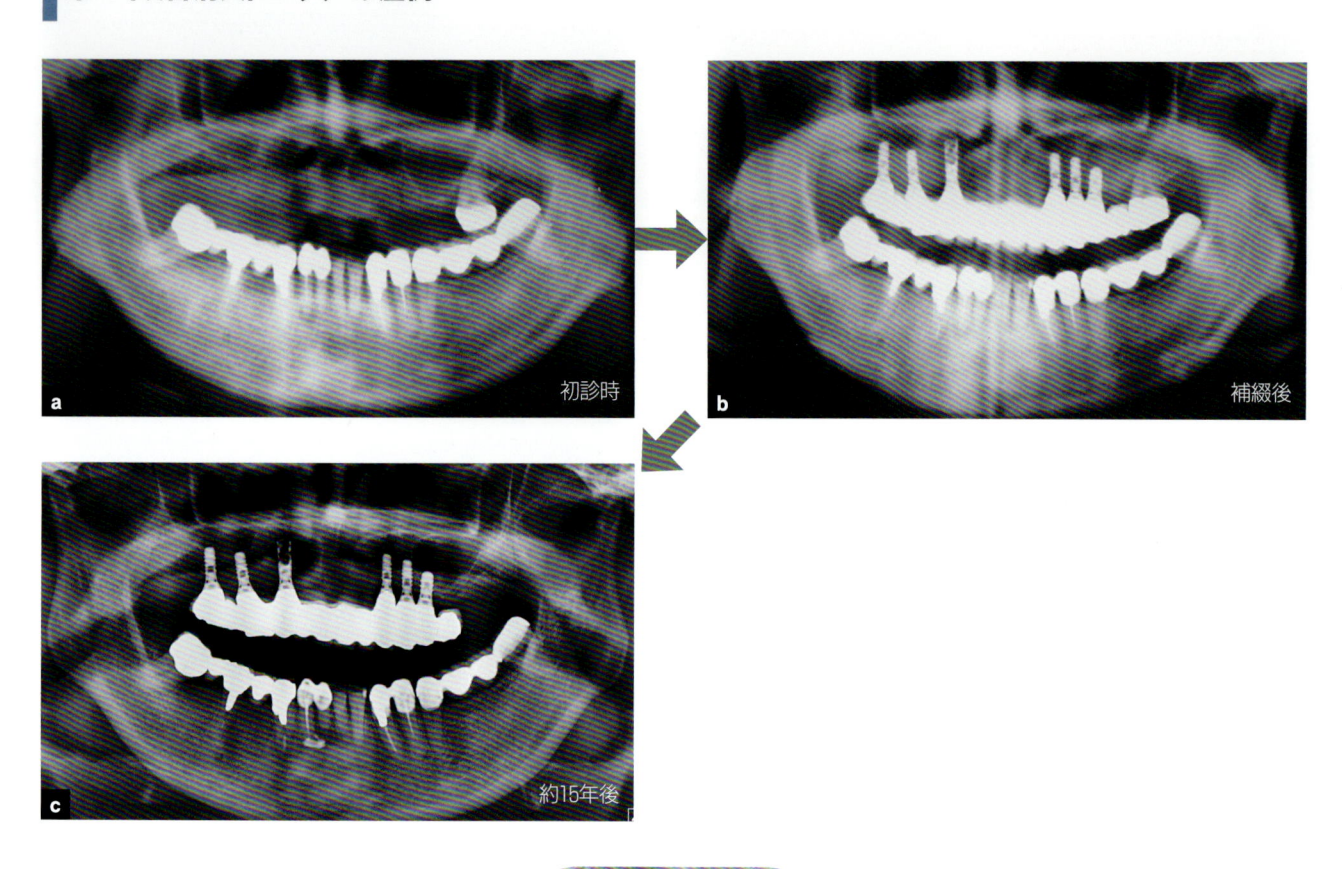

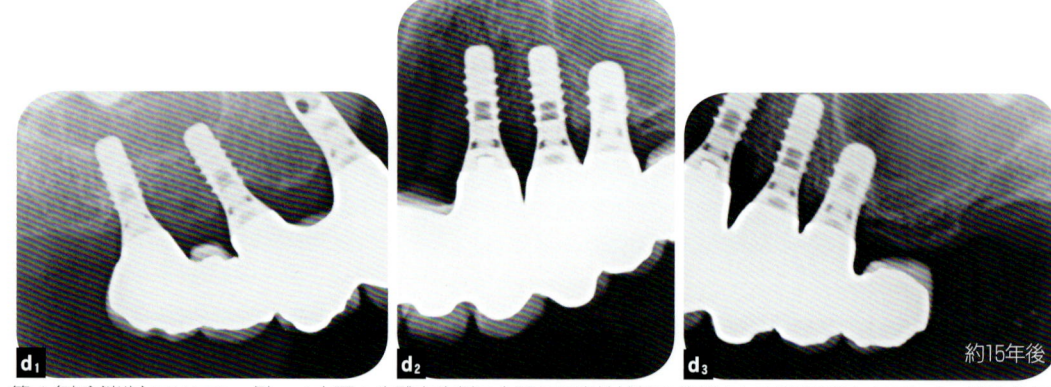

図7 a～d　第4（咬合消失）エリアの一例．**a**：上顎1歯残存症例で上顎の固定性補綴を依頼され来院（1992年5月）．**b**：補綴後（1992年10月），左側最後臼歯と連結は行っていない．**c, d**：約15年後（2008年2月）．10年後に左側最後臼歯は抜歯となったが，インプラント補綴は安定している．

インプラントの補綴的意義

　インプラントを適用できるようになって欠損補綴は大きく変わった．可撤性補綴しか選択できなかった症例がインプラントによって固定性補綴が可能となることによってQOLが大きく改善され，心理的にも影響を与えるなどの効果が確認されており，患者にとっては大きな福音となっている．

　一方，欠損歯列としてインプラントを考えると，天然歯と同じではないものの天然歯に近似した強固な咬合支持を獲得し，擬似的に咬合支持のレベルを改善できるようになった．いいかえれば，欠損歯列として難易度を改

076　CHAPTER 2　「欠損歯列」の病態と予後の診断

構造力学的条件

表2 ブリッジを用いて固定性補綴を行う際に考慮すべき要素．

1歯単位	①支台歯としての支持条件：動揺度，骨支持レベル，歯髄の有無，歯質など ②支台歯としての構造力学：マテリアルスペース，支台築造など
ブリッジ単位	①支台歯数 ②ポンティック数 ③欠損様式：中間欠損，複雑欠損（支台歯の両側に欠損がある） ④欠損部位：直線的欠損（主に臼歯部欠損）かアーチ状欠損（前歯，犬歯などを含む欠損） ⑤ブリッジとしての構造力学：フレームの断面状態，強度 ⑥支台歯の配置，咬合接触部など

善できる可能性を有している．

　インプラントは歯根膜の欠落により，力によるツケの回りどころが従来法と異なる場合もあるために，欠損補綴としては細かな注意点はある．歯根膜支持と粘膜支持とインプラントの骨支持で支持量の差を比較すると，明らかに歯根膜支持と骨支持の差が小さく近似している．

　インプラントにより力を支持する条件を大きく変えられるが，力をかける側の因子にとってはかえって大きな力を発揮しやすくなることも事実であり，症例によっては両刃の剣であることを認識して適用すべきである．

クラウン・ブリッジが適用可能な病態レベルと構造力学的条件

　残存歯を支台装置として利用する固定性補綴，すなわち，クラウン・ブリッジを適用できる症例群は，基本的に残存歯数・咬合支持数ともに多い．

　宮地の咬合三角の第2エリアは，咬合支持数が6以下で残存歯数が多くリスクが高いグループと，咬合支持数が比較的保存されているリスクの低いグループに分けられる．**ブリッジで対応できる症例は咬合三角第1エリア，もしくは第2エリアのリスクが低い症例が対象となる**ために，病態レベルとしては一般的に長期安定が基本的に望める．

　第1・第2エリアは，さらなる歯の喪失のリスクが低いため，欠損補綴後の長期安定には，ブリッジを製作するうえでの支持条件と「構造力学的条件」が予後に大きく影響を与える．

　ブリッジを用いて固定性補綴を行う際には**表2**に挙げたような要素を吟味し，構造力学的な安定度を考慮して適用の是非を決定すべきである．

欠損拡大のスピード

　「欠損歯列」の病態の把握には時間軸が重要となる．初診時に同じ欠損であっても，患者の年齢によって，また，欠損が拡大してきた時間によって，欠損補綴後の崩壊リスクは大きく異なる．それゆえ，的確ではなくとも問診によって欠損の履歴について情報を収集しなければならない．できるならば，う蝕・歯周病・歯根破折などのおおまかな抜歯理由についても問診を行い，時間軸と欠損の原因を併せて考える習慣をつけることが必要である．

　急速に咬合崩壊をきたした場合は，補綴後も大きなリスクを背負っていることを患者・術者ともに認識しなければならない．欠損拡大スピードの座標軸としては，平均的な欠損歯数もしくは咬合支持数の変化をみるとよいが，病態レベルを咬合支持レベルとしていること，さらに，欠損歯数と比較して咬合支持数の感度が高いことから，咬合支持数の変化を時間軸と併せてみることを推奨する．

section I　レベル・パターン・スピードからみた病態診断

具体的には「歯の生涯図」(**図8**，詳細は50ページ**図8**参照)[5]が非常に参考となる．平均的変化スピードよりも穏やかな崩壊スピードであれば補綴介入を急ぐ必要度は下がり，反対に急速に欠損が拡大してきた場合には積極的な補綴介入の必要性が高まる．よくオーバートリートメントかどうかという論議を聞くが，崩壊が急速拡大している症例においては，歯の切削，支台歯の増員，リスクの高い歯の抜歯，インプラントの配置など，通常の欠損補綴時の枠組みを超えてできる対応を総動員して行うべきである．

欠損拡大の「パターン」

従来法における補綴的「終末像」は，前後的・左右的すれ違い咬合，上顎無歯顎，下顎無歯顎に代表される(**図9 a〜d**)．これらの終末像の発現頻度は，欠損歯列全体からみるときわめて少なく，おおむね5％以下である．しかし補綴的終末像の発現は，さまざまな補綴的配慮を行っても長期的に安定をさせることが困難であり，対応をつねに必要とするために，臨床実感としてはもっと多く感じてしまう．

欠損拡大のスピード

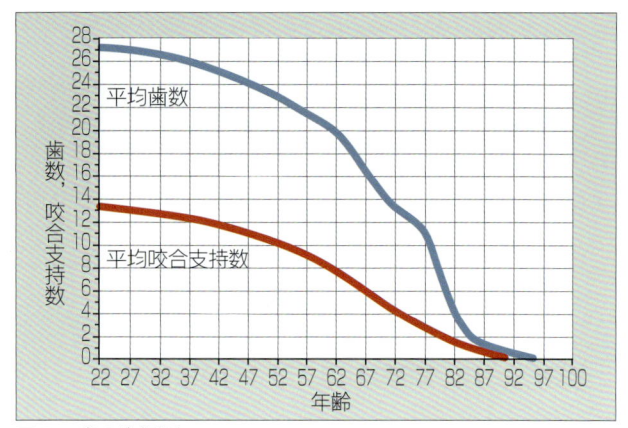

図8　歯の生涯図．

補綴治療の目的の1つは，可及的に補綴的終末像に近づけないように欠損拡大の「パターン」を人為的に誘導することである．そのためには，欠損がどのように上下顎において拡大するかを把握しておかなければならない．

宮地は Cummer の分類を使用して上下顎における欠損拡大のパターンを観察し，興味ある知見を報告している[9](**図10**，詳細は103ページ**図3**，106ページ**図4**参照)．

欠損拡大パターン

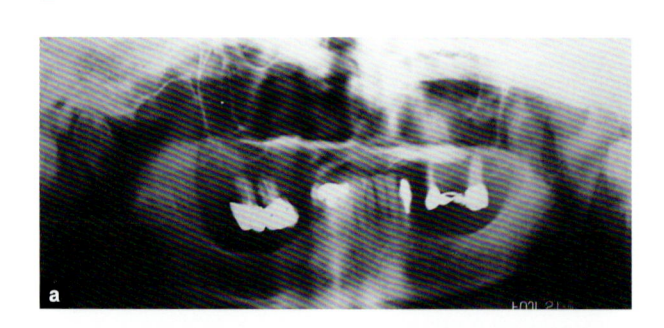

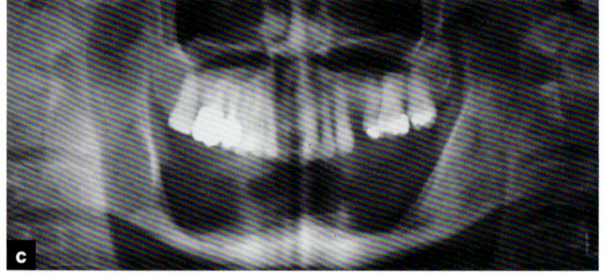

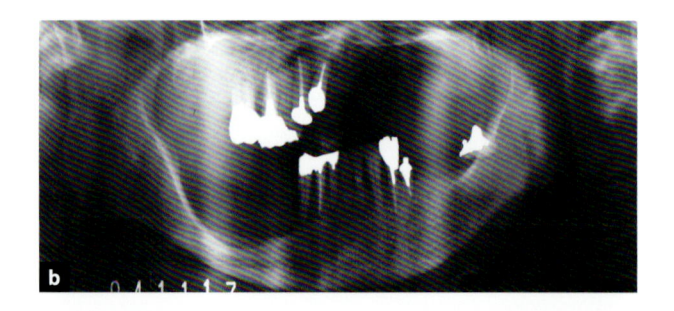

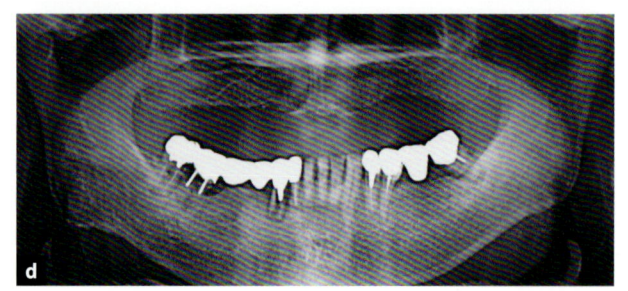

図9 a〜d　補綴的終末像．**a**：前後的すれ違い咬合．**b**：左右的すれ違い咬合．**c**：下顎無歯顎．**d**：上顎無歯顎．

①上顎無歯顎（Cummer の分類 No.8）は，下顎無歯顎（同 No.57）に比較して，約6倍発現頻度が高かった．
②歯数が半減したあたりから圧倒的に上顎の欠損が拡大する傾向にある．
③上顎の欠損が拡大する傾向は，初期段階からみられる．

　歯の平均的寿命から考えると，欠損の始まりは上下顎を問わず大臼歯から始まり，歯周病では第二大臼歯，う蝕では第一大臼歯を最初に喪失する可能性がきわめて高い．しかし，1歯単位ではなく，臼歯群・前歯群というレベル（Cummer の分類に当てはめた見方）での欠損拡大傾向においては，上顎の欠損が先行する傾向が高い．

　さらに，力学的視点から上下顎の違いを考えると，以下のようなことがいえる．
①下顎は主に歯軸方向に力がかかり，上顎は外側方に開かれ，側方力がかかる．
②下顎はハンマーのように力をかけ，上顎は力を受け止める受け皿である．
③皮質骨の構成要素として，下顎は緻密骨中心であり，上顎はほとんど緻密骨がない．

　欠損の拡大パターンと上下顎の力学的特徴から考える

欠損拡大のパターン

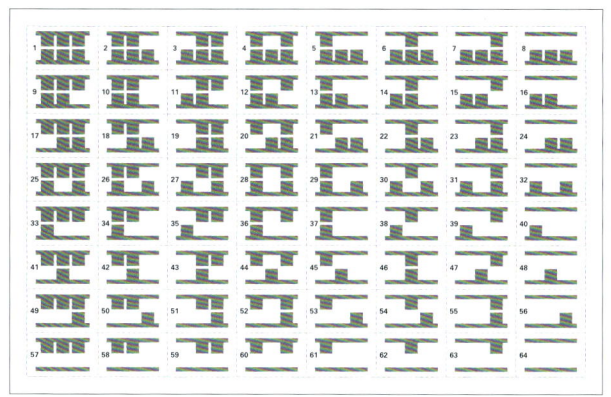

図10 Cummer の分類．

と，欠損補綴は支持条件の悪い上顎を優先すべきであることがわかる．それゆえインプラントを適用する際にも，下顎を中心にした設計ではなく，上下顎で力学的にバランスのとれる設計，もしくは，下顎に負けないように上顎の支持条件を整えることが肝要となる[10]．

summary　インプラントで欠損の拡大をとめるには
　インプラントを適用する際にも，下顎を中心にした設計ではなく，上下顎で力学的にバランスのとれる設計，もしくは，下顎に負けないように上顎の支持条件を整えることが肝要．

参考文献
1. 宮地建夫．欠損歯列への臨床的取り組み．補綴誌 2005；49(2)：199-210．
2. 鈴木尚．欠損補綴の抱えるリスクファクター．補綴誌 2007；51(2)：190-200．
3. 鈴木尚．力の要因としての「咬合」．補綴臨床 2009；42(1)：77-93．
4. 武田孝之，林楊春．インプラントの咬合とは．インプラントジャーナル 2008；36：7-27．
5. 宮地建夫．欠損歯列のレベルとリスク．補綴臨床 2004；37(5)：481-509．
6. 清木祐介，他．インプラント部が残存歯に与える影響 第3報 中間欠損部に埋入したインプラントの隣在歯とブリッジ支台歯の予後について（5年経過症例）．In：第37回日本口腔インプラント学会学術大会 抄録集，2007：341．
7. 森野茂，他．インプラントが残存歯に与える影響 第2報 遊離端欠損部隣接歯，対合歯に関する臨床的検討．In：日本口腔インプラント学会 第23回九州支部学術大会抄録集，2006：51．
8. 林康博，栃原秀紀，河野生司，藤関雅嗣．残存歯，残存歯列を守るためのインプラント．歯界展望 2008；112(5)：799-830．
9. 宮地建夫．上下顎の喪失歯数のバランスについて．歯科学報 2006；106(1)：1-4．
10. 武田孝之．力のバランスに配慮したインプラントによる欠損補綴．補綴臨床 2009；42(1)：7-19．

section 1 | レベル・パターン・スピードからみた病態診断

2 パーシャルデンチャーのための病態の診断

永田省藏(熊本県・永田歯科クリニック)

欠損歯列のレベル・パターン・スピード

欠損歯列のレベル

　欠損の進行というと，歯を失うことで徐々に残存歯が少なくなることを思い浮かべる．別の視点でいえば，噛み合わせと咬合接触が失われること，つまり上下の歯の咬合支持が失われることが欠損の進行の本態である．よって，「欠損歯列のレベル」は歯列の崩壊度を意味し，咬合支持の状況をみることによって欠損歯列のレベルを認識することができる．

欠損歯列のコース，スピード

　一方，欠損歯列がどのようなコースで進行するのか，そのルートの見極めも重要である．欠損歯列は一般的な術後経過ではどのような道筋を辿るのか？　そのコースが後の経過にどのように絡み，影響しながら欠損が進んでいくものなのか？　さらには，欠損の進行するスピードについて，どのくらいのスピードで欠損が進むのか，どのような症例群では穏やかな経過をたどり，また，どのような条件にある歯列が崩壊の坂を下るスピードが速いのか？　それは多くの症例の術後経過を長期に追跡することで明らかにされるものである．

欠損歯列の病態と抱えるリスク

生物学的要因と残存歯の病態

　術後経過に影響するファクターを分類するとすれば，「生物学的要因」と「力学的要因」に大別できる(表1)．歯列にかかわる生物学的要因として，う蝕，歯周病，咬合性外傷といったファクターが挙げられる．
　歯周疾患は，歯列の予後へのかかわりが大きく，術後の喪失原因ではこの歯周疾患での喪失が多い．診査・診断，治療そして術後のメインテナンスを通して管理していかなければ再発し，さらに進行すると歯を喪失する．診査結果で得た歯の支持組織量によって歯周疾患のレベルを知ることができる．また，歯周疾患に加担するような形で咬合性外傷は，歯列にかかわるリスクを増大させ，崩壊に繋がっていくプロセスがある．咬合性外傷は予後の良否にかかわるが，レベルの数値化は困難で，う蝕における歯冠崩壊の程度においても同様である．1歯ごとの生物学的診断に基づき治療は進められながら，予後を推測するうえでは基準化しにくい．発症部位もその進行度(疾患のスピード)も部位特異的に大きく異なる．

　このような生物学的なリスクは，患者の生活習慣や個体の感受性，あるいはパラファンクションなど，定量化し難い要素でもあり，症例によっては予後を左右してしまう要因であるが，患者個々のレベル評価が難しい．

欠損歯列の病態と抱えるリスク

表1　術後経過に影響する2つの要因．

生物学的要因	力学的要因
炎症による崩壊	力による崩壊
↓	↓
残存歯の病態 個体の感受性 部位特異性	咬合支持 対向関係 受圧，加圧
↓	↓
個別性，個体差	傾向性

080　CHAPTER 2　「欠損歯列」の病態と予後の診断

欠損歯列の病態と抱えるリスク

表2 咬合支持数と予後（宮地による）．

10以上	安全エリア
9〜7	リスクエリア （8以上：補綴対応に気をつければ，比較的安定した経過が期待される） （7：平均的な経過をとる）
6〜5	ハイリスクエリア（積極的な対応をとらないと経過不良になる）
4以下	ソフトエンドエリア（咬合が崩壊した歯列として対応する）

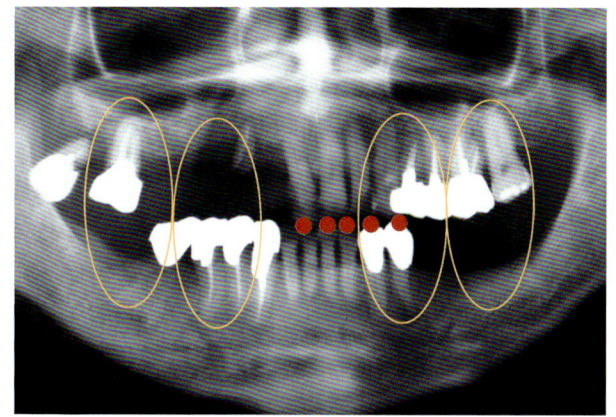

図1 咬合支持域（○部）と咬合支持数（●）．

力学的要因——Eichner分類・咬合支持数

前述したように，欠損歯列のレベルは顎位の崩壊度をみることによって認識することができるが，それには「咬合支持」の状況を調べる必要がある．

① Eichner分類

「Eichner分類」は，臼歯部の4支持域と前歯部の，5つのエリアに分けた咬合支持域（**図1**）の残存状態によって，顎位の崩壊のレベルをみるのに有効な分類として一般的である（127ページ目**図3**参照）．崩壊が進んだEichner分類B3やB4では，術後のリスクは高くなる傾向にある．また，咬合支持歯へのストレスの集中が認められるなか，後方の支持歯ほどリスクが高く，歯列最後方の咬合支持歯から喪失する傾向が明瞭に認められた．

② 咬合支持数

宮地は，力学的要因から術後経過を分析し，疫学的な見地から，「咬合支持数」（**図1**）と予後に関する見方を示している（**表2**）．一般に咬合支持数が減少するほど歯列のリスクは高くなり，術後においては経年的変化やトラブルとしてリスクが顕在化する頻度が高くなる．術後のデータから咬合支持数という定量化したファクターは，歯列の評価基準としての有効性が高く，欠損歯列の予後の推測の手立てとなることを宮地は示している．

力学的要因においても，咬合力の強さやパラファンクション，咀嚼癖など，個別的な事項も多いが，「咬合支持」については傾向性をみることができる．

欠損歯列のレベルと統計的調査

欠損歯列の術後経過について，宮地はEichner分類別の術後経過を示している．40〜50代の患者で10年以上経過の227名を対象とした．術後の喪失歯数は，Eichner分類A・B1・B2では平均1歯前後であるのに対し，B3・B4症例群における喪失歯数は平均3歯前後であった（**図2**）．また，当医院における累計においても同様な結果を得ている（**図3**）．

ここで，咬合支持のリスクを検討するために，Eichner分類と咬合支持数を重ねて，平均喪失歯数をみるとEichner分類A・B1に属する症例では，少数歯欠損が多く，

欠損歯列の病態と抱えるリスク

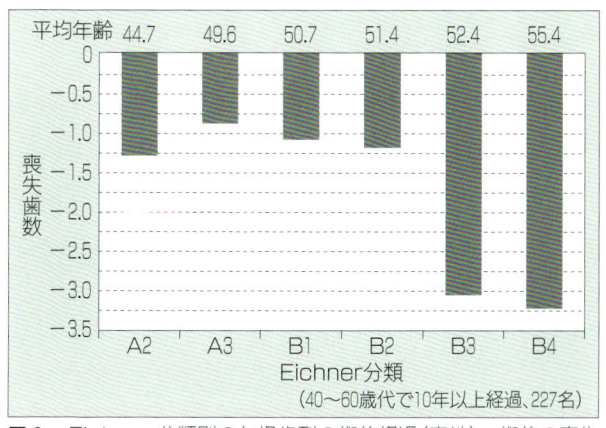

図2 Eichner分類別の欠損歯列の術後経過（宮地）．術後の喪失歯数はA，B1，B2においては平均1歯前後に対し，B3，B4症例群においては平均3歯前後であった．

section 1　レベル・パターン・スピードからみた病態診断

咬合支持数が10以上の例が多い．これらの症例群の術後における平均喪失歯数は10年に1歯以下となっている．

さらに，Eichner分類B2・B3に属する症例の咬合支持数は6～9程度のものが多くを占め，術後の喪失歯数は1歯かそれを超える程度となる．そして，臼歯最後方から喪失がはじまり，順次歯列後方の咬合支持が喪失していく例が多くみられる．

欠損歯列のエリアと「宮地の咬合三角」

「宮地の咬合三角」は，「欠損歯列」を咬合支持数と残存歯数から4つのエリア，
第1エリア：咬合欠損エリア
第2エリア：咬合欠陥エリア
第3エリア：咬合崩壊エリア
第4エリア：咬合消失エリア
に分け，それぞれのエリアごとには欠損歯列の特徴が認められる．

欠損歯列のレベルをみる

患者の希望や要求を考える前に，われわれが診療室で受けもつ欠損歯列が，連続的な一連の流れ(コース)のなかで，どのようなレベルにあるのか，意識して捉える必要がある．エリア分けから，歯列の特徴や内在するリスクの大きさを踏まえ，流れ(コース)を読むことが重要であろう(図4)．

欠損歯列の流れ(コース)を読む

咬合崩壊が進むにつれ，エリアごとに徐々に，歯列の良否が分かれてくる．咬合支持が先行して喪失する例では，いわゆる好ましくないコースを進み，咬合支持レベルが脆弱になるほどさらなる崩壊の転落に陥る例もある．一方，中間歯欠損が維持できず，遊離端欠損が生じながらも，その対合歯も喪失しても，悪玉の加圧因子が存在しない歯列では比較的安定した好ましいコースをとる欠損歯列が認められる(図5)．

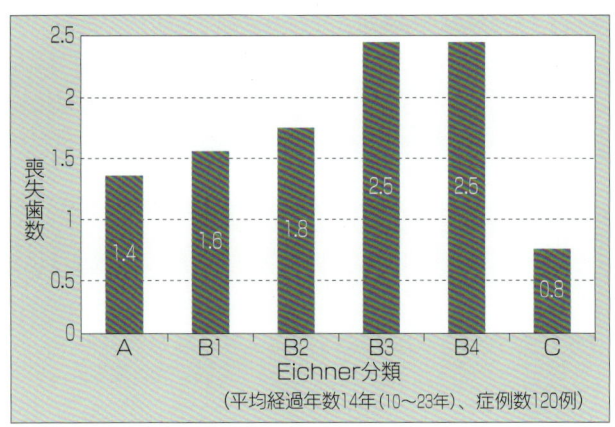

図3 Eichner分類別の欠損歯列の術後経過(永田)．当医院における累計においても宮地と同様な傾向を得た．
(Eichner分類別の喪失歯数：A=1.4, B1=1.6, B2=1.8, B3=2.5, B4=2.5, C=0.8．平均経過年数14年(10～23年)、症例数120例)

欠損歯列のエリアと宮地の咬合三角

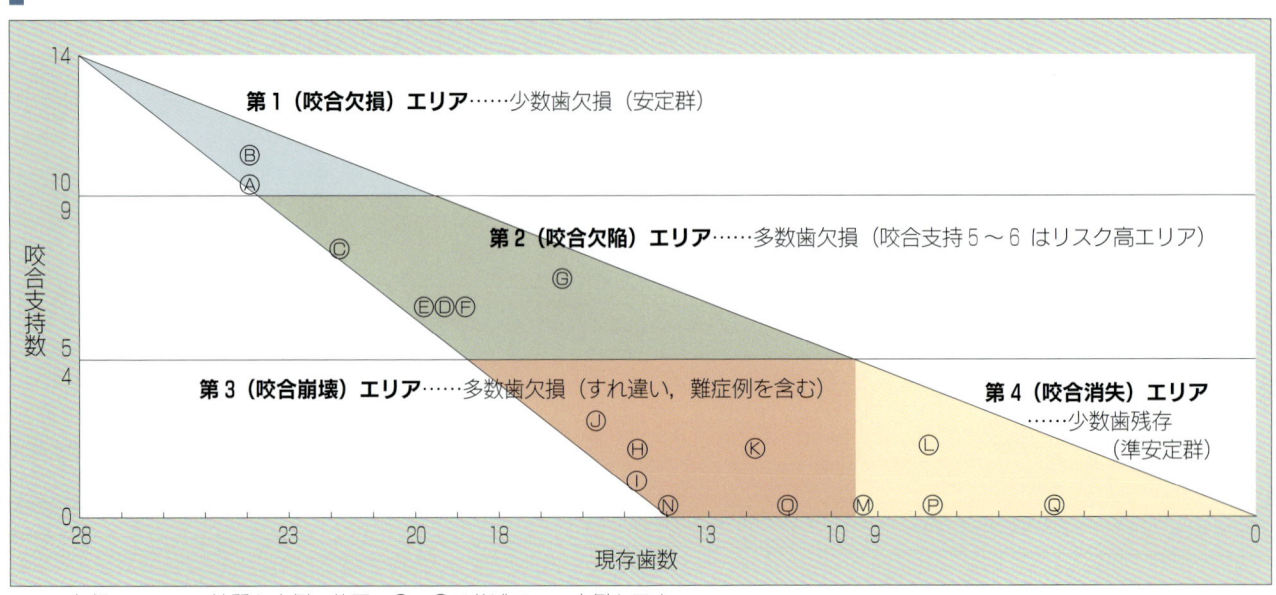

第1(咬合欠損)エリア……少数歯欠損(安定群)
第2(咬合欠陥)エリア……多数歯欠損(咬合支持5～6はリスク高エリア)
第3(咬合崩壊)エリア……多数歯欠損(すれ違い，難症例を含む)
第4(咬合消失)エリア……少数歯残存(準安定群)

縦軸：咬合支持数(0, 4, 5, 9, 10, 14)
横軸：現存歯数(28, 23, 20, 18, 13, 10, 9, 0)

図4 欠損のエリアの性質と症例の位置．Ⓐ～Ⓠは後述図6の症例を示す．

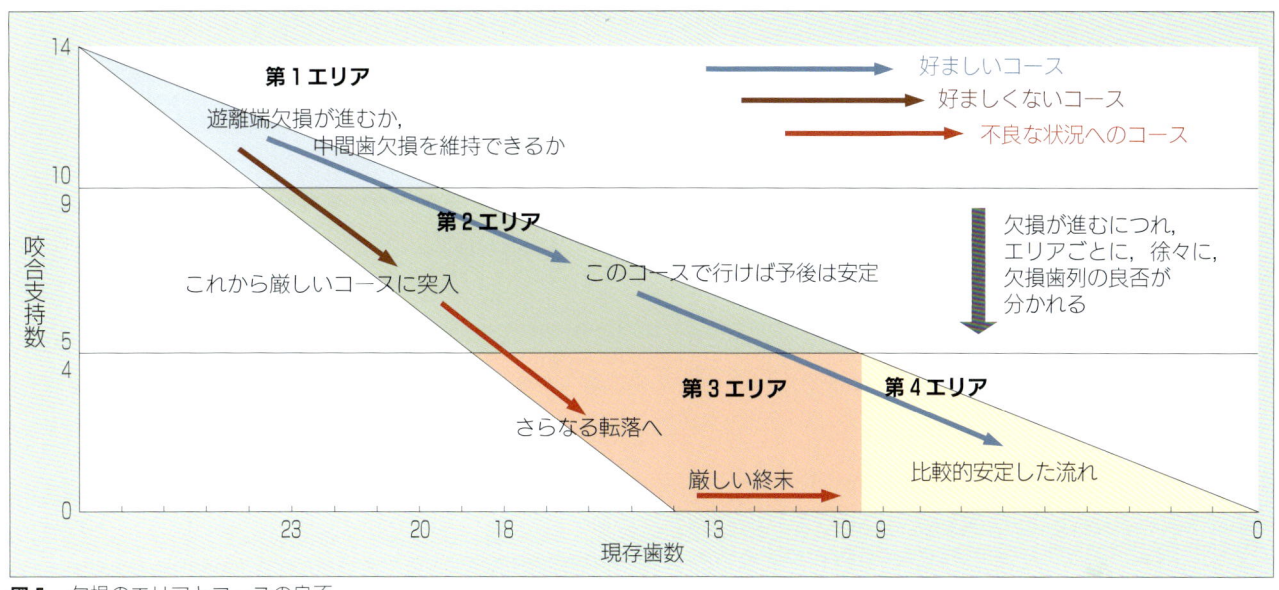

2 パーシャルデンチャーのための病態の診断

図5 欠損のエリアとコースの良否.

エリア分岐点の考慮すべき事項

　欠損歯列の位置(レベル)と流れ(コース)を読み，疾病コースの折々の処置で留意すべきことを意識しつつ，補綴介入の時期も考え，以後の歯列の流れや方向性を，それぞれの症例においてみていくことが重要であろう（**図6**）

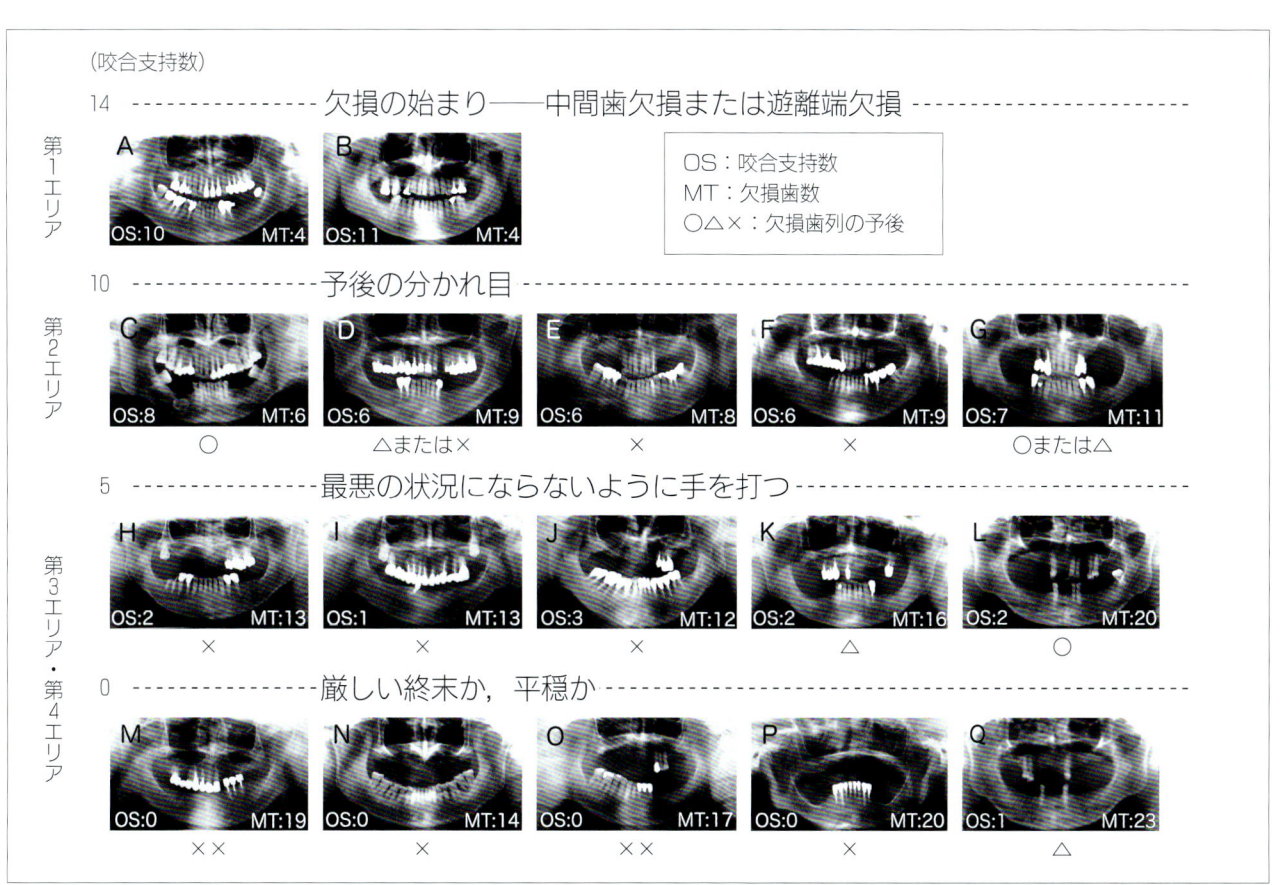

図6 エリア別臨床像と各分岐点の考慮事項.

CHAPTER 2　「欠損歯列」の病態と予後の診断　　**083**

section I　レベル・パターン・スピードからみた病態診断

欠損のレベル・コースからみた エリア別の兆候と処置の実際

　Eichner分類による欠損歯列の段階ごとに，欠損の進行や咬合支持の崩壊の兆候について考えてみたい．

Eichner分類B1における コース・分岐点──中間歯欠損と 遊離端欠損一歩手前と歯列の保全

　臼歯部欠損が中間歯欠損から始まるか，遊離端欠損から始まるか，それによって以後コースは分けられることになる．

　第二大臼歯の喪失から順次前方の咬合歯の喪失が続く場合，遊離端欠損は徐々に拡大していく．

　一方，上顎大臼歯欠損のあと，中間歯欠損の後方支持歯の上顎第二大臼歯が喪失してEichner分類B1に移行する例では，咬合支持しない下顎最後方歯（智歯や第二大臼歯）は力のリスクから免れ，下顎は長期に維持される中間歯欠損歯列の経過を辿る．一方で，この部分は剪断加圧の力の被害を受けやすくもあり，補綴物や義歯の強度設計にも配慮しなければならない．これにより中間歯欠損が守られ，歯列が維持されることが欠損の進行の抑制につながる．

症例1　咬合支持がない最後方歯による中間歯欠損と，片側性義歯（図7 a〜i）

患者：45歳，女性
初診日：1998年1月
咬合三角：第1エリア
Eichner分類B1，咬合支持11（安全エリア）
補綴終了時歯式　
```
7 6 5 4 3 2 1 | 1 2 3 4 5 6 7
7 6 5 4 3 2 1 | 1 2 3 4     8
```

①術前の所見

　|4は著しい歯肉縁下う蝕により抜歯に至り，再補綴を行う必要があった．|3の欠損部周辺には，後方に智歯が存在する中間歯欠損なので，リジッドな（動きのない強固な）補綴が可能であった．しかし一方で，固定性ブリッジではロングスパンであることに加え，ブリッジ後方の|7 8間に上顎最後方歯|7による剪断応力が加わり，その応力によりブリッジのたわみや，それにともなう合着セメントの溶出などが危惧された．

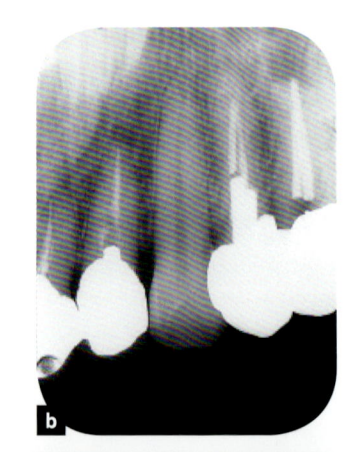

症例1　咬合支持がない最後方歯による中間歯欠損

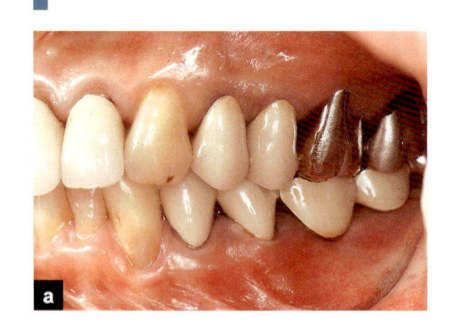

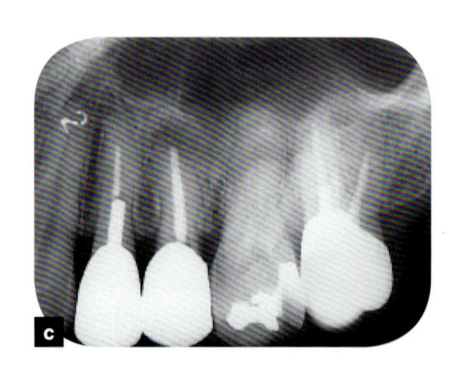

図7 a〜e　|4は著しい歯肉縁下う蝕により抜歯に至り，再補綴を行う必要があったが，ブリッジで再補綴すると後方の智歯に剪断応力が加わり，その応力によるリスクが危惧された．

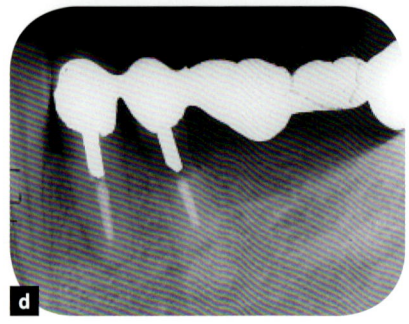

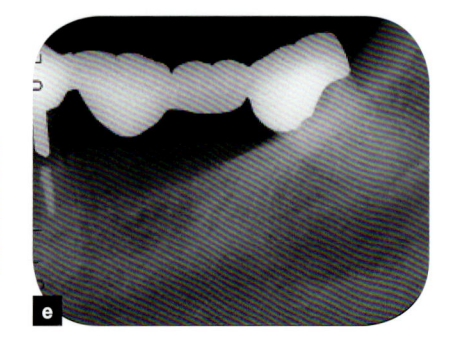

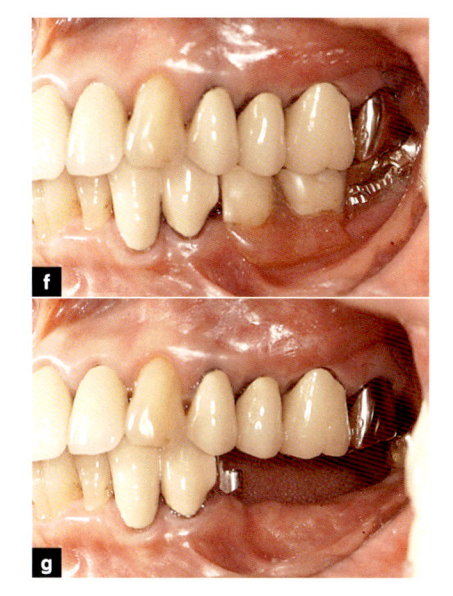

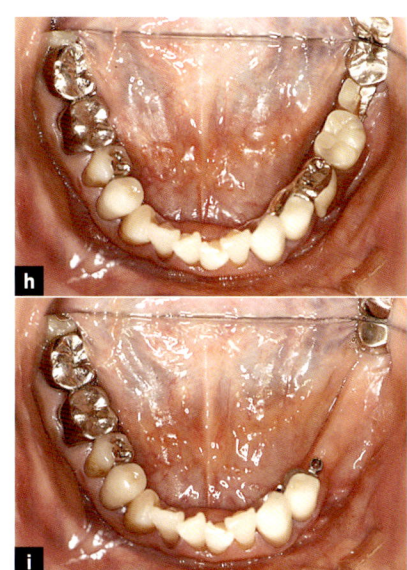

2 パーシャルデンチャーのための病態の診断

図7 f〜i 補綴設計では，欠損の前方維持部に歯冠外アタッチメントを設置し，剪断応力を考慮しなければならない後方支台歯部は二重冠による二次固定の支持とした．術後，人工歯の破損があったりしたが，大勢に影響はなく，経過は良好に維持している．

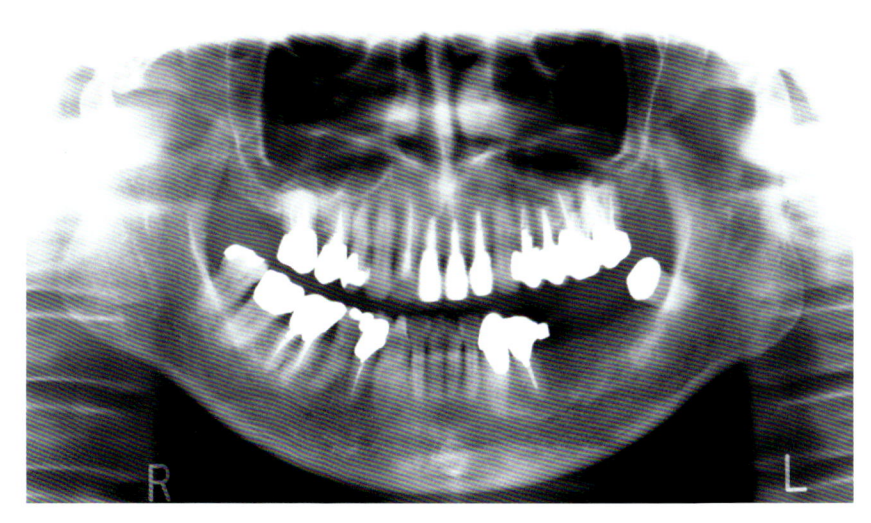

図7 j 術後約10年，ほぼ良好に経過している．

②治療と術後経過

　補綴設計では審美性や装着感を重視し，|4遠心部に歯冠外アタッチメントを設置した．一方，剪断応力を考慮しなければならない後方支台歯部は2重冠による二次固定の支持とした．

　術後約10年，維持歯の過重負担もなくほぼ良好に経過している．固定性ブリッジを避けて可撤性義歯を選択することは，リスクの回避において有効であった．また，咬合支持数が「安全エリア」にあり，咬合支持のない最後方歯が残る中間歯欠損という条件の場合，剪断応力という力学的なリスク因子を回避できれば予後は良好である．

CHAPTER 2 「欠損歯列」の病態と予後の診断　085

section I　レベル・パターン・スピードからみた病態診断

Eichner 分類 B2, B3におけるコース――臼歯のすれちがい傾向に注意

　左右臼歯部の遊離端欠損が対角線的にすすむ，いわば，臼歯の「すれ違い傾向」の病状の推移には留意する必要がある．上顎両側遊離端欠損，下顎両側遊離端欠損といった歯列では，欠損歯列側においても対顎側においても左右の対称性が保たれている場合が多い．それと比較して臼歯のすれちがい傾向例では，両顎ともに対称性はなく，受圧・加圧のバランスが不良になり，偏った咀嚼癖も相まって歯列にかかわる力学的不均衡から新たな欠損が生まれ，さらに不良な状況へ欠損が進行してしまう例が少なくない．臼歯部咬合支持が存在する時点での何らかの欠損歯列の改善が必要である．

症例2　臼歯のすれちがい傾向症例と歯牙移植（図8 a～q）

患者：58歳，女性
初診日：1991年7月
咬合三角：第2エリア下部，Eichner 分類 B3，咬合支持6（ハイリスクエリア）
補綴終了時歯式　8 7 6　　3 2 1 | 1 2 3 4　　　　
　　　　　　　　　　5 4 3 2 1 | 1 2 3　 5 　 7

症例2　臼歯のすれ違い傾向と歯牙移植

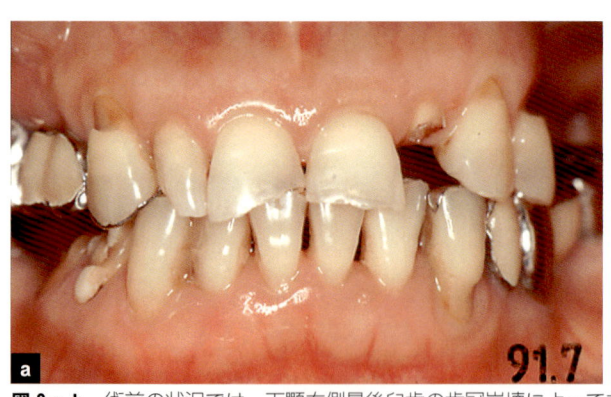

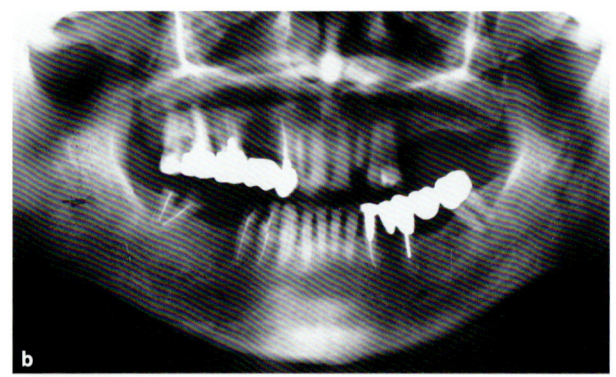

図8 a, b　術前の状況では，下顎右側最後臼歯の歯冠崩壊によって左右臼歯部の遊離端欠損のすれ違い傾向に陥る状況にあり，術後の喪失が10年間に数歯にも及ぶことが予想された．

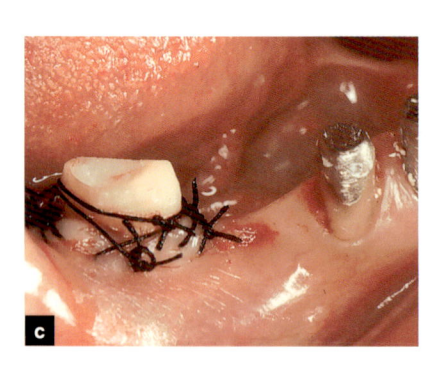

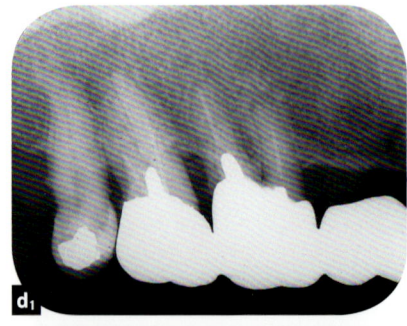

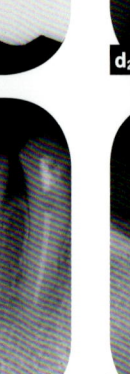

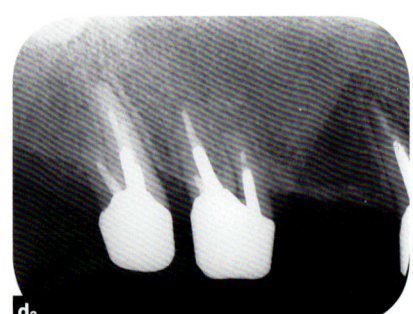

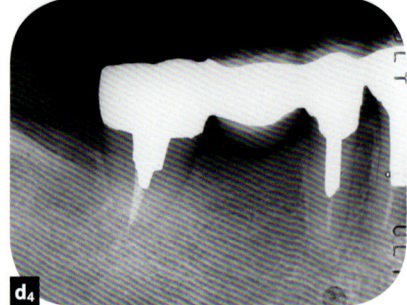

図8 c, d　すれ違い傾向に陥らないよう，崩壊した 7 に 8 を歯牙移植し，不良な対向関係・欠損形態の改善を図った．

2 パーシャルデンチャーのための病態の診断

図8 e～h 歯牙移植によって咬合支持6が7に増加し，ハイリスクエリアを脱することができた．上顎はコーヌステレスコープデンチャーによるより強固な（リジッドな）支持の回復を目指した．

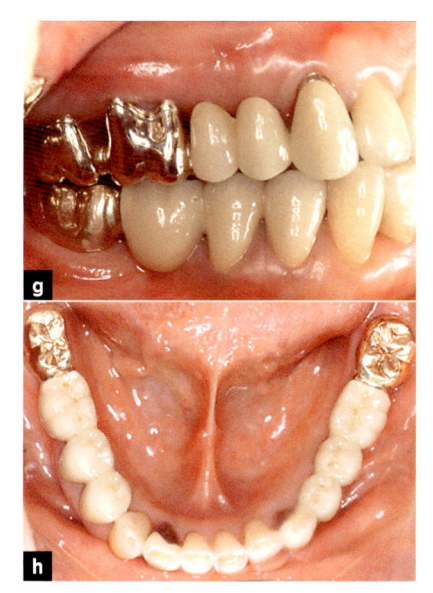

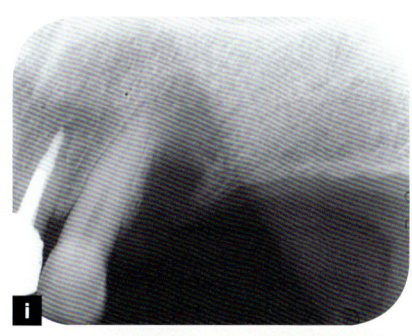

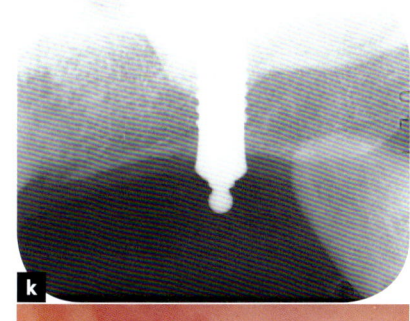

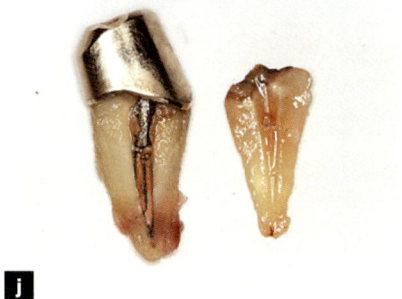

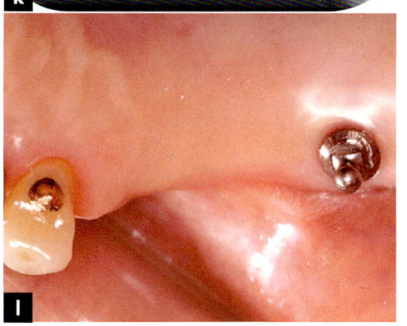

図8 i～l 術後約10年．|4が歯根破折を起こす（2002年4月）．そのフォローアップとして|7部にインプラントを植立して，左側の咬合支持レベルを低下させないように配慮した．

①術前の所見と治療

　術前の状況は，下顎右側最後臼歯の歯冠崩壊によって左右臼歯部の遊離端欠損のすれちがい的欠損に陥る状況にあった．そのような例では，術後の喪失が10年間に数歯にも及ぶことが予想された．その対策として，補綴に先立ち崩壊した|7に|8を歯牙移植し，不良な対向関係・欠損形態の改善を図った．この処置によって下顎右側大臼歯部の新たな咬合支持が獲得でき，咬合支持6が7に増加し，ハイリスクエリアを脱することができた．また，遊離端欠損に陥るのを防ぎ，ブリッジによる補綴が可能となった．

　上顎はコーヌステレスコープデンチャーによるリジッドな補綴とした．

②術後経過

　機能は良好に回復でき，前述した移植の利点が得られ，左右臼歯部のすれちがい傾向に陥るのを防止できた点が術後にも影響したと考えられる．しかし，術後10年経過時，|4を歯根破折で失い，そのフォローアップも含めて

CHAPTER 2　「欠損歯列」の病態と予後の診断　**087**

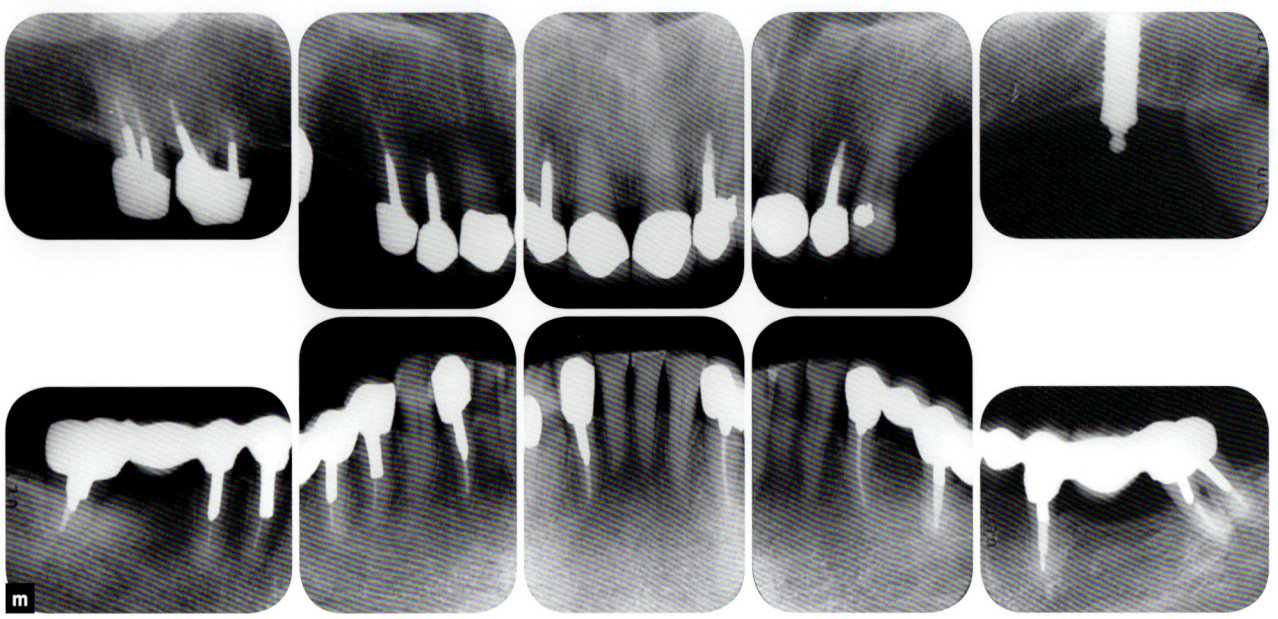

section I　レベル・パターン・スピードからみた病態診断

図8 m　術後経過において，|4 を歯根破折で失い，そのフォローアップも含めて7| にインプラントを植立し，遊離端欠損を中間歯欠損に改変した（2005年11月）．

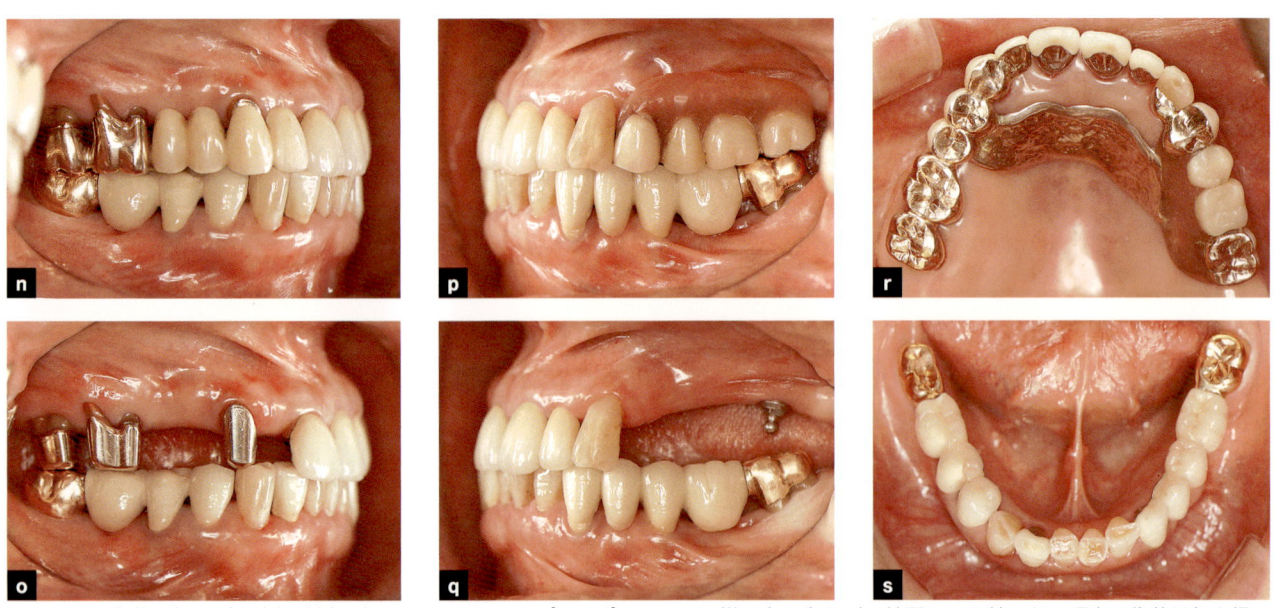

図8 n～s　術後17年に|2 を歯根破折で失い，フォローアップにはポンティック様の人工歯を 3| の外冠にろう着した．現在，術後20年を経ているが，患者のプラークコントロールも良好で，当初の目標であった左右すれ違い咬合方向への転落は止められている（2012年1月）．

7| にインプラント補綴を行い，遊離端欠損を中間歯欠損に改変した．その結果，術後15年で欠損は1歯に止めることができている．さらに5年の経過中，|2 が歯根破折で喪失したが，義歯を改変してフォローアップを行ったが，以後の症例の体制に問題は来たしていない．

088　CHAPTER 2　「欠損歯列」の病態と予後の診断

Eichner分類B3，B4におけるコース——犬歯の存在

　症例群における崩壊の抑制が欠損補綴症例の1つの課題である．さらにその予後の良否をわけるもの，欠損歯列の局面においてその方向性を握るものが犬歯の存在である．

症例3　術後の犬歯の喪失とフォローアップの必要性（図9 a〜n）

患者：39歳，女性
初診日：1994年4月
咬合三角：第2エリア下部
Eichner分類B2，咬合支持8（リスクエリア）
補綴終了時歯式　　6　4 3 2 1｜1 2 3 4 5 6
　　　　　　　　　　　4 3 2 1｜1 2 3 4

①術前の所見と治療

　歯列の問題点は，多くの残存歯が処置歯であり，Angle class Ⅱ，デュアルバイト（二態咬合）で咬合の問題が認められた．顎位の決定にはゴシックアーチや下顎誘導法によって決定し，無理のない後退位に求めた．下顎が後退した位置では前歯の咬合接触がなく，小臼歯部においても上下歯列の対向関係が不良であった．補綴では下顎臼歯欠損部を非緩圧性アタッチメントによる，よりリジッドなサポートを目標としたデンチャーを製作した．

②術後経過

　術後経過では，う蝕コントロールを軸にした定期的なリコールを行っていたが，4｜に続き，術後9年経過時には3｜が歯根破折にて喪失した．このアクシデントによって，Eichner分類B3になり，下顎左側欠損側隣接歯は下顎前歯となったが，当該歯の支台装置としての機能圧負担能は低く，下顎犬歯の喪失によって欠損歯列のレベルが大きく悪化した．そこでフォローアップとして同部位にインプラントを植立し，上部構造には前と同様の歯冠内アタッチメントを組み込んだ．以後，欠損の進行はなく推移している．

症例3　術後の犬歯の喪失とフォローアップの必要性

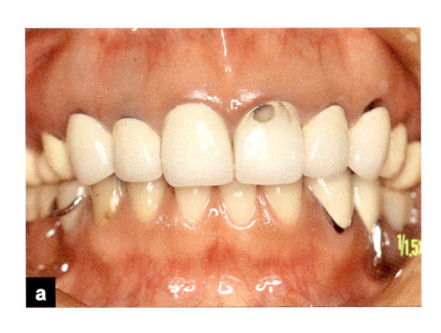

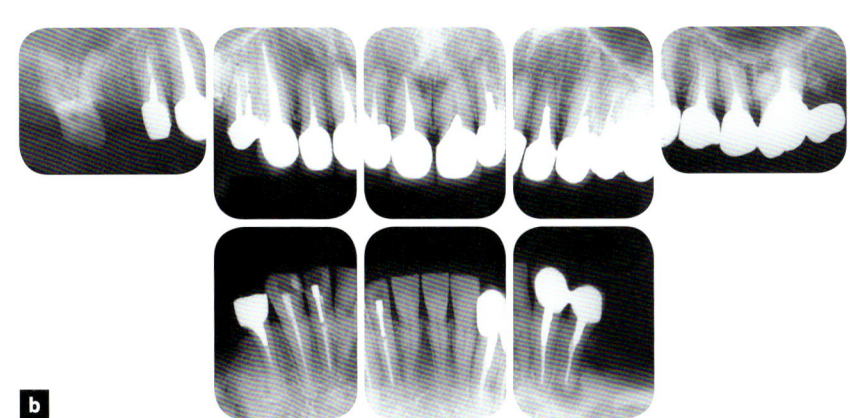

図9 a, b　初診時の状況は，多くの残存歯が二次う蝕に陥り，全顎的な歯冠補綴と欠損補綴が必要な状況にあった（1994年4月）．

図9 c, d　除冠し，歯肉縁下う蝕に対し，歯冠長延長術を行い，歯肉の治癒を待ち，プロビジョナルレストレーションのリマージングを行った．

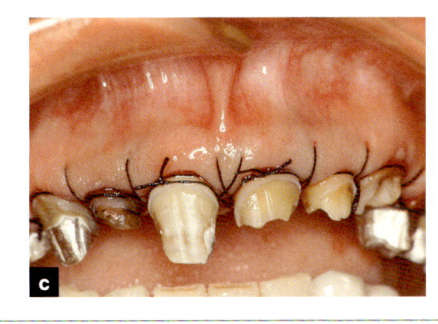

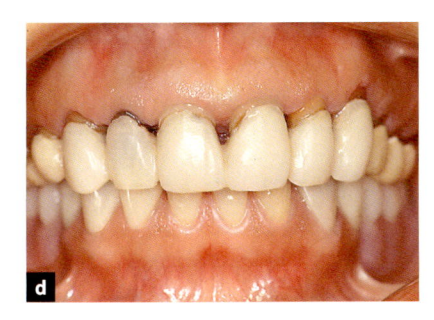

section 1 レベル・パターン・スピードからみた病態診断

すべての犬歯がそろったEichner分類B3, B4は, 10年に平均1歯前後の喪失にとどまるものが多い. 一方, **犬歯を失ったEichner分類B3, B4は顎位とガイドの安定性を欠くことになり, 歯列のバランスや対称性を失い, さらなる崩壊に及んでしまう例もある**. すなわち, **予後の良否を分ける欠損の病態が, 咬合支持レベルのEichner分類B2, B3間にあり**, 以降のステージが難しい対応になるが, さらにそのなかでも, 後のトラブルの頻度や喪失歯数を分ける重要な局面が犬歯の存在なのである. 逆をいえば, Eichner分類B3, B4でも4つの犬歯が守られるならば, それほど崩壊が進むパターンにはならない. 比較的穏やかな症例のコースが維持できるのかもしれない.

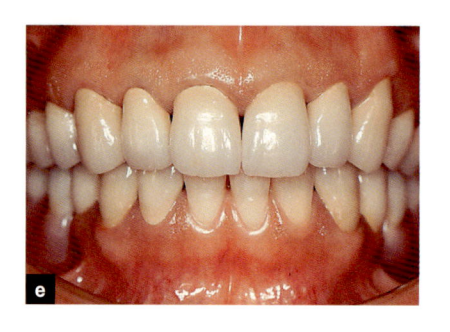

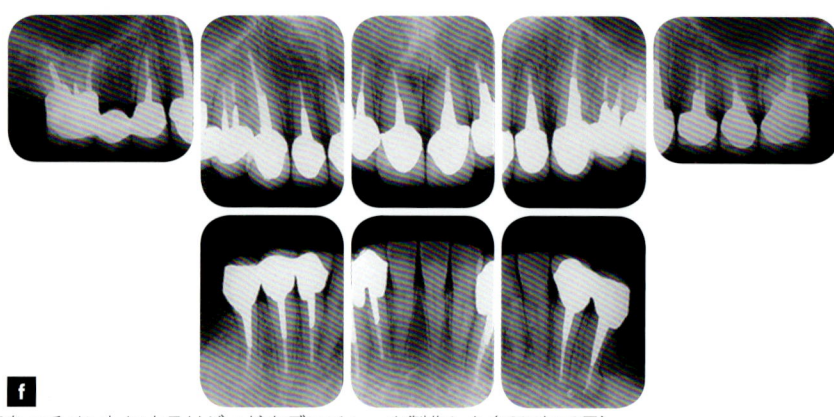

図9 e, f 補綴では下顎臼歯欠損部に非緩圧性アタッチメントによるリジッドなデンチャーを製作した(1994年12月).

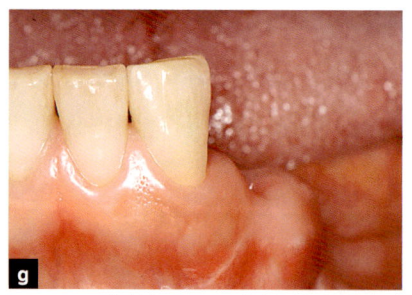

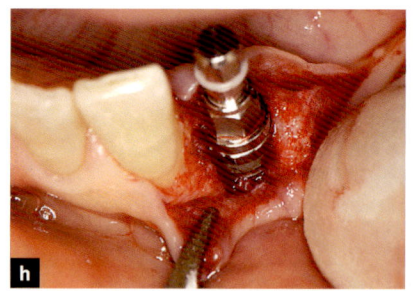

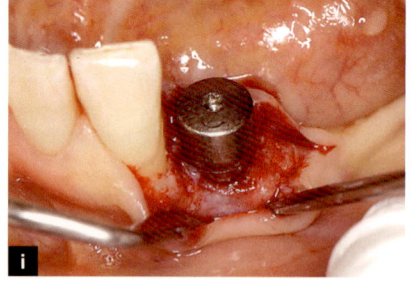

図9 g〜i 術後経過では, 術後9年経過時に|3が歯根破折にて喪失. このアクシデントによって欠損歯列の体制は大きく低下した. そこでフォローアップとして同部位にインプラントを植立し, 上部構造には以前と同様の歯冠内アタッチメントを組み込んだ.

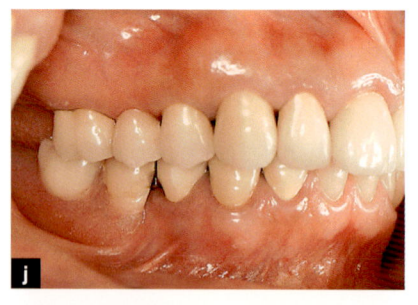

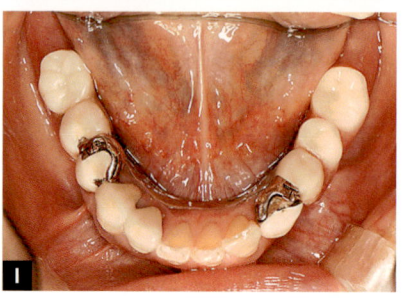

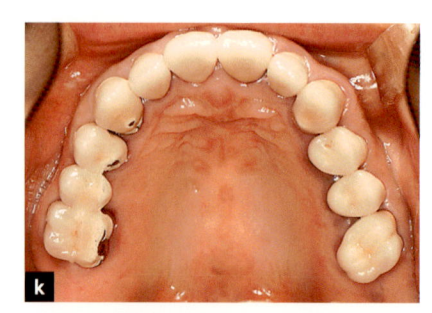

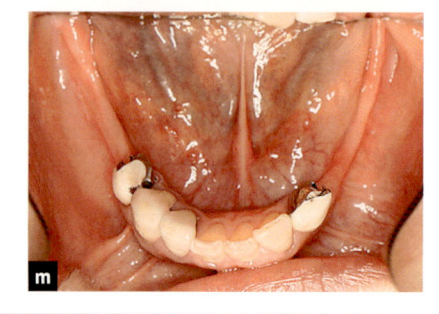

図9 j〜m 以後, 欠損の進行はなく推移している. 犬歯を失ったEichner分類B3, B4は顎位とガイドの安定性を欠き難しいステージになるが, その中でも予後におけるトラブルの頻度や喪失歯数を分ける重要なものが犬歯の存在である.

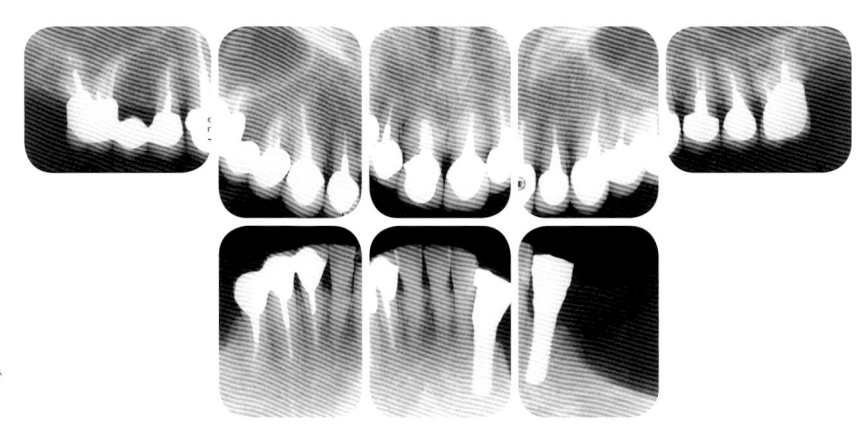

2 パーシャルデンチャーのための病態の診断

図9n 術後約17年．初診時と同等なレベルでの体制を維持している（2011年12月）．

|欠損の拡大を止める| **より厳しい段階に移行させないために――左右のバランス，犬歯の防波堤**
①**歯列と左右のバランス** 補綴側（受圧側）においても対顎においても，左右対称な歯列であれば，支持のバランスや咀嚼の偏りなども防げ，義歯の動態も安定する．欠損は存在しても，左右対称的な歯列ほどリスクは少ない．
②**犬歯の防波堤** 4犬歯の存在によってそれ以上の欠損は防ぐことができる．仮に1歯でも犬歯を欠けば，歯列の体制は急激に低下し，とくに上顎ではさらなる欠損を招く場合が多い．

おわりに

　欠損歯列の予後は，症例のレベルによって病態の推移するコースやスピードがきわめて個別的で，事前に予知するのは難しい．ことに前述した生物学的ファクターは部位特異的であるため，予後の推測をわかりにくくしている．病態の個体差が歯列を覆い隠し，一定の見方や傾向性をみえにくいものとしている．また，ファクターが多く存在しすぎるためにリスクを限定しきれず，評価基準になり得ていない．よって，単一の条件での見方や判断が必要であると考えられる．咬合支持という単数から，複雑な欠損歯列の予後を推測する，という考え方については，歯周病の診査・診断とはかなりの隔たりを感じるかもしれない．まだ臨床経験が浅い若手の歯科医師にとっても，また，長く症例を追ってその実体を深くみている臨床家にとっても，受け入れにくい点があるかもしれないが，疫学が示すデータの信頼性は高い．それは歯科治療の評価を，症例ごとの治療手技・出来ばえなどの思いに振られてしまいがちな臨床判断から，疫学的なより冷静な判断に戻してくれるのが，「咬合支持を中心とした力学的な見方」でもあると考えている．

参考文献
1．宮地建夫．欠損歯列の処置方針：rigid support への理論的根拠をめぐって．In：金子一芳・編．パーシャルデンチャーの考え方と処置方針．東京：医歯薬出版，1984：179-190．
2．宮地建夫．症例でみる欠損歯列・欠損補綴：レベル・パターン・スピード．東京：医歯薬出版，2011．
3．黒田昌彦．現在歯数の推移から読む「治療効果」「患者満足」「歯の生涯図」．歯界展望 2006；108（5）：803-927．
4．鈴木尚．欠損補綴と力の考察．補綴臨床 2008；41（6）：693-710．
5．前田芳信，権田知也．インプラントオーバーデンチャー 研究と臨床の実際 超高齢社会を迎えて：インプラントオーバーデンチャー：その活用の意義．歯界展望 2010；116（6）：1009-1017．
6．永田省蔵．鑑別診断と治療計画立案の臨床アドバイス．1 上下臼歯遊離端欠損に対する補綴処置．the Quintessence 2007；26（7）：107-116．2 長い中間歯欠損の咬合再建．the Quintessence 2007；26（8）：123-133．3 左右的すれ違い傾向の補綴とその行方．the Quintessence 2007；26（9）：89-99．
7．永田省蔵．欠損歯列の術後評価とリスクファクター：個体差と症例群の傾向．別冊 the Quintessence YEAR BOOK 2003：59-66．

section 2 欠損の進行のコースと予後判断：リスクを把握した補綴設計のキー

I クラウンブリッジ・インプラントのための予後の診断

武田孝之（東京都・武田歯科医院）

リスクを把握して補綴設計に反映する

「欠損歯列」は慢性疾患タイプの病態を有し，補綴後も欠損拡大のリスクをともなうため，欠損補綴を行う前に欠損歯列のレベル・パターン・スピードを分析し，リスクを把握しなければならない．しかし，臨床の現場では欠損歯列のリスクを把握したとしても，治療方針にリスクもしくは崩壊原因を反映しなければ，欠損補綴後のLongevity（長期性）を維持できない場合が多い．

クラウンブリッジでは主に支台歯，そしてインプラント適用症例ではインプラントと残存歯を喪失すると，咬合支持域が減少し，病態レベルを悪化させてしまう．それゆえ，補綴する支台歯，インプラント，残存歯の長期性を獲得する補綴法を考えなければならない．本稿では，欠損補綴後の喪失歯・欠損拡大の傾向をつかみ，ブリッジ・インプラントの長期性のための配慮について述べる．

欠損補綴後の喪失歯の状況から注意点を考える

喪失歯数の比較

宮地[1]によると，40歳代以降の10年あたりの平均喪失歯数は1.3歯であり，メインテナンスを定期的に受けている患者群では明らかに喪失歯数が抑えられている（図1a, b）[2]．一方，筆者の医院におけるインプラント補綴後の10年後の平均抜歯数は0.5歯であり[3]，さらに，林ら[2]によるKDM（熊本デンティストミーティング）の臨床統計の結果（平均経過年数4.5年）では0.46歯であった．このように，従来法（ブリッジおよび可撤性義歯）と比較して

喪失歯数の比較

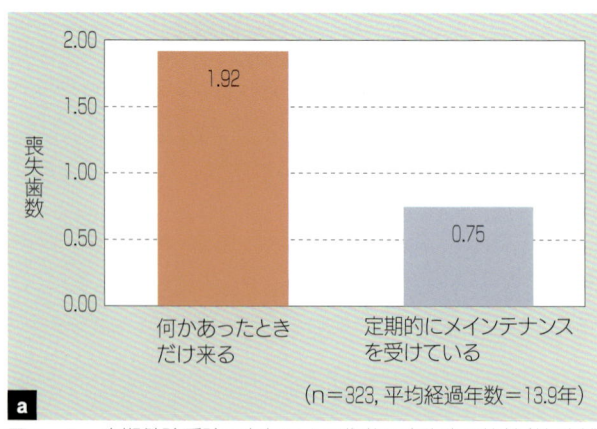

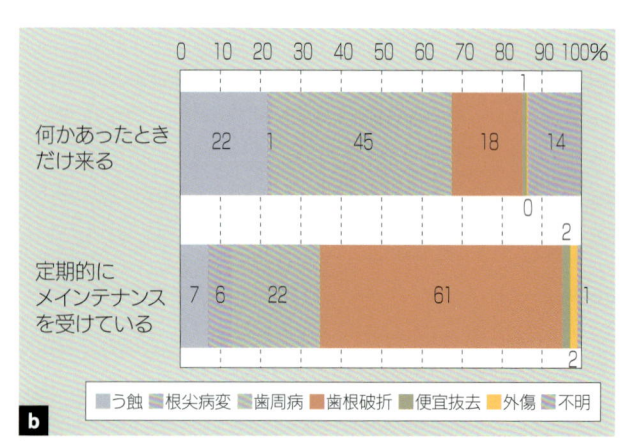

図1 a, b　定期健診受診の有無による術後の喪失歯の比較（林 康博先生のご厚意による）．
a：定期健診受診の有無による術後10年あたりの1人平均喪失歯数．何かあったときだけ来院する患者群の10年あたりの平均喪失歯数1.92に対し，定期的にメインテナンスを受診している患者群では0.75に抑えられている．
b：原因別にみた術後10年あたりの喪失の割合．何かあったときだけ来院する患者群では喪失原因がう蝕と歯周病で約70％であるが，定期的受診群では歯根破折が約60％を占める．

092　CHAPTER 2　「欠損歯列」の病態と予後の診断

I クラウンブリッジ・インプラントのための予後の診断

表1 咬合崩壊に対する補綴後の喪失歯数の比較(宮地建夫先生,KDMのご厚意による).「宮地の咬合三角」の第1エリアでは,従来法の喪失歯数に比較して,インプラント適用症例において,武田歯科医院・KDMの両データともに,補綴後の喪失歯数が少ない.咬合三角第2エリア下部＋第3エリアにおいても同様に,インプラント適用症例の喪失歯数が少ない.

		初診時年齢	補綴までの抜歯数	補綴時の歯数	補綴時現存歯数	補綴時咬合支持数	3年後喪失歯数	5年後喪失歯数	7年後喪失歯数
第1(咬合欠損)エリアにおける比較	部分床義歯(42)[*1](宮地建夫)	46.0歳	0.7	25.2	25.2	11.5	0.4	0.7	1.2
	インプラント(38)(武田歯科医院)	47.2歳	0.3	25.8	25.8	12.3	0	0.08	0.08
	インプラント(KDM)	50.9歳	0.3	24.7	24.7	10.9	0.17	0.31	0.38
第2(咬合欠陥)エリア下部＋第3(咬合崩壊)エリアにおける比較	部分床義歯(65)(宮地建夫)	52.8歳	1.5	16.0	16.0	4.2	0.9	1.4	1.4
	インプラント(25)(武田歯科医院)	51.9歳	2.3	14.8	14.8	12.3	0.2	0.4	0.8
	インプラント(KDM)	55.1歳	0.96	15.9	15.9	4.0	0.19	0.45	0.59

[*1]:補綴なしを含む.

図2 a, b 経過観察中の抜歯原因の比較(KDMのご厚意による).全症例(**b**)とインプラント補綴後(**a**)の抜歯原因を比較すると,いずれも歯周病が原因の1位を占めるものの,インプラント補綴では歯根破折が2位となり,背景に力の要素がうかがえる.

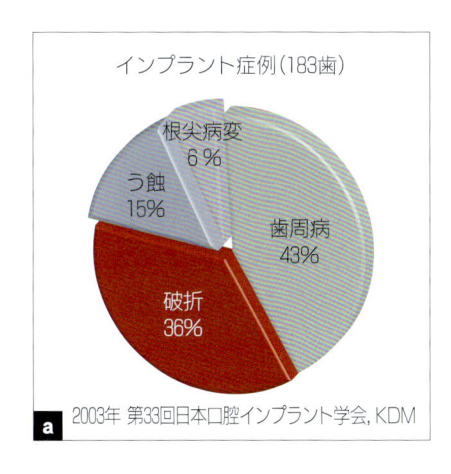

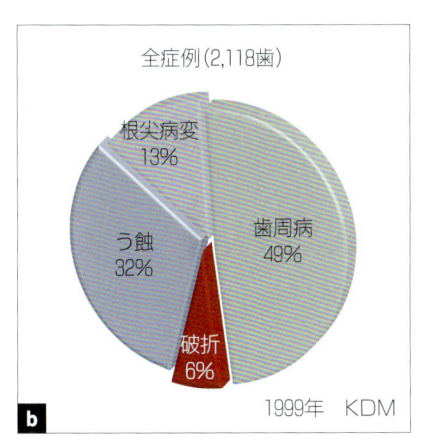

インプラント補綴後の喪失歯数は少なく,残存歯の保護効果が確認できる.

①咬合三角を用いた比較

さらに,病態レベルの座標軸として「宮地の咬合三角」を用いた比較結果[2](**表1**)では,第1(咬合欠損)エリアでも,第2(咬合欠陥)エリア下部(咬合支持数6以下)＋第3(咬合崩壊)エリアでも,補綴後の喪失歯数は従来法と比較してインプラント補綴後が少なく,咬合支持の保全に有効であることがわかる.

②喪失の理由の比較

一方,抜歯理由を観察すると,全症例では歯周病(49%),う蝕(32%),根尖病変(13%),歯根破折(6%)の順であるのに対して,インプラント補綴後では1位の歯周病(43%)は変わらないが,2位は歯根破折(36%)となり,う蝕(15%),根尖病変(6%)と続く結果となり,力の要素が背景にうかがわれる[2](**図2 a, b**).

対合歯の喪失

対合歯に限ってみると,天然歯が対合歯の場合は喪失率1.7%であるのに比較して,インプラントが対合歯の場合は喪失率が4.5%と,2.65倍高い値を示した(**図3**)[2].九州インプラント研究会[4]の結果では喪失率3.1%となり,いずれの結果においても,インプラントの対合歯の喪失のリスクが高まることが示唆された(**図4**).

①インプラントの対合歯の喪失の理由

対合歯の抜歯理由を観察すると,インプラントが対合

CHAPTER 2 「欠損歯列」の病態と予後の診断

section 2　欠損の進行のコースと予後判断：リスクを把握した補綴設計のキー

歯の場合，歯周病(38%)，歯根破折(38%)，う蝕(21%)，根尖病変(3%)であり(**図5**)[2]，前述したように，力が喪失原因に加担していることが示唆される．

また，喪失歯の生活歯と失活歯の内訳は，いずれの統計も約80%が失活歯であった．KDMの結果では失活歯の抜歯理由の約半数は歯根破折であった(**図6**)[2]．インプラント補綴時に対合歯が失活歯の場合には，より詳細な検討を加えて保存をしなければならないことが示唆された．

②部位による比較

対合歯の喪失を部位別に観察すると，最後臼歯の頻度が高い(症例別58%，歯種別50%)と報告されており[2]，**インプラント補綴の場合にはとくに最後臼歯の咬合力の負担割合が大きいため**[5]，咬合付与・咬合調整に関しては注意を払わなければならない．

さらに，筆者の医院における上下顎別の対合歯の喪失頻度をみると，上顎インプラント・下顎天然歯の1.7%に比し，下顎インプラント・上顎天然歯では6.7%

対合歯の喪失

対合歯の喪失率の比較

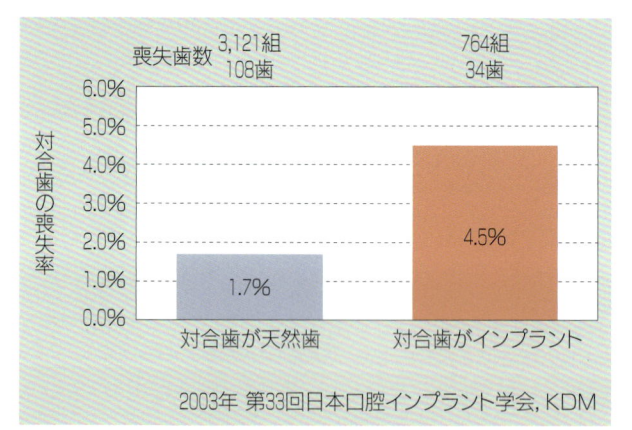

図3 対合歯喪失率の比較(KDMのご厚意による)．対合歯の喪失率は，天然歯の1.7%に比較してインプラントでは4.5%を示し，2.65倍喪失しやすい．

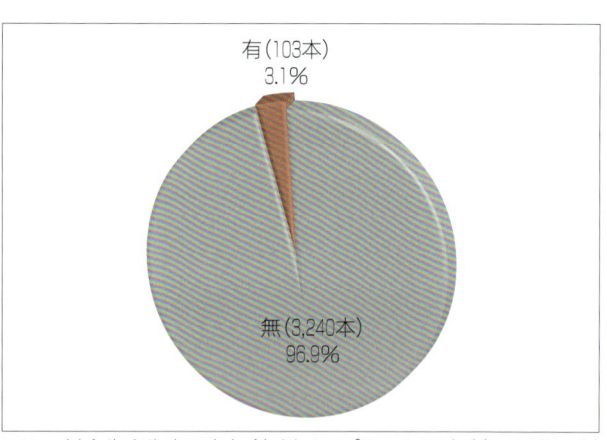

図4 対合歯喪失率の有無(九州インプラント研究会)．3.1%の対合歯を喪失した．

インプラントの対合歯の喪失の理由

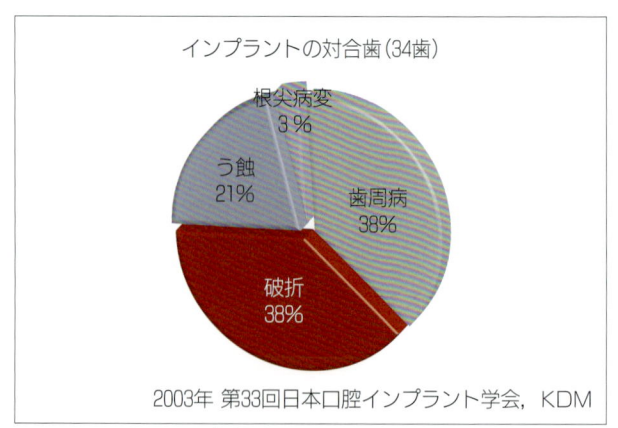

図5 インプラントが対合歯の場合の喪失原因(KDMのご厚意による)．歯周病と歯根破折が38%と同じ比率を占め，力が背景に潜んでいることがうかがえる．

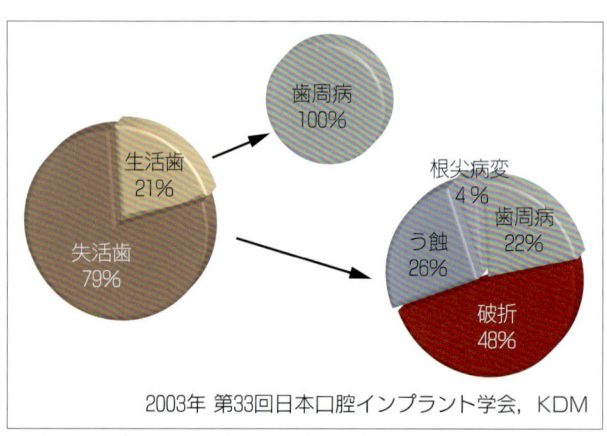

図6 インプラントが対合歯の場合の喪失原因(KDMのご厚意による)．喪失歯の約8割は失活歯であり，さらに失活歯の約半数は歯根破折が原因であった．

I クラウンブリッジ・インプラントのための予後の診断

対合歯の部位による比較

図7 筆者の医院における上下顎別の対合歯の喪失頻度．上顎インプラント・下顎天然歯の1.7%に比し，下顎インプラント・上顎天然歯では6.7%と，約4倍喪失傾向が高かった．

観察対象　インプラント：333本　対合：314
平均経過年数：7.2年（4.5年〜15年）
観察期間：2000年1月〜2007年6月

結果　喪失歯　15歯／314歯　4.8%

下顎インプラント 208本，上顎天然歯 195歯 ➡ 喪失歯 13歯　6.7%
上顎インプラント 125本，下顎天然歯 119歯 ➡ 喪失歯 2歯　1.7%

図8 九州インプラント研究会における対合歯の喪失部位（60本）．上顎インプラント・下顎天然歯の対合歯の喪失と，下顎インプラント・上顎天然歯の対合歯の喪失を比較すると，下顎にインプラントが入っている場合の上顎天然歯の喪失が全体の7割を占め，2倍以上の喪失リスクである．

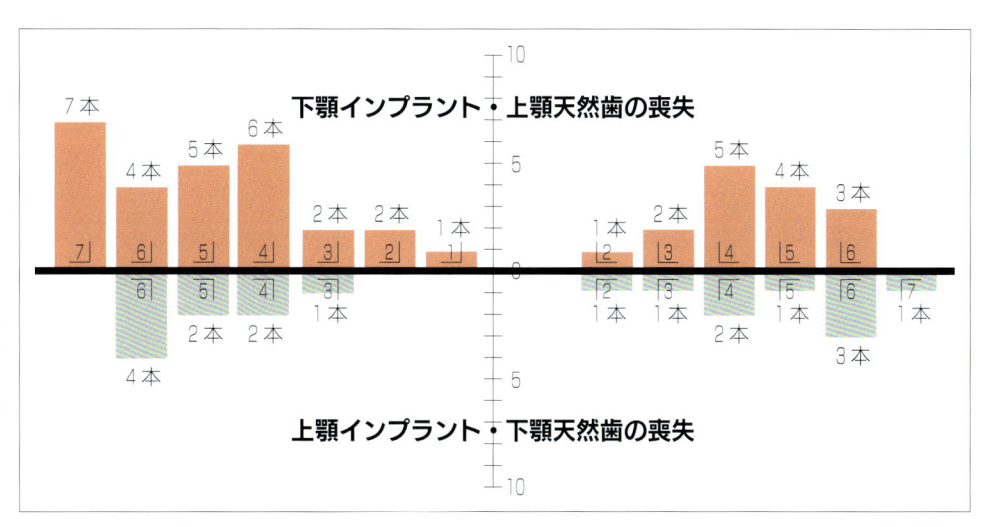

と，約4倍喪失傾向が高かった（**図7**）．また，九州インプラント研究会の結果では，上顎の対合歯の喪失が70%であり，2倍以上の喪失リスクであることが示唆される（**図8**）．

隣在歯の喪失

インプラントによって隣在歯は保護されると考えやすいが，隣在歯の喪失も2.8%あり，その内訳は歯周病（51%），歯根破折（17%），根尖病変（16%），う蝕（9%）であった[4]．インプラント適用後，失われていた咬合力が大きく発生することも日常的であり，インプラントによって隣在歯が必ずしも保護されるわけではないことも認識しておくべきである．

残存歯のLongevity（長期性）

インプラントを適用する欠損歯列，とくにインプラントの対合歯となる残存歯の長期性を獲得するための注意点としては，**表2**の要素について考慮しなければならない．

たとえインプラントが長期的に口腔内に存続できても，残存歯を失っては意味がない．それゆえ，基本姿勢として可及的に歯を保存することに変わりはないが，長期性が危ぶまれる場合には抜歯を決断し，咬頭嵌合位・下顎位の長期安定に寄与する治療方針を立てなければならない．

残存歯の長期性

表2 インプラントの対合歯となる残存歯のLongevity（長期性）を獲得するための注意点．

失活歯における検討点	①根管病巣：根尖病変の有無，根管治療の回数 ②歯質：象牙質の変質度・強度 ③コア：支持歯質の厚み・長さ・形態・フェルール
生活歯・失活歯共通条件	①歯根と固有歯槽骨：形態・長さ・付着レベル・支持骨量・歯根膜空隙 ②咬合力の負担：咬合面形態・咬合付与・咬合様式 ③長期的変化：咬合面の材質・スプリント

CHAPTER 2　「欠損歯列」の病態と予後の診断

遊離端欠損症例における欠損の拡大傾向(コース)と対策

問題発生の頻度

中間欠損と比較して遊離端欠損は欠損拡大のリスク因子となるため、遊離端欠損を有する欠損歯列の崩壊傾向(コース)を把握しておくことはきわめて重要である.

森本[6]による従来法における遊離端欠損の問題発現傾向(骨吸収,破折,脱離の頻度)を以下に示す(図9).
①遊離端欠損のないグループ:トラブルは少ない.
②片側臼歯遊離端欠損:咬合支持が多い反対側の臼歯にトラブルが集中する.
③両側大臼歯遊離端欠損:上顎前歯のトラブルが増加する.
④第一大臼歯がある遊離端欠損:トラブルは少ない.

遊離端欠損の欠損部位によって、問題が起きやすい残存咬合支持部が異なることがわかり、残された咬合支持の多い順に力の影響が大きく発現したと思われる.

インプラント補綴後は、**最後臼歯の対合歯・インプラント部**(上部構造を含む)、そして、**下顎インプラント・上顎天然歯の組み合わせで、問題発生率が高い**ことが今まで多く観察されている.さらに、インプラントの適用として第二大臼歯部は避けるべきであるとの考え方も欧米では共通の概念となっている.それゆえ、インプラントを用いて補綴を行う場合にはリスクを最小限に抑えて効果を得るために、第一大臼歯部までの機能回復を第一選択とすべきである.

対合歯の挺出

下顎遊離端欠損症例の典型的状態として、対合歯の挺出にともなう補綴スペースの不足がある.これまでは、レベリングのために対合歯の抜髄を行い、第二大臼歯までインプラントを埋入することが多かったが、その結果、上顎第二大臼歯を失活歯としてしまい、喪失リスクを高めることにもなりかねない.**今後は、第一大臼歯までインプラントで回復し、天然歯の挺出の可能性に対しては第二大臼歯の抜歯もしくは隣接歯との連結、経過観察前提の放置および咬合調整という対応で、費用対効果を考えることも必要**となる.

インプラント同士の咬合支持の効果

では、上下顎遊離端欠損症例におけるインプラント同士の咬合支持が残存歯の保護に及ぼす効果はどうであろうか.欠損が拡大してきているということは、前提として崩壊原因が多岐にわたり複合型となっている症例ということであるため、インプラント補綴だけでは機能回復として不十分な場合も多いと考える.

KDMの結果では、最後方部にインプラント同士の咬

遊離端欠損症例における問題発生頻度

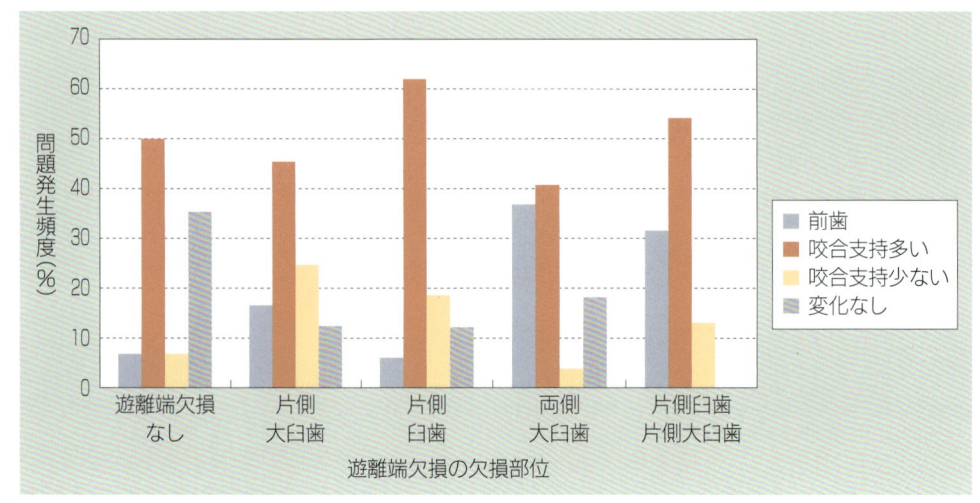

図9 遊離端欠損症例における問題発生頻度(森本達也氏のご厚意による).遊離端欠損の欠損部位によって、問題が起きやすい残存咬合支持部が異なる.残された咬合支持の多い順に力の集中が影響したと思われる.

インプラント同士の咬合支持の保護効果

図10a, b 最後方部にインプラント同士の咬合を付与した場合の残存歯の保護効果（KDMのご厚意による）．喪失部位は，インプラント補綴部位と同側の抜歯が12.5%，反対側臼歯部37.5%，前歯部50%であった．
＊2003年 第33回日本口腔インプラント学会，KDM

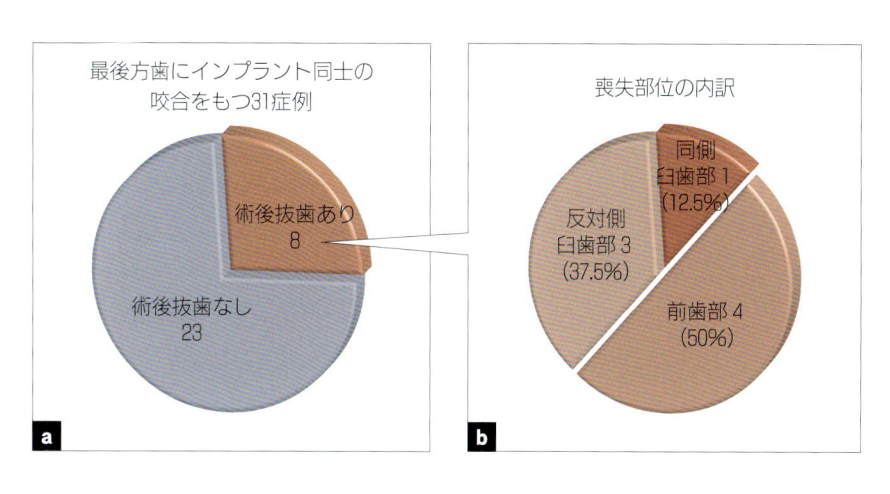

合支持を与えた症例の観察も行っている（**図10a, b**）．それによると術後の喪失部位の内訳は，インプラント補綴部位と同側の抜歯が12.5%，反対側臼歯部が37.5%，前歯部が50%であり，インプラント適用部位と同側の残存歯の保護には役立つと推測されている[2]．たしかにこの考え方も成り立つが，森本の遊離端欠損症例の経過観察の傾向（**図9**）から考えると，天然歯の咬合支持が多く残っている部位に力の影響が大きく発現したという考え方も成立する．いい換えると，インプラントを配置して擬似的に咬合支持を獲得しても，習慣性咀嚼側が補綴域に再獲得できない場合も稀ではなく，機能訓練が十分でないと天然歯部にツケが回ってしまうことも否めない．

欠損という後遺障害に対してリハビリテーションを行うという意味合いを考えるに，**失われた組織に対して人工物を装着するだけでは不十分で，悪習癖や運動の不調和などに対する機能訓練が十分に功を奏さないと意味をなさない**ことになってしまう．それゆえ，治療中・後も含めて機能訓練や悪習癖に対する改善を継続することがきわめて重要となる．

上下顎の力学的バランスのとれた欠損補綴

これまでのインプラント補綴は下顎を中心になされてきた．この背景には，骨量・骨質の点から適用しやすいこと，また，従来法で下顎が難症例となりやすかったために，インプラントで下顎をリジッド（固定）しやすかったことなどがある．しかし，長期症例を観察していると，力学的に外側方に開かれる側方力をつねに受け止めなければならない上顎こそ，インプラントで固定しておく必要性が高いことに気づかされる．だが上顎は，脆弱な骨質，上顎洞による骨量の不足など，いまだインプラントの適用が難しい場であることに違いはない．

コンビネーションシンドローム

Kelly[8]は30年以上も前に「コンビネーションシンドローム」（下顎前歯部のみに天然歯が残存し，下顎臼歯部は欠損，そして，上顎は無歯顎という組み合わせ）という概念を提唱し，注意を促している．症状としては，上顎前歯部の顎堤吸収，口蓋部軟組織の乳頭状過形成，上顎結節の下方成長，下顎前歯部の挺出，下顎臼歯部の顎堤吸収が報告されており，きわめて難症例となる（**図11a～c**）．

近年，下顎前歯部のみのインプラントを用いたオーバーデンチャーや下顎のみのインプラントブリッジを製作した際に，インプラントによってコンビネーションシンドロームに似た症状が惹起される可能性が報告されている[9,10]．いまだ症例数が少なく断言はできないが，上顎前歯部を早期に喪失し，前後的すれ違い咬合様に欠損が拡大してきた履歴をもち，かつ，パラファンクションが関与している症例に対して，**インプラントを下顎のみに適用することは，かえって長期の機能維持にとってリスクを高めることになりかねない**（**図12, 13**）．

今後，長期的視点に立ち，骨の有効利用という観点から，残存歯の保存，抜歯の基準についてあらためて検討すべきである．条件の悪い上顎で成功率を上げるための対応を基礎・臨床の両面から追求していかなければなら

section 2　欠損の進行のコースと予後判断：リスクを把握した補綴設計のキー

コンビネーションシンドローム

コンビネーションシンドローム症例①

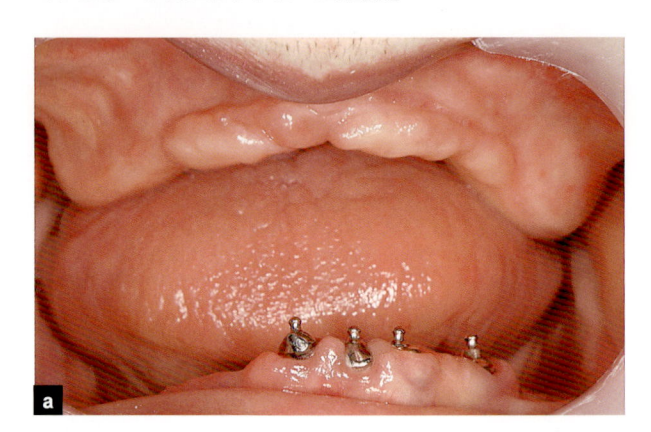

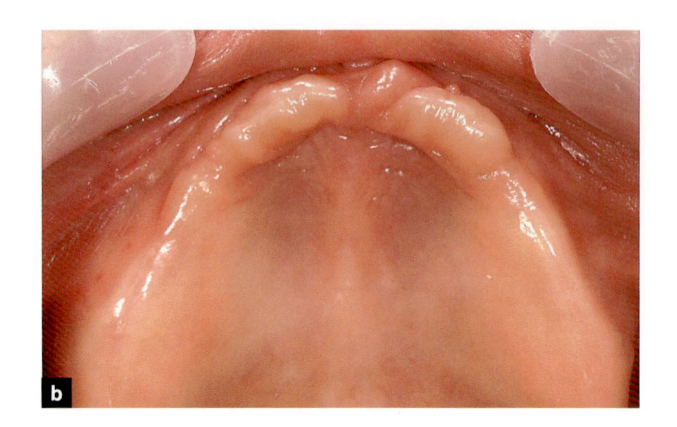

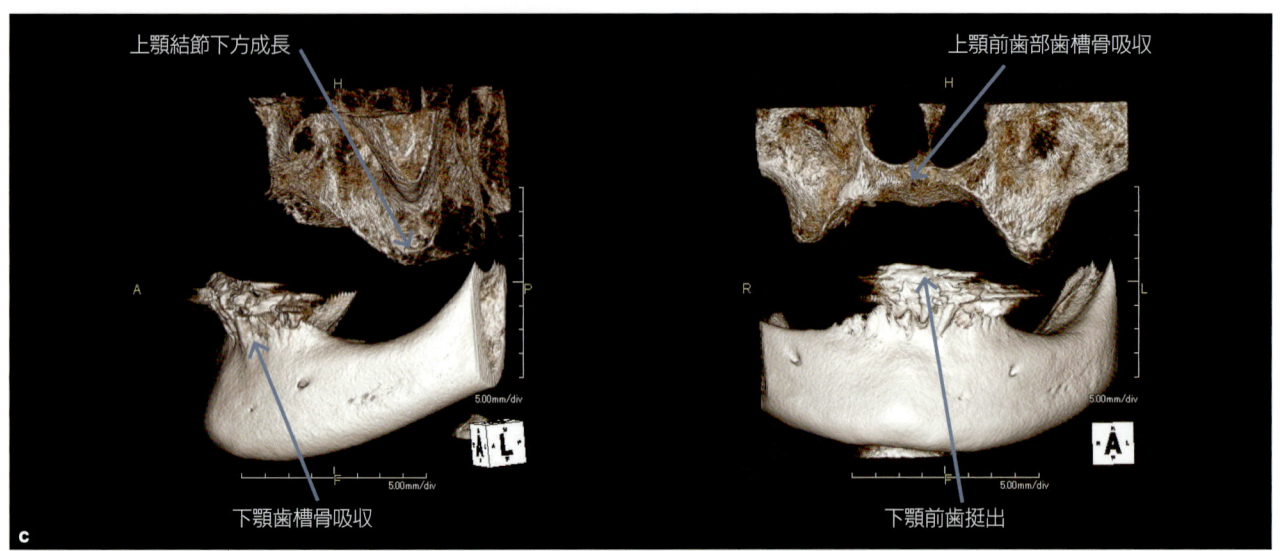

図11a〜c コンビネーションシンドロームの一例（林 楊春先生のご厚意による）．著しい顎堤の変化を起こし，適正な咬頭嵌合位の維持がきわめて困難である．

（図中ラベル：上顎結節下方成長／上顎前歯部歯槽骨吸収／下顎歯槽骨吸収／下顎前歯挺出）

ないと同時に，よく考えずに下顎にインプラントを多数埋入するような補綴設計を立てることは，断じて避けなければならない．

　適正な下顎位・咬頭嵌合位の崩壊は，歯の喪失のみならず，顎堤・顎骨の著しい吸収によっても引き起こされる．そのため，たとえ咬合三角の第4（咬合消失）エリアであっても，術者みずから人為的に力学的不均衡をつくらないようにすることが重要である．

I クラウンブリッジ・インプラントのための予後の診断

コンビネーションシンドローム症例②

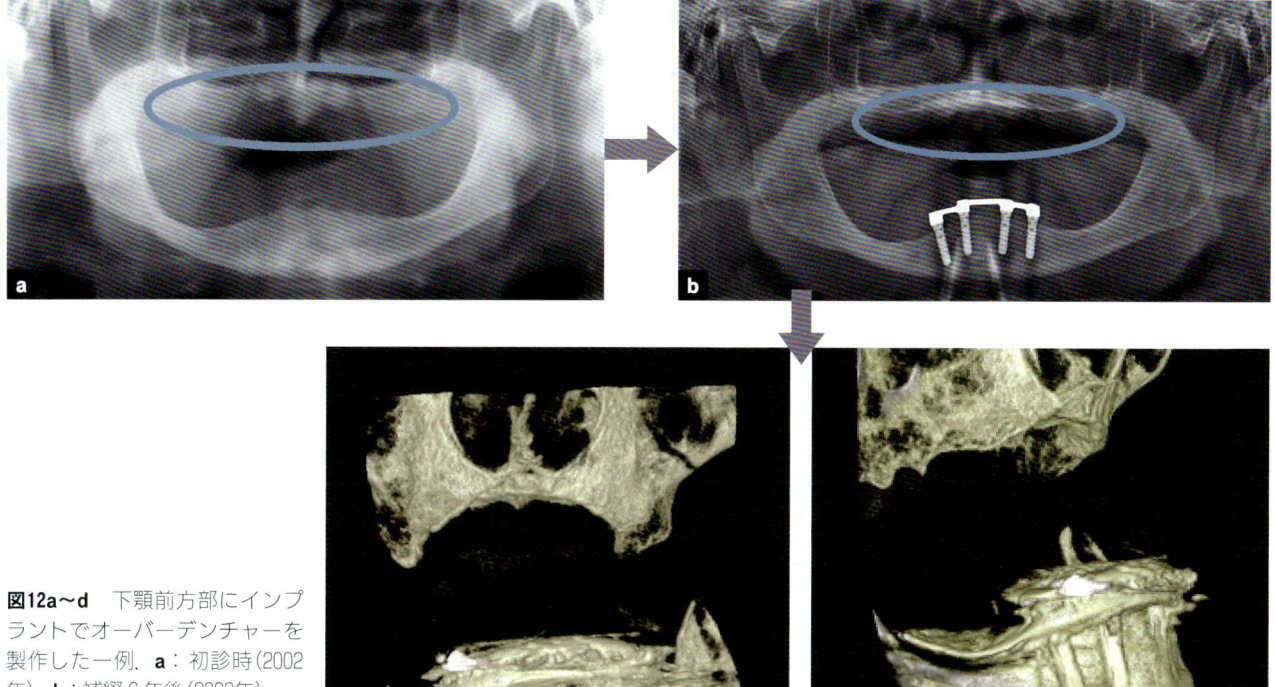

図12a〜d 下顎前方部にインプラントでオーバーデンチャーを製作した一例．**a**：初診時（2002年）．**b**：補綴6年後（2008年）．**c, d**：上顎前歯部の顎堤吸収が進行して，擬似的にインプラントでコンビネーションシンドロームを助長した状況としてしまった．

コンビネーションシンドローム症例③

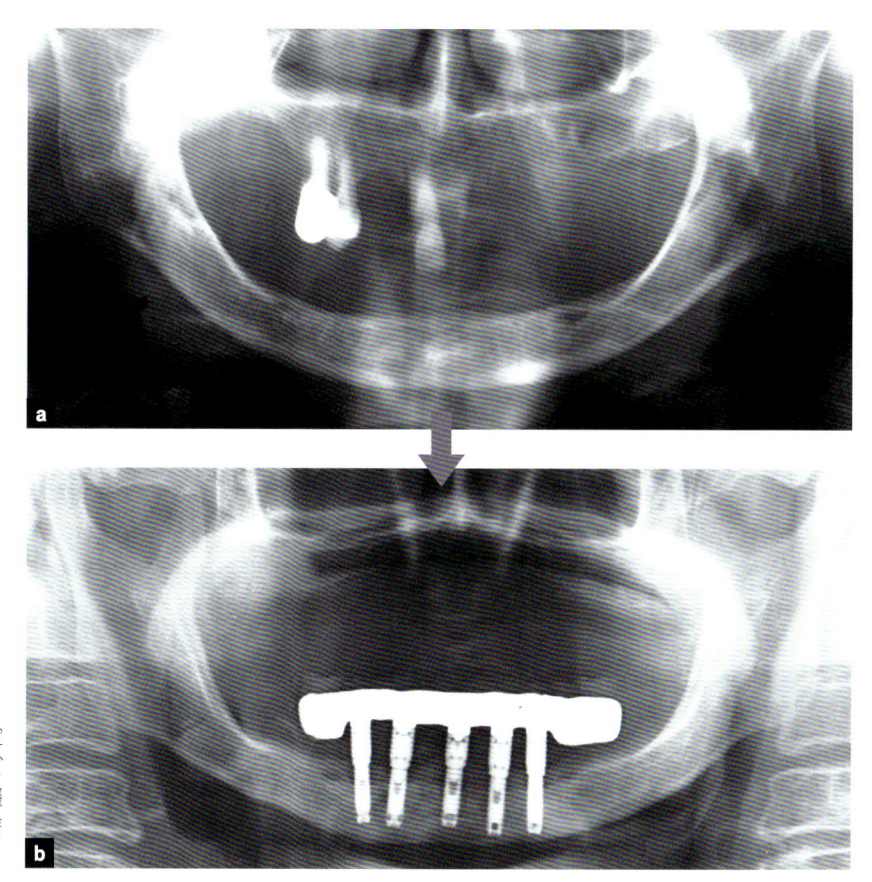

図13a, b 下顎無歯顎にインプラントで固定性ブリッジを製作した一例（本間慎也先生のご厚意による）．**a**：初診時（1991年）．**b**：補綴後9年（2000年）．上顎前歯部の顎堤吸収が著しい．

CHAPTER 2 「欠損歯列」の病態と予後の診断

表3 ブリッジ適用に際して考慮すべき支持条件・構造力学的条件.

1歯単位	①支台歯としての支持条件	動揺度，骨支持レベル，歯髄の有無，歯質など
	②支台歯としての構造力学	マテリアルスペース，支台築造など
ブリッジ単位	①支台歯数	
	②ポンティック数	
	③欠損様式	中間欠損，複雑欠損（支台歯の両側に欠損がある）
	④欠損部位	直線的欠損（主に臼歯部欠損）か，アーチ状欠損（前歯，犬歯などを含む欠損）
	⑤ブリッジとしての構造力学	フレームの断面状態，強度，支台歯の配置，咬合接触部など

ブリッジ適用に際しての構造力学的条件と予後

ブリッジが適用できる症例群の多くは，欠損歯列としてのリスクが小さい場合が多いが，一方で，「構造力学的条件」を満たさないと長期安定は難しいことを忘れてはならない．

前述したように，支持条件および構造力学的条件としては**表3**のようなものなどが挙げられ，各条件を考慮してブリッジの適用，設計を行う．

ブリッジの経過不良は多くの場合，支台歯に発生する．具体的には二次う蝕，歯根破折，歯周病の悪化などであり，一見するとそれぞれ原因は異なるようだが，実は支台歯周囲にかかる過大な力が形を変えて表れているだけの場合も多く[10]，力を支持する側の条件を整備するだけでなく，力をかける側のコントロールがLongevity(長期性)の鍵を握る．

インプラントと欠損補綴の長期性

インプラントの長期性に対して影響を与える要素は，これまで多くの報告がなされてほぼ整理されてきており，ここで述べる必要もないが，インプラント自体の長期性があってこそ欠損補綴の意義が成立するために，インプラントの長期性を損なうような要素がある場合には適用をすべきでない．

ところで，「長期性」という言葉は一般的に使われているが，どの程度の期間を満たせばよいのであろうか．九州インプラント研究会による患者へのアンケート調査では20年以上安定して使用できれば満足という答えが70％以上を占めている．

根拠は何もないと思われるが，歯科医師側はインプラントに限らず補綴物の継続性を10年と考えている場合が多い．一般工業界では力学的問題発生は約7年経過から頻度が高くなると考えられており，補綴治療の場合も臨床実感でほぼ同様と思われる．

補綴治療の範囲，患者の治療の負担度，年齢，術者の臨床経験などによって，10年という時間は短期とも中期，長期とも捉えられる．筆者は個人的には20年以上，大きな再治療がなく経過できるように治療を行いたいと考えている．

そのために，感染に対する炎症のコントロールと力のコントロールが必要であるが，従来いわれてきたことで不足な点としては[11]，つぎのページのsummaryのようなことが挙げられると考える．

リスクを抱え込んだ欠損歯列に対する欠損補綴後の長期性は困難である．まずは力のコントロールを重要視し，力が病因であることを患者に気づかせることから始めるとともに，見えない力を見るようにすることがきわめて重要となる．

summary 長期性のために① 臨床検査によるリスクの把握
①感染のコントロール：細菌検査，免疫検査，全身的影響の把握
②力のコントロール：咬合的要素と習癖的要素の把握

summary 長期性のために② 患者の参加を促すデータの提供
①感染のコントロール：セルフケアとプロケアを充実させるためのデータの提供と説明
②力のコントロール：スプリントの使用，習癖の是正のための気づき

summary 長期性のために③ 機能訓練
力のコントロール：補綴物の装着のみではなく，顎運動，咀嚼運動，習癖の是正の訓練

参考文献
1．宮地建夫．欠損歯列への臨床的取り組み．補綴誌 2005；49(2)：199-210.
2．林康博，他．残存歯，残存歯列を守るためのインプラント．歯界展望 2008；112(5)：799-830.
3．武田孝之．時間軸から見たリスクファクターと補綴歯科治療．補綴誌 2007；51(2)：201-205.
4．松井孝道(講演)．KIRGプロトコールによる20年の臨床的評価．九州インプラント研究会20周年記念学術講演会，2005.
5．渡辺誠，他．インプラントの咬合の与え方．In：市川哲雄，渡邉文彦・編．歯科技工別冊 インプラントの技工．2004：36-39.
6．森本達也．遊離端欠損症例にインプラントを適用する意義は？．日本歯科評論 2008；68(10)：65-70.
7．Kelly E. Changes caused by a mandibular removable partial denture opposing a maxillary complete denture. 1972. J Prosthet Dent 2003；90(3)：213-219.
8．Lechner SK, Mammen A. Combination syndrome in relation to osseointegrated implant-supported overdentures: a survey. Int J Prosthodont 1996；9(1)：58-64.
9．Gupta S, Lechner SK, Duckmanton NA. Maxillary changes under complete dentures opposing mandibular implant-supported fixed prostheses. Int J Prosthodont 1999；12(6)：492-497.
10．鈴木尚．病因としての力への開眼．補綴臨床 2008；41(2)：172-183.
11．武田孝之．力を意識した欠損歯列の評価と治療計画：特に多数歯欠損症例におけるポイント．日本歯科評論 2008；68(10)：85-90.

section 2 欠損の進行のコースと予後判断：リスクを把握した補綴設計のキー

2 パーシャルデンチャーのための予後の診断

永田省藏（熊本県・永田歯科クリニック）

　欠損症例はどのようなコースであるのか？　どこがどうなると悪い結果に至る方向にいってしまうのか？　欠損の進行のコースは比較的温和なものであるのか，逆に厳しい予後で比較的多くの歯を失うことになるのか？　回復した術後の症例の予測は難しいが，臨床においてはつねにある判断を通しての予後の推測を通して補綴処置を行うことになる．

欠損の道筋とエンドポイント

　欠損歯列の辿る道筋の傾向やその良し悪しを評価する前に，その「終末像」について考えてみると，それは咬合支持がまったくなくなった状況であり，それが欠損歯列の「エンドポイント」ということができる．咬合支持がまったく失われた歯列における補綴回復では，力関係の悪い対顎の状況がある場合，その予後は厳しいものとなってしまう．これに属する歯列が，すれ違い咬合やシングルデンチャーである（**図 1 a～d**）．欠損に対向する残存歯は，対顎の床に過剰な負荷をかける．咬合支持が0という終末像にあっては，対向関係が不良な残存歯が存在することで，対顎の床下組織や義歯床につながれた残存歯を痛めることになり，その予後の様相は過酷な状況となる．

Eichner 分類と咬合崩壊の進路

欠損の始まり

　歯列のなかで欠損が進行するといっても，その欠損の意味合いは，欠損歯列の「レベル」によっても「コース」の状況によっても大きく異なる．大部分は臼歯部後方から崩壊が始まるが，下顎6からなのか，それとも7最後臼歯から始まるか，いい換えれば，中間歯欠損から始まる

欠損の道筋とエンドポイント

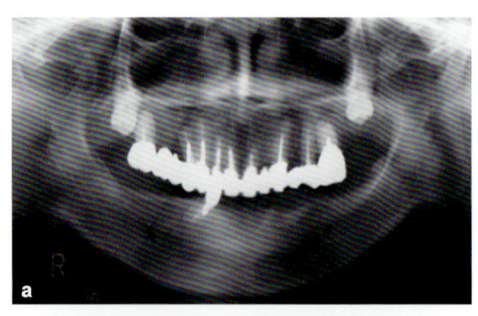

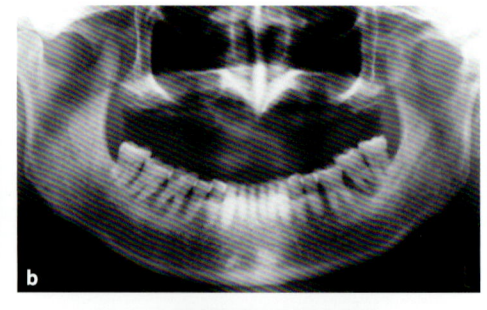

図1 a～d　欠損歯列とエンドポイント．欠損歯列の終末は咬合支持がまったく失われたもので，対向関係の不良な対顎の状況がある場合，その予後は厳しいものとなってしまう．すれ違い咬合やシングルデンチャーがこれにあたる．

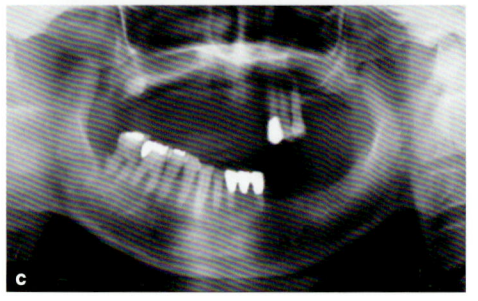

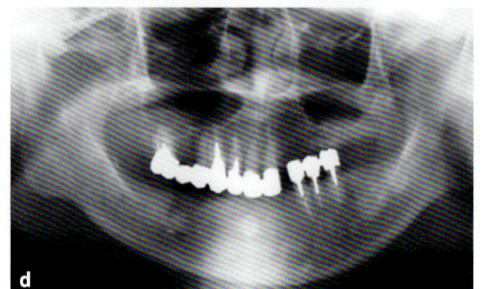

Eichner 分類と臼歯部咬合崩壊の進路

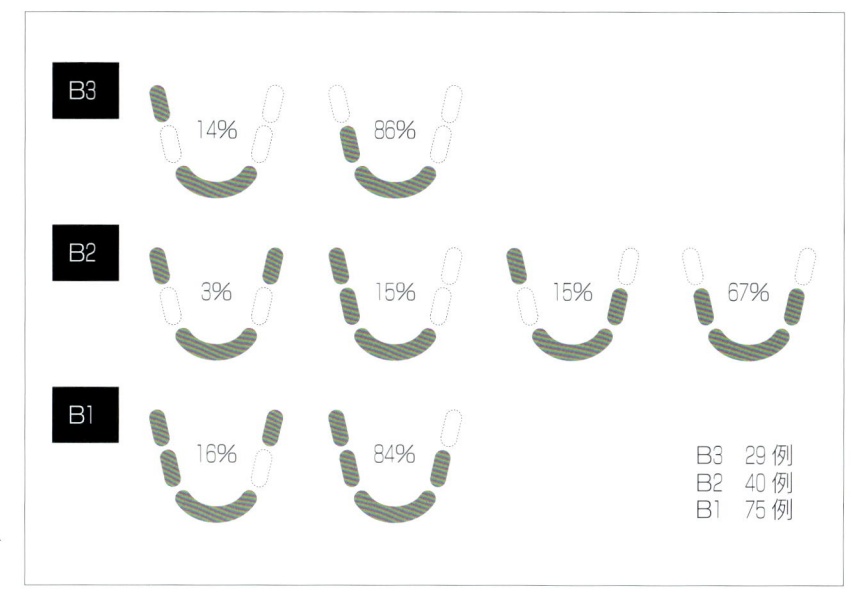

図 2 咬合支持の分布状況（筆者の医院における1995年の初診患者のうち成人730名）．

B3　29例
B2　40例
B1　75例

か，遊離端欠損からかという欠損の出発点により意味合いが異なる．「う蝕傾向の場合6から．歯周病や外傷が原因となった欠損では7から始まる」という傾向の見方もある．

臼歯部咬合崩壊のコース（進路）

「Eichner 分類」は，前歯と4つに分けた臼歯部の咬合支持域の崩壊の段階から欠損歯列のレベルを知るという，広く知られた分類である．欠損の進行については，一般には歯列後方から進む例が多く，咬合支持域の視点からみると，後方の咬合支持域から崩壊していく様相が認められた．咬合支持域別に，来院された患者の崩壊をEichner分類別に集計してみた結果，咬合支持域別のパターンは図2のような結果になった．この結果から，崩壊のコースとして，いくつかのパターンがありながら，歯列後方の支持域（大臼歯咬合支持域）から喪失し，左右の両側に咬合支持の崩壊が進行し，小臼歯部の崩壊に移っていくコースが多いと推測した．

しかし，一方で，Eichner 分類は咬合支持域の崩壊を示すが，欠損が上顎か下顎かわからないので，欠損パターンを上下に分けてみることはできない，という欠点もある．

欠損のパターンと Cummer の分類

欠損のパターンやそのコースを調べる場合，上下顎に分けてみる必要性があるが，欠損が進行するほど膨大なパターン数になる．それをいくつかの型のバリエーションに整理したものが，「Cummer の分類」である（図3）．

Cummer の分類は，上下顎をそれぞれ前歯群と左右臼歯群の3ブロックに分け，そのブロック内に歯が存在するか否かで，64のパターン分けしたものである．視覚的に歯の残存パターンを認識しやすいが，臼歯部が小臼歯と大臼歯に分かれていないところが，咬合の欠陥を示すには少し大まか過ぎるという見方もされるが，コースを辿るにはほかにはない適切な分類だろう．

欠損のパターンと Cummer の分類

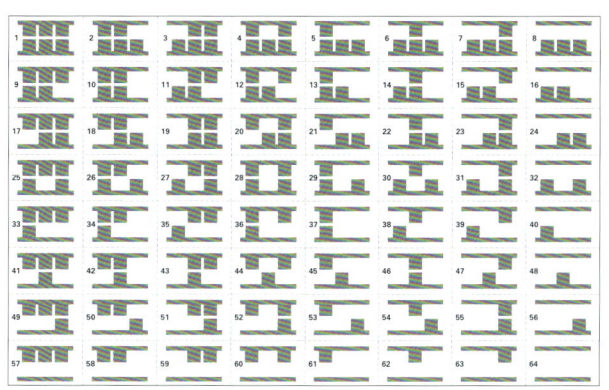

図3 Cummer の分類．＊Cummer WE. Partial denture service. 1942. より引用・改変

欠損とコースの評価

悪いコース

欠損が進むその様相をみると，歯列として悪い方向へ下っていく例がある．一方，欠損が進行しても，とくに大した問題とならない欠損がある．**表1**に挙げた項目から，欠損のコースを考えてみる．

①咬合支持歯の喪失

咬合支持歯の喪失は，全症例に共通して顎位の崩壊を進める痛手となる欠損である．とくに，臼歯部の咬合支持が減弱した例における咬合支持歯の喪失は，さらなる崩壊に転落していく傾向もみられる．

②遊離端欠損をつくる欠損

遊離端欠損が生じ，その欠損を補綴した場合，機能回復と逆に維持歯の過重負担の代償を抱えることになる．この欠損が進むとそのリスクも大きくなる．

③上下顎の片顎のみに進む欠損

上下顎のどちらかから欠損が生まれて拡大していく過程で，片顎のみに偏った欠損が進行する場合，補綴側に対する残存歯は往々にして悪玉になる可能性があり，片顎だけが弱まる欠損の方向はよくない．究極，シングルデンチャーになると顎堤は傷められ，加えて対向関係が不良な例では患者の不満も少なくない．

④歯列が左右非対称となる欠損——歯列の対称性

筆者のこれまでの臨床調査では，残存歯の分布や欠損形態が左右対称の例が予後良好，上下片顎のみが対称あるいは非対称の例の予後は普通，上下歯列ともに非対称な例ほど予後は不良になる実感を抱いている．

⑤上下左右の対角線の方向から進む欠損

臼歯部「左右すれ違い的な欠損」になり，顎位のバランスを保つのが難しく，機能回復処置を行うも術後のトラブルも少なくない．

⑥犬歯の喪失

欠損歯列の要になる歯が犬歯である．臼歯部の崩壊から前歯を守るのも犬歯である．咬合においても，顎位の支えやガイドとなる重要な歯で，この歯の存在の有無は他の歯よりも，その意味合いが大きい．

欠損のコースと評価

表1 欠損のコースと進路の評価．○：悪くはないこと，△：あまり好ましくないこと，×：好ましくないこと，避けたいこと．

咬合支持歯の喪失	×
咬合支持していない歯の喪失	△
遊離端欠損の対合歯の喪失	○
歯列の左右が非対称となる喪失	×
歯列の左右が対称をつくる喪失	△ or ○
上下顎の片顎のみに進む欠損	×
上下顎の対角線の方向から進む欠損	×
遊離端欠損をつくる欠損，それを拡大させる欠損	×
中間歯欠損をつくる欠損	△
犬歯の喪失	×

以上は，好ましくない欠損の進行，歯の喪失である．

許せるコース

一方，欠損が歯列においてそれほどの被害にならない場合や，歯列の体制，症例の流れにそれほど影響しない欠損の場合，「許せるコース」ということになる．

さらには，欠損が進行することで欠損の進行が歯列の力のアンバランスを改善する結果になったり，対顎への悪影響が少なくなる場合などは，より良い道筋になることもある．

①中間歯欠損をつくる欠損

中間歯欠損は，補綴した場合にリジットな補綴ができる．さらにその場合，遊離端欠損とは違って対顎の歯は悪玉の加圧因子とはならない．

②咬合していない歯の欠損

一般には，対顎と直接咬合していない歯は，歯列のなかでも咬合支持歯より価値は低い．さらに，遊離端欠損の対合歯であれば，喪失が大勢に悪影響を及ぼすことは少なく，症例によっては好都合な場合だってありうる．

Cummerの分類を用いた欠損進行のパターン・コース

Cummerの分類を用いた欠損進行のパターンやコース分けは，宮地の考察に習い，改変して解説している（**図4**）．

① 2→6→8へ移行する場合のコース

上顎臼歯部の欠損から臼歯の片側性の咬合支持になり，偏咀嚼の傾向，顎位のバランスの不良から，つぎの喪失ステージ6に移行する場合は，崩壊の危険度はさらに高くなる．このコースは，下顎 **9→41→57**という同様なパターンに比較し，上顎の欠損のスピードが速い傾向にあるように考えている．

② 6→8へ移行する場合のコース

上下多数の歯が残りながら，前歯のみの咬合から，上顎前歯の負荷が大きくなり，不良な転帰の場合，上顎無歯顎シングルデンチャーとなり，上下顎の対向関係が不良な場合，上顎顎堤の被害が出てくる．避けたいコースである．

③ 41→46へ移行する場合のコース

大臼歯がすべて喪失した上下顎ともに遊離端欠損になるパターンである．咬合支持の崩壊は進んだものの，補綴した場合は，遊離端欠損に対向する悪玉の残存歯がない，比較的平穏な状況といえる．

④ 9→11へ移行する場合のコース

遊離端欠損が上下顎歯列のそれぞれで非対称に進むか，対角線の方向で進行するものでは，左右的な「すれ違い傾向症例」へ進展するコースがある．これは，避けたいコースであり，顎位の不安定，咀嚼癖などの好ましくない歯列の状況を含んでいるケースも少なくない．

⑤ 11→15へ移行する場合のコース

さらに進行し，Eichner 分類 B4症例ですれ違い手前までになったものでは崩壊を止める手立ては難しいといえる．歯，欠損部顎堤ともに侵襲を受ける経過が続くことになる．

⑥ 41→44へ移行する場合のコース

Eichner 分類 B4下顎遊離端欠損例で，咬合支持のうえではハイリスクエリアに入ってくる．ここで問題となるのが上下すべての犬歯の存在があるか否かである．**犬歯が健康なうちは欠損の防波堤になりうるが，犬歯が欠損した場合は欠損歯列のレベルが一気に低下する．**

⑦ 62，48へ移行した場合

欠損が進行し，咬合支持歯のない10歯以下の残存になれば，上下お互いに対顎に対する不具合な力は作用しなくなり，比較的平和な歯列関係となるが，**48**などでは下顎前方歯と上顎無歯顎の対向関係が悪くなる場合も多く，コンビネーションシンドロームに陥りやすくなる．

section 2　欠損の進行のコースと予後判断：リスクを把握した補綴設計のキー

Cummerの分類を用いた欠損進行のパターン・コース

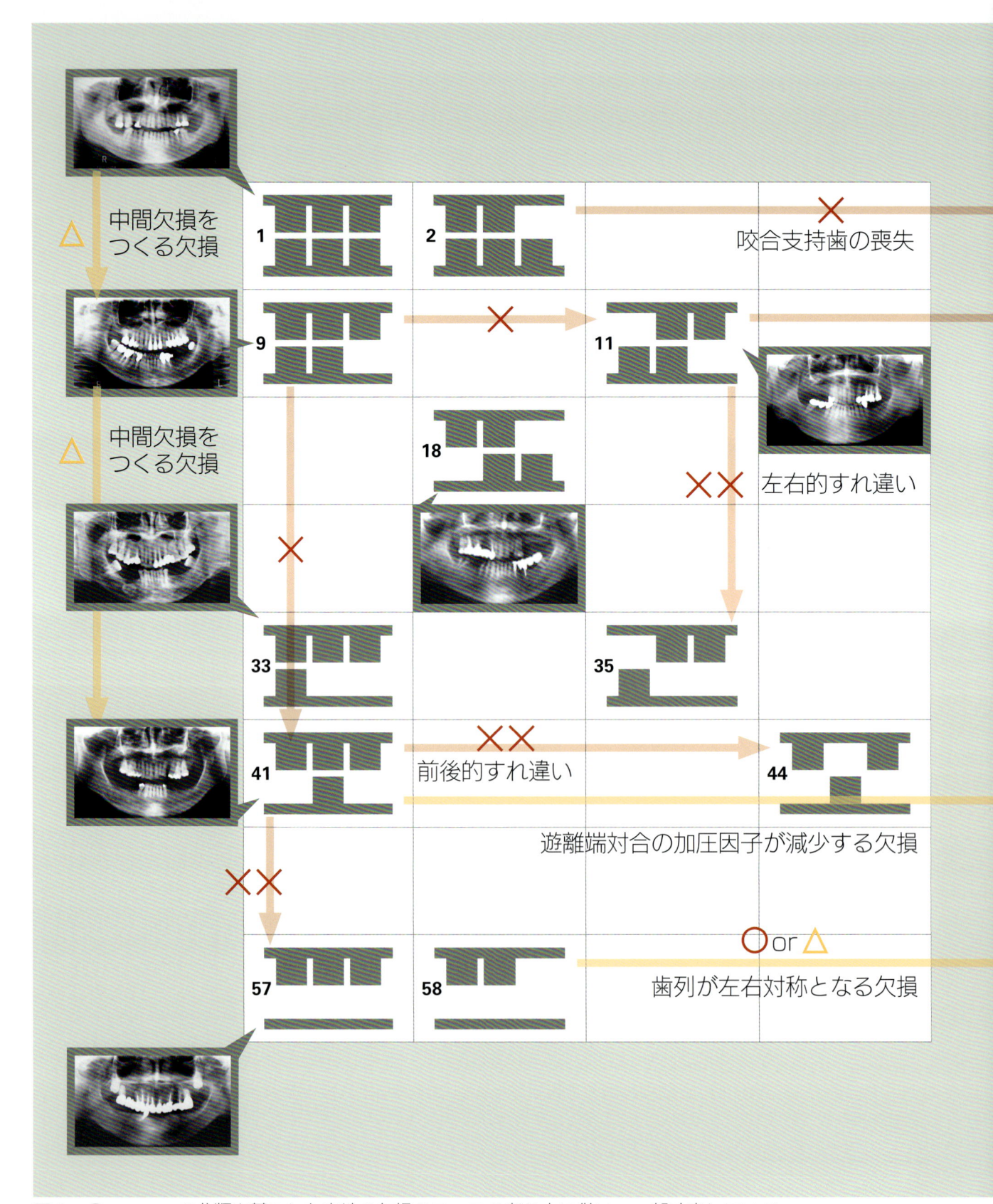

図4　Cummerの分類を基にした宮地の欠損のコースの考え方に倣い，一部改変している．

106　CHAPTER 2　「欠損歯列」の病態と予後の診断

2 パーシャルデンチャーのための予後の診断

遊離端欠損を拡大させる欠損

左右非対称
となる欠損

遊離端対合歯
の欠損

○ or △

CHAPTER 2　「欠損歯列」の病態と予後の診断　107

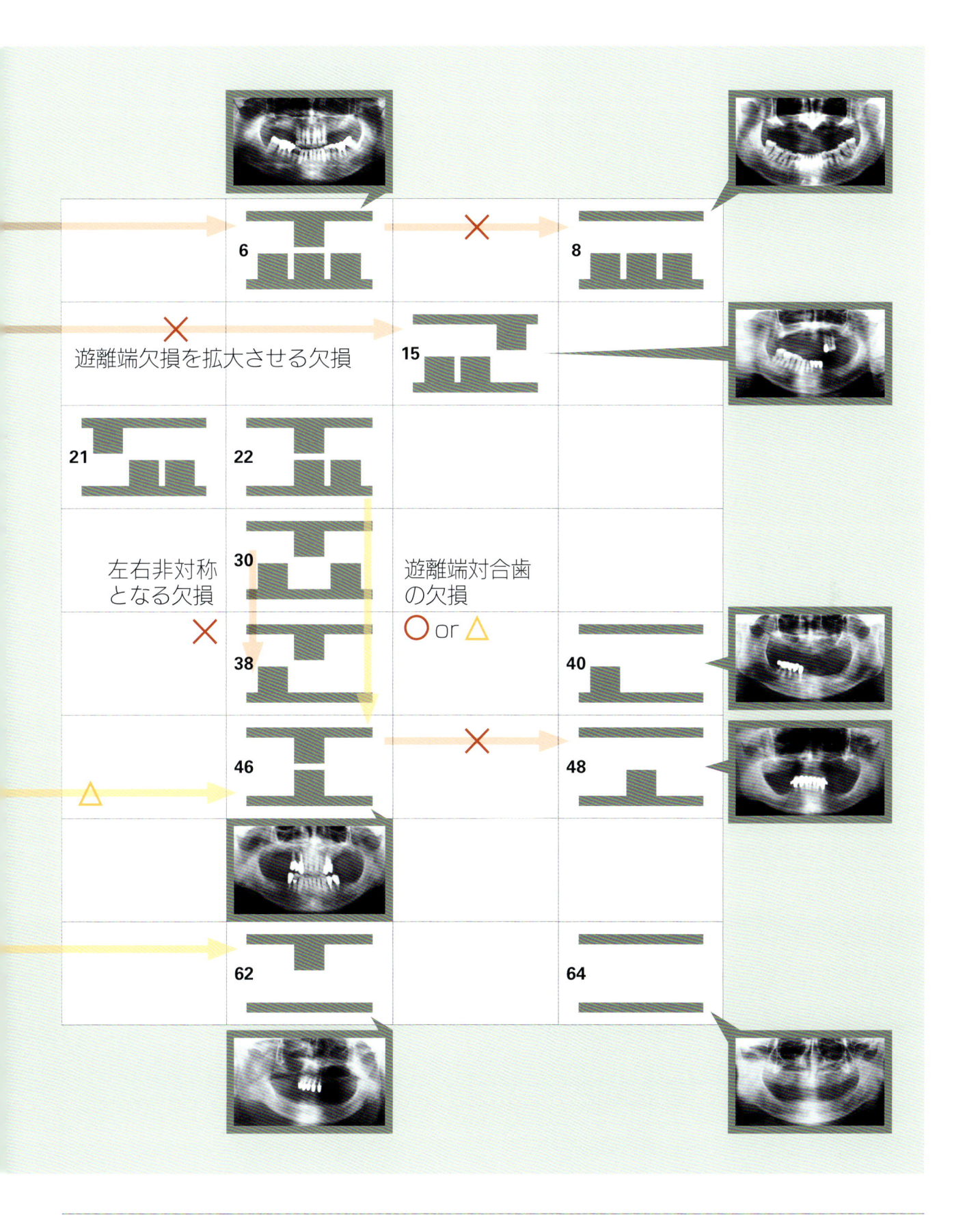

section 2　欠損の進行のコースと予後判断：リスクを把握した補綴設計のキー

症例1　下顎両側遊離端欠損とコーヌステレスコープ

患者：61歳，女性（**図5 a〜e**）
Eichner分類B2，咬合支持数6，下顎両側遊離端欠損

残存歯　　7　5 4 3　　｜1 2 3 4 5 6
　　　　　　　　4 3 2 1｜1 2 3 4

補綴終了：1992年11月

　治療においては，残根化した下顎右側臼歯部ブリッジ支台歯を抜去し，下顎両側遊離端欠損に対し，変位した下顎位を修正のうえ，コーヌステレスコープによる補綴を行った．術前からひきずっていた下顎小臼歯の外傷も残りながら，術後経過においては支台歯は機能圧負担にも耐えて機能を営む．

　術後8年，最後方の咬合支持歯 4̲ を喪失．義歯を補修しフォローアップして継続使用．術後の喪失歯は術後15年，1歯に止まっている．

症例1

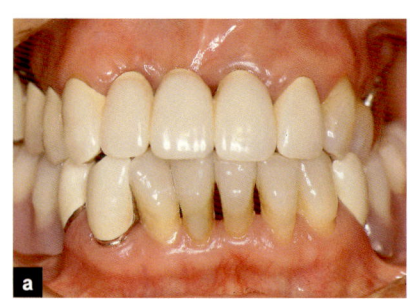

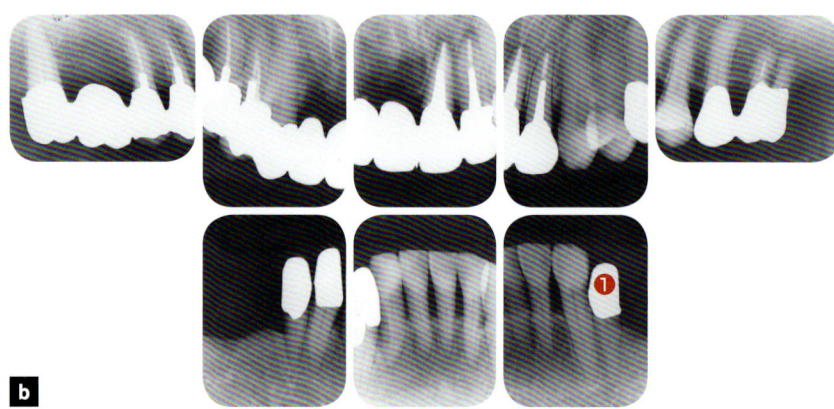

図5 a, b　下顎両側遊離端欠損に対し，コーヌステレスコープによる補綴を行った（1992年11月）．

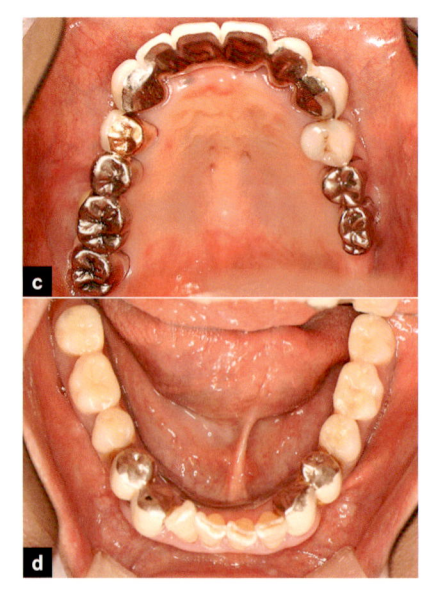

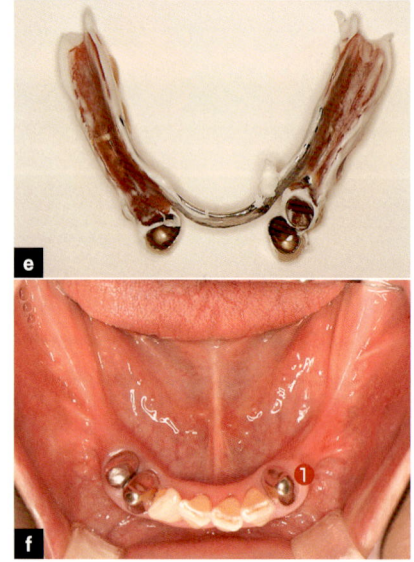

図5 c〜f　術後8年，最後方の咬合支持歯を喪失．義歯を補修し継続使用．術後の喪失歯は術後15年，1歯にとどまっている（2008年6月）．

欠損の拡大を止める　**症例1の経過は安定維持の傾向**

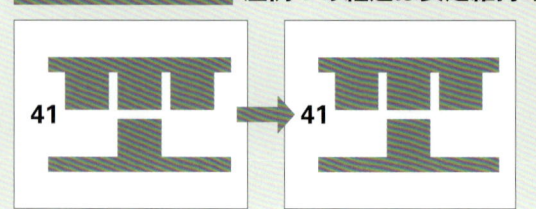

下顎の補綴では，コーヌステレスコープによる機能回復と同時に，臼歯部の動きの少ない強固な義歯で咬合支持を充実させることにより，上顎前歯の破綻を防ぎ，前後的すれ違い（Cummerの分類44）に移行しないよう意図した（**図4参照**）．

108　CHAPTER 2　「欠損歯列」の病態と予後の診断

症例2　欠損の進行が速く，対応が難しい上顎欠損

患者：62歳，女性（**図6a～e**）

Eichner 分類 B4，咬合支持数 5，上顎両側遊離端欠損

残存歯　
8			3 2 1	2 3			
	7	5 4 3 2 1	1 2 3 4 5		7 8		

補綴終了：1991年12月

　中等度歯周疾患のリスクを抱える症例．歯周治療後，フレアアウトした上顎前歯を床矯正装置にて改善後，上顎前歯は，一時固定したブリッジに非緩圧性アタッチメントを組み込み，できるだけリジッドな可撤性パーシャルデンチャー（RPD）を装着した．

　術後経過では，術後4年ほど経過したころから，上顎前歯舌面に著しい摩耗面が出現し，パラファンクションが疑われた．さらに，術後8年足らず（2000年9月）で連結した上顎前歯補綴は破綻した．再度修復しなおしたが，さらに4年後，ポスト破損や歯根破折により上顎残存歯を失った．振り返ると12年間というきわめて短期間に5歯もの歯を失った．下顎に比べ上顎の欠損の進行はスピードが速く，その兆候も見逃してしまい，対応が後手になってしまった感がある．

症例2

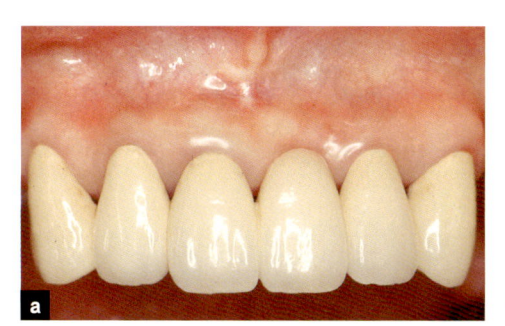

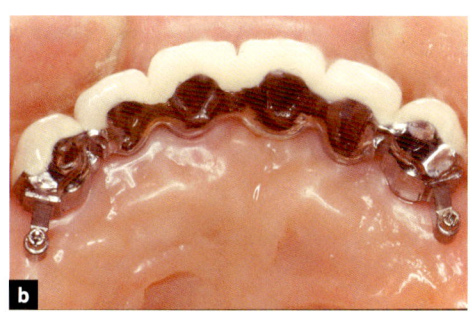

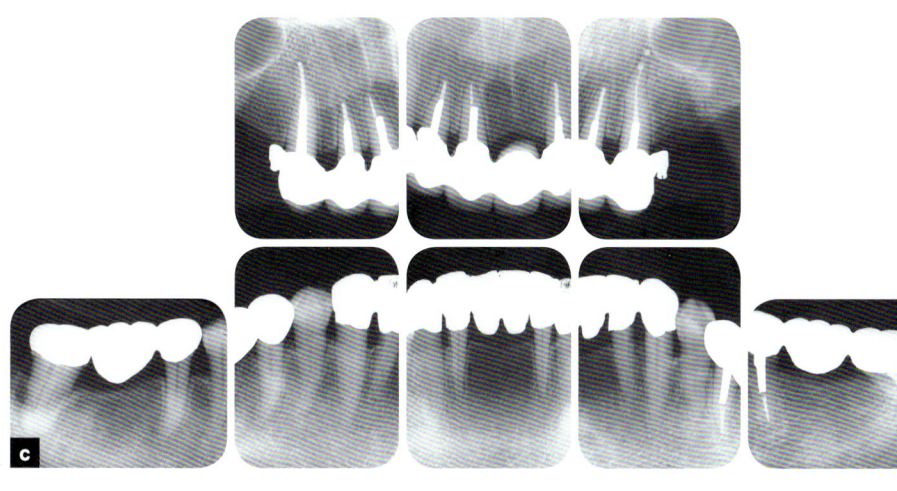

図6a～c　術後の口腔内とデンタルエックス線写真．

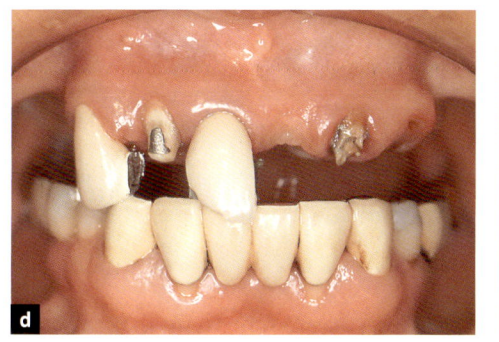

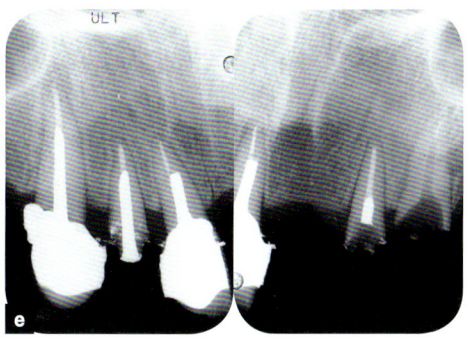

図6d, e　術後8年足らず（2000年9月）で連結した上顎前歯補綴は破綻した．再度修復しなおした．

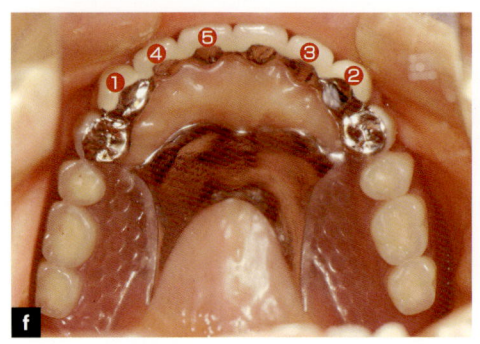

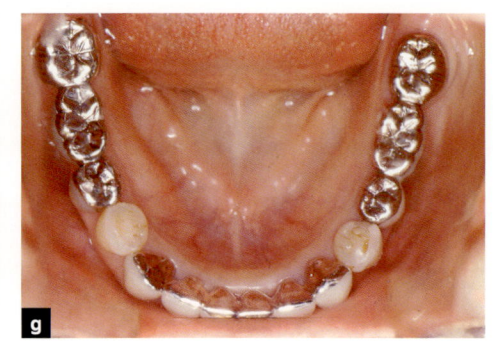

section 2　欠損の進行のコースと予後判断：リスクを把握した補綴設計のキー

図 6 f, g　さらに4年後，ポスト破損や歯根破折により上顎残存歯を失った．

欠損の拡大を止める　**症例2の経過　12年間でCummerの分類6→8に移行**

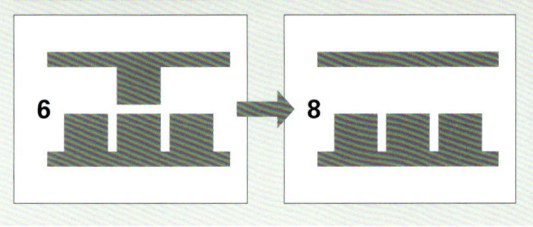

上顎臼歯が喪失し，一方，対顎が多数残存している歯列（Cummerの分類6）では，それまでの上顎歯列喪失の流れを止めることができずに，欠損が進行してしまう例がある．とくに，カリエスパワータイプの症例に一次固定を行ったものでは，セメントの溶出や二次う蝕，さらには歯根破折などのリスクが顕在化する傾向にある．補綴介入の時期や方法などその対応は，下顎に比べて難しい．

症例3　比較的平穏な予後と上下の残存歯の対向関係

患者：55歳，女性（図7 a〜e）
Eichner分類B3，咬合支持数7，上顎中間歯＋片側遊離端欠損

残存歯　　8　　　4 3 2 1｜1 2 3
　　　　　　　5 4 3 2 1｜1 2 3 4

補綴終了：1996年4月

　歯周疾患のリスクを抱える症例で，治療においても保存不能な6|を抜歯．補綴処置では，欠損部顎堤の豊隆は良好であり，上下の対向関係も負荷の少ない状況が予想されたことも含め，上下顎ともにクラスプを維持装置としたデンチャーを設計した．術後経過については，予想どおり義歯床下の顎堤の吸収は少なく，平穏な経過を辿っていたが，術後5年に歯周疾患と外傷によって4|を失った．術後12年間で1歯を失ったが，その歯も最後方の咬合支持歯であった．

症例3

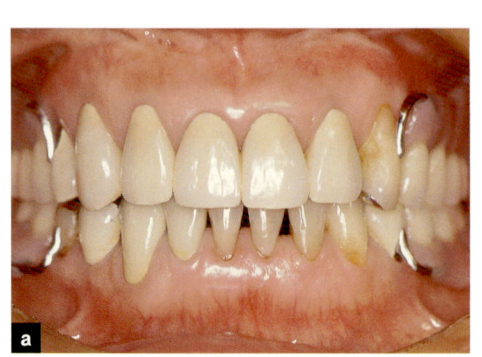

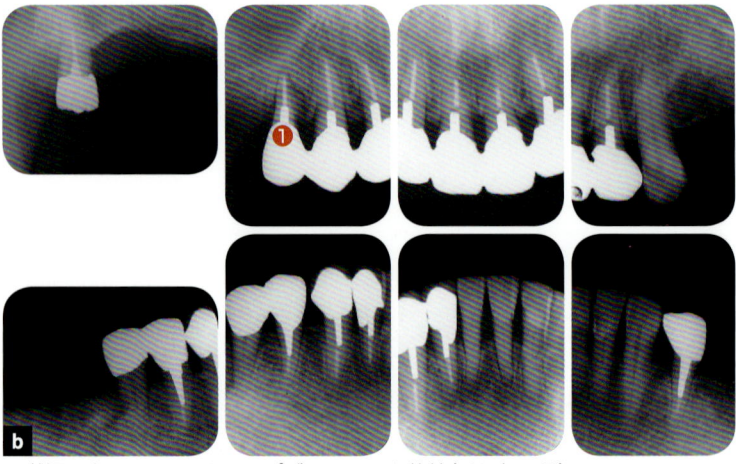

図7 a, b　欠損部顎堤は良好で上下の対向関係も負荷の少ない状況にあり，I-barクラスプデンチャーを装着（1996年4月）．

図 7 c, d 床下顎堤の吸収も少なく平穏な経過を辿っていたが，術後5年に歯周疾患と外傷によって 4̲ を失った．術後12年間で1歯を失ったが，この歯も最後方の咬合支持歯であった（2008年6月）．

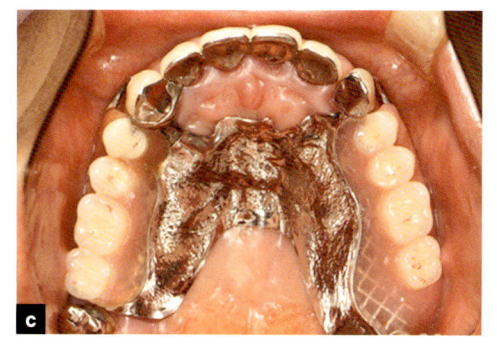

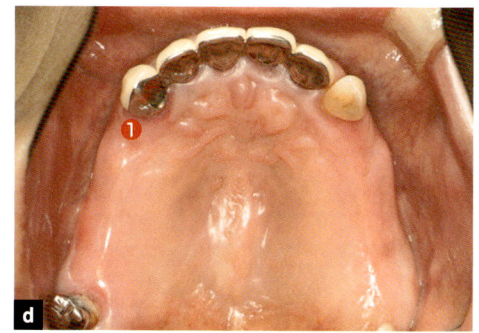

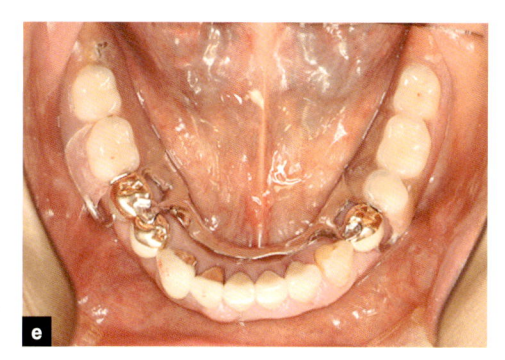

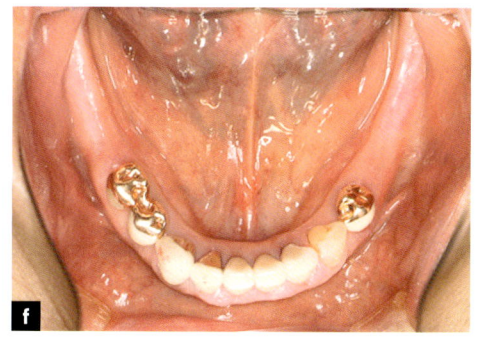

図 7 e, f 下顎の欠損は進行していない（2008年6月）．

欠損の拡大を止める **症例3の経過　安定維持の傾向**

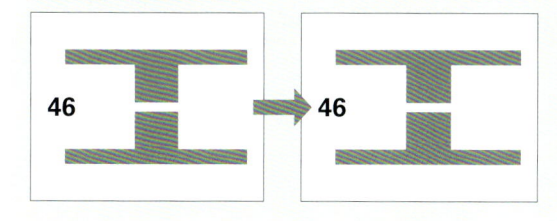

46 → 46

　Cummerの分類46の症例では，臼歯の咬合支持は脆弱ながら，上下義歯部に加わる力は弱く，長期にわたり義歯のリラインなどは必要としない．一方，残存歯の加重負担をきたすことは少なく，悪玉の加圧因子が存在しない欠損歯列の予後は比較的平穏である．

症例4　前後的すれ違い咬合と厳しい終末像

患者：66歳・男性（**図 8 a〜f**）
Eichner分類B4，咬合支持数1，すれ違い傾向例
残存歯　8 7 6 5 4 3 2　　　　　 7
　　　　　　　　 2 1│1 2 3 4

最終補綴　1997年12月

　術前の状況はすれちがい1歩手前の状況にみえたが，3̲ の歯根破折で唯一の咬合支持歯を失い，実質的にはすれちがい咬合に転落．顎位と機能の回復を目的とし，上顎は下顎前歯の突き上げによる義歯の回転に対してテレスコープデンチャーは不適当と判断し，上顎臼歯の舌側部をミリングしたクラスプで対応した．

　術後経過における上顎義歯の動態は，同類のものと比べ，比較的良好にコントロールできたと考えられたが，上顎前歯部の床や人工歯の破損などのトラブルは否めず，対合部床をメタルで裏装強化して対応した．

　一方，下顎前歯の歯支持組織は減弱しており，咬合時の義歯床のジグリングの動きから，4̲，2̲，1̲ の順番で維持歯を失った．術後10年間において3歯を喪失する．

　その後は，さらに下顎前歯の喪失の速度は速まり，術後13年には無歯顎となった．

section 2　欠損の進行のコースと予後判断：リスクを把握した補綴設計のキー

症例 4

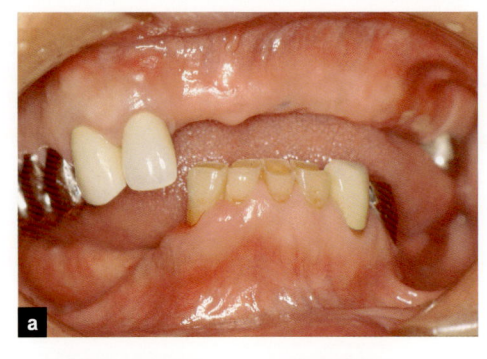

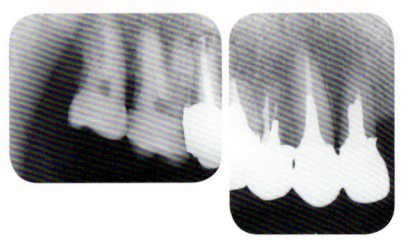

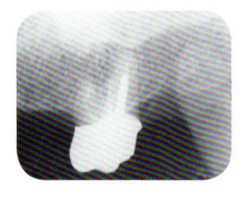

図 8 a, b　術前の状況は，歯根破折で唯一の咬合支持歯3を失い，すれ違い咬合に転落．下顎前歯の突き上げによる上顎義歯の回転に対し，テレスコープデンチャーは不適当と判断し，数多くの舌側部をミリングしたクラスプで対応（1997年12月）．

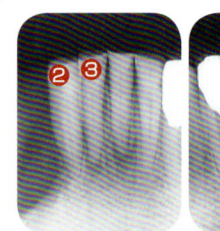

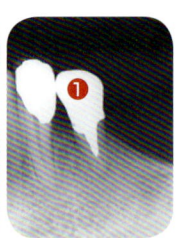

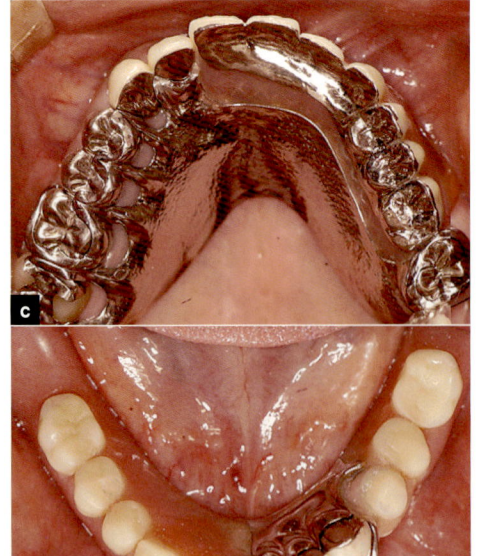

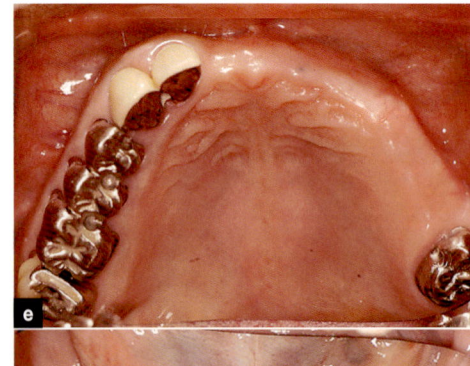

図 8 c〜f　術後経過における上顎義歯の動態は比較的良好にコントロールできたと考えられた．しかし，下顎前歯は義歯床のジグリングの動きから，術後10年間において3歯を喪失する（2008年3月）．その後は喪失の速度は速まり，約3年後には下顎は無歯顎に移行した．

欠損の拡大を止める　**症例4の経過　44→60に移行する傾向**

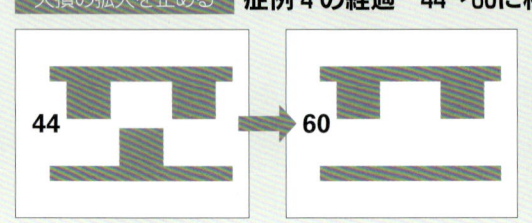

44 → 60

上顎の強固な補綴に対し，下顎では両側遊離端欠損に対する加圧因子が大きく，義歯のジグリングの動きに加えて，支台歯の加重負担により，外傷や歯根破折をきたし，欠損が進行した．下顎無歯顎に移行する頻度は上顎に比べれば少ないが，Cummerの分類57〜60などのように上顎に多数歯が存在する下顎無歯顎では，経年的に顎堤にダメージが加わる．

112　CHAPTER 2　「欠損歯列」の病態と予後の診断

おわりに

　欠損歯列の予後をみていくうえで，すべての例を同様に漫然とみるのではなく，いま歯列がどういう状況なのか，危険が迫っているのか，まだ安定が維持できるステージにあるのか，欠損歯列のレベル・スピードなどを予測しながらメインテナンスに当たることが，欠損歯列における術後対応のあり方のように考えている．また，上下顎それぞれに異なったコースを辿るので，欠損歯列のレベル・スピードなどに加え，パターン別にそれぞれの道筋を観察しながら，それらの傾向性をさぐり，補綴介入のあり方を検討していく必要がある．

参考文献

1. 宮地建夫．症例でみる欠損歯列・欠損補綴　レベル・パターン・スピード．医歯薬出版，2011．
2. 宮地建夫，鷹岡竜一．欠損歯列のリスクはどこまで読めるか？　咬合三角を用いた欠損歯列の評価．歯界展望 2010；115(5)：813-836．欠損歯列のコースを探れ！　歯界展望 2010；115(6)：999-1019．
3. 宮地建夫．欠損歯列の処置方針：rigid support への理論的根拠をめぐって：パーシャルデンチャーの考え方と処置方針．医歯薬出版，1984：179～190．
4. 黒田昌彦．現在歯数の推移から読む「治療効果」「患者満足」「歯の生涯図」．歯界展望 2006；108(5)：803-927．
5. 永田省藏．欠損歯列の術後評価とリスクファクター：個体差と症例群の傾向．別冊 the Quintessence・YEAR BOOK 2003：59-66．

section 2 欠損の進行のコースと予後判断：リスクを把握した補綴設計のキー

3 欠損歯列の評価と支台歯の条件
咬合三角第3エリアはすべて難症例か？

鷹岡竜一（東京都・鷹岡歯科医院）

はじめに

1970年代後半から始まった欠損歯列を病態として捉える考え方は，いわゆる「すれ違い咬合」に端を発している．金子は，少なくとも10歯以上の歯が上下に残存しているが，その部位が互い違いで残存歯の咬合接触はほとんど失われ，歯により下顎位が定まらない症例，と定義している[1]．

すれ違い咬合はパーシャルデンチャーを製作すること自体が困難で，装着後には短期間でトラブルが頻発する．そのトラブルはパーシャルデンチャーに象徴的なもので，欠損歯列の難症例として「終末像」に位置づけられた[2]．「宮地の咬合三角」は，残存歯数と咬合支持数を手がかりに症例のレベルとリスクをスクリーニングする指標である．残存歯数が半数くらいになり，咬合支持数が4か所を切ってくるような症例は，すれ違い咬合様の事象が認められることがあり，「宮地の咬合三角」でいえば第3エリアに属している．

第3エリア＝難症例？

筆者の診療室での義歯装着患者の分布をみると，約20％の症例が「宮地の咬合三角」の第3エリアにプロットされた（**図1**）．しかし，それらの症例のなかで義歯を製作すること自体が困難な症例は4症例しかなかった．つまり，**第3エリアにプロットされる症例すべてが難症例ではなく，安定した経過をたどる症例群が存在する**ということになる．インプラント治療が全盛の現在，仮に第3エリアの症例＝難症例という前提で欠損歯列の改変が行われるとすれば，必要のない症例にまでインプラントが埋入されることになりかねない．

「宮地の咬合三角」の
第3エリア＝難症例？

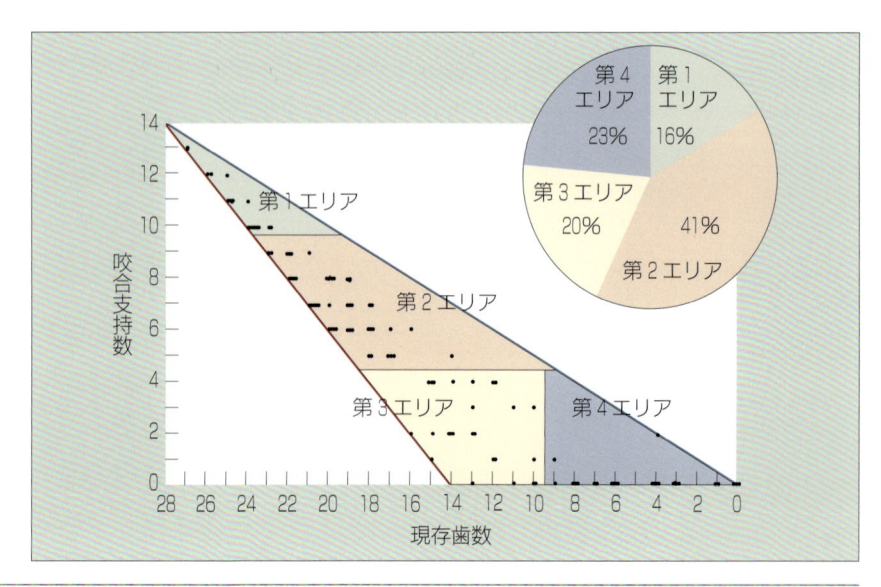

図1 当医院における義歯装着患者の「宮地の咬合三角」における分布図（1995〜2009年，128症例）．他のエリアに比べて第3エリアの症例が広範囲に分布している．

3 欠損歯列の評価と支台歯の条件

ではなぜそのような誤解を招くのだろうか．咬合三角の発案者である宮地は，咬合三角はあくまでスクリーニングであると述べている[2]．咬合三角にはいくつかの前提がある．第一に，歯数の数え方では智歯は原則として数えず，欠損が進行している症例で第二大臼歯の代わりに機能できる智歯は数えるとしている．第二に，咬合支持数のカウントに関しては実際の咬合状態は考慮せず上下顎同名歯を数え，0〜14の15段階で処理している．つまり，一歯対一歯咬合である．第三に，残存歯の状況（有髄歯か無髄歯か，歯質の劣化，劣形根，歯周組織の状況）は考慮されていない[3]．これらの点からして咬合三角は欠損歯列を上下顎歯列単位で捉え，症例の難易度をスクリーニングする方法であることがわかる．

すなわち欠損歯列の評価では，目前の症例が「難症例かもしれない，やさしい症例かもしれない」という枠組のなかで症例を捉えるべきであり，診断のもう1つの要素である治療方針の決定には結びつきにくい．治療方針を決定するためには，患者の希望，支台歯の条件（歯周病，有髄・無髄），下顎位の安定性，顎堤の吸収状態，咬合力の強弱・ブラキシズムの有無，咀嚼運動，といった個別性を加味していかなければならず，欠損の評価が厳しいほど個別情報の吟味が問われる．多くの術者はイニシャルプレパレーションやテンポラリーデンチャーというツールを通じて，患者がもつ個体の情報を吟味し，難症例か否かのジャッジをしているはずである．

許せる欠損歯列の「コース」

欠損歯列の評価が厳しくても実際に義歯をつくること自体が困難な症例，いいかえると，咬合採得が困難な症例は少ない．つまり，その時点で「歯列の難易度」から解放され症例のプライオリティ（優先事項）は変わっていく．

症例1　上下顎均等欠損症例①

症例1は残存歯数12歯，咬合支持数4か所で，「宮地の咬合三角」の第3エリアにプロットされる．「歯の生涯図」をみても残存歯数・咬合支持数とも平均値を大きく下回り，欠損の進行速度も速いことがわかる．欠損歯列の評価だけみれば難症例であるが，上下顎でバランスよく歯が残存しており，すれ違い咬合の特徴とされる長

症例1
上下顎均等欠損症例①

```
     3 1|1 3
   4321|123 5
```
現存歯数12
咬合支持数4

図2 a〜d　42歳，女性．1998年6月，全顎治療を希望して来院．初診時，残存歯12歯，咬合支持数4か所と，年齢のわりに欠損の進行が早く，「宮地の咬合三角」第3エリア．義歯を拒否するかと思われたが，患者はインプラントは絶対にしたくないという希望．
＊参考文献3，4より

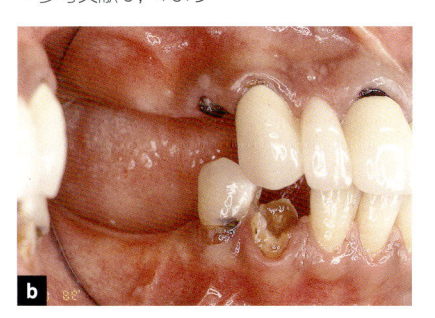

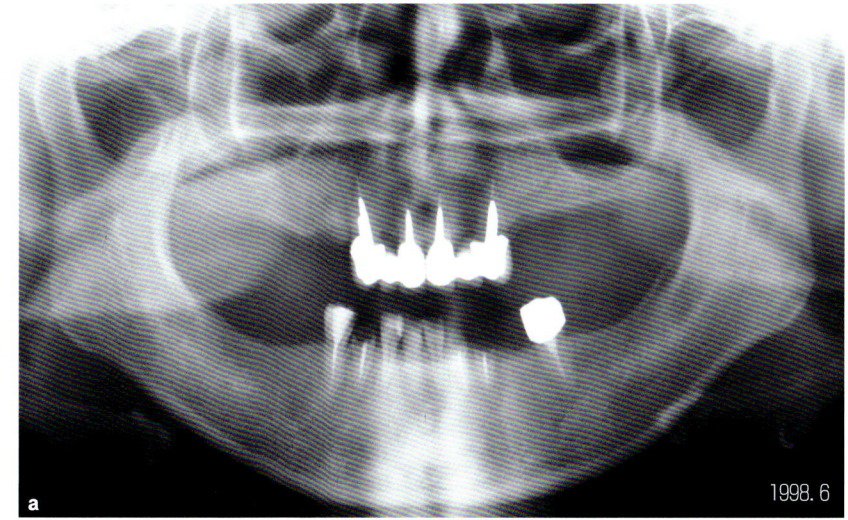

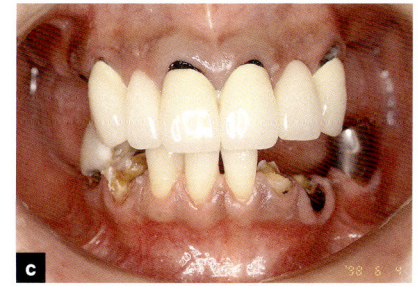

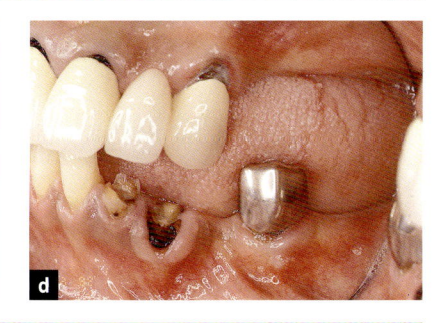

CHAPTER 2　「欠損歯列」の病態と予後の診断　115

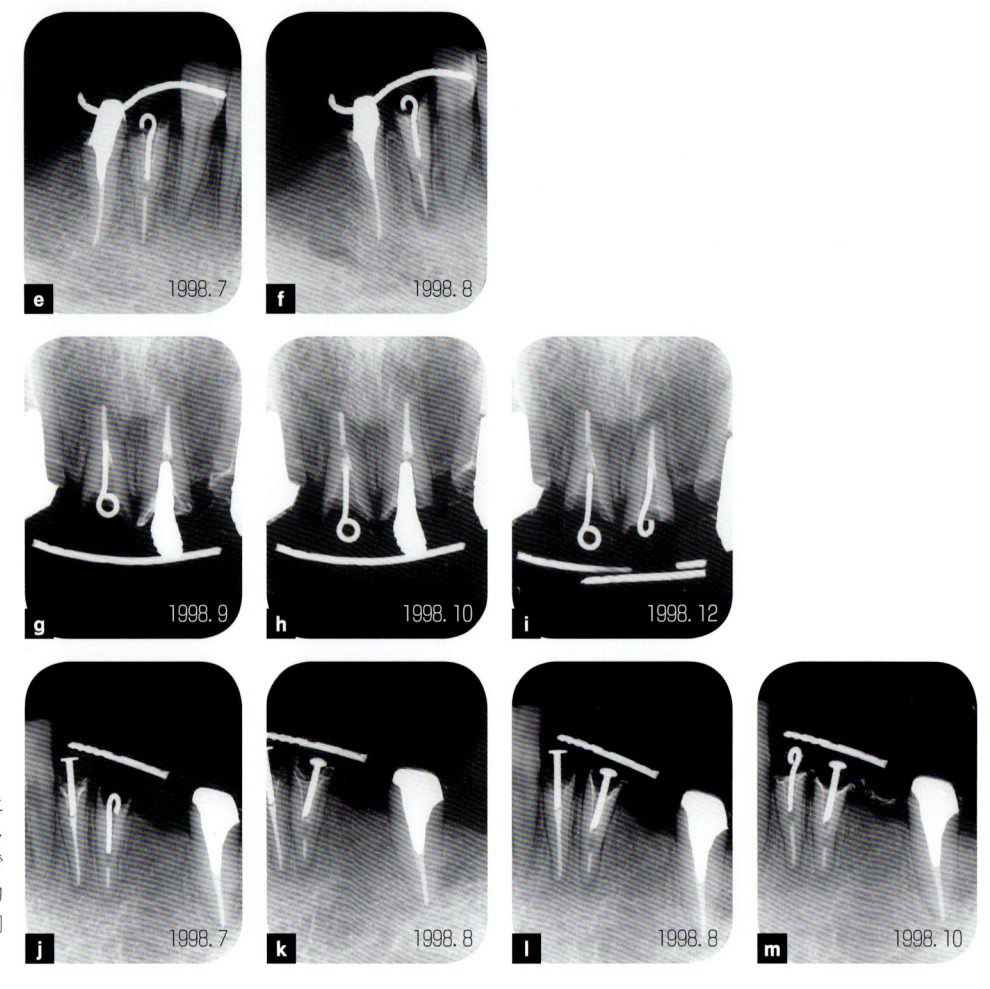

section 2 欠損の進行のコースと予後判断：リスクを把握した補綴設計のキー

図2 e～m 処置の優先順位．上下顎でバランスよく歯が残存しており，義歯を製作するうえでの苦労は少なく，もっとも労力を費やしたのは，残存歯の歯肉縁下う蝕の処置であった．

図2 n～q 治療終了時．咬合力が極端に弱く，下顎位も安定していたので，義歯製作は容易であった．欠損歯列ではう蝕の問題が大きいのか，歯周病の問題が大きいのか，欠損歯列そのものに問題があるのかを判断しなければならない．

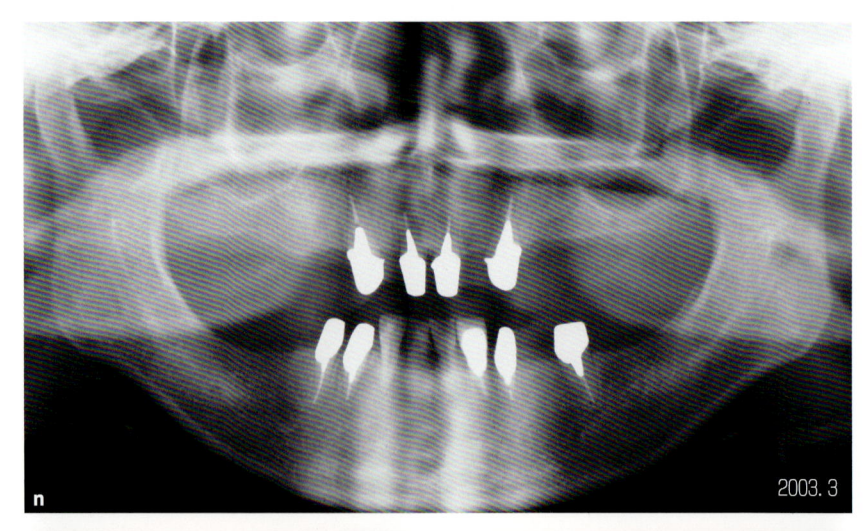

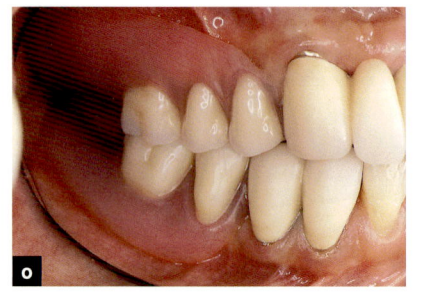

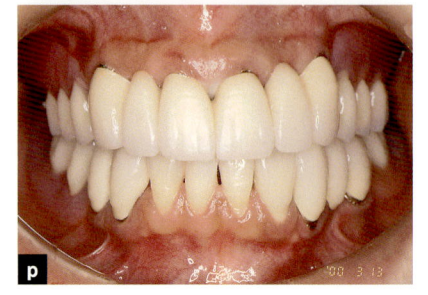

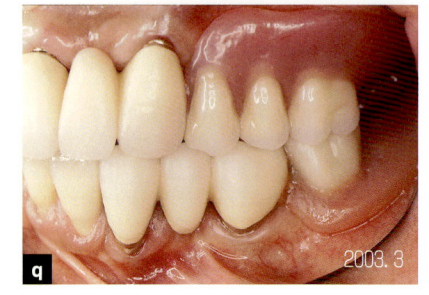

116　CHAPTER 2　「欠損歯列」の病態と予後の診断

3 欠損歯列の評価と支台歯の条件

```
  3 1 1 3
4 3 2 1 1 2 3  5
```
現存歯数12
咬合支持数4

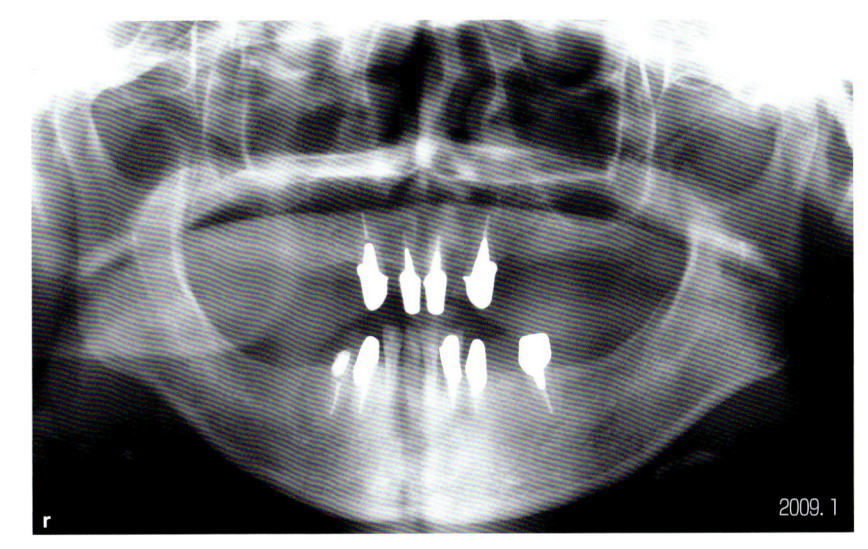

図2 r~t 初診から10年以上が経過し，4┘が歯肉縁下う蝕で脱離．初めてのトラブルであった．咬耗も少なく咬合力の弱さを確認した．

図2 u, v「歯の生涯図」と「咬合三角」による経過の評価．上下顎均等に臼歯部から欠損が進行している症例(上下顎均等欠損症例)では，パーシャルデンチャーでも安定した経過をたどる症例がある．

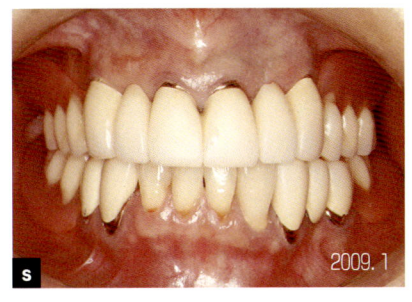

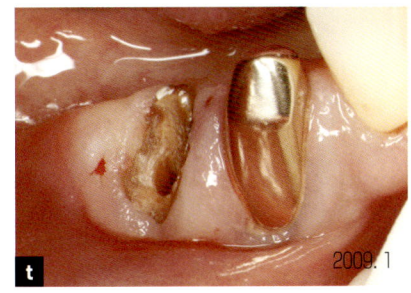

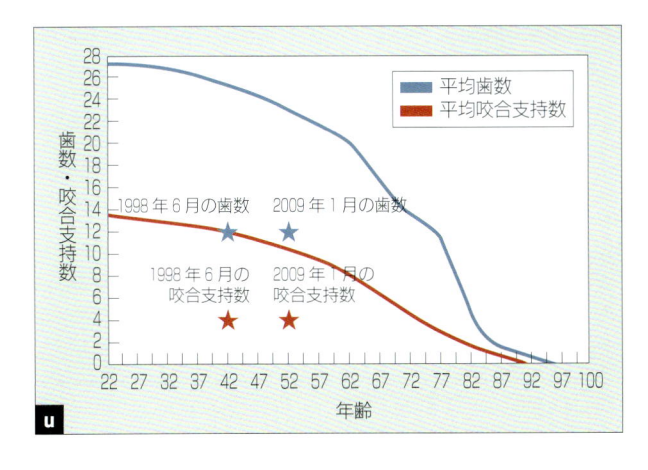

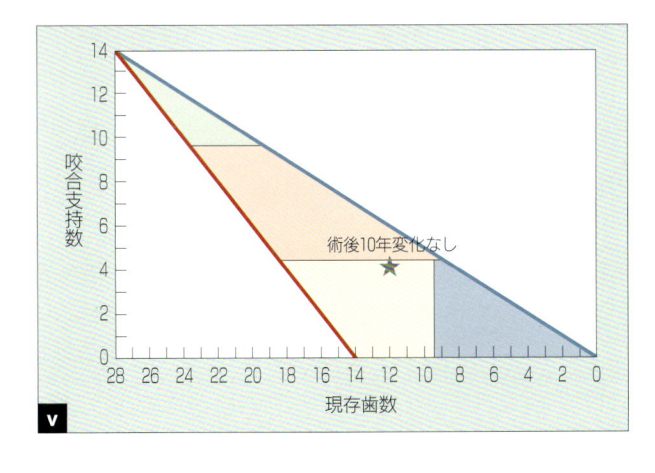

い遊離端欠損とそこに咬み込む対合歯が存在せず，上下顎の白歯部が均等に欠損している(上下顎均等欠損症例)．義歯製作の過程で咬合採得，義歯の回転沈下に困ることはなく，もっとも労力を費やしたのは歯肉縁下う蝕の処置であった．つまり，本症例のプライオリティは支台歯のう蝕処置であり，歯列の問題ではない．咬合力も弱く，歯肉縁下う蝕処置のために矯正的挺出を行った際も，テンポラリークラウンが壊れることはなかった．

初診から10年以上が経過し，4┘が歯肉縁下う蝕によって脱離した．テレスコープ義歯によくある内冠脱離といったトラブルもなく初めての義歯修理であった．顎堤の吸収量や義歯の咬合面の咬耗も年月の割には少なく，改めて咬合力の弱さを確認した(**図2 a~v**)．

宮地は**咬合三角第3エリアの右隅にプロットされる症例**は，症例1のように上下顎均等欠損症例の傾向があり，安定した経過をたどり「許せる欠損歯列のコース」と提唱している[5]．

CHAPTER 2 「欠損歯列」の病態と予後の診断　**117**

section 2　欠損の進行のコースと予後判断：リスクを把握した補綴設計のキー

症例2　上下顎均等欠損症例②

　症例1と同様に症例2は重度歯周病に罹患しているが，欠損傾向は上下均等欠損症例の流れにあり，義歯の安定には困らない．つまり，プライオリティは支台歯の歯周病改善にあるといえる（図3a～c）．

　症例1・2とも第3エリアに突入しているが，その一歩手前もしくは二歩手前に上下顎均等欠損の方向に流れていることが掴めれば，パーシャルデンチャーで十分対応可能な症例の可能性もあり，欠損形態の改変などは不用かもしれない．また，欠損傾向が「許せるコース」をたどっていれば，条件の悪い支台歯でも長期間安定する可能性があるのではないだろうか．

症例2
上下顎均等欠損症例②

```
     3 2 | 2 3     7
    4 3  | 1 2 3
```
現存歯数10
咬合支持数3
＊6 5|は初診直後に抜歯

図3 a, b　53歳，男性．2008年9月，右下臼歯部の動揺を主訴に来院．保存不可能な歯を抜歯すると，残存歯10歯・咬合支持3か所となり，咬合三角第3エリア．しかし上下顎は均等に欠損してきており，犬歯も4歯残存している．咬合採得にも困らなかった．

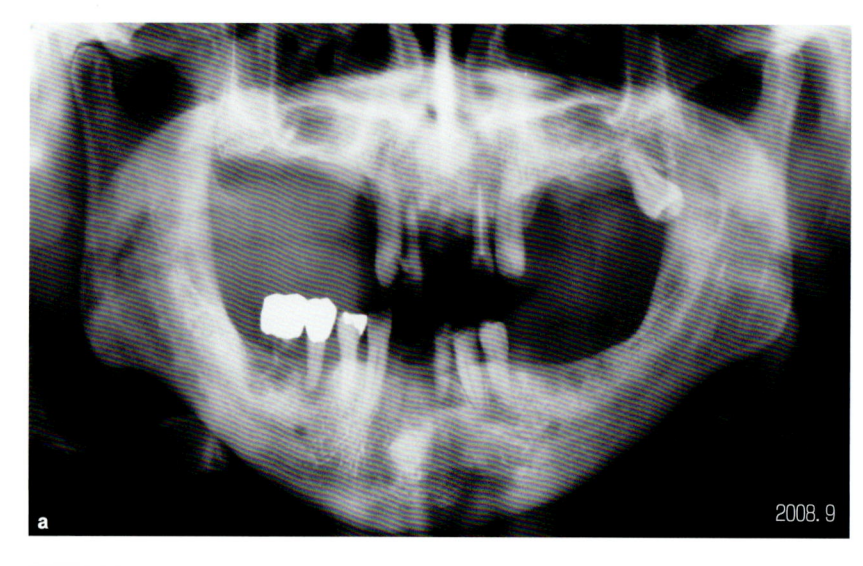

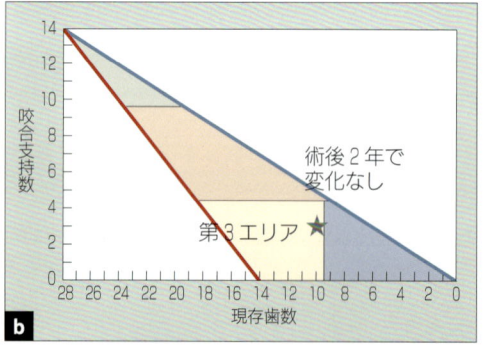

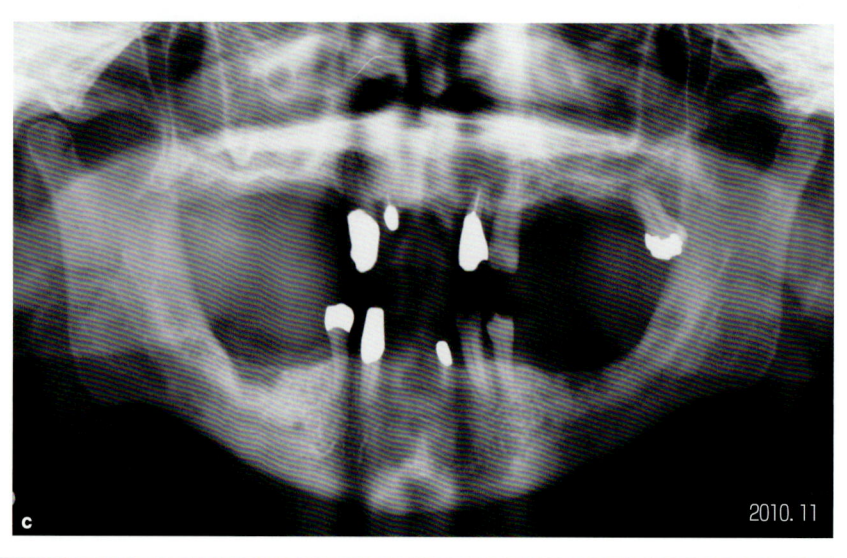

```
     3 2 | 2 3     7
    4 3  | 1 2 3
```
現存歯数10
咬合支持数3

図3 c　術後2年（2010年11月）．

118　CHAPTER 2　「欠損歯列」の病態と予後の診断

支台歯の条件と力の問題

欠損歯列における個別の要素は，患者の希望や要望という面を除けば，「支台歯の条件」と「力の問題」がその中心である．歯周病やう蝕は支台歯の条件で，咬合力・ブラキシズムはもちろん，下顎位や顎堤も大きな意味では力の問題を推察する項目である．さらにいえば，術者にとって支台歯の条件は掴みやすいが，力の問題は非常に読みにくいといえる．

症例3 支台歯を有髄で対応したテレスコープ義歯

症例3は初診時63歳の男性で，|3 の動揺を主訴に来院した．歯科への関心度が高い患者で「歯科のことはネットで大体知っている」と宣言し，インプラントを使用しなければ回復が難しいのでないかと訴えた．しかし，患者自身はインプラントには懐疑的で，テンポラリーデンチャーでようすをみてから考えるという合意で治療が始まった．5年前に治療した補綴物の支台歯は歯周病が進行し，5歯を抜歯して残存歯14歯・咬合支持2か所となった．第3エリアにプロットされ歯式上は左右的すれ違い咬合の様相を呈していた．

少ない咬合支持・上顎両側犬歯欠損・加圧因子を抱えた上顎片側の長い遊離端欠損・強い顎堤吸収というマイナス要因満載であったが，残存した補綴歯がすべて有髄歯であることが唯一の救いだった．60代で初めての義歯装着なので，前歯部の接触関係を維持しながら小さなテンポラリーデンチャーを装着したが，「しゃべることが仕事」という患者からはクラスプやパラタルバーへの不満があがり対応に追われた．歯髄保存のため上顎前歯部の歯軸が傾斜したが，外冠のレジン築盛で歯軸を整え，審美的にも満足していただいた．最終的にはすべての支台歯を有髄歯のままテレスコープ義歯を装着することができた．

初診時の骨欠損の状況では力の問題が大きいと推察したが，治療を通じてテンポラリーデンチャーの破折や支台歯の動揺に悩まされることはなかった．咬合採得も容

症例3 支台歯を有髄で対応したテレスコープ義歯

現存歯数14
咬合支持数2

図4 a~d 63歳，男性．2004年6月|3の動揺を主訴に来院．支台歯の歯周病が進行し，初診時に近い段階で保存不可能な5歯を抜歯．抜歯後は残存歯14歯・咬合支持2か所となり，咬合三角第3エリア．

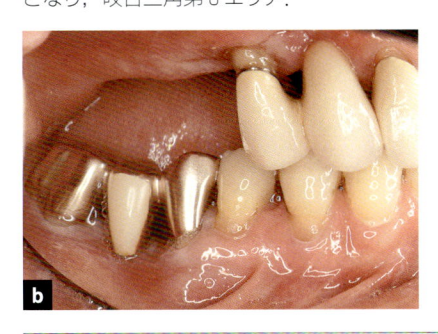

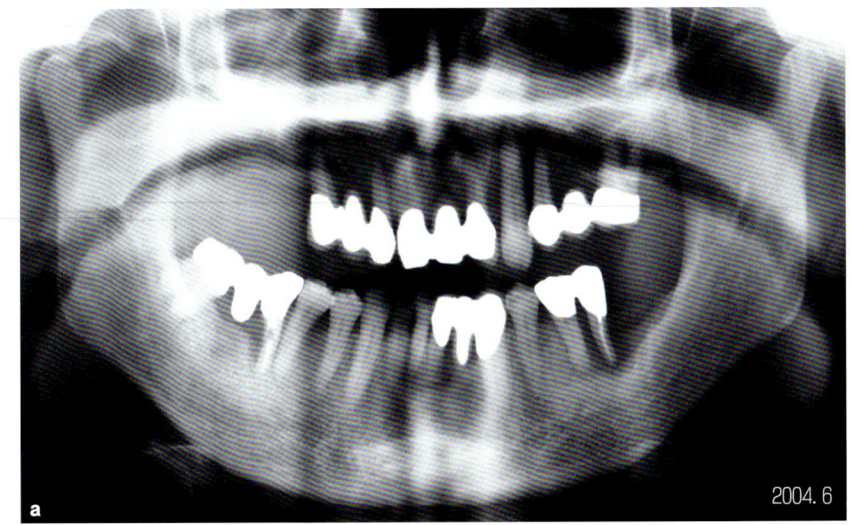

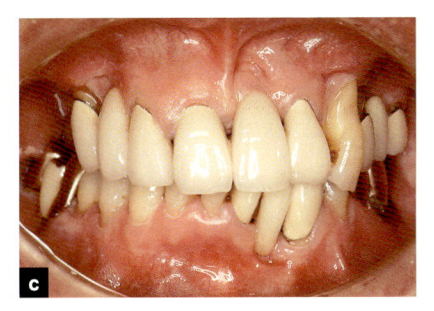

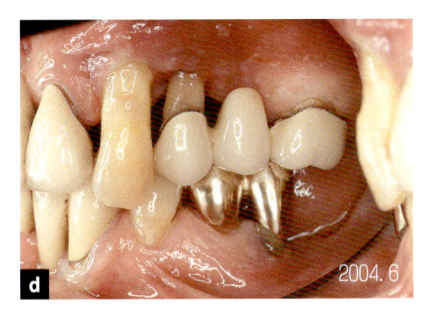

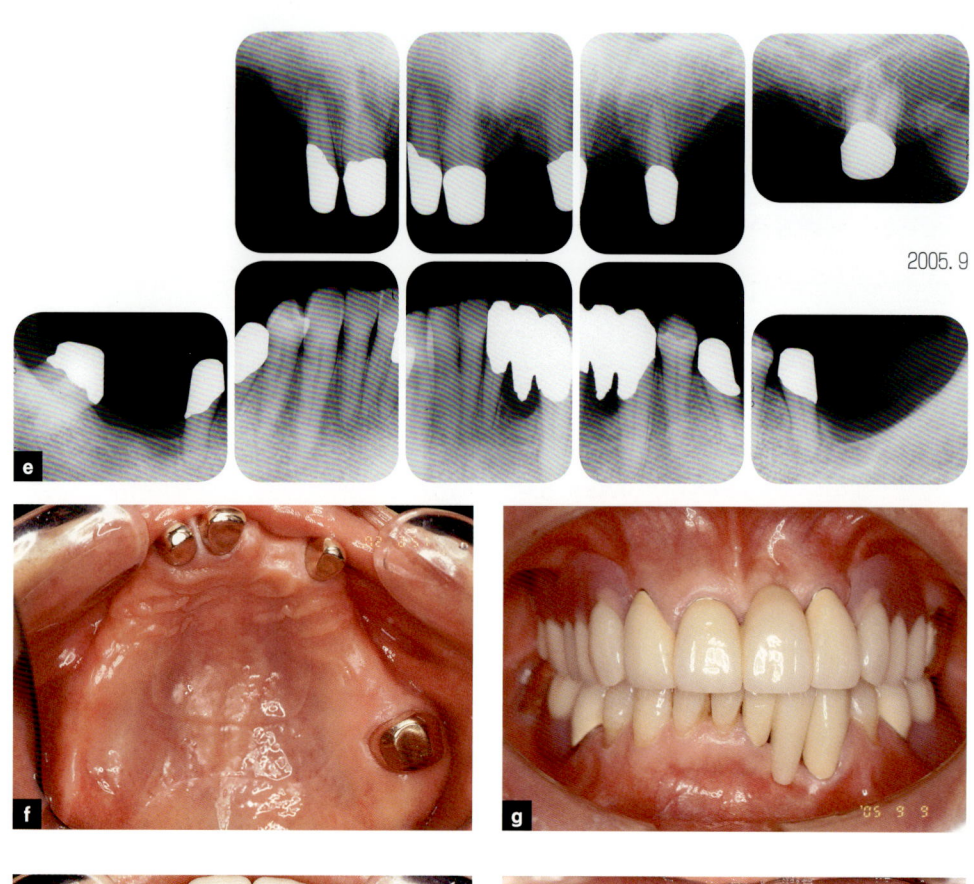

section 2　欠損の進行のコースと予後判断：リスクを把握した補綴設計のキー

図4 e〜g　治療終了時のエックス線写真と正面観．欠損歯数10歯以上の症例で，すべての支台歯を有髄歯で対応したテレスコープ義歯の症例は，初めての経験であった．

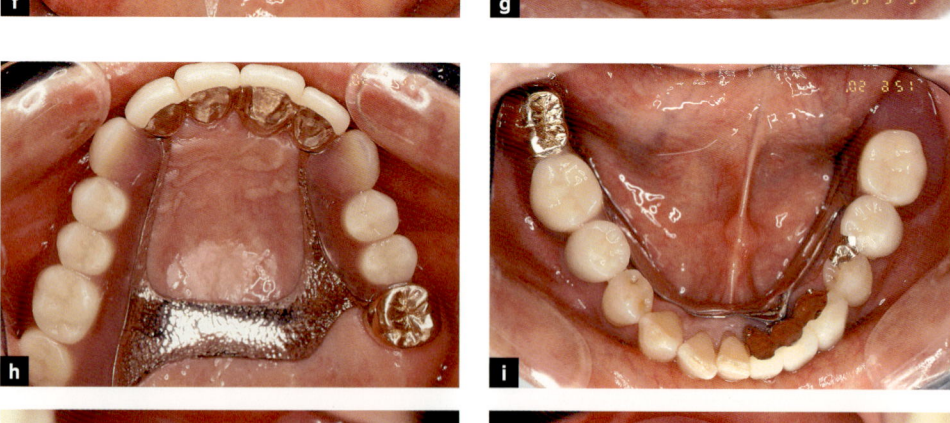

図4 h〜k　治療終了時（上下咬合面観・側方面観）．初診時には力の問題が大きいと推察したが，口腔内の変化はまるで力の問題が少ないような反応であった．咬合採得も容易で義歯の設計はシンプルで小さくなり，下顎では外冠の咬合面もレジンで築盛した．

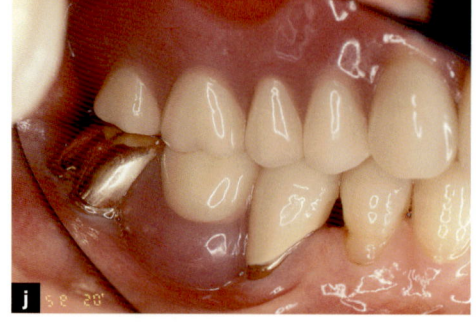

120　CHAPTER 2　「欠損歯列」の病態と予後の診断

3 欠損歯列の評価と支台歯の条件

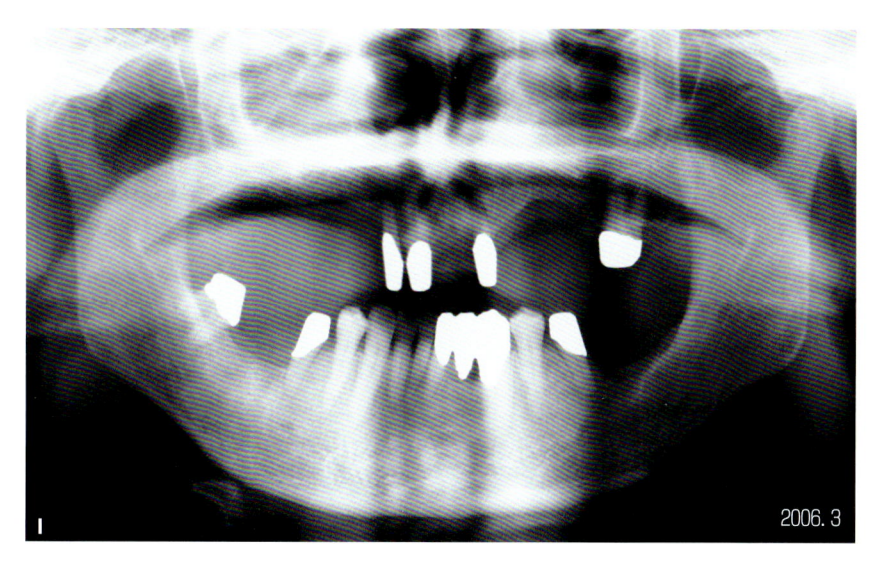

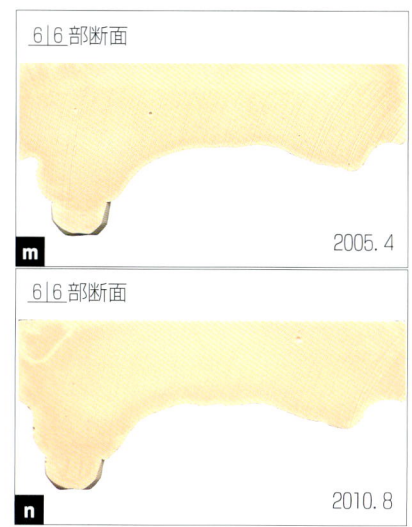

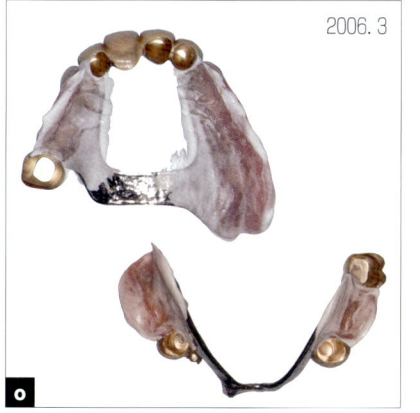

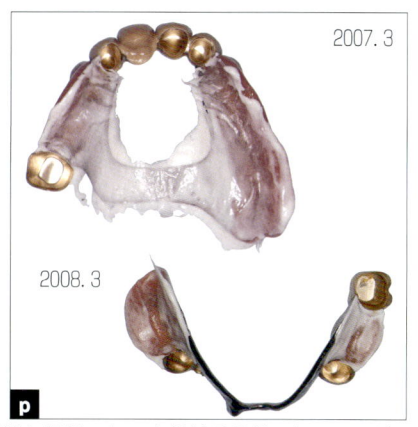

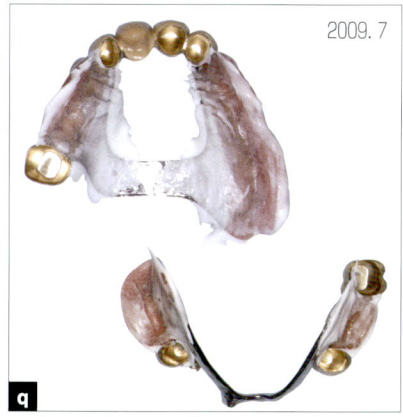

図4 l~q 動きの少ない義歯．上顎の長い遊離端欠損側である右側が咀嚼側であることがわかり，上顎義歯の動態が結果観察のポイントになった．義歯の動きはきわめて少なく，顎堤の吸収は5年経過してもきわめて少ない．

易で，欠損歯数のわりには義歯の設計はシンプルで小さくなり，上下顎ともさながら力の問題が少ない症例のような対応になった．力の問題は読み切れず，経過観察に委ねることになった．治療中に上顎の長い遊離端欠損側が咀嚼側であるということがわかり，上顎義歯の動態が経過観察の焦点になったが，義歯の回転沈下傾向はきわめて少なく，治療後，5年たっても顎堤の吸収はわずかで，義歯の適合状態も変化が少なかった（**図4 n**）．

動きの少ない義歯の代償かもしれないが，右側人工歯の咬耗が極端に進行して交換した以外の変化はなく，安定した経過をたどっている．気がかりだった咀嚼側を支える 2 も動揺はなく，歯根膜腔・歯槽硬線・歯槽骨梁とも安定傾向にあると判断している．10歯以上の欠損歯列ですべての支台歯を有髄で対応したテレスコープ義歯の症例は初めての経験で，改めて支台歯が有髄であることの優位性を実感するとともに，有髄歯の歯根膜の可能性を示唆する症例と位置づけている．**欠損状況が厳しくても支台歯の条件がよい場合は，大きな負荷に耐えられる可能性があるのではないだろうか．**とくに有髄歯で歯周病傾向が少なければ歯根膜感覚への期待度はもう少し高く見積もってもいいのではないだろうか（**図4 a~y**）．

CHAPTER 2 「欠損歯列」の病態と予後の診断　**121**

section 2　欠損の進行のコースと予後判断：リスクを把握した補綴設計のキー

図4 r～v　有髄歯の可能性．大きな加圧因子に対抗して咀嚼側を支えている 2| は，安定した経過をたどっている．

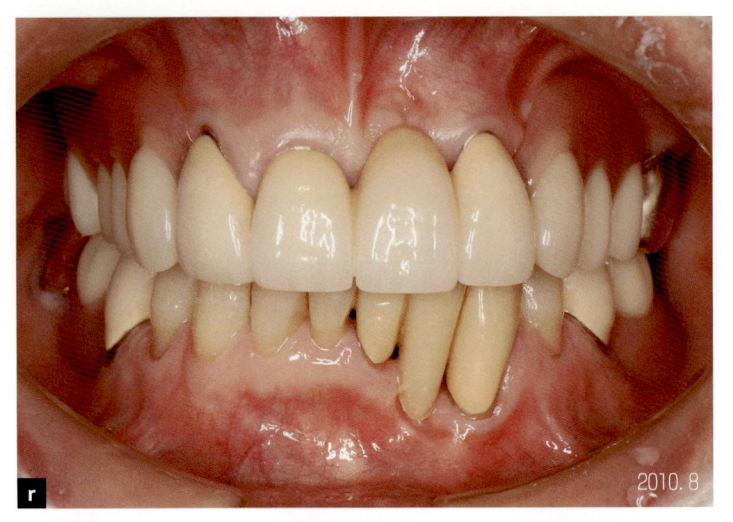

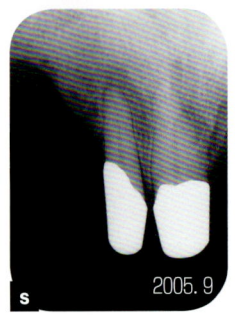

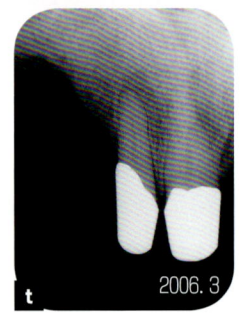

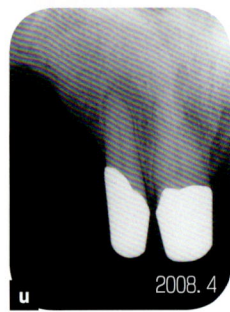

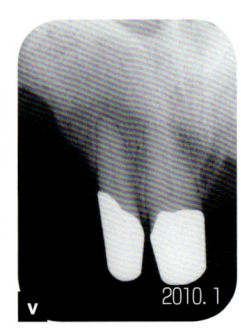

図4 w～y　経過（2009年8月）．歯の生涯図（**x**）をみても，咬合支持数は平均値には遠く及ばない．経過のなかで有髄歯の優位性を確認していきたい．

```
          2 1 | 2    6
   7  5 4 3 2 1 | 1  3 4 5
```

現存歯数14
咬合支持数2

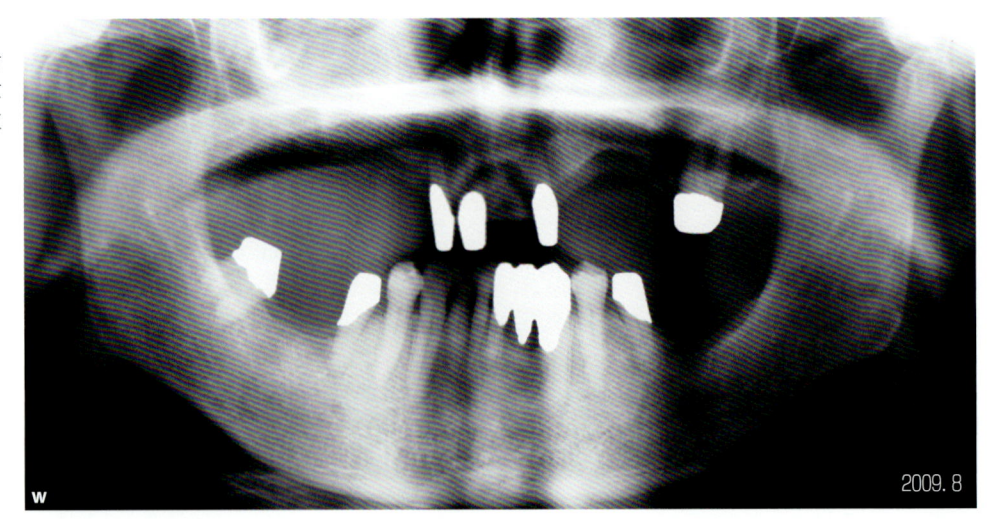

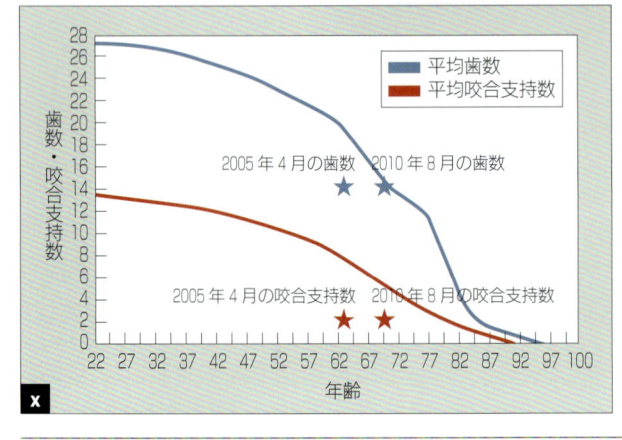

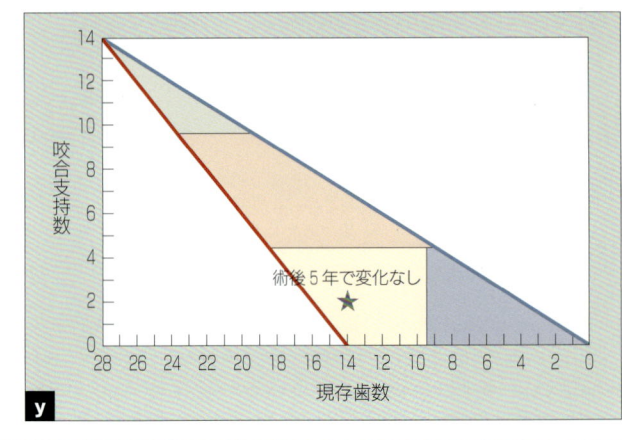

122　CHAPTER 2　「欠損歯列」の病態と予後の診断

欠損歯列の難症例とは

「宮地の咬合三角」に代表される欠損歯列の評価は，欠損歯列を「歯列単位」の次元で評価したもので，欠損症例すべてを包括するものではない．欠損歯列では「支台歯の状況」や「力の問題」といった個別的次元からの評価を加味しなければ，本当の意味で難症例をふるい分けすることはできない．難症例といわれる「宮地の咬合三角」第3エリアにプロットされてもやさしい症例のような対応で済む場合があるのはそのためである．もし仮に歯列次元の評価だけで治療方針まで立案するとなれば，経験不足の術者はかえって症例を難しく読み過ぎて，過剰介入してしまう危険性をともなっている(図5)．

支台歯の条件という視点からは，パーシャルデンチャーの支台歯が有髄歯であることは，欠損歯列としてかなり厳しい状況でも安定した経過をたどる一因になると考えている．かつては補綴処置のための便宜抜髄を選択したこともあったが，現在では歯髄をできるだけ守ることを優先した補綴設計を心がけている．

欠損歯列難症例の枠組み

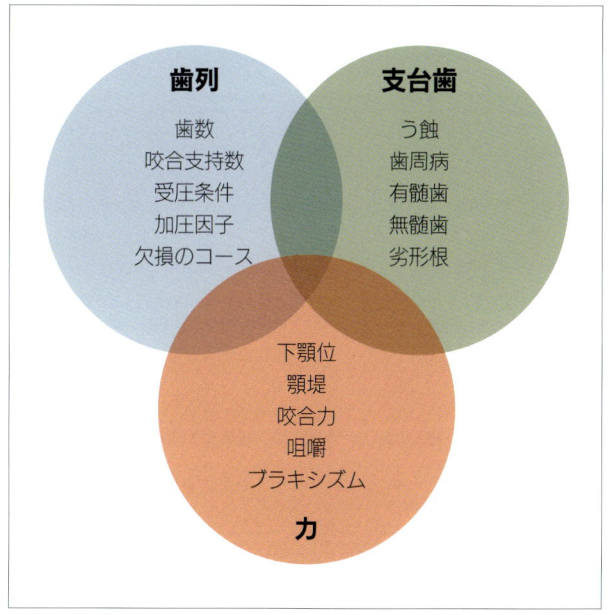

図5 欠損歯列難症例の枠組み．欠損歯列は「歯列」の評価だけでは難易度は決められない．個別要素である「支台歯の条件」や「力の問題」を検討し，どの要素が優位なのか，もしくは各要素がどのようにリンクしているのか判断しなければならない．

---

summary 咬合三角第3エリアにプロットされる欠損歯列

咬合三角第3エリアにプロットされる欠損歯列は難症例といわれているが，実際には経過の安定する症例が存在する．歯列単位でいえば臼歯部から上下均等に欠損が進行している症例群がそれにあたり，咬合三角第3エリアの右隅にプロットされてくる．この症例群はパーシャルデンチャーで十分対応できる可能性が高く，深読みしすぎて難症例扱いしてはならない．

多くの術者は補綴設計で支台歯の条件を重視している可能性が高い．支台歯が有髄歯であることの優位性は異論のないところであり，欠損状況が厳しくなる第3エリアの症例でも同様である．歯周病の傾向が少なければより大きな期待をかけることができる．安定する症例にはブラキシズムなどの力の問題が少ないことは当然であろうが，欠損部顎堤の条件がいいこと・下顎位のずれがないことなども，力の枠組みのなかで考えておきたい．

参考文献

1. 金子一芳．すれ違い咬合，あるスタディグループの歩みⅡ．東京：ジーシー，1990：218-219．
2. 宮地建夫．欠損歯列の臨床評価と処置方針．東京：医歯薬出版，1998．
3. 宮地建夫，鷹岡竜一．欠損歯列のリスクはどこまで読めるか？ PART1 咬合三角を用いた欠損歯列の評価〔座談〕．歯界展望 2010；115(5)：813-836．
4. 宮地建夫，鷹岡竜一．欠損歯列のリスクはどこまで読めるか？ PART2 欠損歯列のコースを探れ！〔座談〕．歯界展望 2010；115(6)：999-1019．

CHAPTER 3

「欠損補綴」への個々のリスクの捉え方と予後

section 1 | 欠損形態によるリスク

I 欠損形態と咬合支持の関係からのリスクの捉え方
Kennedyの分類・Eichner分類・宮地の咬合三角など

前田芳信／池邉一典(大阪大学大学院歯学研究科歯科補綴学第二教室)

欠損とリスク

　欠損におけるリスクとは，歯質・顎堤(顎骨)の欠損の拡大，咬合の不安定による顎関節機能の低下，外観の低下を意味すると考える．したがって，欠損を補綴する場合には，短期的にのみ現状から機能や外観を向上することができても，長期的にはその低下あるいは崩壊につながるような方法を選択してはならない．

　本稿では，とくに欠損形態とリスクとの関連について考察する．

欠損形態の分類の変遷

　欠損形態からみた補綴処置のリスクを考えるにあたり，まず欠損形態の定義となる分類と，その歴史的な変遷を振り返ってみたい．なぜならば，この欠損形態分類の利用度の変遷こそが，補綴処置のリスクを反映したものといえるからである．

　欠損形態の分類として歴史的に代表的なものは，「Kennedyの分類」[1]であろう．後にApplegate[2]によって，第三大臼歯の取り扱いなどの補足項目が追加されたこの分類は，パーシャルデンチャー設計に際して歯科医師と歯科技工士との間の情報共有に役立つものであった．すなわち，遊離端欠損と中間欠損の違い，ならびにその組み合わせを示しており，粘膜負担と歯根負担を考慮するうえで有効なものであった(図1)．

　Curtisら[4]が327のパーシャルデンチャーについて調査した結果では，Kennedyの分類の1級がもっとも頻度が

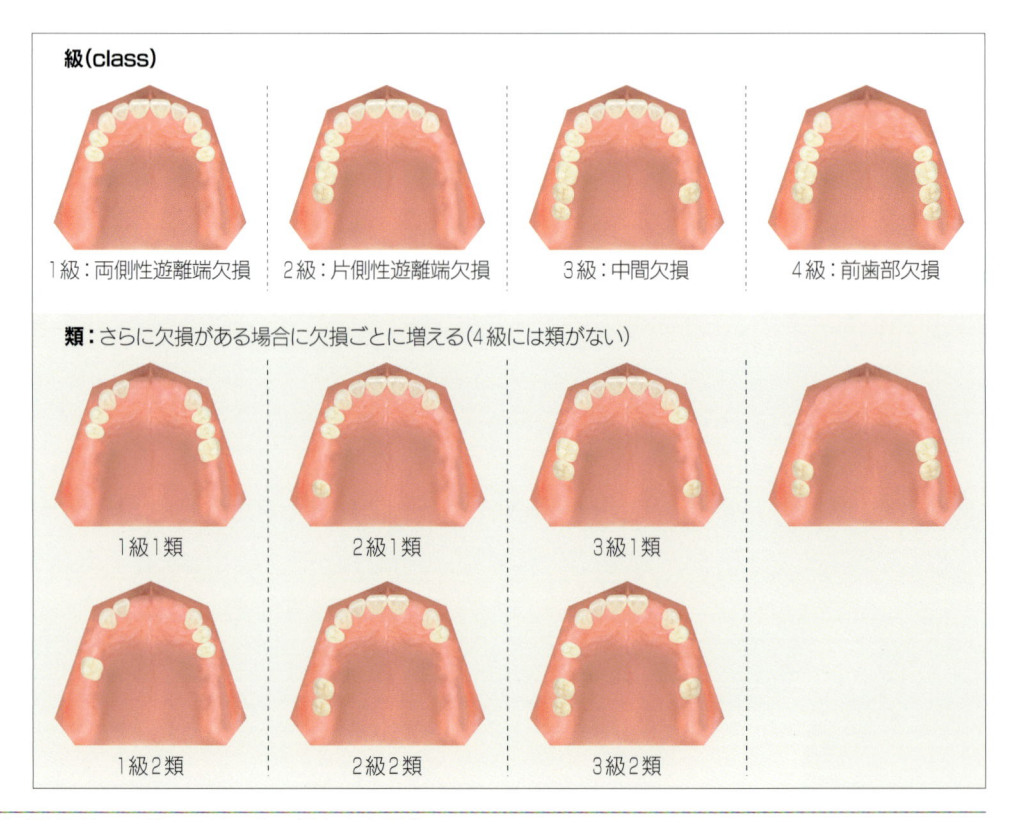

図1　Kennedyの分類．

■ 欠損形態と咬合支持の関係からのリスクの捉え方

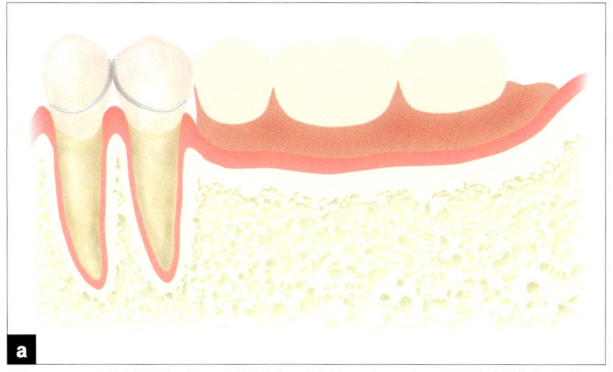

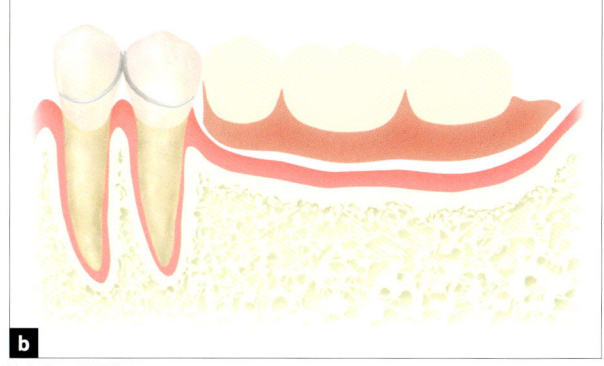

図2 a, b 遊離端欠損では顎堤の吸収による床の不適合が支台歯に加わる側方力に影響する．

高く，これに2，3，4級の順で続いた．また，1，3，4級の症例での設計には大きな差はなかったが，2級では多様さが認められたと報告している．このことは，遊離端欠損において，義歯床の回転沈下にともなう顎堤の吸収，隣接する支台歯に対して過剰に側方力を負担させるリスクに，異なった対処がされていることを示している（**図2 a, b**）．

咬合支持を考慮した欠損分類

Kennedyの分類法は，あくまでも1顎単位での歯列弓内での欠損部位の位置関係を示したものであり，二次元的な考え方の域を超えなかった．しかしながら，現実には欠損形態は同じKennedyの分類であっても，対合歯がどのような状況であるかにより，負荷される力の大きさは大きく異なり，難易度も変化してくる．

Eichner[5]は欠損部位の存在位置よりも，三次元的に残存歯の咬合接触域（咬合支持域）に着目した「Eichner分類」を提唱した（**図3**）．なぜならば，前述の両側遊離端欠損に加えて，臨床的に予後に問題を生じる可能性が高いのが，咬合支持が存在しないすれ違い状態[7]であるからである（**図4**）．

宮地[8]は，さらに咬合支持数と欠損歯数から「咬合三角」の概念を提唱している（**図5**）．そのなかでは，とくに咬合支持が安定状態（咬合支持欠損群）から不安定な状態（咬合支持欠陥群），さらなる崩壊に移行する状態（咬合支持崩壊群），そして咬合支持を失った状態（咬合支持喪失群）に分類している．いい換えると，咬合支持が失われる前のEichner分類のB2，B3の状態が重要で，それ

咬合支持を考慮した欠損分類

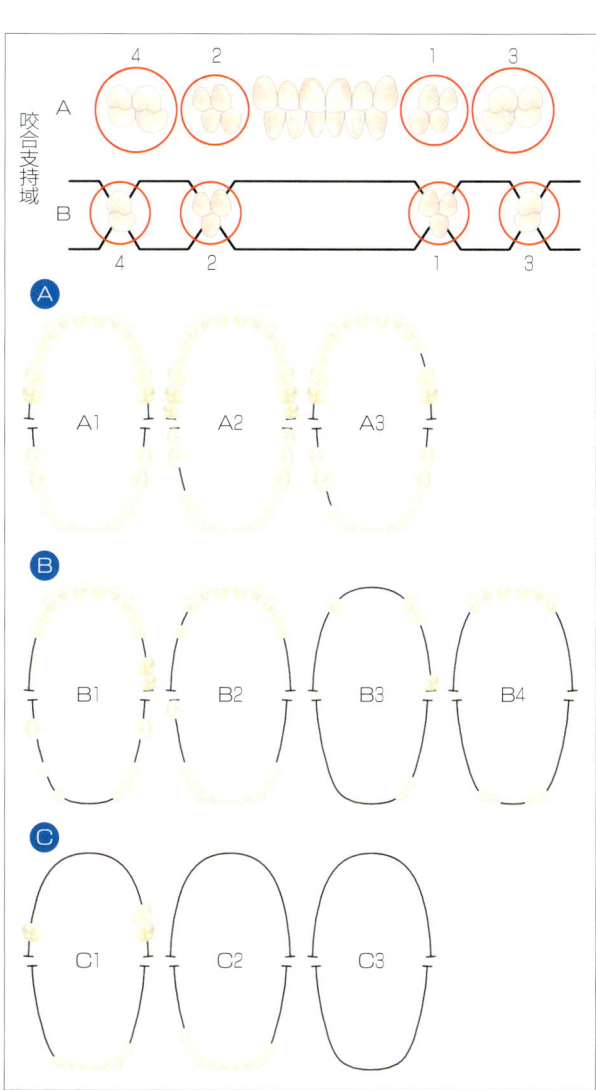

図3 Eichner分類．左右の小臼歯部および大臼歯部の4つの咬合支持域に分類し，それぞれに安定した咬合支持域が存在するかどうかによってA・B・Cの3群に分類した．

CHAPTER 3　「欠損補綴」への個々のリスクの捉え方と予後　127

section 1　欠損形態によるリスク

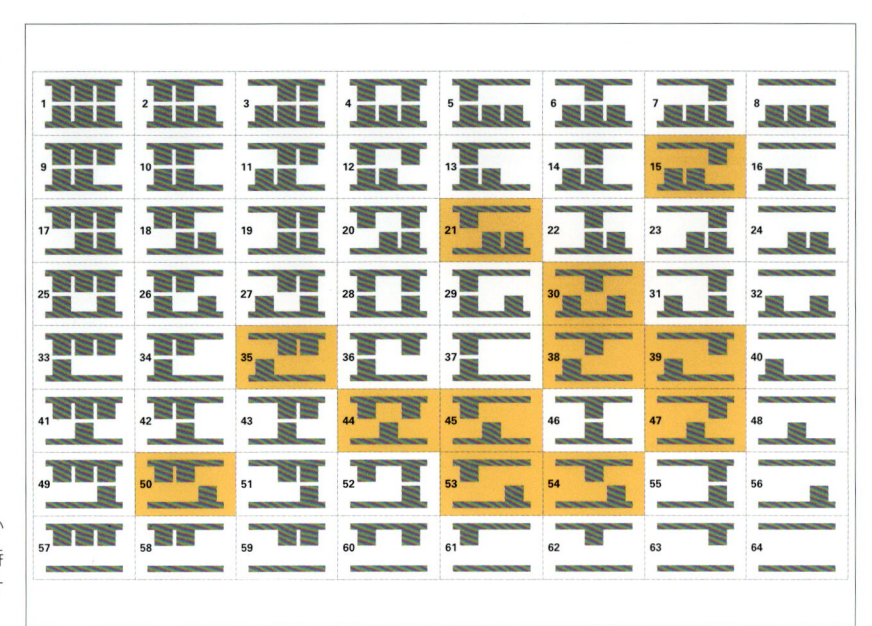

図4　尾花はCummerの64分類[6]のなかから，残存歯の近遠心的な位置の差で咬合支持を得られない場合を「すれ違い咬合」と名づけた（図中の黄色部分）．

にどのように対応するか，メインテナンスを行うかが臨床上の課題であることを示している．

これらの症例の欠損補綴では，床・レストを含めた支持域を可能な限り拡大すること，また，適合ならびに咬合接触の変化を確認調整するために，メインテナンスの間隔を短縮して対応することが必要である．少数歯残存の症例では，オーバーデンチャーの適応も考えるべきである．また，後述するように，これらの症例に対してインプラントを床下に併用することで支持を確保することもできる[10〜18]．

短縮歯列の概念

咬合支持領域のなかでも小臼歯部の重要性を示したのはKäyserら[9]のグループであり，大臼歯部が欠損しても両側性に小臼歯部までの支持が存在する場合には，咀嚼機能・顎関節・外観に関して大きな変化が生じないという「短縮歯列」の概念を提唱し，疫学的にその妥当性を検討している（図6，7）．

生体力学的なモデルによる解析にも，この考え方が成立することが示されているが，注意しなければならない

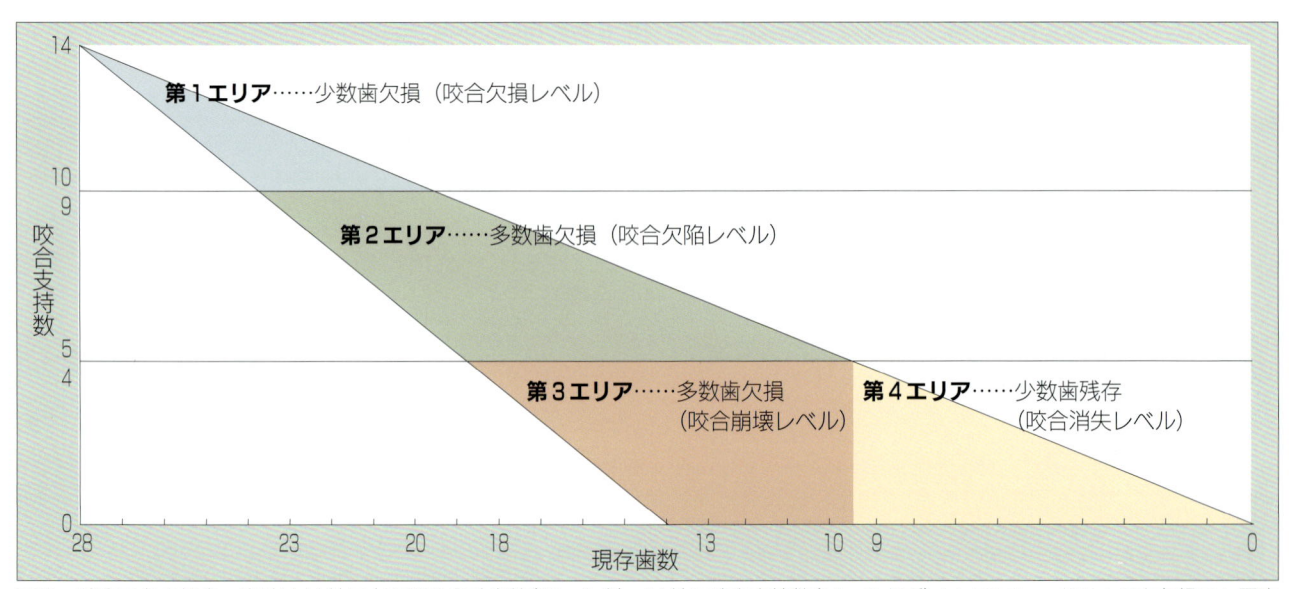

図5　咬合三角の概念．宮地はX軸に上下顎の合計歯数（28〜0歯），Y軸に咬合支持数（14〜0か所）として示し，どのような欠損でも図内の三角内におさまることを示した．さらに，3本の補助線をひいて，4つのエリア（第1〜4エリア）に分けた．

128　CHAPTER 3　「欠損補綴」への個々のリスクの捉え方と予後

のは，残存歯が健全であるという前提が存在することである．また，片顎の大臼歯が欠損した状態であれば，対顎の大臼歯が挺出し，将来の補綴が困難となる可能性がある．

欠損形態による補綴設計の考慮点

欠損形態と咬合支持の状況から，補綴装置の設計においてはつぎのような原則を考える必要がある．
①変化を予測すること．
②変化に対応したメインテナンスを行うこと．
③装置の限界を想定すること．

中間欠損に対して

中間欠損の場合，ブリッジ・パーシャルデンチャー・インプラントのいずれの補綴法でも対処は可能である．ただし，欠損部が大きい場合，大きな咬合力やパラファンクションをともなう場合には，支台に対する負担が大きくなるため，つぎのような注意が必要となる．
①ブリッジ：支台歯数を増やすこと，ならびにフレームワークの剛性を確保すること．場合によっては可撤性ブリッジとすることも考慮する．
②パーシャルデンチャー：レストシートを大きくとり，メタルフレームワークの剛性を確保するとともに，床の適合を正確にする．
③インプラント：支台とするインプラントの本数を増やすか，大きな直径のものを使用する．また，上部構造には金属を用いる．

Käyserの短縮歯列と口腔機能等の変化との関係

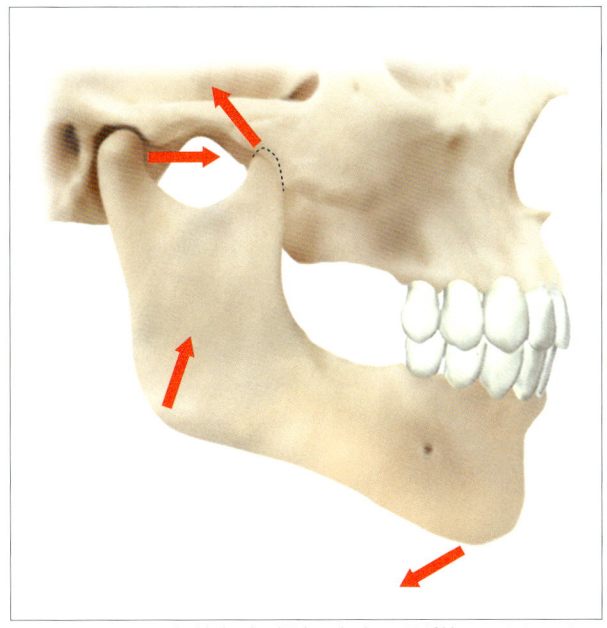

図6 Käyserの短縮歯列の概念．矢印は咀嚼筋のベクトルを示す．

遊離端欠損，すれ違い咬合に対して

遊離端欠損，すれ違い咬合におけるリスクは，安定した咬合支持の欠如とさらなる歯質・顎堤部の欠損の拡大である．臼歯部欠損における欠損補綴の選択肢によって咬合支持の効果は異なるが，それは顎関節部への負荷の大きさから推定できる[10〜15]（**図8**）．また，パーシャルデンチャー・オーバーデンチャーにおいては，義歯床下の顎堤の吸収とそれにともなう支台歯への荷重負担も考慮しなければならない（**図9 a, b**）．

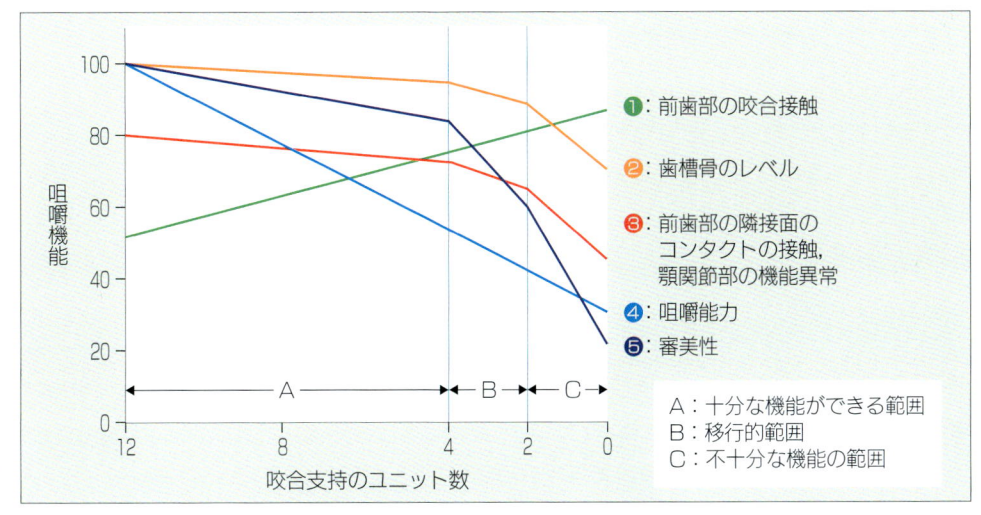

図7 Käyserの短縮歯列と口腔機能などの変化との関係．

凡例：
❶：前歯部の咬合接触
❷：歯槽骨のレベル
❸：前歯部の隣接面のコンタクトの接触，顎関節部の機能異常
❹：咀嚼能力
❺：審美性

A：十分な機能ができる範囲
B：移行的範囲
C：不十分な機能の範囲

CHAPTER 3 「欠損補綴」への個々のリスクの捉え方と予後

section 1　欠損形態によるリスク

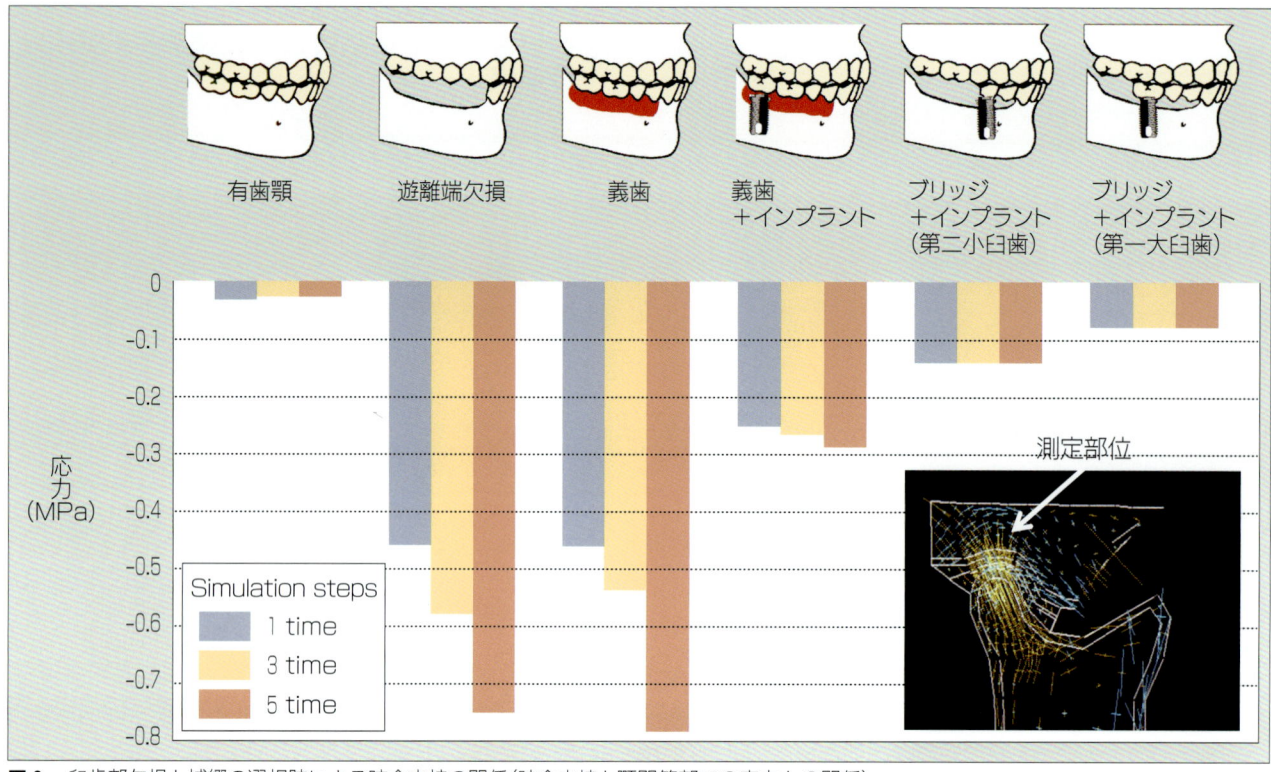

図8　臼歯部欠損と補綴の選択肢による咬合支持の関係（咬合支持と顎関節部での応力との関係）．

パーシャルデンチャーとオーバーデンチャー

対合する臼歯が存在している場合の遊離端義歯，ならびにすれ違い咬合に対して義歯で対応する場合には，経年的に義歯床下の顎堤吸収が生じることを考慮した設計が必要になる．基本的には咬合支持を最大限に確保しつつ，吸収が生じた場合には容易にそれを判断できるようにして，早期のリライニングならびに咬合調整を行うことが必要である（図8）．

義歯床下の顎堤吸収は，可撤性義歯の使用に対する生物学的代償（biological cost）と考えることができるが，支台装置は設定できなくとも残存歯根またはインプラントを支台として利用することでそのコストを少なくできるのがオーバーデンチャーといえる．ただし，オーバーデンチャーにおいても粘膜負担域では吸収は免れない．

インプラント

咬合支持を確立し，また顎堤の吸収を抑制できるものとしてインプラントは有効な選択肢である．しかしながら，欠損部の顎堤がすでに吸収している場合には，上顎洞底挙上術あるいは骨移植などの高度な外科処置が必要となる場合もある．このような場合に，ショートインプラントを義歯床下の支台として利用することも有効な手段となりうる（図10a〜d）．

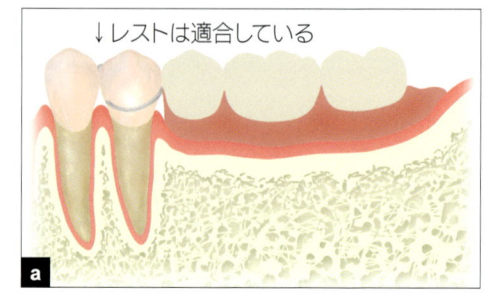

図9 a, b　義歯の回転沈下はレストの浮き上がりで確認することができる．

■ 欠損形態と咬合支持の関係からのリスクの捉え方

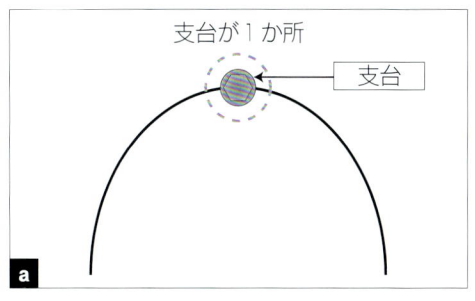

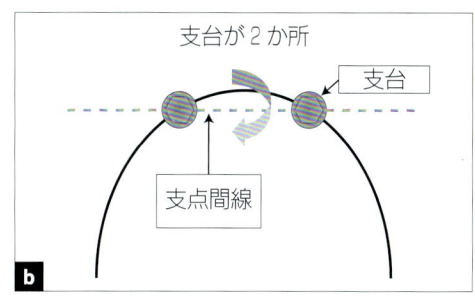

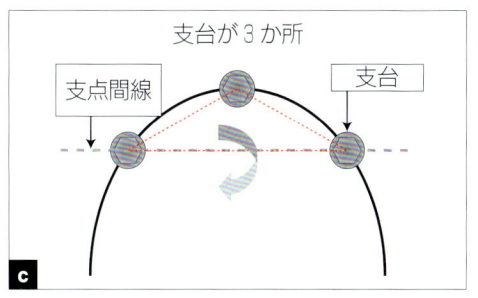

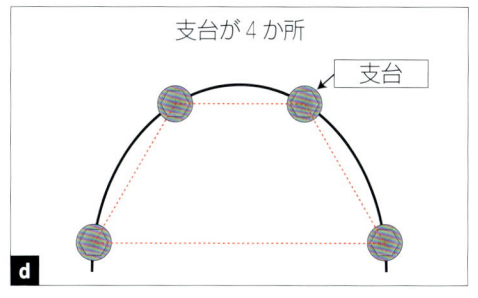

図10a～d 支台歯あるいは支台となるインプラントと，義歯床の回転との関係．最遠心部の支台を通る線（支点間線）を軸として床が回転することを考慮しなければならない[16]．

欠損形態からみたリスクとその回避

　欠損形態から考えると，欠損を拡大しないために必要なことは，「遊離端欠損」あるいは「すれ違い咬合」にしない，いい換えると「中間欠損にとどめる」，あるいは「中間欠損化する」ことである．

　しかし，どのような欠損形態においても重要なことは定期的なメインテナンスを継続することであり[16～18]，適合・咬合が変化していないかをメインテナンス時に注意深く観察することであり，問題が生じる前に必要な処置をすることである．

> **summary** 遊離端欠損やすれ違い咬合にしない
> 　欠損を拡大しないためには，①残存している歯根あるいはインプラントを用いて遊離端欠損の中間欠損化を図ること，②遊離端欠損となった部位は，咬合を調整して義歯床の動きを少なくすること，③定期的なメインテナンスを行って義歯床の適合状態を確保すること，が基本的な戦略となる．

参考文献

1. Kennedy E. Partial denture construction. 1st ed. Brooklyn(NY)：Dental Items of Interest, 1928.
2. Applegate OC. The partial denture base. J Prosthet Dent 1955；5：636.
3. 前田芳信，高橋利士，勘久保真樹．対策例付き・補綴の疑問を文献から考える 第13回 義歯のメインテナンス：リラインの時期―バイオロジカルコストを軽減することは可能か？―．QDT 2009；34(1)：60-69.
4. Curtis DA, Curtis TA, Wagnild GW, Finzen FC. Incidence of various classes of removable partial dentures. J Prosthet Dent 1992；67(5)：664-667.
5. Karlheinz Körber・著，田端恒雄，河野正司，福島俊士・共訳．ケルバーの補綴学（第1巻）．東京：クインテッセンス出版，1982.
6. Cummer WE. Patial denture service. American text book of prosthetic dentistry. Philadelphia：Lee & Febiger, 1942；719-721.
7. 尾花甚一・監修，大山喬史，細井紀雄・編．すれ違い咬合の補綴．東京：医歯薬出版，1994.
8. 宮地建夫．欠損歯列の臨床評価と処置方針．東京：医歯薬出版，1998.
9. Käyser AF. Shortened dental arch：a therapeutic concept in reduced dentitions and certain high-risk groups. Int J Periodontics Restorative Dent 1989；9(6)：426-449.
10. Maeda Y, Emura I, Nokubi T. Form and function of stomatognathic system in shortened dental arch situation：a biomechanical simulation. In：Morimoto T, Matsuya T, Takada K(eds). Brain and oral functions. Amsterdam：Elsevier, 1995：551-554.
11. Maeda Y, Sogo M, Tsutsumi S. Efficacy of a posterior implant support for extra shortened dental arches：a biomechanical model analysis. J Oral Rehabil 2005；32(9)：656-660.
12. Keltjens HM, Kayser AF, Hertel R, Battistuzzi PG. Distal extension removable partial dentures supported by implants and residual teeth：considerations and case reports. Int J Oral Maxillofac Implants 1993；8(2)：208-213.
13. Brudvik JS. Advanced Removable Partial Dentures. Chicago：Quintessence Publishing, 1999.
14. Mitrani R, Brudvik JS, Phillips KM. Posterior implants for distal extension removable prostheses：a retrospective study. Int J Periodontics Restorative Dent 2003；23(4)：353-359.
15. Kuzmanovic DV, Payne AG, Purton DG. Distal implants to modify the Kennedy classification of a removable partial denture：a clinical report. J Prosthet Dent 2004；92(1)：8-11.
16. 前田芳信．臨床に生かすオーバーデンチャー．東京：クインテッセンス出版，2003.
17. Ramfjord SP. Maintenance care and supportive periodontal therapy. Quintessence Int 1993；24(7)：465-471.
18. Becker W, Becker BE, Berg LE. Periodontal treatment without maintenance. A retrospective study in 44 patients. J Periodontol 1984；55(9)：505-509.
19. Becker W, Berg L, Becker BE. The long term evaluation of periodontal treatment and maintenance in 95 patients. Int J Periodontics Restorative Dent 1984；4(2)：54-71.

section I 欠損形態によるリスク

2 欠損形態と補綴の種類による残存歯への影響
ブリッジかインプラントかの選択にかかわる力学的因子

中村公雄(大阪府・貴和会歯科診療所)

部分欠損補綴の術式選択にかかわる因子

部分欠損補綴を行うにあたり，ブリッジかインプラントかを決定する際の重要な因子として，**表1**のような因子が挙げられる．実際の臨床では，欠損部の骨吸収の状態や，隣在歯の歯周組織の状態などが術式選択に大きな影響を及ぼすことが多い．また，清掃性の確保や審美的要求度，患者の希望なども重要な要素である．本稿ではインプラントのための骨造成や残存歯の歯周治療が完了したという条件で，主に力の問題に焦点を当てて考察する．

部分欠損補綴の術式選択にかかわる因子

表1 ブリッジかインプラントかの術式選択にかかわる重要な因子．

欠損部の状態(133ページ参照)
①部位(前歯部，臼歯部)
②範囲(1歯，2歯，多数歯)
③形態(中間歯欠損，遊離端欠損)，欠損部顎堤の形態
④欠損部の数(1部位，2部位)
欠損部隣在歯の状態(133ページ参照)
①天然歯か補綴歯か
②有髄歯か無髄歯か
③残存歯質の状態(量，質)
④隣在歯どうしの平行性
⑤機能的あるいは審美的な理由により形態を変える必要があるか否か
⑥歯周組織の状態(骨レベル，動揺度，biotypeなど)
対咬関係および咬合力の大きさ
①対合歯の状態(天然歯，補綴歯，インプラント，義歯　135ページ参照)
②有髄歯か無髄歯か
③残存歯質の状態(量，質)
④対合歯とのクリアランス(インプラント補綴には最低7mm必要)
⑤咬合力の大きさ，不良習癖(ブラキシズム，クレンチングなど)の有無
審美的要求度
①歯冠長の調和(欠損部の骨幅，骨レベル〔とくに唇側〕，biotype)
②歯間乳頭の回復(隣在歯欠損側の骨レベル：IHB)
③欠損部の近遠心的距離
清掃性の確保
患者の状態(年齢，全身疾患の有無など)，希望

欠損の部位・範囲・形態に応じた選択

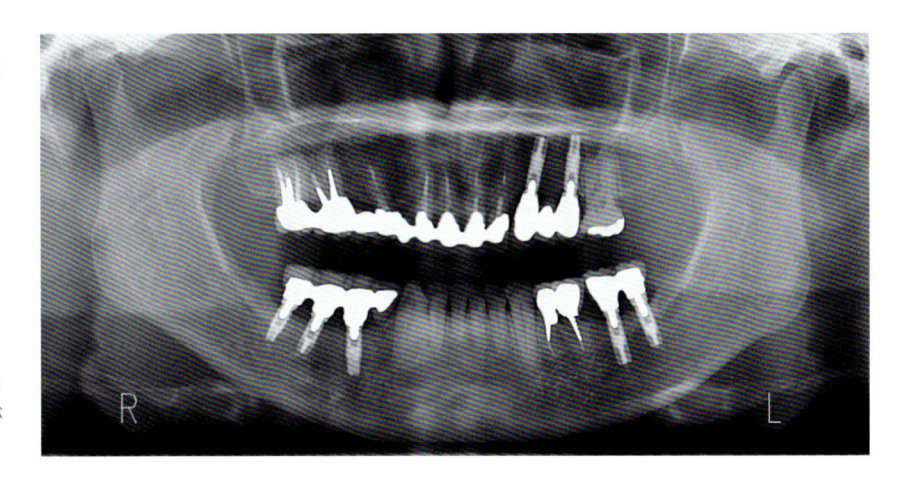

図1 遊離端欠損・多数歯欠損ではブリッジが不可能な場合も多く，インプラントが有利である．

欠損の部位・範囲・形態

　部分欠損補綴を考える際にはまず，欠損の部位・範囲・形態などの欠損部の評価を行う必要がある．ブリッジかインプラントかの選択を行う場合，遊離端欠損や多数歯欠損であれば，ブリッジが不可能な場合も多々ある．また，多数歯連続欠損の場合，隣在歯への負担や補綴装置の複雑化および機械的強度などの点からは，ブリッジよりもインプラントのほうが有利であろう(**図1**)．しかし，1～2歯の中間歯欠損の場合，力学的な観点からだけでもその術式選択は容易ではなく，欠損部隣在歯やその他の残存歯の状態，あるいは対咬関係などさまざまな条件を考慮して決定する必要がある．

隣在歯の状態

　筆者は，歯周組織に問題がなく，隣在歯が天然歯の場合，ブリッジは健全歯質を切削するという大きな欠点があるため，とくにインプラントに不利な因子が他になければ，インプラントを第一選択にする場合が多い(**図2**)．しかし，隣在歯が天然歯であっても機能的あるいは審美的な理由によってその形態を変える必要がある場合は，ブリッジにより修復を行うこともある(**図3**)．この場合は歯髄の温存に努めるとともに，二次う蝕や歯周疾患のリスクに対して最大限配慮しなければならない．

　隣在歯がすでに補綴されているが，有髄歯である場合は，力学的な問題が大きくなければ（1歯欠損や前歯2歯

欠損の拡大を止める　隣在歯の状態による処置の選択の指針

隣在歯が天然歯	第一選択		インプラント(**図2**)
	機能的・審美的理由で形態を変える必要がある場合		ブリッジ(**図3**)
隣在歯が補綴歯	有髄歯	1歯欠損，前歯2歯欠損，小臼歯2歯欠損	ブリッジ(での対応が多い)(**図4**)
		大臼歯や犬歯を含むやや幅が広い2歯欠損	基本的にインプラント(**図5**)
			対合歯が義歯で咬合力が弱い場合はブリッジ
	無髄歯	残存歯質が十分	ブリッジ
		残存歯質が不十分	インプラント(**図6**)

section 1　欠損形態によるリスク

隣在歯の状態に応じた選択

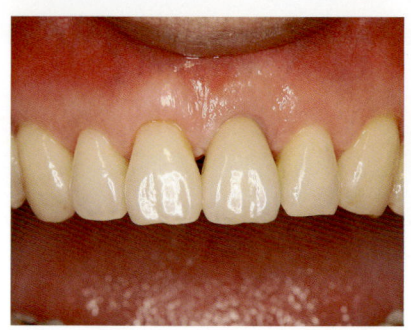

図2　隣在歯が天然歯の場合，健全歯を切削することを避けるため，インプラントが第一選択となる（1|がインプラント）．

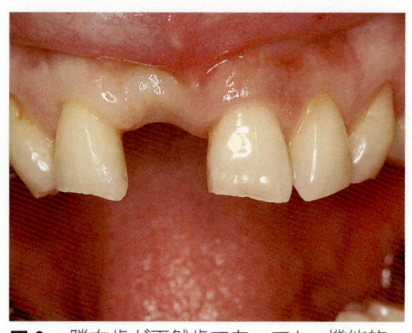

図3　隣在歯が天然歯であっても，機能的・審美的に形態を変える必要がある場合は，ブリッジを選択することもある．

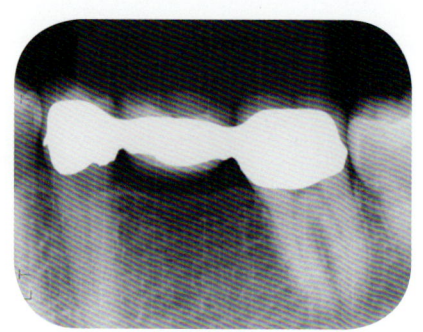

図4　隣在歯が有髄補綴歯の場合，ブリッジで対応することが多い．

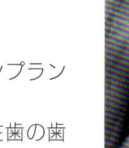

図5　2歯欠損では，基本的にインプラント治療を行うことが多い．

図6　隣在歯が無髄歯の場合，隣在歯の歯根破折のリスクが低いと判定できるとき以外は，インプラントを選択するほうが安全であろう．

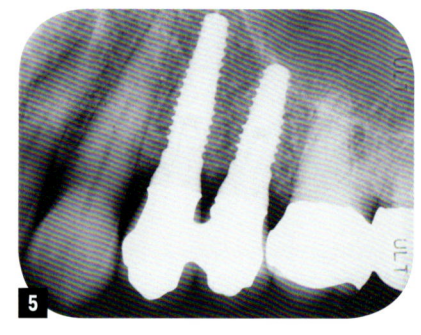

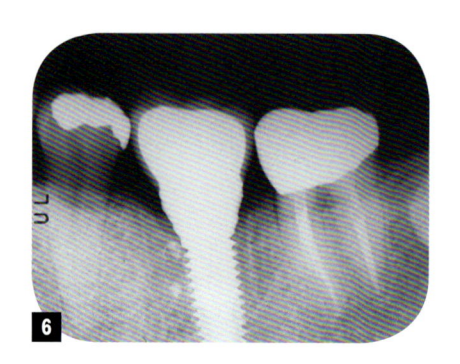

欠損，小臼歯2歯欠損など），ブリッジで対応することが多い（図4）．しかし，大臼歯や犬歯を含むやや範囲の広い2歯欠損では，通常支台歯への負荷が過大になるため，対合歯が義歯などで咬合力が弱い場合に限りブリッジを選択する場合もあるが，基本的にインプラント治療を行うことが多い（図5）．

隣在歯が（補綴歯で）無髄歯の場合でも，残存歯質が十分で歯根破折のリスクが低いと判定できるときは，有髄歯と同様にブリッジで対応することが多く，とくに前歯部ではブリッジを第一選択にしている．その理由として，インプラント修復後に無髄歯の隣在歯が歯根破折などで抜歯を余儀なくされた場合は，再治療の補綴設計は複雑になり，既存のインプラントの隣接部にインプラントを追加する場合は審美的結果を得ることが非常に難しいことがあげられる．ただし，審美性がとくに要求されない部位において残存歯質が不足し，ブリッジでは歯根破折のリスクが高い場合はインプラントを選択するほうが安全であろう（図6）．

無髄支台歯を用いてブリッジにする場合は，将来，歯根破折が生じ，インプラントによる治療の再介入が必要になる可能性があることをあらかじめ患者に理解してもらっておくことが大切である．

残存歯の動揺度

歯周治療を行い，力のコントロールも適切に行われているにもかかわらず，隣在歯の支持骨が減少しているために，隣在歯が生理的動揺の範囲を超える場合がある．そのようなケースで欠損部にインプラント修復を行うと，残存天然歯とインプラントの動揺度が著しく異なるため，適切な咬合接触を付与することが困難になり，その結果，インプラント部の破損や対合歯の咬合性外傷を招くおそれがある．このような場合は，天然歯の連結固定を行い，歯の動揺をコントロールして咀嚼機能の回復を図ることを目指す必要があろう（図7）．

さらに，天然歯とインプラントが共存する全顎的治療

残存歯の動揺度

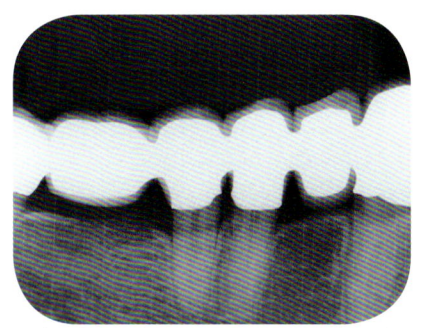

図7 歯周治療を行い，力のコントロールを適切に行っても，支持骨の減少により生理的動揺の範囲を超えている場合は，連結固定を行い，残存歯の動揺をコントロールする．

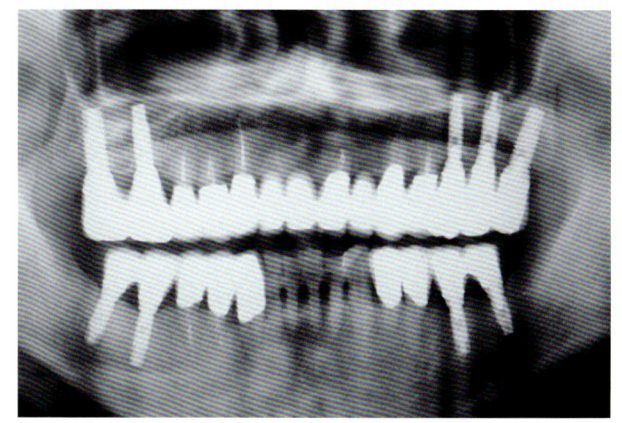

図8 全顎的治療を行う際，動揺度をコントロールし，天然歯群とインプラント群の動揺度の違いを極力少なくするように設計する．

欠損の拡大を止める　残存歯の動揺度を最小限に

①歯周組織の健康が回復し，力のコントロールが適切なのに，隣在歯が生理的動揺の範囲を超える場合は，健全歯を削ってでもブリッジを用いた連結固定を行い，歯の動揺をコントロールして咀嚼機能の回復を図る．
②天然歯とインプラントが共存する場合，天然歯群とインプラント群の動揺度の違いを極力少なくする補綴設計に．
③天然歯とインプラントで力を相互補完できない場合，義歯での対応や，天然歯を抜歯してインプラントのみによる補綴設計を検討することもある．
④天然歯とインプラントが交互に配列される設計はなるべく避ける．

を行う際にも，天然歯群の動揺度を生理的範囲にコントロールし，天然歯群とインプラント群の間に動揺度の違いを極力少なくするように補綴設計を立案し，天然歯とインプラントが相互的に補完し合う咬合関係を確立することが，治療結果の長期的安定につながると考える（図8）．

とくに，歯周疾患により支持骨を多く失った歯が多数残存する場合，天然歯を保存するためのより深い見識と高い技術が求められる．そしてこのような場合にはとくに，個々の欠損部ごとでブリッジかインプラントかを考えるだけでなく，口腔内全体で力のバランスを考えて補綴設計を決定することが大切である．天然歯とインプラントが相互補完できない場合は，力のコントロールが困難になることが多く，良好な予後を期待しにくいため，義歯での対応や，天然歯を抜歯してインプラントのみによる補綴設計を検討しなければならない場合が出てくるかもしれない．

いずれにせよ，天然歯とインプラントが混在する場合，複雑で力のコントロールが難しい設計ではなく，できるだけシンプルな補綴設計を心がけ，治療の再介入が必要な場合でも比較的簡単に対応できるようにすることが重要であろう．

対合歯の状態と破折・摩耗

対合歯の状態

術部のみならず，対合歯の状態も欠損補綴の術式選択に大きく関与する．対合歯が天然歯または有髄歯であれば，ブリッジ・インプラントのどちらの術式でもよいと思われるが，対合歯が無髄歯の場合は，対合歯の歯根破折のリスクを考慮する必要があり，ブリッジのほうが安全なことがある．また，対合歯の臨床歯根が短い場合もブリッジが望ましい．

歯根膜が介在しないインプラントにとって，大きな咬合力やブラキシズム，クレンチングなどのパラファンクション（不良習癖）の存在は不安材料の1つである．ただ

section I 欠損形態によるリスク

し，それはブリッジにおいても同じことであり，咬合力が強いとか，パラファンクションが認められるということが直接的に術式決定につながることは少ないと考える．同様に，上顎臼歯部においては骨質と力の関係からインプラントを避けたいとする意見もある．しかし，欠損歯数・欠損部位との兼ね合いもあるものの，天然歯を削ること，あるいは残存天然歯に欠損部の支持力を負担させることのマイナス点，さらに，咬合の安定性などを考慮すると，インプラントが第一選択になると考える．

咬合力の配分

　欠損形態や補綴物の種類，ならびに，補綴設計にかかわらず，治療後の予後を安定させるためには，咬合力の適切な配分が重要な要素の1つである．咬合力の配分とは，適切な咬頭嵌合位の確立と，側方運動時の適切な咬合誘導の付与であるが，天然歯列に対する咬合の考え方においても，下顎位・咬合様式・咬合接触点いずれに関しても，完全にコンセンサスが得られたものはないといってもよい．ただ，咬合器との関係は別にしても，顆頭が安定している下顎位において，安定した咬頭嵌合位を与える[1]という点においては異論のないところであろう．

　この安定した顆頭位ならびに咬頭嵌合位を臨床的にとらえる場合，顎関節・顎骨の特性に十分配慮しなければならない．すなわち，顎関節・顎骨に強い力が加わると歪みが生じる．また，歯に強く噛む力が作用すると，歯に偏位が起こる可能性もある．安定した咬頭嵌合位を付与する過程で，顎関節・歯に強い咬合力を与えると，それらの歪みが起こり，生理的な下顎の位置ないし歯の位置で安定した咬頭嵌合位が与えられない．そこで，安定した下顎位で安定した歯の接触を与えるという目標を達成する臨床術式として，「light guide tapping position」（LGTP）と「clenching position」（CLP）を一致させるようにする[2]ことが重要である．補綴物装着後に咬合接触を診査する際に咬合紙を使用することが多いが，咬合紙を強く噛ませることで印記される接触点（面）は，顎が歪んだり，ずれたり，歯が移動した後の状況であることが多く，真の早期接触はこの歪みが生じる前の状態を調べなければならない．すなわち，**軽く顎を閉じてきて最初に歯が接触した状態を知る**ことが重要である．咬頭嵌合位は，できればこの軽く閉じた状態で噛みしめてもズレが生じない位置として，確立されなければならない．これは咬合器上では不可能な調整であり，天然歯支台の補綴物においてもインプラント補綴においても，補綴物装着後に口腔内でチェックしなければならない事項である．

　天然歯に与える咬合接触とインプラントに与える咬合接触に関して，種々の意見がある．その主なものは，インプラントの骨とのインテグレーションと天然歯の歯根膜の存在の違いを云々するものであるが，天然歯間でも歯によって圧縮度がまったく同じというわけではない．天然歯・インプラントにかかわらず，咬合のチェックは，**軽く口を閉じたときの歯の接触部と，強く咬んだときの歯の接触部の違いを注意深くチェック**する必要がある．これが，天然歯個々の動揺度，連結による動揺度の変化，インプラントと天然歯の位置的関係などの状況に応じて変化するところであり，欠損部の形態や補綴物の種類によって咬合を画一的に決められないところである．

破折・摩耗を最小限にするために

　破折・摩耗を最小限にするためには，厳密な咬合接触を付与すること，定期的な咬合チェックを行って変化に応じた適切な咬合調整を行うこと，補綴物の材質を工夫すること（ゴールドクラウンを用いる，咬合面をメタルで回復するなど），就寝時にナイトガードを使用させること，インプラントの場合は本数を増やして連結することなど，力に対して可及的に配慮することが重要と考える．またポーセレンの破折に対しては，メタルフレームの設計を工夫する必要があることは当然であろう．

欠損の拡大を止める　補綴歯および対合歯の破折防止と生体に調和した摩耗
①厳密な咬合接触を付与，②定期的な咬合チェックを行って，変化に応じた適切な咬合調整，③補綴物の材質を工夫，④就寝時にナイトガードを使用，⑤インプラントの場合は本数を増やして連結するなど力に対して可及的に配慮，⑥メタルフレームの設計を工夫

ただし，いかなる材料を用いても咬合面は経時的に変化する．この変化は天然歯支台の補綴物でも起こりうる．よって，天然歯支台の補綴物，インプラント補綴にかかわらず，臨床的にはこの変化に対応していく必要があり，上部構造の材質の選択，あるいは上部構造の再製などはあらかじめ考慮しておくべきことであろう．このことから，補綴物咬合面は消耗品であり，経時的に交換する必要があるものだという認識を歯科医師・患者双方がもつべきであろう．

まとめ

以上，部分欠損補綴における術式選択と予後判定について，「力」に注目しながら考察してきたが，すべての術式に利点・欠点があり，絶対的な方法はない．また，一見，同じような条件にみえる部分欠損でも最適の術式が同じとは限らない．目に見えない力を相手に正しい術式選択を行い，良好な長期予後を達成することは容易ではないが，患者をよく観察し，個々のもつ条件を的確に把握することから始めたい．

参考文献

1．Dawson PE. Chapter 7 Functional occlusion. In：TMJ to smile design. St.Louis：Mosby, 2007.
2．中村公雄，多田純夫，藤井康伯，森田和子，宮前守寛，佐々木猛，重村宏．第10章　咬合Ⅰ．In：現代の臨床補綴：歯周治療をふまえた補綴・インプラント治療　第2版．東京：クインテッセンス出版，2006.
3．Carlsson GE. Dental occlusion: modern concepts and their application in implant prosthodontics. Odontology 2009；97：8‑17.

section 2 　咬合によるリスク

I 咬頭嵌合位を不安定にするリスク因子

山﨑長郎（東京都・原宿デンタルオフィス）

はじめに

咬頭嵌合位の安定は，咬合の安定の要である．咬頭嵌合位が定まらない状態は，顎口腔系の諸器官（歯，歯周組織，顎関節，咀嚼筋）にとってバイオメカニカルなストレスとなる．本稿では咬頭嵌合位が不安定であることによるリスク，ならびに咬頭嵌合位の不安定要素，さらに安定を図るための要素について提示する．

不安定な咬頭嵌合位が顎口腔系に及ぼす影響

咬頭嵌合位が不安定であると，長期的に以下のような現象を起こす．
① 下顎の偏位
② Dual Bite
③ 筋・神経機構の過緊張
④ 咀嚼障害

これらにより，患者が発音障害や機能障害，さらにはTMD（temporomandibular disorder）を発症する要因にもなる．

咬頭嵌合位の不安定要因

咬頭嵌合位が不安定になる要因は**表1**に列記するとおりである．以下に，リスク要因の特徴的症例を，治療の際のキーポイントとともに提示する．

表1 咬頭嵌合位を不安定にするリスク要因．

① 多数歯の喪失 ⇒ **図1**参照
② 歯周病など歯の動揺による咬頭嵌合位の変化 ⇒ **図2**参照
③ 先天的不正咬合 ⇒ **図3**参照
④ 潜在的不正咬合（歯単位で正常咬合にみえても，下顎が偏位した状態で咬合が完成した場合など）⇒ **図4**参照
⑤ ブラキシズムや酸蝕による歯の形態変化 ⇒ **図5**参照
⑥ 補綴治療の失敗
 　a．不適切な補綴物の装着 ⇒ **図6**参照
 　b．不適切なパーシャルデンチャーの装着
 　c．不適切なインプラント治療 ⇒ **図6**参照
⑦ 矯正治療の失敗

多数歯の喪失（症例1）

多数歯欠損の喪失により，咬合支持が不安定となる．残存歯に負荷が加わり，残存歯の予知性にも問題が生じてくる．そのため，下顎の偏位や咬合高径の低下などの問題も起こってくる．この症例はその典型的な症例である．咬合高径の決定を行い，プロビジョナルレストレーションで生体との調和を確認した．その咬合高径でバーティカルストップとアンテリアガイダンスをいかに確保するかが，咬頭嵌合位の安定の鍵であった．

Ⅰ 咬頭嵌合位を不安定にするリスク因子

症例1　多数歯の喪失による咬頭嵌合位の不安定症例

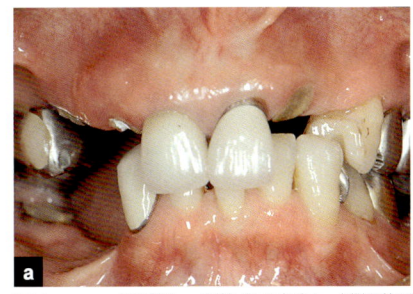

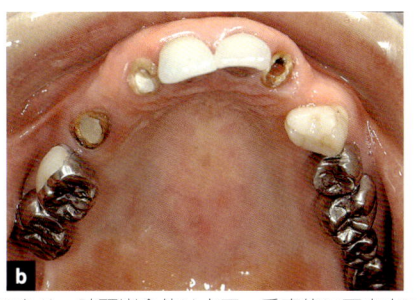

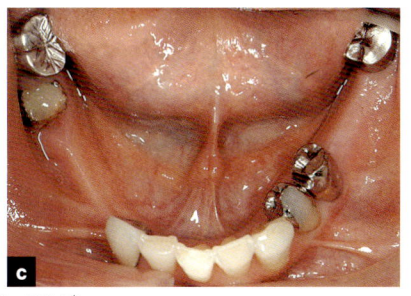

図1a〜c　初診時．多数歯の欠損．補綴物脱離のため，咬頭嵌合位は水平・垂直的に不安定になっていた．

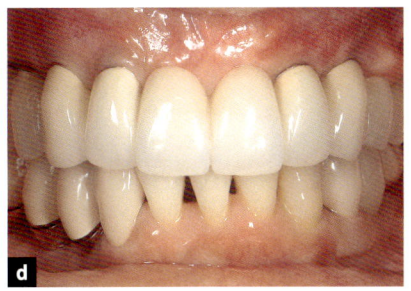

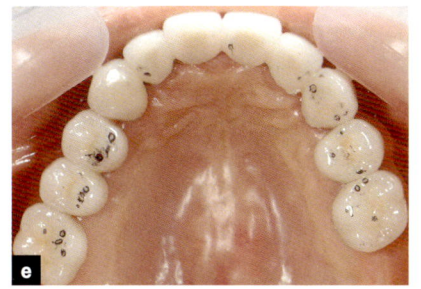

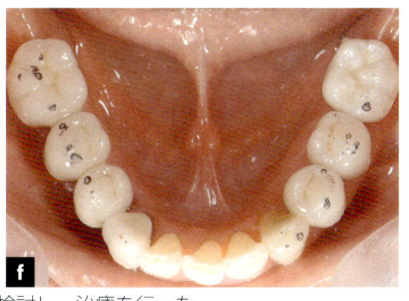

図1d　最終補綴物装着時．バーティカルストップをインプラントで確保し，適正な咬合高径を検討し，治療を行った．

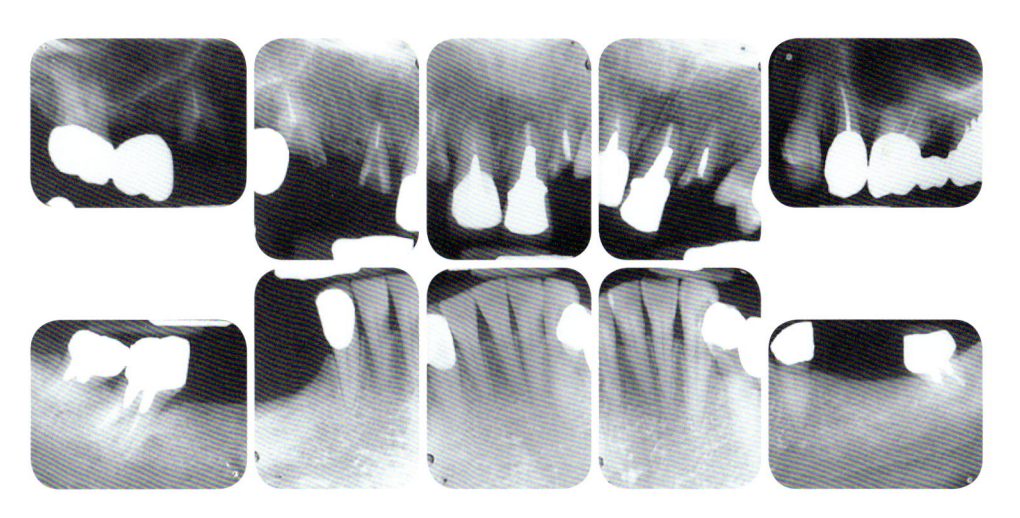

図1g　初診時．

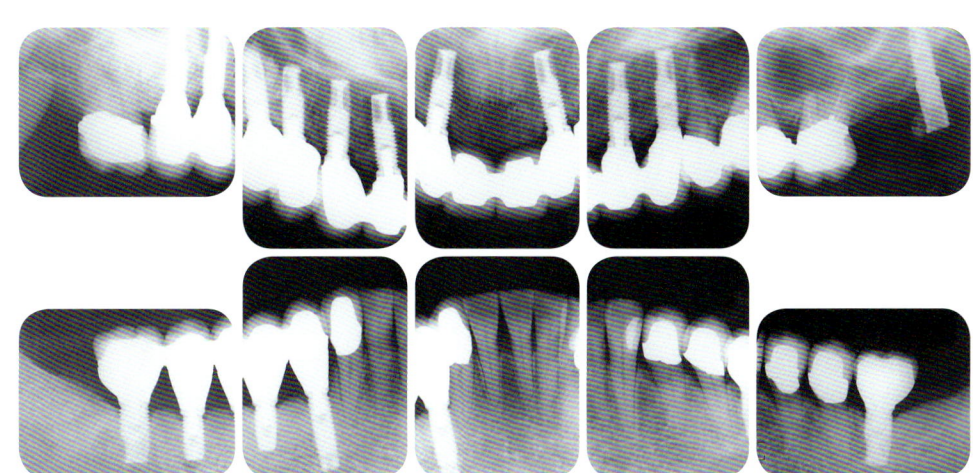

図1h　最終補綴物装着時．

欠損形態

咬合

パラファンクション

歯根・歯槽骨・顎堤

上下顎のアーチの大きさの違い

CHAPTER 3　「欠損補綴」への個々のリスクの捉え方と予後　139

section 2 咬合によるリスク

重度歯周病(症例2)

　個々の歯を強固に支えるためには，歯周組織の健康が必須である．重度の歯周病に罹患すると，歯の支持力の低下から，咬頭嵌合位は不安定になる．咬合負荷によって歯の移動が生じる可能性もある．歯周治療を確実に行うことと，予後を見通した保存可能歯・保存不可能歯の選択が重要となる．この症例も歯周組織のコントロールが症例の予後の鍵であった．

症例2　重度歯周病による咬頭嵌合位の不安定症例

図2a　初診時．
図2b　矯正治療終了時．
図2c～e　最終補綴物装着時．

図2f　術前のデンタルエックス線写真．重度の歯周病の進行が認められ，咬合支持は不安定になっていた．

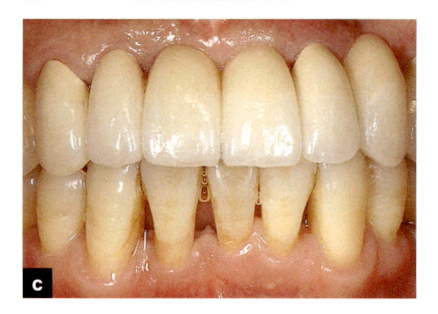

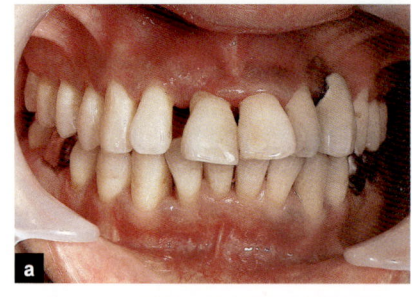

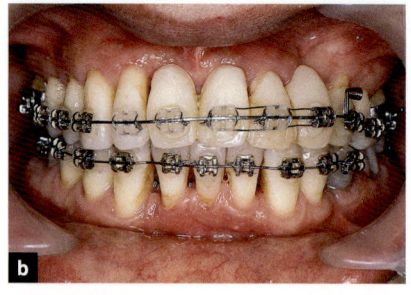

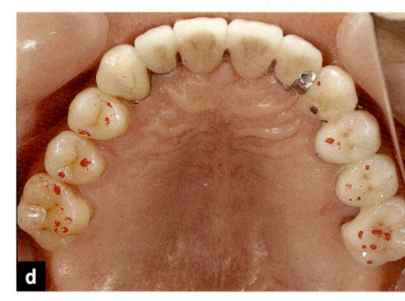

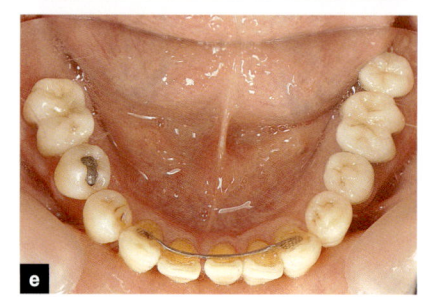

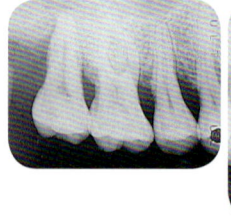

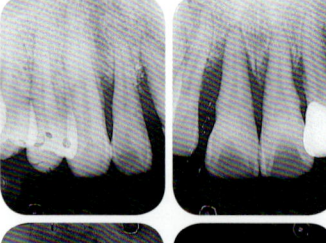

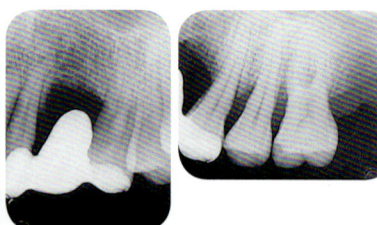

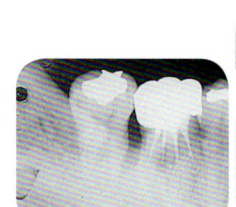

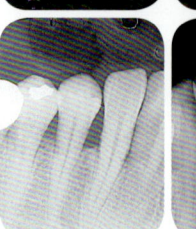

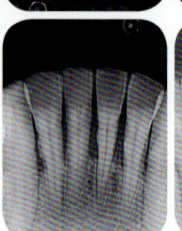

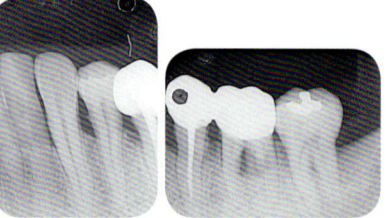

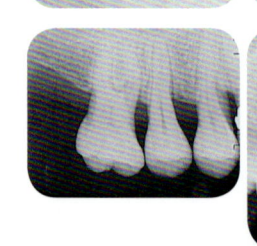

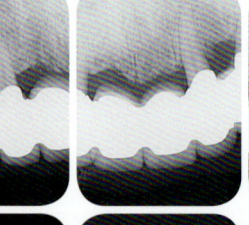

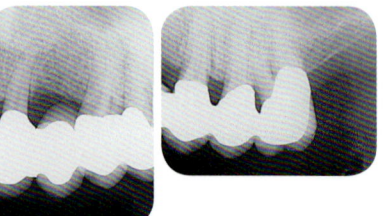

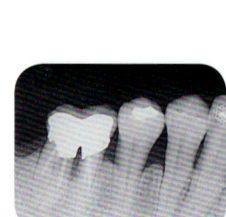

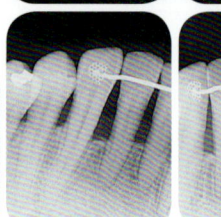

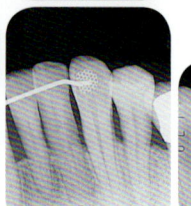

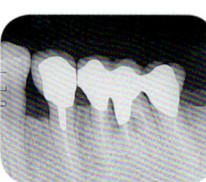

図2g　最終補綴物装着時のデンタルエックス線写真．

140　CHAPTER 3　「欠損補綴」への個々のリスクの捉え方と予後

I 咬頭嵌合位を不安定にするリスク因子

先天的不正咬合（症例3）

　臼歯のポステリアサポートと前歯のアンテリアガイダンスにはそれぞれ役目がある．臼歯の咬合支持が確保され，前歯への負荷は軽減される．アンテリアガイダンスの確立によって臼歯の負荷が軽減される．相互の良好な関係が，歯列・咬頭嵌合位の安定，ひいては顎口腔系の安定を担っている．この症例は歯列全体での咬頭嵌合位の確保，アンテリアガイダンスの確立が鍵であった．

症例3　先天的不正咬合による咬頭嵌合位の不安定症例

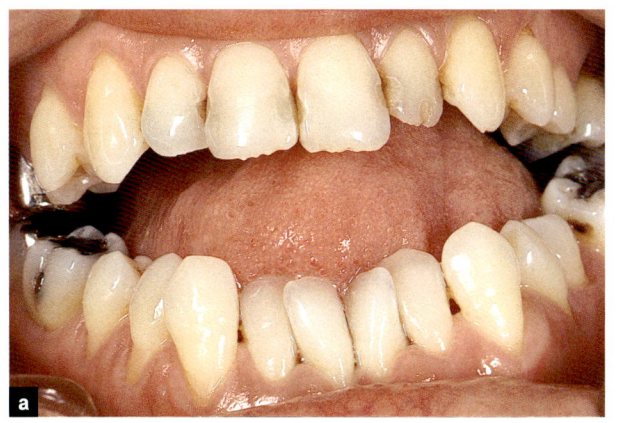

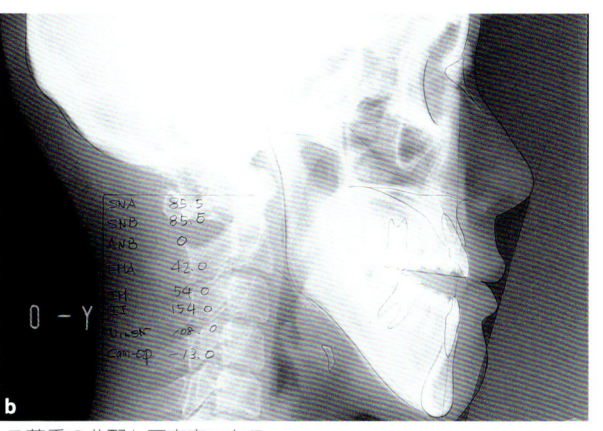

図 3 a, b　初診時．大臼歯のみの咬合接触のため，咬頭嵌合位も，咬合による荷重の分配も不安定である．

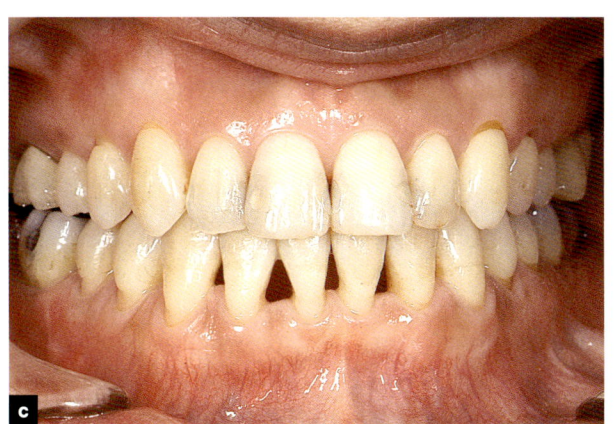

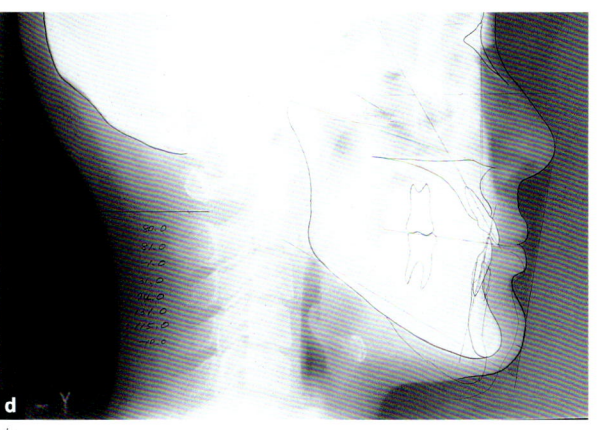

図 3 c, d　外科‒矯正および歯周治療の終了時．咬頭嵌合位の安定が得られた．

潜在的不正咬合（症例4）

　この症例は，欠損歯はあるものの，一見咬頭嵌合位は安定しているようにみられる．しかし，25年前からTMDの問題でスプリント療法など保存的な処置を繰り返してきた．スプリント療法で一時良好になっても，咀嚼機能を営む咬頭嵌合位と，生理的な下顎位の偏位状態が大きい場合は，このようにTMD症状の再発を繰り返すことがある．本症例は生理的な下顎位を基準とすると，偏位した状態での不安定な咬頭嵌合位であった．この症例では，根本的に下顎位を生理的な状態にすることが治療のカギであった．そのために矯正治療を選択した．

CHAPTER 3　「欠損補綴」への個々のリスクの捉え方と予後

section 2　咬合によるリスク

症例 4　潜在的不正咬合による咬頭嵌合位の不安定症例

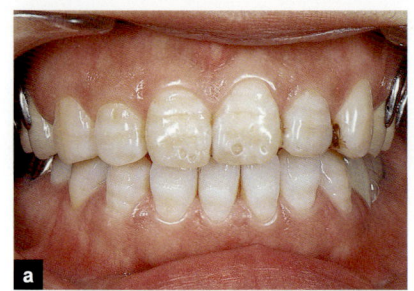

図 4a　矯正治療前.

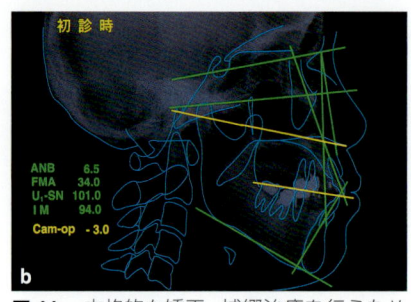

図 4b　本格的な矯正‐補綴治療を行うためのセファロ診断.

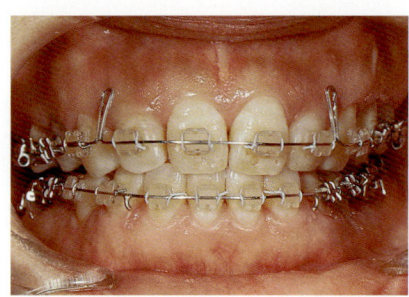

図 4c　プロビジョナルレストレーションを装着し，矯正治療を開始.

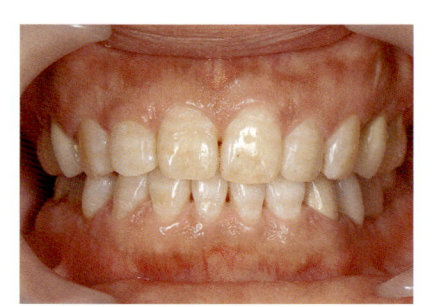

図 4d　保定6か月後．補綴治療終了時.

図 4e, f　咬合平面の水平的改善．術前（e）と比べ動的治療終了時（f）は，左右の水平的対称性が回復した.

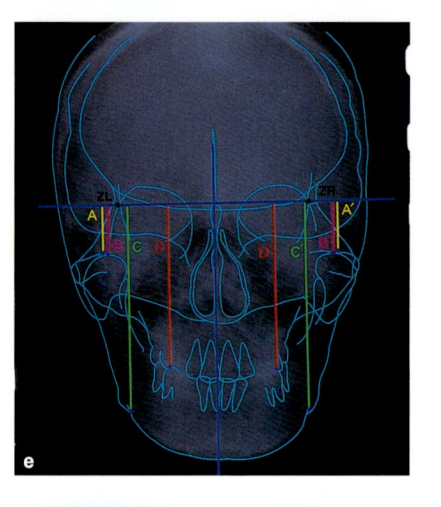

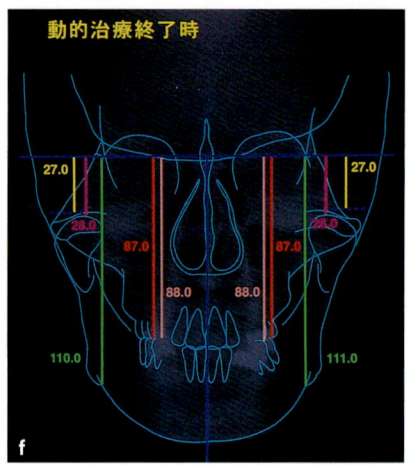

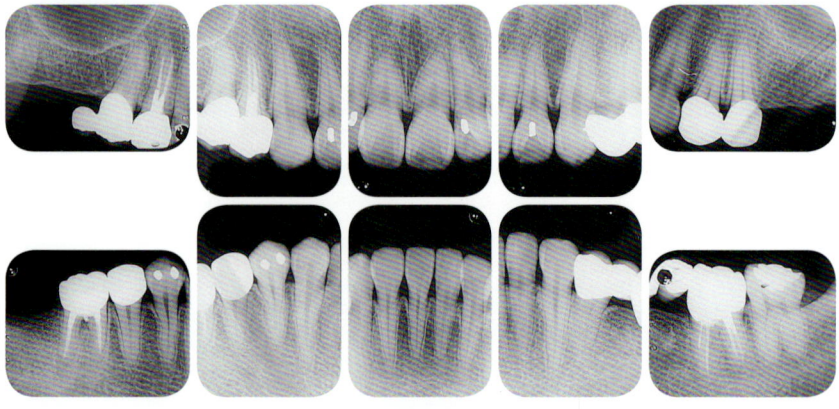

図 4g　矯正治療前.

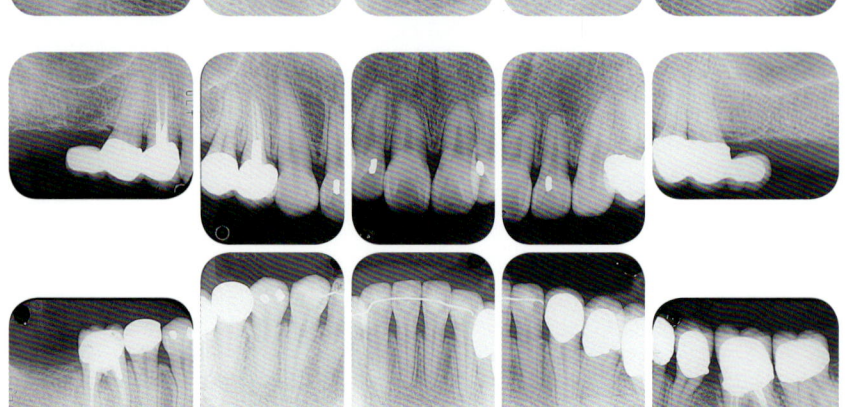

図 4h　保定6か月後．補綴治療終了時.

142　CHAPTER 3　「欠損補綴」への個々のリスクの捉え方と予後

ブラキシズムなどによる歯の摩耗（症例5）

ブラキシズムや酸蝕症のため，歯が形態変化すると，咬頭嵌合位が不安定になることがある．ブラキシズムによる摩耗は，咬合高径が低下しているようにみえても，摩耗とともに歯が挺出していて，実際は低下していないことが多い．一方，酸蝕症は，歯質の溶解のため，咬合高径が低下している可能性がある．咬合面が平坦になって咬頭と窩による咬頭嵌合が不安定となった症例では，歯の形態を回復するため，咬合高径の決定が優先される．また，水平のブラキシズムか，垂直のブラキシズムかによって補綴物に対する配慮も異なる[1]．

この症例は，酸蝕症とブラキシズムの両方の問題を抱えていた難症例で，歯冠形態を確保する咬合高径の決定と，ブラキシズムに対する対処が鍵であった．

症例5　歯の摩耗による咬頭嵌合位の不安定症例

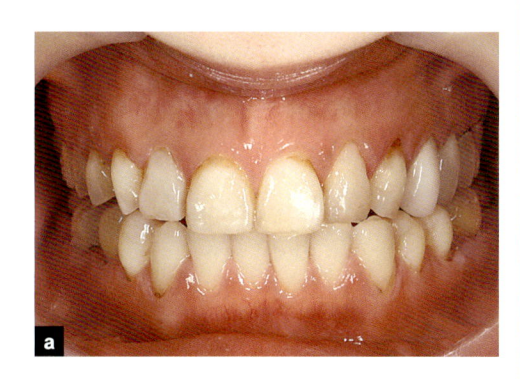

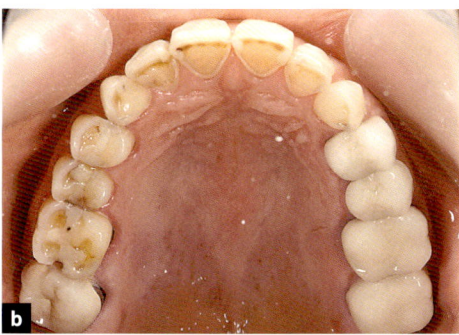

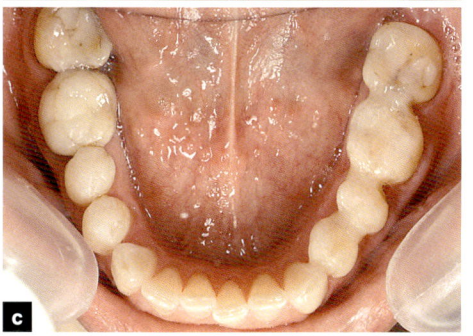

図5 a〜c　初診時．酸蝕症により咬合面は平坦化し，咬頭と窩による咬頭嵌合が不安定となっていた．

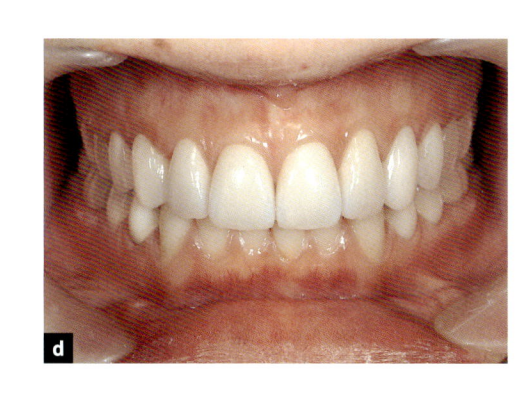

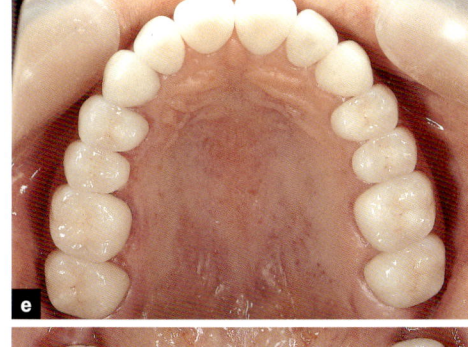

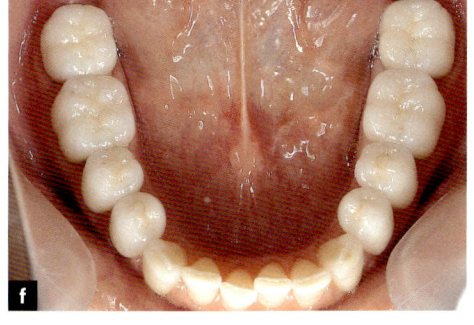

図5 d〜f　適正な咬合高径で失われた咬頭と窩を回復し，安定した咬頭嵌合が得られている．

section 2　咬合によるリスク

補綴治療の失敗――不適切なインプラント治療など（症例6）

　臼歯部の咬合力は平均202.5ポンド（92.9kg），前歯は平均22.5ポンド（10.2kg）[2]と，臼歯の咬合支持の不安定は咀嚼力の多大な低下を起こす．また，Hatcherらによれば，もし第二大臼歯に咬合接触があれば顎関節にかかる力は5％以下であるが，切歯のみの咬合接触の場合の顎関節は60％の力の負担荷重を受ける[3]．このように，臼歯の補綴治療が不適切で咬合支持が不安定であると顎関節に

症例6　不適切なインプラント補綴による咬頭嵌合位が不安定な症例

図 6 a　初診時．
図 6 b　最終補綴物装着時．
図 6 c～e　術後2年経過時．

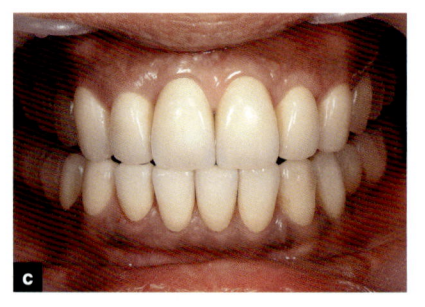

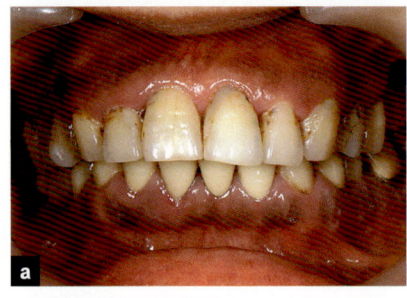

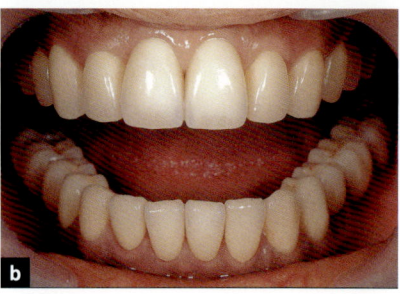

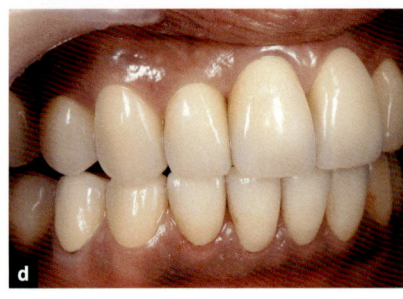

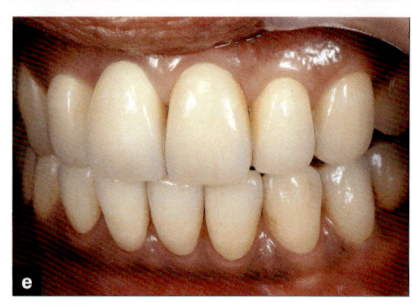

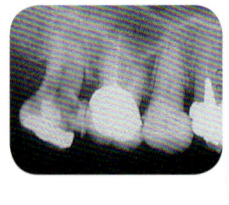

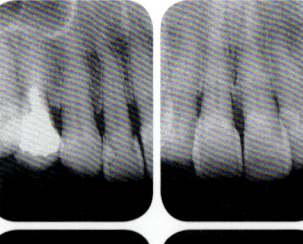

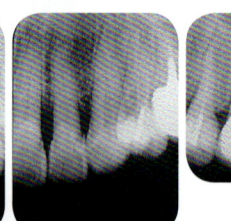

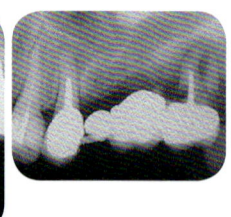

図 6 f　術前のデンタルエックス線写真．不適切なインプラント治療と補綴治療により，臼歯部での咬合支持が不安定となっていた．

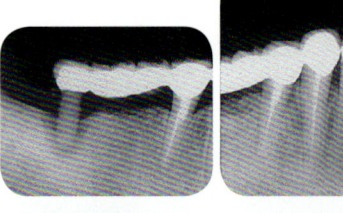

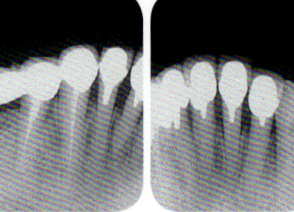

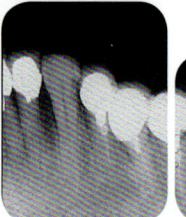

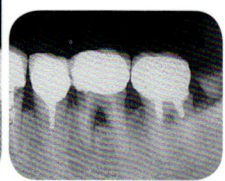

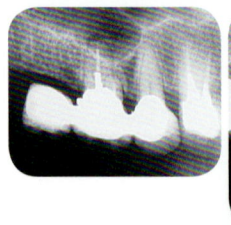

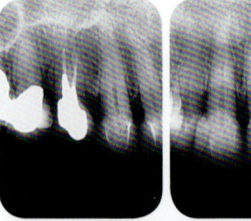

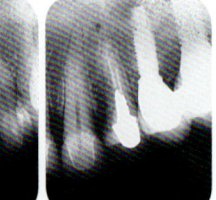

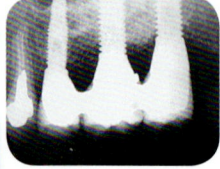

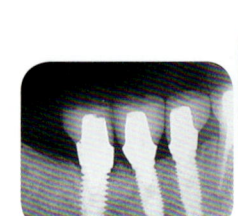

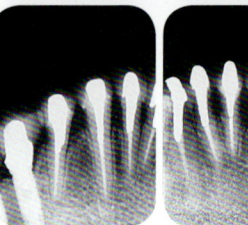

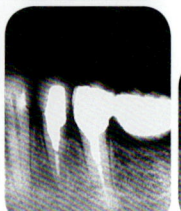

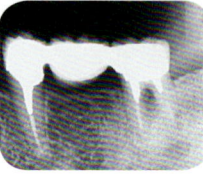

図 6 g　最終補綴物装着時のデンタルエックス線写真．

144　CHAPTER 3　「欠損補綴」への個々のリスクの捉え方と予後

も影響が及ぶ.

症例6は,不適切なインプラント補綴治療,咬合平面の乱れた補綴治療により,咬合支持が不安定となり,咬合高径の低下が認められた.そのため,前歯はフレアアウトしていた.適切なバーティカルストップの確保と,アンテリアガイダンスの確立,顎関節の安定が治療の鍵であった.

咬頭嵌合位の長期安定を図るために

安定した咬頭嵌合位とは,顎関節が安定し,左右の咀嚼筋が安定した状態で,適正な咬合高径で咬合支持があることである.そして,アンテリアガイダンスが確立されていることが必要である.咬頭嵌合位を長期に安定させるためには,精度の高い咬合調整を行うことが大前提であることはいうまでもない.不正咬合の患者の場合には,矯正治療自体も顎位を考慮した精度の高い治療が行われることが必要である(図4).

天然歯の補綴治療においてはトゥースポジションが重要であるが,インプラント治療の場合にも,適切な埋入ポジションで行い,天然歯と同様の咬合関係を与える(図6c〜e).また,天然歯の補綴治療,インプラント補綴において,修復物の材料選択にも配慮が必要である.摩耗という観点から捉えれば,やはりセラミックス(図5d〜f),しかし,ブラキシズムが強い場合の臼歯部においてはメタルが第一選択となるであろう.

パラファンクションがある場合には,術後のナイトガード装着は必須である.さらにメインテナンスを通じて咬合面の管理を行っていくことも重要であろう.

---

summary **顎神経機構の収束と安定**

欠損の拡大をおさえて顎口腔系を安定させて長期的に維持させるために,3つの要素が必要である.
①スターティングポイントの窩頭の位置の決定
②前歯誘導を付与する
③適切な垂直咬合高径(VVO)の確立
以上3つの事項を実践すると,顎神経機構は自ずと収束し,安定する.

参考文献
1. 山﨑長郎. 審美修復治療. 東京:クインテッセンス出版, 1999.
2. Mansour RM, Reynik RJ. In vivo occlusal forces and moments : I. Forces measured in terminal hinge position and associated moments. J Dent Res 1975 ; 54(1) : 114-120.
3. Hatcher DC, Faulkner MG, Hay A. Development of mechanical and mathematic models to study temporomandibular joint loading. J Prosthet Dent 1986 ; 55(3) : 377-384.

section 2 咬合によるリスク

2 咀嚼・滑走運動に影響するリスク因子

今井俊広(鳥取県・今井歯科クリニック)

　咬合には「静的咬合」と「動的咬合」がある．咬合崩壊したケースの場合とくに，静的咬合の安定のみならず，動的咬合，すなわち機能時に，いかに残存歯や欠損部の補綴物への負荷を最小限にするかを考えていかなければならない．

　安定した咬合の確保は，補綴治療の目的である．そして，欠損補綴においては，機能の回復のみならず残存歯の保全も考慮されなければならない．上下顎の歯の接触により決定されている咬合位は，歯の喪失によって周囲組織の変化（たとえば対合歯の挺出〔**図1b**〕や隣在歯の移動〔**図1c**〕），咀嚼サイクルの不調和，顎関節への負担過重など，の不調和な状態となる（**図1d**）．

　部分欠損補綴治療においては，欠損部位だけを見るのではなく，残存歯の変化や状態も十分に分析し，顎口腔系としての安定した咬合と機能回復を指標とする必要がある．その指標とは，欠損歯列であっても有歯列であっても変わらない（後述**図3**）[1]．欠損歯列において喪失した歯が担っていた役割を理解することで，機能的にどのようなリスクが生じたかがわかる．すなわち，何を補うために補綴物を設計するのかを，的確に把握することができる．そこで，有歯列での機能時における個々の歯の役割を理解することが肝要となるのである．

顎口腔系の機能

　顎口腔系の機能には，生理的機能と非生理的機能がある．生理的機能・非生理的機能には**表1**のようなものが挙げられる．ここでは生理的機能のうち「咀嚼」のサイクルについて以下に解説する．

表1 顎口腔系の機能．

生理的機能 (オルソファンクション)	①咀嚼 ②嚥下 ③発音 ④脳・神経系の活性化
非生理的機能 (パラファンクション)	①グラインディング，クレンチング，歯列接触癖(TCH) ②習癖

多数歯欠損補綴治療により咬合支持を確保した症例（図1a～j）

　歯の喪失部位の放置により，隣接歯や対合歯には傾斜・挺出などの移動が起きる．生理的機能時・非生理的機能時(パラファンクション時)には，残存歯に負荷がかかり，咬頭嵌合位の不安定，咬合高径の低下，下顎の偏位などの問題が生じてくる．顎関節や咀嚼筋への悪影響の可能性，咬合性外傷から歯周病の進行を増徴する可能性もある．このように，多数歯の欠損補綴治療を行うにあたり，目の前の患者の問題点として，欠損部のみに目を向けるのではなく，顎口腔系全体を生理的状態から観察する必要がある．

多数歯欠損補綴治療により咬合支持を確保した症例

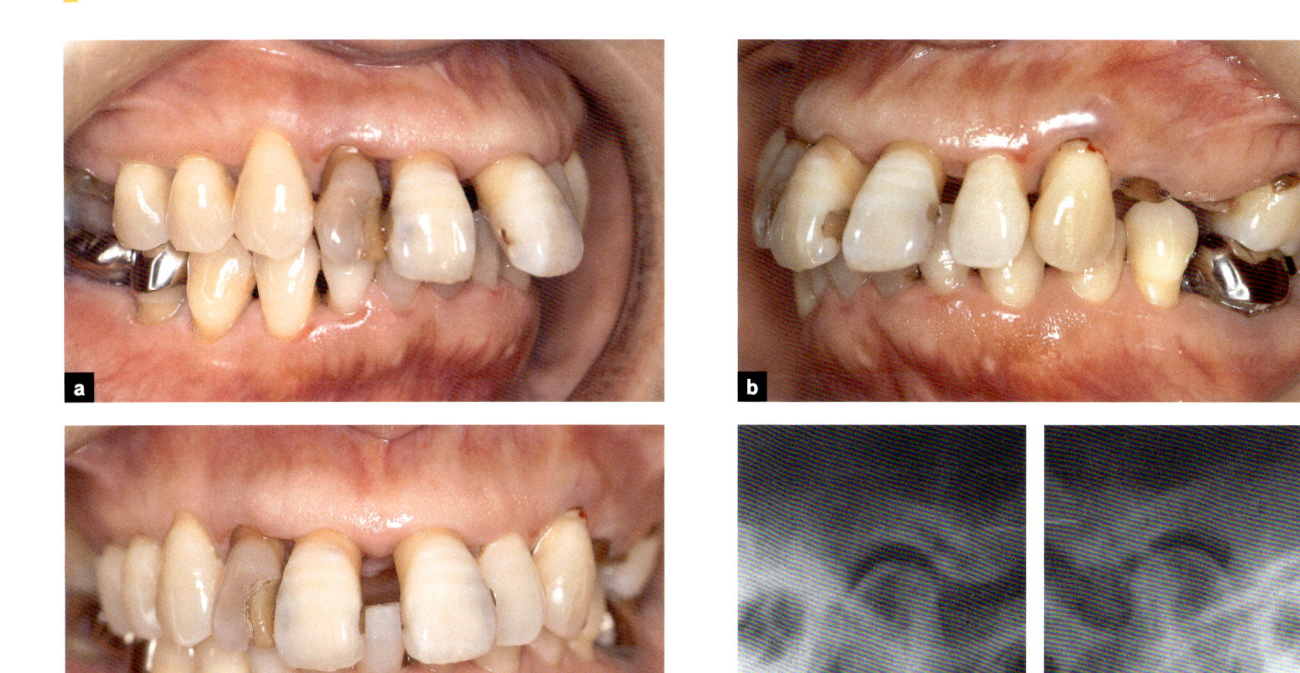

図1a～e 初診時．臼歯部は欠損や残根状態の歯が多く，多数歯の欠損補綴治療の計画となる．咬合支持が喪失し，かつ前方歯群での咀嚼を余儀なくされている状態で，メカニカルストレスが及んだ前歯はフレアアウトしている．喪失歯の放置で残存歯の移動も起きている．顎関節規格写真(d)によると，咬合高径の低下により下顎は後方に押し込められたようで，顆頭は若干後方に位置していた．

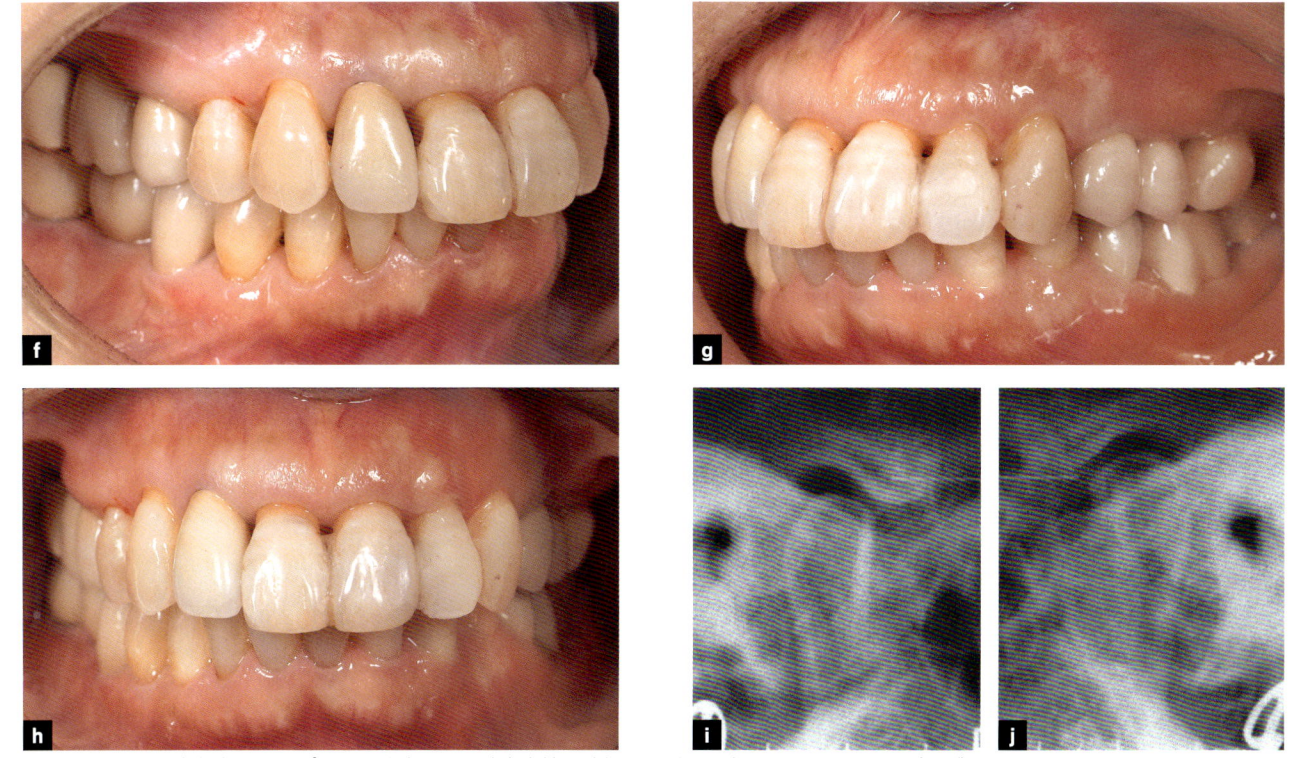

図1f～j 術後．欠損部はインプラント治療により咬合支持を確保し，矯正治療によりアンテリアガイダンス改善の確保を行っている．関節窩のなかで後方に押しやられていた顆頭は，術前より良好な位置になっていると思われる．

section 2　咬合によるリスク

咀嚼サイクル

　咀嚼運動時の下顎運動の基点は最大咬頭嵌合位(ICP：intercuspal position)である．咀嚼ストロークの観察においては，上顎切歯・犬歯の舌面に対し下顎切歯・犬歯の切縁が近触滑走し，上顎前歯の舌面の角度・長さ・形態に沿った相似形の運動を繰り返す．このことで，上下顎前歯部が咀嚼ストロークの指導的役割を担っていることがわかる（**図2**）[2]．そして，臼歯はその咀嚼ストロークのスタートと最終末で下顎の動きを受け止めている．それでは臼歯部咬合面は平坦のほうがストロークしやすいのではないかと思われるかもしれないが，しかし咬頭と窩によるポステリアトゥースガイダンスも咀嚼ストロークに大きく関与しているといわれている．

　この不安定な咀嚼ストロークによる動的咬合の不調和は，歯・歯周組織，そして顎関節・咀嚼筋にメカニカルな負荷となる．「動的咬合」を調和させるためには，適正な「静的咬合」を確立する構成要素を理解する必要がある（**図3**）．

犬歯誘導とグループファンクションドオクルージョンでの咀嚼サイクルの違い

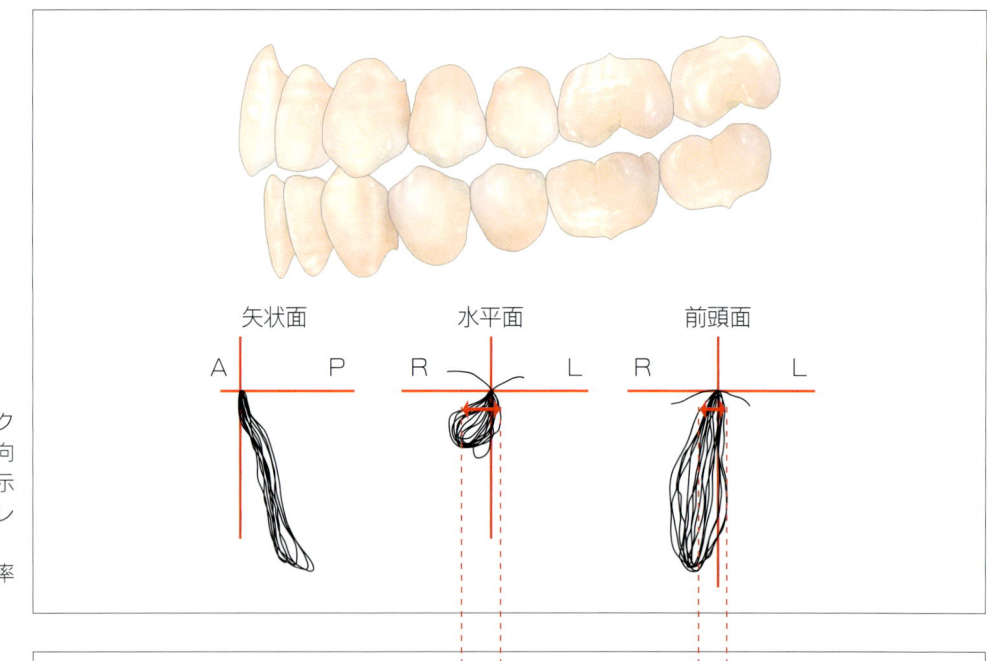

図2a　犬歯誘導での咀嚼サイクルは，咀嚼の終末位（矢印）に向かって垂直的なストロークを示しており，不安定な水平的ブレが少なく（矢印）安定している．臼歯の摩耗も少なく，咀嚼効率もよい．

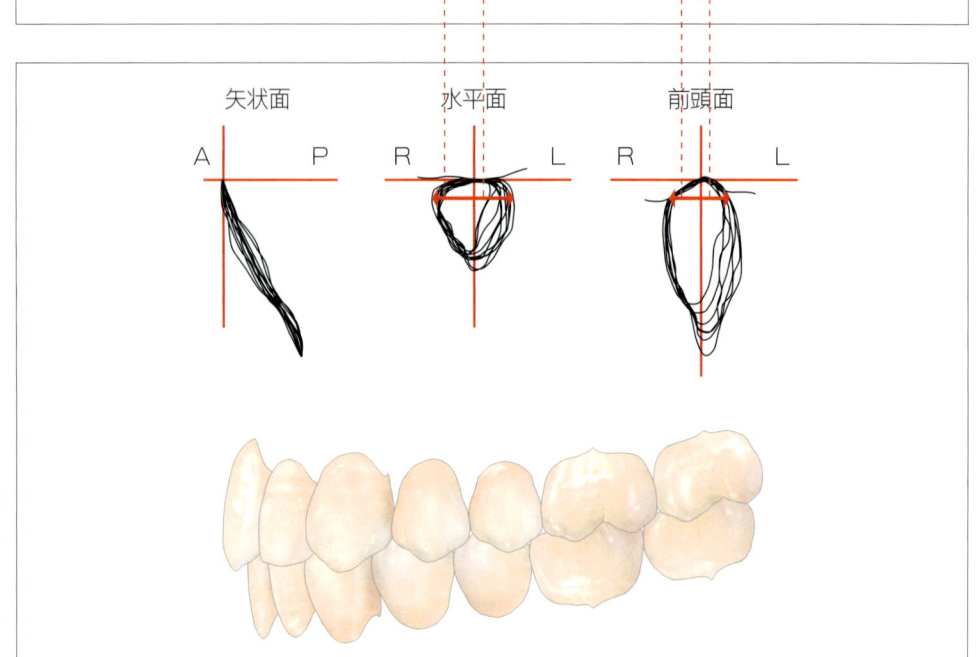

図2b　グループファンクションドオクルージョンでの咀嚼サイクルは，終末位付近（矢印）で水平的なストロークを示しているため，臼歯に側方圧がかかり，臼歯への負荷となるだけでなく，咀嚼効率も悪い（**a, b**とも参考文献2より引用・改変）．

148　CHAPTER 3　「欠損補綴」への個々のリスクの捉え方と予後

顎口腔系の構成と役割

適正な「静的咬合」を確立するには，顎口腔系の構成要素(**図3**)のそれぞれが適正な状態であることが望ましい．

①バーティカルストップの確保

咀嚼はICPに始まりICPに終わるストロークの繰り返しである(**図2**)．そのストロークは顎関節内部でも同様に繰り返されている(**図4 a, b**)[3]．

その基点が不安定となれば，下顎の偏位(**図1 d, e**．正常像：**図5 a**[4]**, b**)や咬合高径の低下など，咬合支持の安定そのものが崩壊する．バーティカルストップが適正な

顎口腔系の機能を司る基本組織と治療咬合の指標

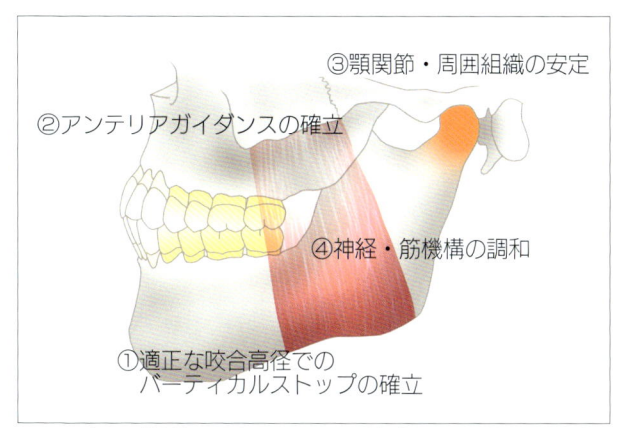

図3 適正な「静的な咬合」とは，顎関節が安定した状態で，バーティカルストップとアンテリアガイダンスが確立している状態が指標である．そして「動的な咬合」である円滑な下顎運動は，これらが協調することで神経・筋機構が安定する必要がある．

バーティカルストップの確保

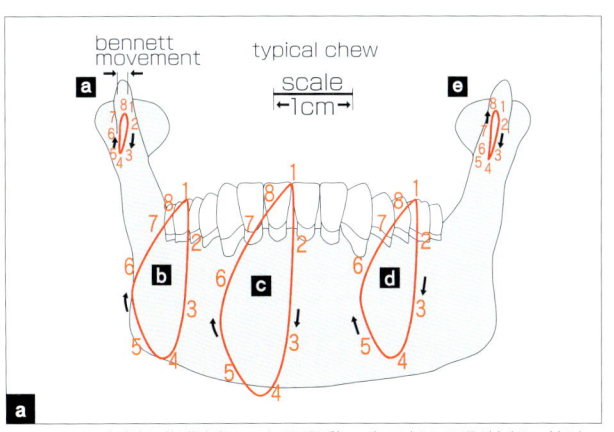

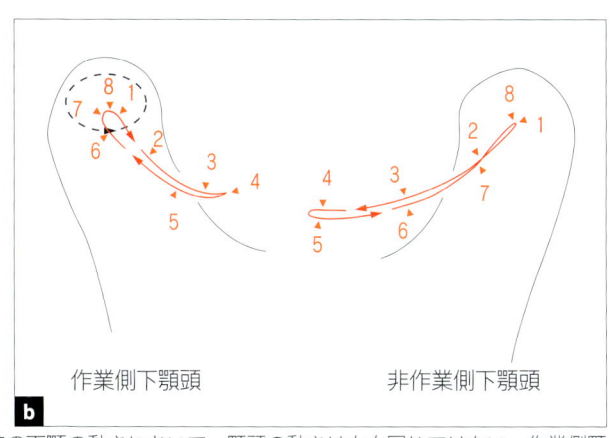

図4 a, b 右側を作業側とした顎運動の歯牙部と顎関節部の軌跡．咀嚼時の下顎の動きにおいて，顆頭の動きは左右同じではない．作業側顆頭は最大咬頭嵌合位に至る最終末付近では，いったん後方に向かう(参考文献3より引用・改変)．

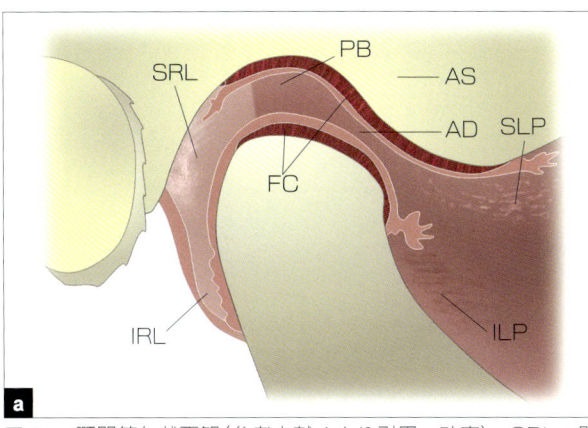

図5 a 顎関節矢状面観(参考文献4より引用・改変)．SRL：関節円板後部組織，FC：線維軟骨，PB：関節円板後方肥厚部，AD：関節円板中央狭窄部，AS：関節隆起関節面．

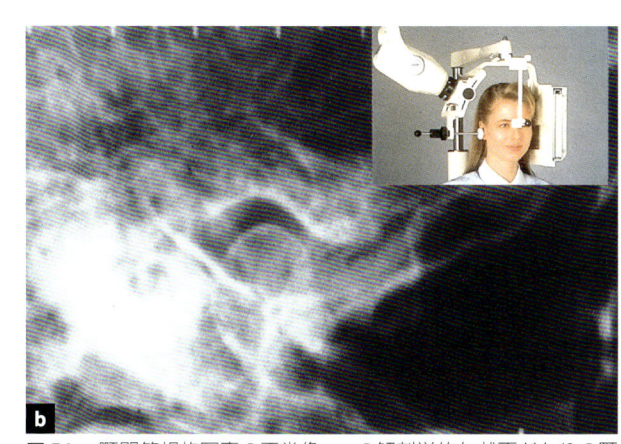

図5 b 顎関節規格写真の正常像．**a**の解剖学的矢状面どおりの顆頭の位置が関節窩のなかにみられる．

CHAPTER 3 「欠損補綴」への個々のリスクの捉え方と予後

section 2　咬合によるリスク

犬歯誘導とグループファンクションドオクルージョンの歯の摩耗

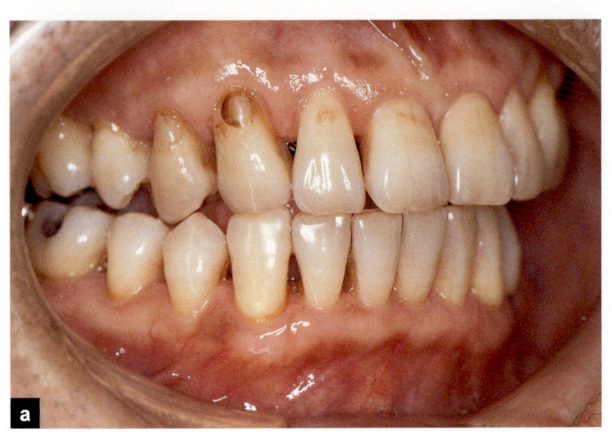

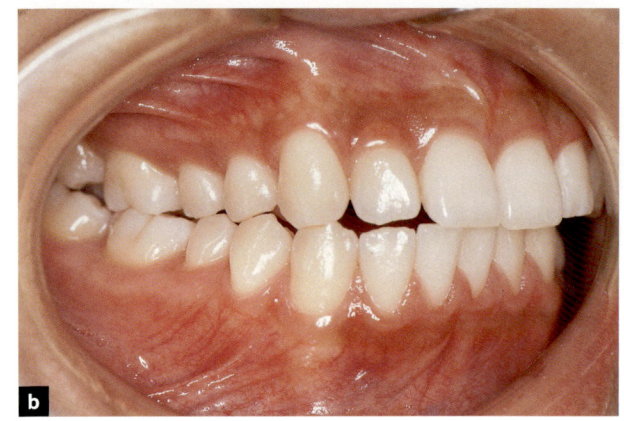

図6 a, b　**図7**に示すとおり，犬歯誘導は筋活性からも力の合理性が証明されており，臼歯を保護していると考えられる．犬歯誘導の40歳（**a**）よりもグループファンクションドオクルージョンの19歳（**b**）のほうが臼歯の咬頭の摩耗が顕著である．

咬合高径で確保されなければ，上顎前歯は下顎前歯に突き上げられフレアアウトする（**図1 a〜c**）など，臼歯は前歯を保護する役割も担っている．

　それゆえ，適正なバーティカルストップの確保のための臼歯部欠損への対応・判断をまちがえると，欠損歯列が拡大していく可能性が高く，とくに後方遊離端欠損への欠損の拡大を抑制すべきである．

②アンテリアガイダンスの確立

　前記したように，前歯の位置や被蓋関係は習慣的なストロークに大きな影響を与えている．犬歯誘導（**図6 a**）と，Schuylerが提唱した多くの臼歯がガイドに参加するグループファンクションドオクルージョン[5]（**図6 b**）での機能サイクルの違いからも示されており（**図2 a, b**），適正なアンテリアガイダンスに導かれた臼歯部は，磨耗が少なく，咬頭と窩の高低差を確保でき，咀嚼効率が上がる．このことによって顎口腔系全体の負荷が少なくなり，ICPの長期安定・維持につながる．

　臼歯は垂直圧に対しては耐久性が高いが，側方圧には弱い．後方歯ほど側方圧の負荷の影響は強い．また，筋活性においても犬歯誘導とグループファンクションドオクルージョンでの有意差が証明されている（**図7**）[6]．これらから，前歯群は臼歯の負荷を軽減し，守る役割を担っていることがわかる．

犬歯誘導とグループファンクションドオクルージョンの筋活性

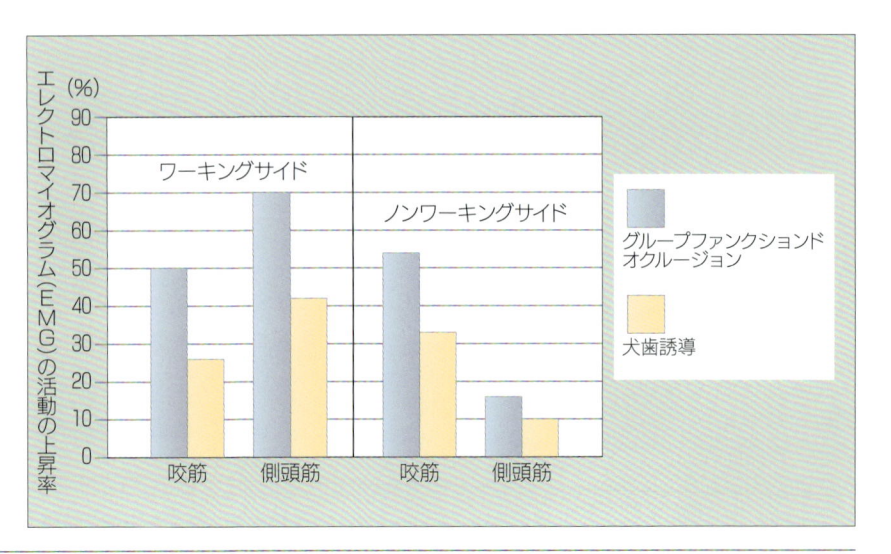

図7　Mannsらの研究によると，筋活性の見地から犬歯誘導の合理性がわかる（参考文献6より引用）．

③顎関節の安定(下顎位の安定)

歯の喪失により下顎が偏位すれば，顎関節内の顆頭の位置も偏位する．下顎位の安定の喪失は静的咬合の安定も動的咬合の安定をも脅かす(詳細は138〜145ページ参照)．

④神経筋機構の安定

①〜③が達成されて「静的咬合」とその機能(動的咬合)が安定する．それぞれが役割を担って，それぞれの組織を守っているからである．

臼歯は前歯を保護している．そして前述したように，前歯もまた臼歯を保護している．前歯と臼歯がそれぞれの役割を果たし，適正な下顎位で，バーティカルストップが確保され，アンテリアガイダンスが確立して，顎口腔系の機能の司令塔である神経筋機構が安定するのである．

まとめ

症例に示したように，喪失した歯の役割を把握することで，欠損歯列が咀嚼時(機能時)にどのようなリスクを負ってきたかが理解できる．それを改善する部分欠損補綴の設計は，個々の歯の役割を認識したうえでなされることが望ましい．

---

summary 残存歯の負担を増徴しない

歯周病の問題とメカニカルな力(咬合)の問題が口腔内の安定を阻害する．欠損の拡大を止めるためには，口腔内細菌をいかにコントロールするかは大前提である．そのうえで欠損部を補綴治療し，歯の移動や残存歯の負担を軽減する必要がある．しかし，装着した補綴物が残存歯の負担を増徴しないよう，メカニカルストレスへの配慮がなされなければならない．

参考文献

1. 今井俊広，今井真弓．臨床咬合補綴治療．東京：クインテッセンス出版，2009．
2. 渡邉誠，森本俊文，妹尾輝明・編．歯科技工別冊 目でみる顎口腔の世界．東京：医歯薬出版，1996．
3. Gibbs CH, Lundeen HC. Jaw movements and forces during chewing and swallowing and their clinical significance. In：Lundeen HC, Gibbs CH (eds). Advances in Occlusion. Boston：John Wright-PSG, 1982：2-32．
4. Pertes RA, Gross SG・編著，杉崎正志，木野孔司，小林馨・監訳．TMDと口腔顔面痛の臨床管理．東京：クインテッセンス出版，1997．
5. 髙山寿夫，波多野泰夫，保母須弥也・編．新編咬合学事典．東京：クインテッセンス出版，1998．
6. Manns A, Chan C, Miralles R. Influence of group function and canine guidance on electromyographic activity of elevator muscles. J Prosthet Dent 1987；57(4)：494-501．

section 2 咬合によるリスク

3 インプラント補綴における加圧因子・受圧条件・環境

伊藤雄策（大阪府・伊藤歯科医院）

はじめに

インプラント補綴治療における考慮すべき事項として，下記の項目について十分な配慮がなされなければならないと考える．

□ アンテリアガイダンスによる，側方圧への対応（とくに，犬歯を含むインプラント補綴）
□ 経年的な咬合力の増加を考慮する（パラファンクションへの対応）
□ メタルコーピングのカットバックデザイン（メタルフレームのデザイン）
□ 治療再介入に対する考慮（治療開始年齢）
□ メインテナンスへの考慮（スクリューリテイニングまたはセメントリテイニング）
□ 受圧条件・加圧因子を考えたインプラント治療計画

有歯顎の顎口腔系において，上顎は受圧条件，下顎は加圧因子の環境となり，上下の対合歯が生理的動揺の範囲内で水平的にも垂直的にも変位することなく嵌合することにより，顎位の維持がなされる．しかし，インプラントを用いて下顎に補綴治療を行った場合，歯根膜という緩圧機構をもたないため，それは強大な加圧因子（装置）となりうることを知っておかなければならない．

受圧条件（環境）

加圧因子である下顎がインプラントに置換された場合，天然歯のそれにくらべて2倍以上の力が対合歯に加わるものと考える．しかし，上顎が健全な歯周組織に支えられた健全な天然歯列，または健全な顎堤の上につくられた適合のよい義歯であれば，これらは適度な受圧条件となるため，加圧因子の咬合力は適度に緩圧され，大きな問題を生ずることはないと考える．

しかし，対合の上顎にもインプラント治療を行った場合，上顎は強固な受圧環境となるが，下顎は上下顎のインプラントの相乗効果で圧倒的な超加圧因子となり，上部構造・顎骨・顎関節などの弱いところにその力が向かうこととなる．顎位の維持・安定が得られないような咬合面形態であれば，顎位は前後的に変位し，後方へ変異した場合は顎関節のコンプレッション（圧迫）を招き，前方へ変位した場合は前歯部のフレアアウトを生じることになる．

また，上顎前歯部がインプラントの場合には，下顎対合がインプラント・天然歯にかかわらず，下顎は後方に変位しやすく，顎関節のコンプレッションを招きやすい結果となる．

受圧環境（条件）

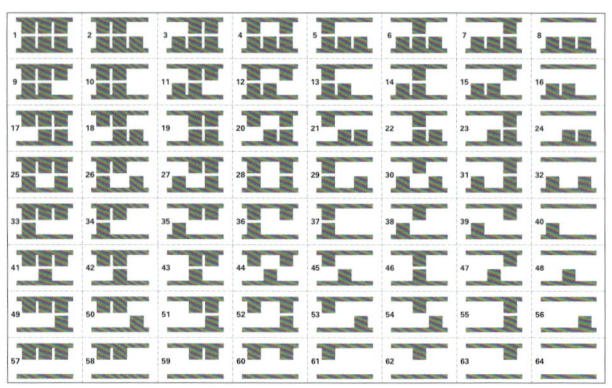

図A Cummerは，上下顎を前歯・左右臼歯のそれぞれ3つのブロックに分け，咬合支持が得られているか否かを示し，上下すべてのブロックにおいて咬合支持が得られているものから，上下無歯顎のまったく咬合支持がないものまでの64パターンすべてを図表で表した．

3 インプラント補綴における加圧因子・受圧条件・環境

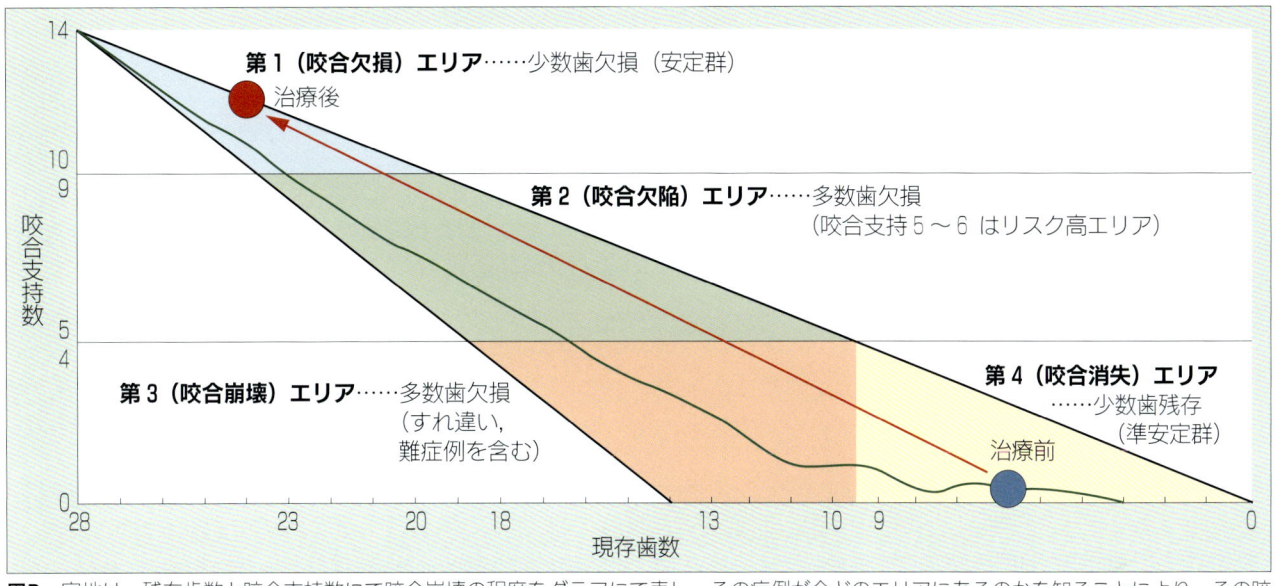

図B 宮地は，残存歯数と咬合支持数にて咬合崩壊の程度をグラフにて表し，その症例が今どのエリアにあるのかを知ることにより，その咬合崩壊の進行度を表している．＊参考文献1より改変・引用

　インプラント治療では，強固なバーティカルストップ，すなわち咬合支持（図A）を回復することができることが，最大のメリットである．しかし，年齢60代後半のほとんど下顎前歯部のみにしか歯が残存していないような症例に対し，下顎臼歯部・上顎全顎にインプラント治療を行った場合，宮地の咬合三角（図B）にあてはめると，第4エリア（咬合消失エリア）の口腔内を，一気に第1エリア（咬合欠損エリア）の年齢20代前半の口腔内にまで引き戻すことになる．このことは，細胞レベルでは60代後半の顎口腔組織に20代の咬合を与えることになり，はたして生体に受け入れられるのかどうかが疑問である．本稿では症例を提示し，この受圧条件・加圧因子（環境）の行方を考察していきたいと思う．

症例1　前歯部をPFM，臼歯部をハイブリッド硬質レジン（図1a〜aa）

　患者は52歳女性，全顎的歯周疾患にて来院された．残存歯数は多いのだが，高度な歯周疾患罹患によりほとんどは咬合支持をなしておらず，上下顎前歯部は前方にフレアアウトするとともに，顎位は前方に偏位し，水平的顎位・垂直的顎位はともに失われている．すべての歯に対して予知性はないと診断し，全顎抜歯を行い，インプラント治療を行う治療計画を立案した．

　最終上部構造のマテリアルとして前歯部には審美性を考えメタルセラミッククラウン（以下，PFM）を，臼歯部には上部構造の破折などに対応しやすいハイブリッド硬質レジンを選択した．しかし，この選択がまちがっていたのであろうか，術後3年にて下顎のクローズドロックを生じて来院された．

　スプリント治療にて下顎位の再構築を行い，治療1か月でクローズドロックは改善し，その後，臼歯咬合面の再構成を行い，3か月にて完治し，事なきを得た．

　このクローズドロックの考えられる原因は，臼歯部にハイブリッド硬質レジンを用いたため，インプラントの強大な加圧装置により臼歯部咬合面は摩耗を生じ，しかし前歯部は摩耗しないPFMのため，下顎が後方へコンプレッションを起こし，関節円盤の前内方転移が生じたものと考える．

CHAPTER 3 「欠損補綴」への個々のリスクの捉え方と予後　153

section 2　咬合によるリスク

症例 1　前歯部を PFM，臼歯部をハイブリッド硬質レジン

初診時

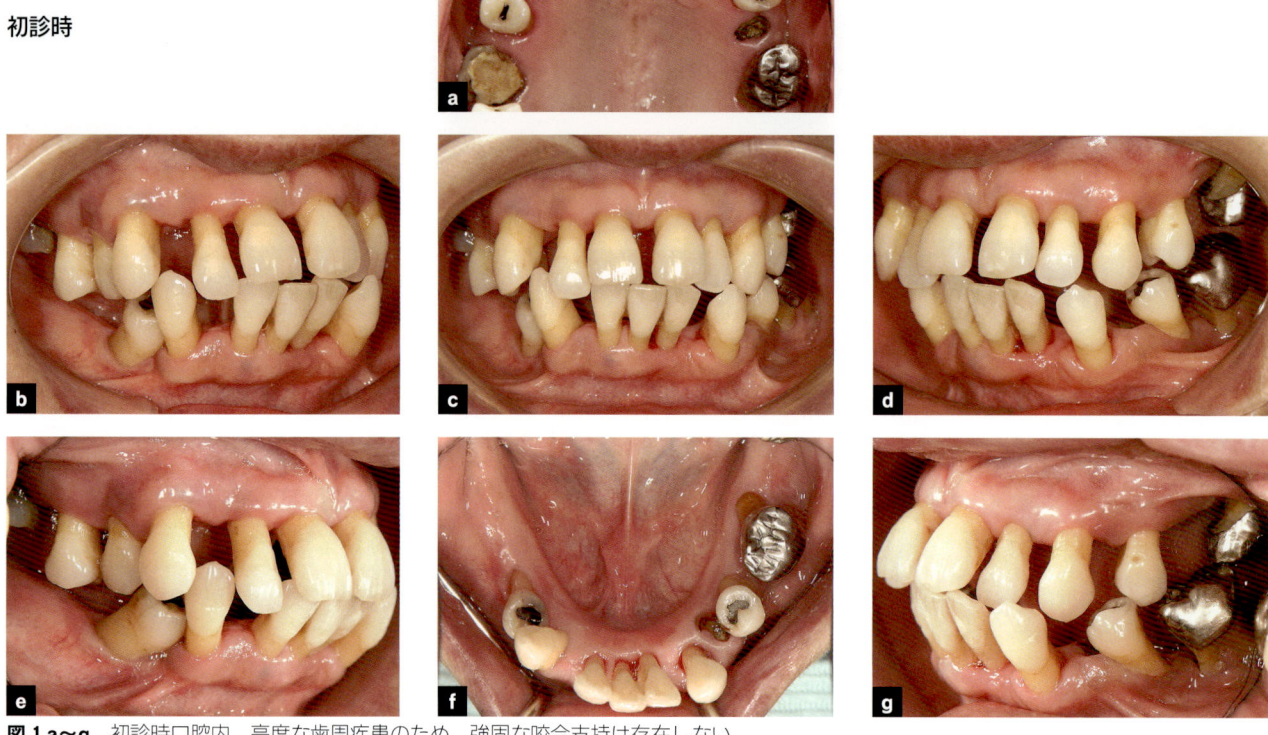

図 1 a〜g　初診時口腔内．高度な歯周疾患のため，強固な咬合支持は存在しない．

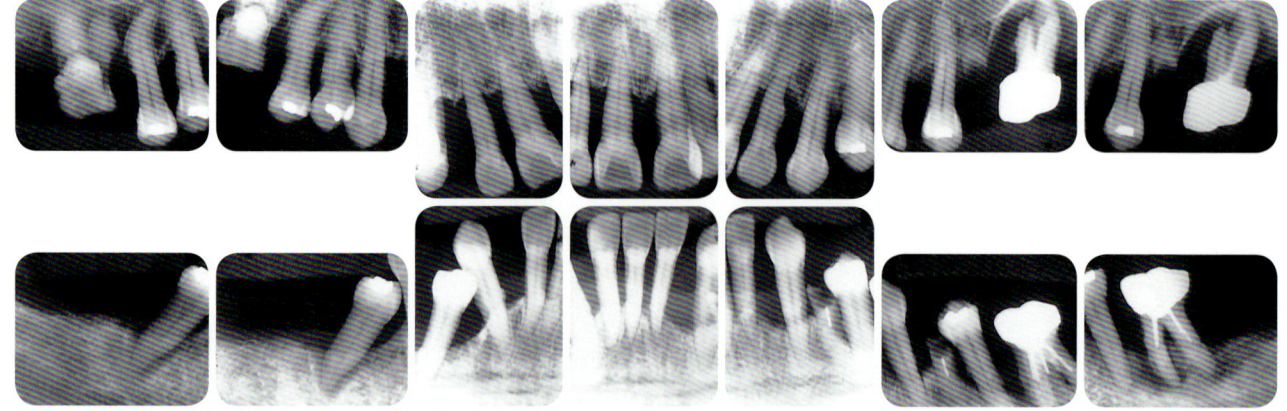

図 1 h　初診時の14枚法デンタルエックス線写真．高度な歯周疾患のため，残存歯数に比べて咬合支持数は少ない．また，動揺のため，顎位は回転による咬合高径の低下と，前方へのわずかな転位を生じている．

154　CHAPTER 3　「欠損補綴」への個々のリスクの捉え方と予後

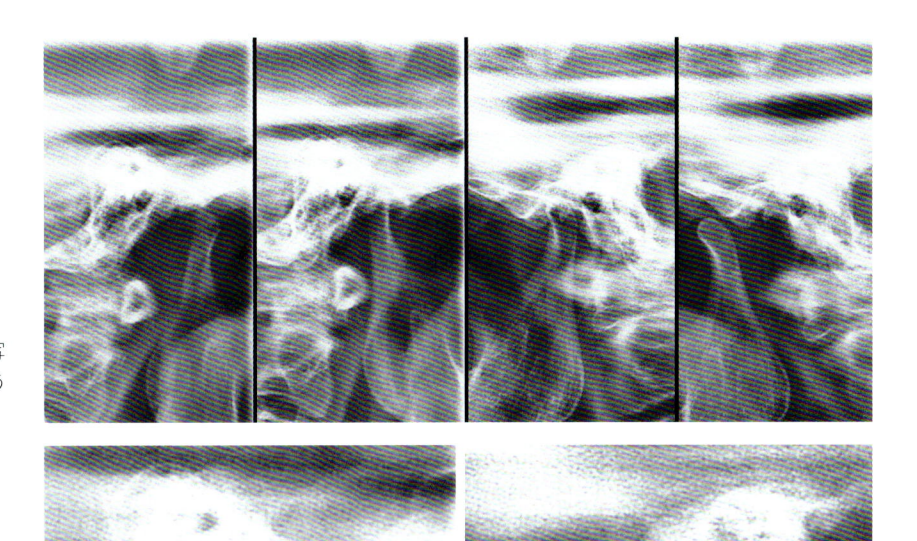

3 インプラント補綴における加圧因子・受圧条件・環境

図1i 初診時の顎関節断層エックス線写真．コンダイルポジションは悪くないようにみえ，可動性も良好に思える．

図1j, k 初診時の顎関節断層エックス線写真拡大観．窩頭の回転と前方へのわずかな転位が疑われる．

術後

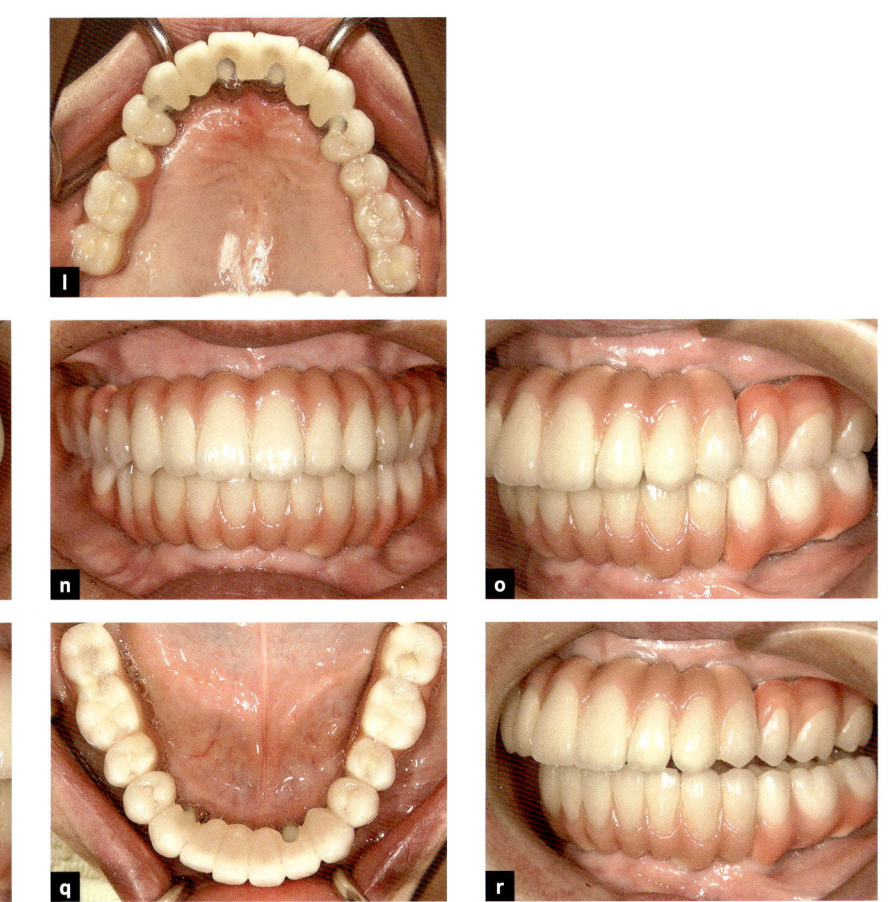

図1l〜r 術後口腔内観．前歯部はメタルセラミックス，臼歯部はハイブリッド硬質レジンの上部構造を選択した．

欠損形態　咬合　パラファンクション　歯根・歯槽骨・顎堤　上下顎のアーチの大きさの違い

CHAPTER 3 「欠損補綴」への個々のリスクの捉え方と予後　155

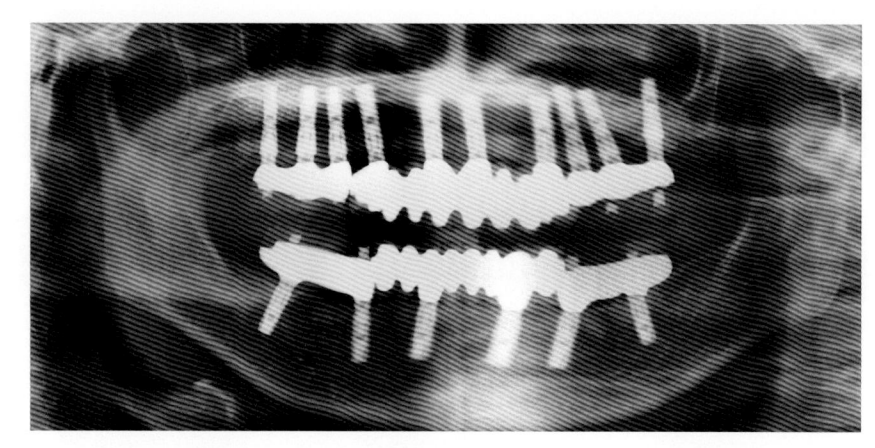

section 2　咬合によるリスク

図1s　術後パノラマエックス線写真.

術後3年

図1t　術後3年,顎関節断層エックス線写真.クローズドロックが生じ,関節頭が動いていないのが確認できる.

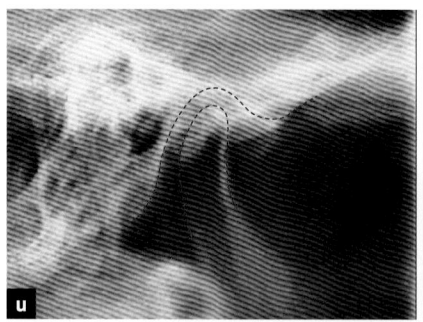

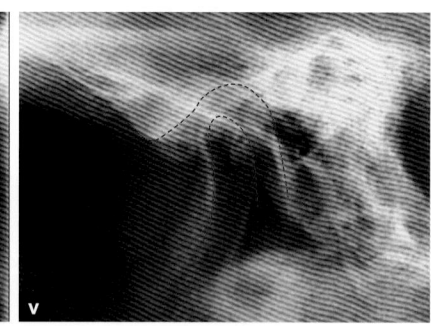

図1u,v　同術後3年,顎関節断層エックス線写真拡大観.右側下顎頭が後方へコンプレッションされている様子がうかがえる.

術後4年

図1w　術後4年,再治療後1年顎関節断層エックス線写真.コンダイルポジションの修正を行い,3か月後クローズドロックは解消され,その後良好に経過している.しかし,短期間で右側窩頭関節隆起の変形が生じているのが確認できる.

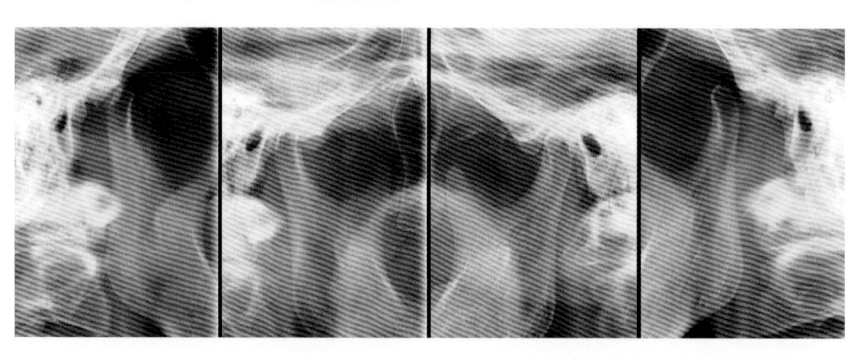

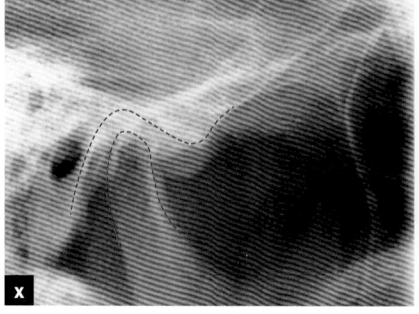

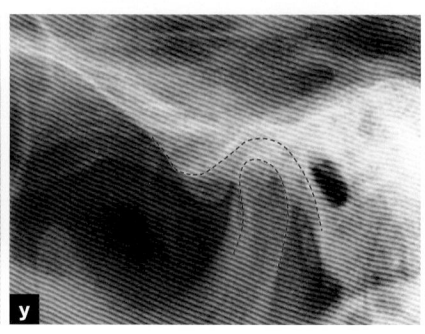

図1x, y　同術後4年,顎関節断層エックス線写真拡大観.下顎頭は左右的前後的中央に位置し,生理的顆頭安定位を維持している.

156　CHAPTER 3　「欠損補綴」への個々のリスクの捉え方と予後

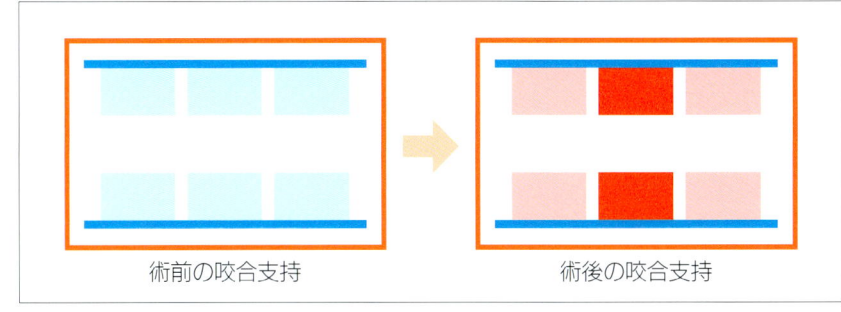

3 インプラント補綴における加圧因子・受圧条件・環境

図1z 術前の咬合支持と術後の咬合支持.

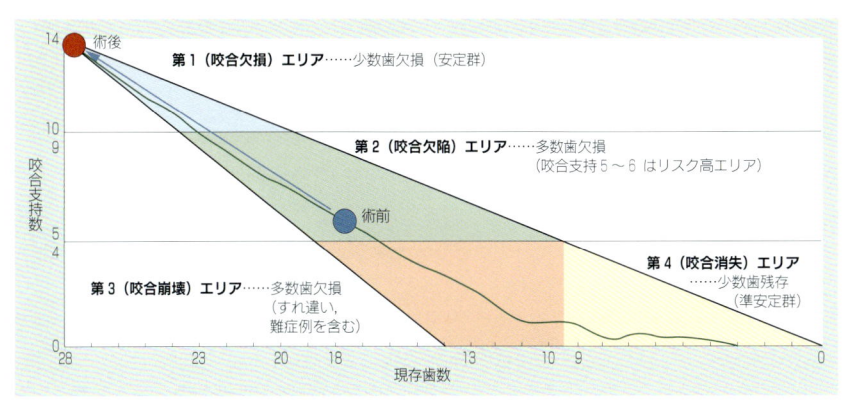

図1aa 咬合三角による評価.

　これをCummerの分類(先述図A)を用いてシェーマにすると，図1z左のように，初診時は歯数こそあれ，ほとんど咬合支持をもたない状態であったので，シェーマでは，薄いブルーでこれを表現している．また，宮地の咬合三角(図1aa)にあてはめてみると，初診時は単純にみると正常な範囲内であるが，実際は第3エリアの咬合崩壊レベルにあるといってよいであろう．術後は，全顎的な咬合支持こそ回復されたが，一気に20代前半に相当する健全な状態に引き戻されたことになる．Cummerの分類では，臼歯部はハイブリッド硬質レジンゆえに薄い赤で，前歯部においては強固なPFMゆえに濃い赤にて表現した．

症例2　上顎にクラウンブリッジ，下顎にインプラント (図2a~q)

　本症例は，初診時1988年と古い長期経過症例である．患者は48歳女性で，下顎が総義歯，上顎がクラウンブリッジの症例に対し，下顎にボーンアンカードブリッジによるインプラント治療を行った．上顎の歯周環境はそれほどよいとはいえないが，骨レベルも高く，中等度の歯周病と診断した．

　術後3年，下顎が強大なる加圧因子になったことにより，受圧環境であった上顎の歯周病は一気にその進行速度を増し，抜歯に至ることになる(図2e~i)．これを，Cummerの分類のシェーマにしてみると，加圧因子である下顎は，術前は総義歯のため弱い加圧因子であったが，インプラント治療を行うことにより強大なる加圧因子(濃い赤)に変化することになる(図2j)．下顎に強大な加圧装置を施すことにより，術後5年で上顎が高度な骨吸収に至って歯の喪失を生じ，そのため，上顎にもインプラント治療を行うことにより，上顎に強固な受圧環境が構築され，構造力学的には上下ともにPFMを使用することにより顎位の変位を生じず，バランスのとれた加圧・受圧環境となり，術後24年を経てもトラブルもなく経過している．

　この症例のように，中等度の歯周病に罹患した受圧条件として弱い上顎に対して，下顎に強大な加圧因子を構築してしまうと，加速度的にその受圧条件は崩壊してしまうことになる．上顎の受圧条件も下顎の加圧因子に対応した強固な受圧装置を構築することにより，バランスのとれた構造力学的口腔内環境が保たれるのかもしれない．

CHAPTER 3　「欠損補綴」への個々のリスクの捉え方と予後　157

section 2　咬合によるリスク

症例2　上顎はクラウンブリッジ，下顎はインプラント

初診時

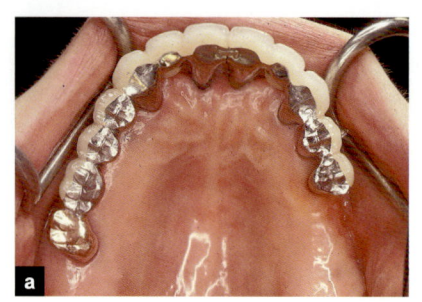

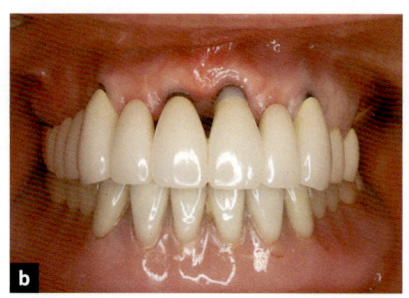

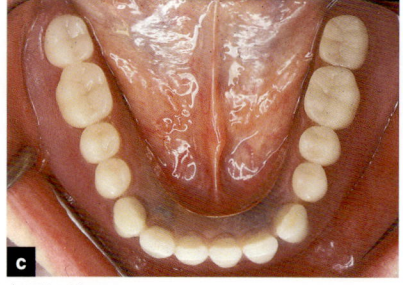

図2 a～c　初診時口腔内観．下顎はフルデンチャー，上顎はメタルセラミックブリッジが装着されている．

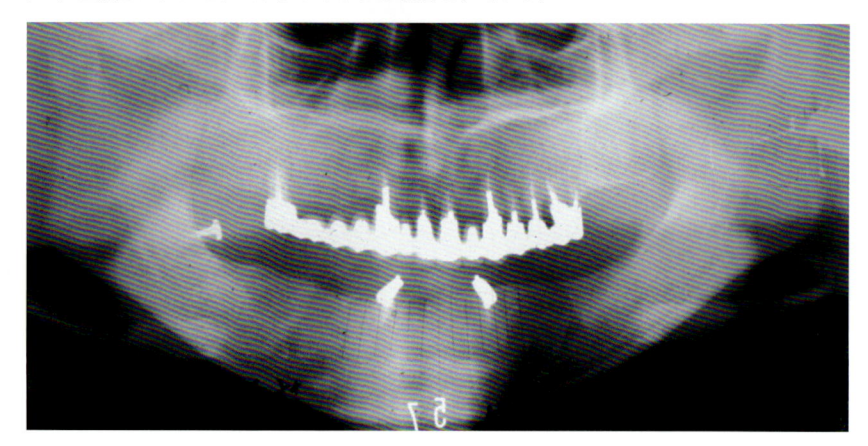

図2 d　初診時パノラマエックス線写真．下顎オトガイ孔間にインプラント治療を計画．

術後3年

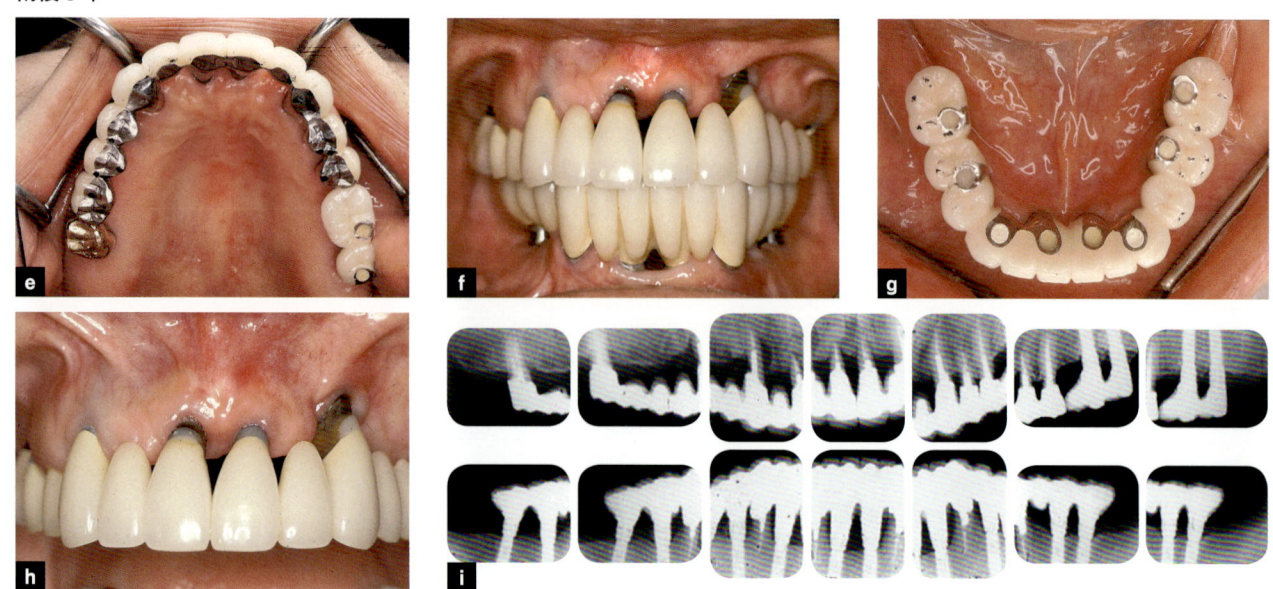

図2 e～i　術後3年口腔内観．下顎が強大な加圧因子に変化したため，上顎の骨吸収は急速に進行している．

158　CHAPTER 3　「欠損補綴」への個々のリスクの捉え方と予後

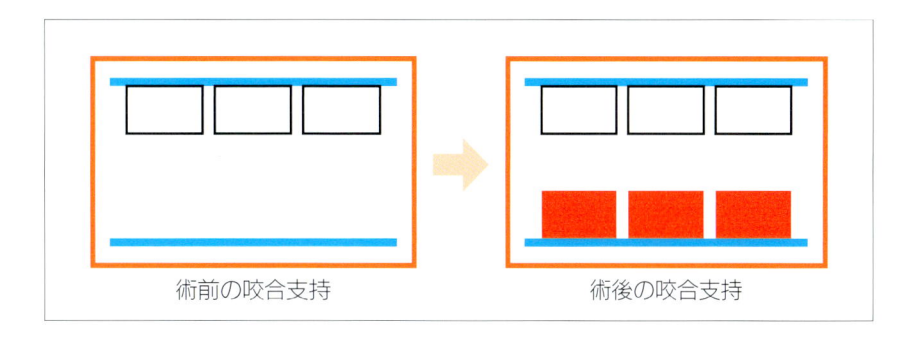

3 インプラント補綴における加圧因子・受圧条件・環境

図2j 術前・術後の咬合環境．

術後24年

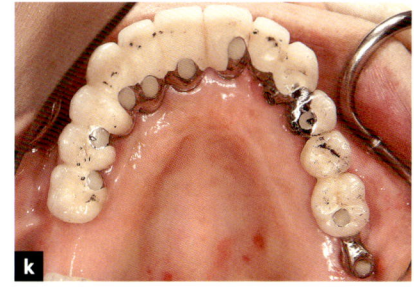

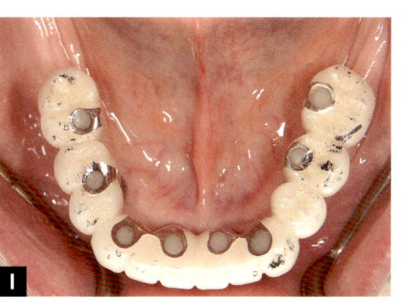

図2k〜o 術後24年．口腔内観．

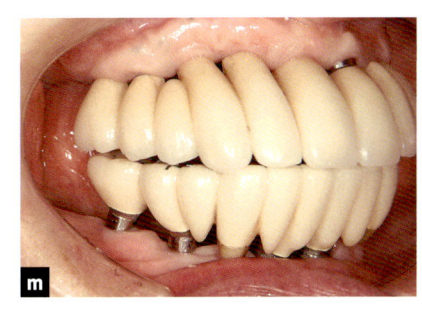

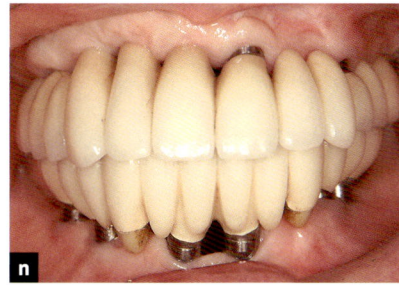

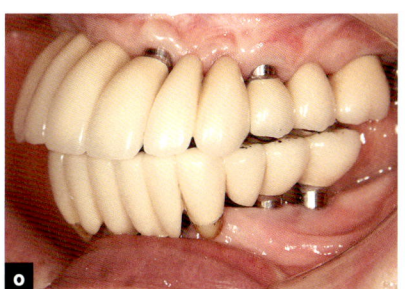

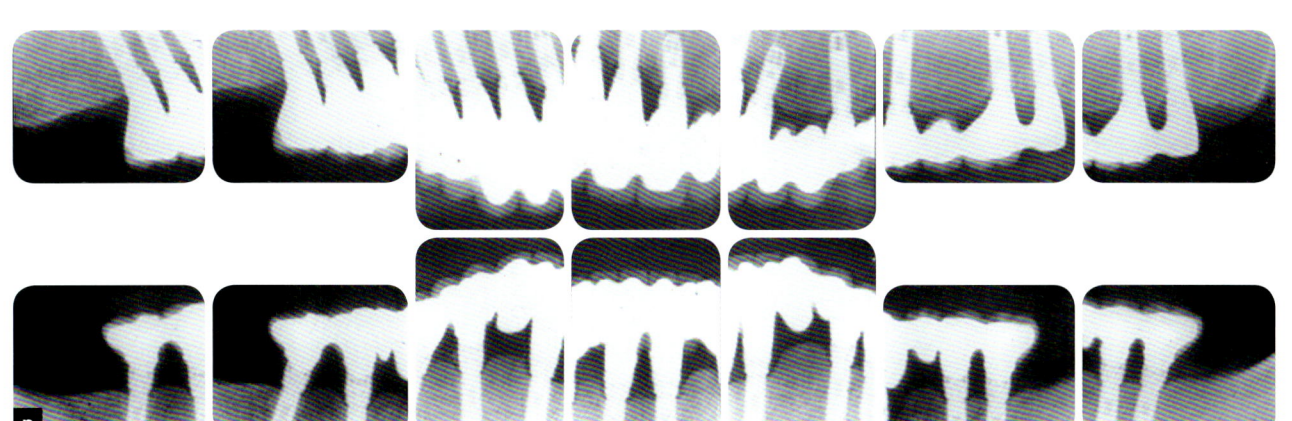

図2p 再介入後3年時のデンタルエックス線写真．術前の下顎はほとんど咬合支持をもたないフルデンチャーであったのが，術後はインプラントによる強大な加圧装置が設置された．そのため，再介入時には上顎にも強固な受圧環境の構築が必要となった．

図2q 初診より8年後に上顎にインプラント治療を行ったことにより，上下の加圧・受圧の環境はバランスのとれたものとなった．

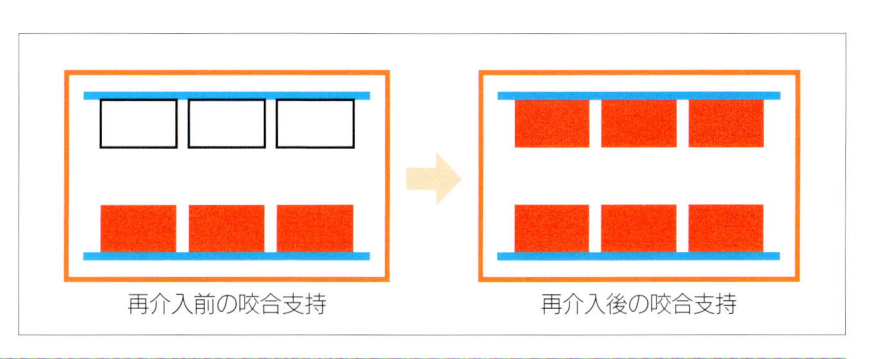

CHAPTER 3 「欠損補綴」への個々のリスクの捉え方と予後

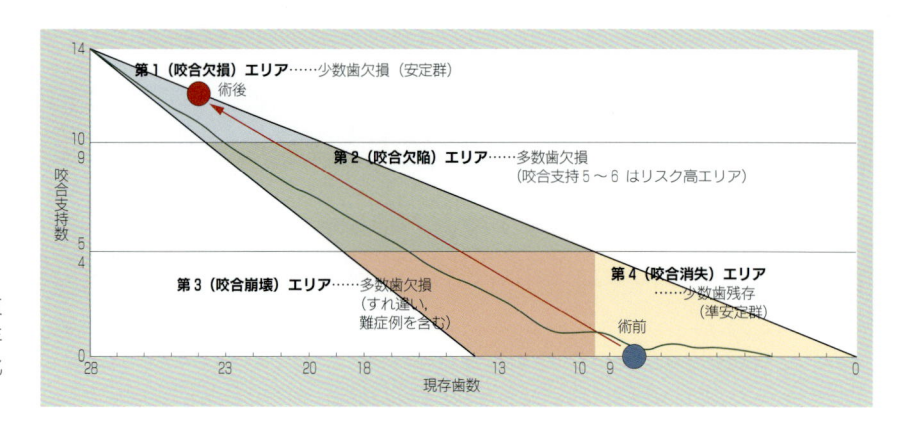

section 2　咬合によるリスク

図2q　咬合三角による評価．術前は咬合支持数0．術後は咬合支持数12となるが，年月をかけての変化のため，咬合環境の変化に適合したのではないかと思われる．

症例3　上顎はコバルトクロームのメタルフレーム，下顎はパラジウム合金のメタルフレーム（図3a～s）

この症例は，咬合崩壊を起こしてしまった典型的なすれ違い咬合のケースである．患者は58歳女性で，義歯不適合によりインプラント治療を目的として来院された．下顎は，臼歯部の骨量が少ないためオトガイ孔間前歯部にインプラントを6本埋入し，遠心カンチレバーのボーンアンカードブリッジとした．顎位の安定を構築した後，上顎にサイナスフロアエレベーションをともない，8本のインプラントの埋入を行った．

上部構造は，下顎にはコンベンショナル（標準的）なパラジウム合金のキャストメタルフレームを製作し，歯冠・歯肉ともハイブリッド硬質レジンを用いた．上顎には，CAD/CAMによるコバルトクロームのメタルフレー

症例3　上顎はコバルトクロームのメタルフレーム，下顎はパラジウム合金のメタルフレーム

術前

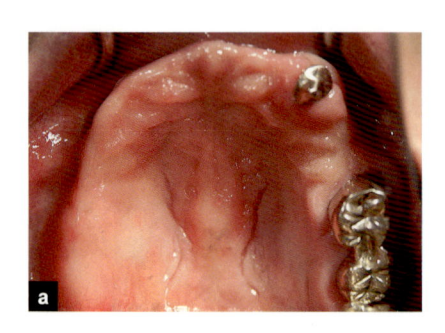

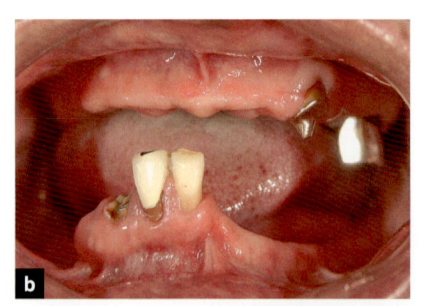

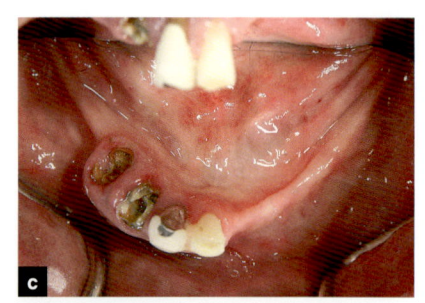

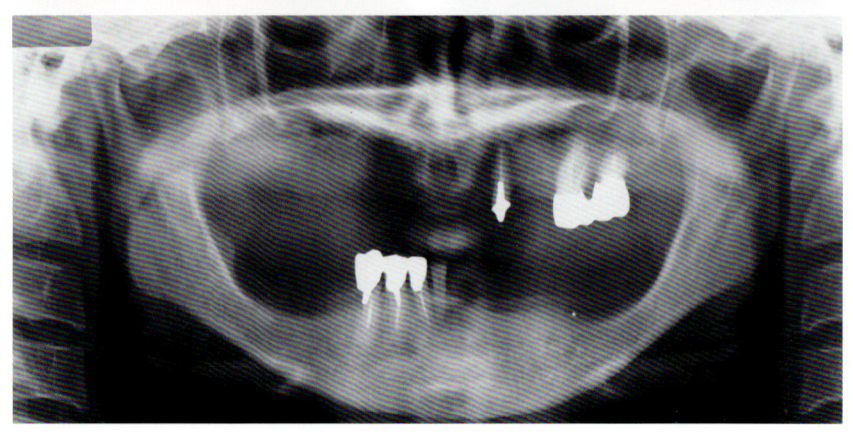

図3a～c　術前口腔内観．残存歯数が少ないすれ違い咬合による咬合支持数0のケースである．
図3d　術前のパノラマエックス線写真．

160　CHAPTER 3　「欠損補綴」への個々のリスクの捉え方と予後

3 インプラント補綴における加圧因子・受圧条件・環境

術中・術後

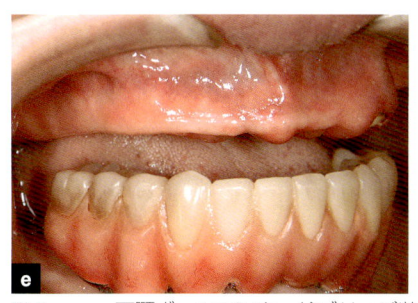

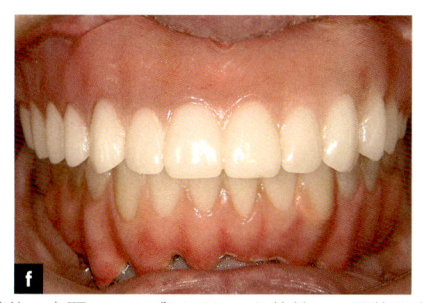

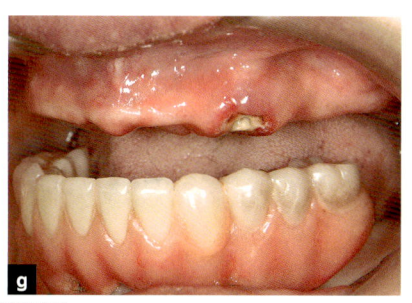

図3e〜g　下顎ボーンアンカードブリッジ装着後，上顎にフルデンチャーを装着し，顎位の安定を図る．

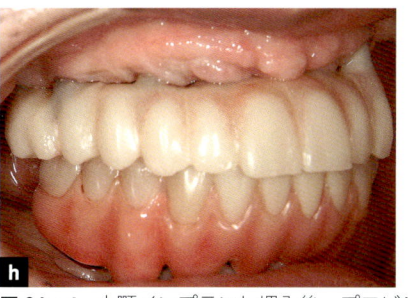

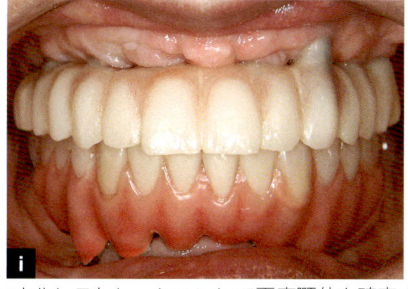

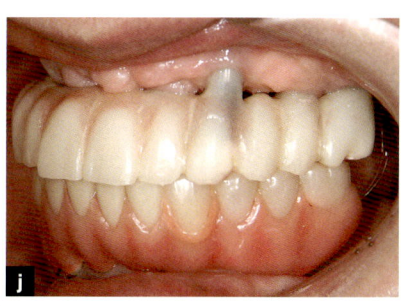

図3h〜j　上顎インプラント埋入後，プロビジョナルレストレーションにて再度顎位を確定する．

図3k〜l　上顎に強固な受圧環境を構築するために上部構造は，CAD/CAMにて適合精度が高く，たわみのないメタルフレーム（「ISUS」三金ラボラトリー）を製作する．

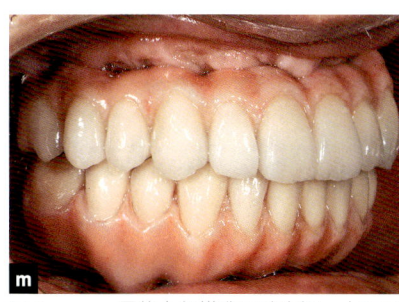

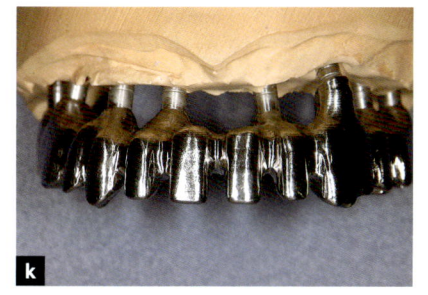

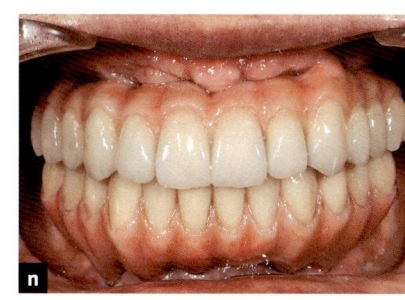

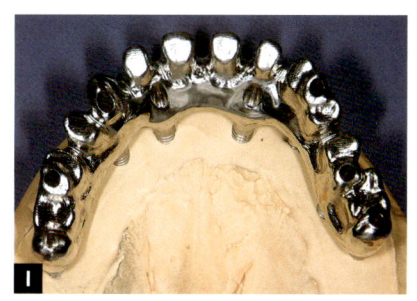

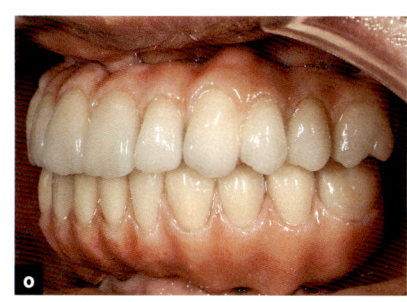

図3m〜o　最終上部構造口腔内観．上顎に「e max」（Ivoclar vivadent），下顎にはハイブリッド硬質レジンにて超加圧因子をコントロールする．

ムを製作し，歯冠部には「e max」（Ivoclar vivadent），歯肉にハイブリッド硬質レジンを用いた．

　この症例のように，上下がインプラント補綴となる場合，顎位の安定を図ったうえで，強大な加圧因子に対応する受圧条件を，たわみのない適合精度の高いCAD/CAMメタルフレーム「ISUS」（三金ラボラトリー）を用い

た上部構造を製作することにより，バランスのとれた構造力学的口腔内環境として，構築できることになると考える．

　前述の症例と同様に，Cummerの分類によるシェーマ（図3r）でみてみると，術前は咬合支持のないすれ違い咬合であるが，術後は下顎に超加圧因子が構築されるこ

CHAPTER 3　「欠損補綴」への個々のリスクの捉え方と予後　161

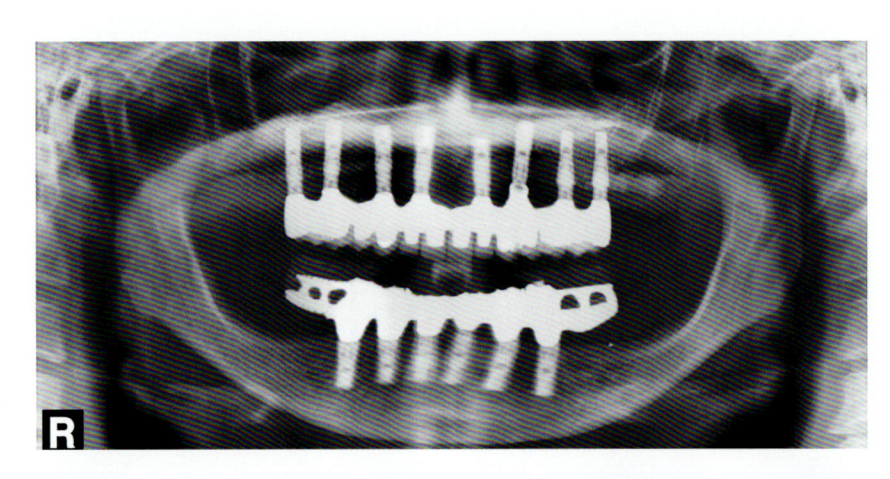

section 2　咬合によるリスク

図3p　最終上部構造パノラマエックス線写真.

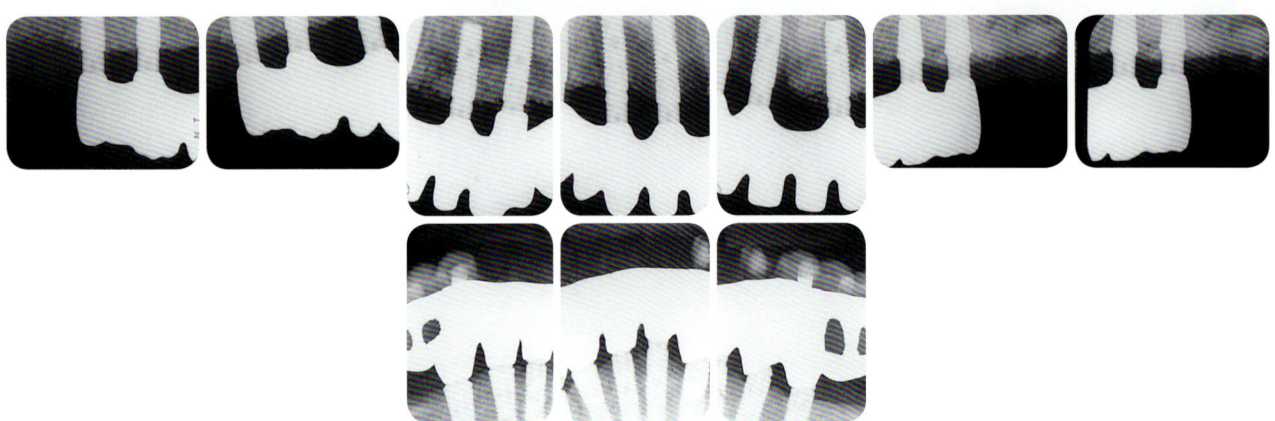

図3q　最終上部構造のデンタルエックス線写真.

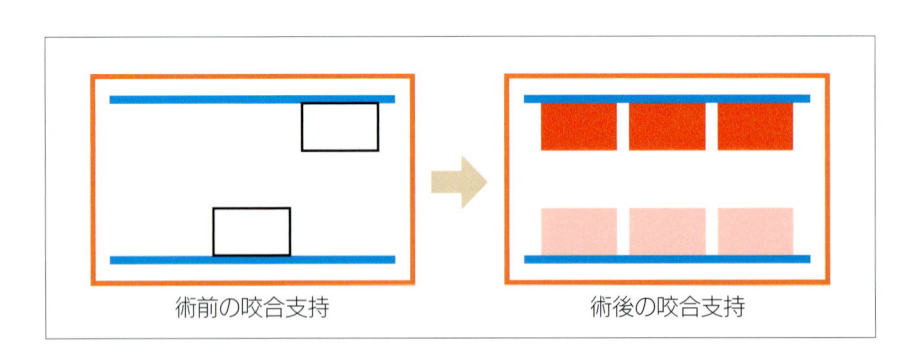

図3r　術前・術後の咬合環境.

術前の咬合支持　　　　　術後の咬合支持

図3s　咬合三角による評価．このケースは一度上顎にフルデンチャーを設置し，受圧・加圧の環境を整えたうえで，上顎にインプラント治療を行った．その際に，下顎にハイブリッド硬質レジン，上顎にセラミックという上部構造のマテリアルの選択を用いて，加圧・受圧環境のコントロールを行ったことにより，予後が良好に経過しているものと思われる.

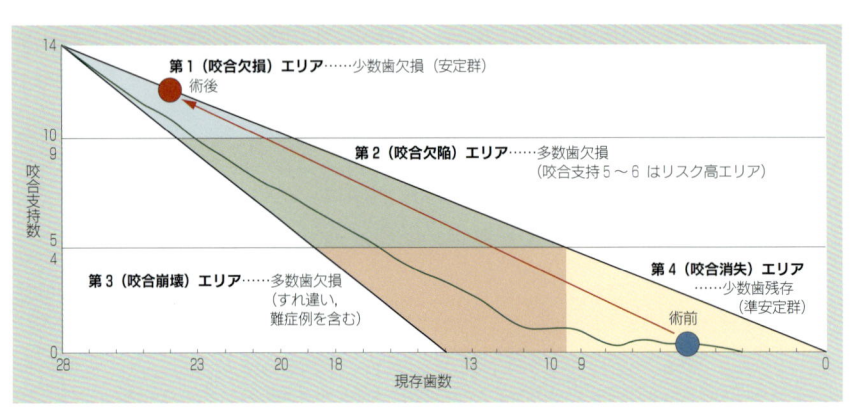

第1（咬合欠損）エリア……少数歯欠損（安定群）
術後
第2（咬合欠陥）エリア……多数歯欠損
　　　　　　　　　　　　（咬合支持5〜6はリスク高エリア）
第3（咬合崩壊）エリア……多数歯欠損
　　　　　　　　　　　　（すれ違い，難症例を含む）
第4（咬合消失）エリア……少数歯残存（準安定群）
術前

咬合支持数
現存歯数

162　CHAPTER 3　「欠損補綴」への個々のリスクの捉え方と予後

とになる．これに対応すべく上顎にはバランスのとれた超受圧条件が構築されることになる．同様に宮地の咬合三角（図3s）でみてみると，術前は第4エリア（咬合消失レベル）にあり，口腔内年齢は80代といってもさし使えないレベルであろう．これを短期間にて口腔内年齢20代の第1エリア（咬合欠損レベル）初期にまで引き戻している．このことが，本当に生理的に許容されうることなのかどうかは，長期の経過を観察していかなければならない．

おわりに

上下顎にボーンアンカードブリッジなどのインプラント治療を行った場合，下顎は超加圧因子（環境）となるため，上部構造の弱い部分にその力は向かい，上部構造の破折につながる．上部構造が強固であれば，コンポーネントの破断およびその周囲組織である骨の吸収を招くことになる．これらも強固な環境であれば，**症例1**のように弱い環境にある顎関節にその力が向かい，トラブルを生じる結果となる．

ブローネマルクインプラントの開発者であるブローネマルク教授は，インプラントには緩圧装置がないため，強大な力がインプラントにかかった場合は，まずリテイニングスクリューが破折をし，リテイニングスクリューが破折しなければ，アバットメントスクリューが破折を起こす構造につくられていた．しかし，現在のインプラントはアバットメントとフィクスチャーの接合が強固なため，アバットメントスクリューの破折は生じない．したがって，われわれは受圧・加圧の環境の変化を十分に考慮し，そして，私たち歯科医がインプラント治療によってつくり出す超加圧因子が，医原性疾患をもたらさないようにインプラント治療を行わなければならないと考える．

summary 受圧条件・加圧因子の大きな変化

欠損補綴にインプラントを用いる場合，そこに潜むリスクを十分に考えて治療計画を立案しなければならない．インプラント治療を行うことにより，受圧条件・加圧因子が大きく変化し，加速度的に欠損が拡大することも考えておかなければならない．場合によっては，インプラントによるフリースタンディングブリッジにより，インプラントオーバーデンチャーのほうがよい結果をもたらす場合もあることを！

参考文献

1. 宮地建夫．症例でみる欠損歯列・欠損補綴：レベル・パターン・スピード．東京：医歯薬出版，2011.
2. 宮地建夫．古くて新しい臨床の分類 Eichnerの分類と咬合三角の臨床的意味．the Quintessence 2010；29（3）：105-112.
3. 宮地建夫．上下顎の喪失歯数バランスについて．歯科学報 2006；106（1）：1-4.
4. 本多正明，高井基普．シリーズ：いま，あえて咬合を振り返る 咬合を臨床的にとらえる．the Quintessence 2006；25（10-12）：84-95，75-88，75-86.
5. 伊藤雄策．歯周補綴におけるオッセオインテグレイテッド・インプラント：15年の予後と術後経過．the Quintessence 2006；25（10）：54-68.

section 3 | パラファンクションによるリスク

I パラファンクションの病因・影響・対応の現在

細川隆司，中本哲自，正木千尋（九州歯科大学口腔再建リハビリテーション学分野）

はじめに

　部分欠損補綴の長期間にわたる臨床的成功のためにもっとも重要なことは，支台歯あるいはインプラント周囲組織をいかに健全に保つかということであろう．それゆえ，臨床成績をさらに向上させるために，支台歯やインプラントを支える周囲組織の恒常性を破綻させ破壊に至る過程に関連する因子，すなわちリスクファクターを明らかにする必要がある．

　これまで臨床医の間では，パラファンクション（いわゆる咬合悪習癖）は，このリスクファクターの最右翼としてつねに語られてきた．そして，とくに最近，「生物学的」な因子よりも「力学的」な因子のほうが，欠損補綴治療の予後において重要な役割を演じているという臨床実感から，「力のコントロール」こそが欠損補綴治療成功の鍵とまでいわれるようになってきている．

　そこで本稿では，パラファンクションに関するエビデンスについて探索を試み，さらには，現在明らかになっている病態の解釈やパラファンクションの診断法と治療法について述べてみたい．

パラファンクションの臨床エビデンス

　パラファンクションは欠損補綴治療の予後に影響を与えるか，と問われれば，「当然だ」と答える臨床医がほとんどであろう．歯科補綴学の歴史の中で，古くからパラファンクションは欠損補綴の予後に対して悪い影響を与えると考えられてきており，さまざまな教科書や文献でもそのように論じられてきた．

　一般論として，パラファンクションによって発生する過荷重（オーバーロード）は，欠損補綴治療失敗の主要なリスクファクターであり，力学的な要因によって支台歯周囲の骨吸収やインプラントネック部の辺縁骨吸収が生じると考えられている．しかし，これまでに報告された臨床研究において，そのような科学的根拠（エビデンス）は示されているのだろうか．

　EBMを実践するためのエビデンスを集積しているコクラン共同計画(The Cochran Collaboration)は，世界中の臨床研究のシステマティックレビュー(systematic review：臨床研究を収集し，質評価を行い，統計学的に統合する作業)を行い，その結果を，医療関係者や医療政策決定者，さらには患者に届け，合理的な意思決定に供することを目的としている．このコクラン共同計画の口腔健康関連グループにおいて，パラファンクションに関するレビューとしては，ブラキシズムに対するスプリント治療の有効性に関するものと薬物療法に関するタイトルが登録されている．しかし，残念ながら，2012年9月現在，欠損補綴（天然歯およびインプラント）治療のアウトカムに対して，ブラキシズムなどのパラファンクションの影響を検討したものは登録されていない．

パラファンクションとインプラント

　それでは，ごく一般的なエビデンス収集法，すなわち文献データベースにおいて個別の文献を検索してみるとどうか．Denture(Fixed partial denture，いわゆるブリッジ治療も含む)やDental implantに関する予後を左右する因子についてPubmedのClinical queryの機能を用いて検索し，さらに，臨床研究，メタ分析やRCTなどに絞ると，パラファンクションに関するデータを変数として，欠損補綴治療のアウトカムへの影響が検討されていた臨床研究は，非常に少ないことがわかる．著者らが手作業で見つけた3論文[1〜3]は，すべてインプラントによる欠損補綴治療に関するものであった．

　これらのうち，1論文[1]はパラファンクションがイン

164　CHAPTER 3　「欠損補綴」への個々のリスクの捉え方と予後

プラント失敗に関連していることを示唆しているものの，他の1論文[2]は，パラファンクションによりインプラントの上部構造の破損が起こる可能性は増すが，インプラント自体の失敗との関連性は認めておらず，もう1論文[3]は，パラファンクションはインプラント周囲の骨レベルの変化に影響を与えないと述べている．わずかな数の臨床研究しかなく，しかも示された結果も一致していない状況では，パラファンクションが（インプラントによる）欠損補綴治療のリスクファクターであると結論づけるだけのエビデンスさえも示されていないといわざるを得ない．

ただし，ここで気をつけておかねばならないのは，この論文検索結果の解釈である．実は，欠損補綴治療のアウトカムに関する臨床研究では，ブラキシズムなどのパラファンクションの疑いがある患者を最初に研究対象から除外していることが非常に多い．パラファンクションがない（と診断された）患者ばかりのデータで臨床研究が報告されている以上，欠損補綴治療の臨床結果に与える影響についてのエビデンスとなるような臨床研究が少ないのは当たり前ともいえる．

パラファンクションと天然歯

それでは，別の見方として，パラファンクションが（欠損補綴治療ではなく）天然歯にどのような影響を与えるか，言い換えれば，パラファンクションが天然歯をだめにするのか，という切り口で検索すると，該当する臨床研究は比較的多い．もっとも多いのは，歯の物理的変化（咬耗，象牙質の露出，亀裂の発生など）に関するもので，ブラキシズムと歯の物理的変化との関連を明確に指摘しているものは多い．

その中で，2004年にBernhardtらから報告されたポメラニア（ドイツ北東部の旧ポメラニア州地域）大規模コホート横断調査結果[4]が興味深い．これによると，歯の咬耗のレベルが非常に大きい（調査対象者2,529名のうち90パーセンタイル以上の）グループに該当する可能性を高める因子とオッズ比が示されており，男性で（オッズ比2.2），ブラキシズムがある（オッズ比2.5）場合には，非常に大きな咬耗を生じやすいことがわかる．それに加え，Eichnerの分類でA［4つの咬合支持域が保たれている］の人をコントロールとした場合，B1［咬合支持域を1つ喪失］（オッズ比1.5），B2［咬合支持域を2つ喪失］（オッズ比2.1），B3［咬合支持域を3つ喪失］（オッズ比3.1）の人は，大きな咬耗を呈している可能性が高いという結果になっている．

この研究は横断研究であり，しかもパラファンクションを直接的には分析してはいないものの，臼歯部の咬合支持域を多く失った人ほど，歯の咬耗が大きい可能性が高いことが明確に示されていた．これを逆に捉えると，歯に大きな咬耗がみられる対象者は，ブラキシズムなどのパラファンクションをもっている可能性が高く，それが原因となって天然歯列において臼歯部の咬合支持域を失ったことを示すものと解釈することもできる．

以上のことから，パラファンクションが欠損補綴治療の予後にどのような影響を与えるかを示すエビデンスは不十分ではあるものの，少なくとも，天然歯のエナメル質の破壊や象牙質の摩耗，破折を起こす要因になっているといってよいようである．そうであれば，今後は，パラファンクションを研究対象からの除外項目にせず，治療を左右する因子の1つとして欠損補綴治療の予後を評価する前向きの臨床研究を行うことが望まれる．ただし，一口にパラファンクションといっても，夜間ブラキシズム以外にも多くのものを含んでいることや，それらの客観的評価基準が曖昧なところもあり，診断方法と診断基準の確立など臨床研究のさらなる進展が望まれるところである．

パラファンクションの病因と診断

パラファンクションの病因

パラファンクションはなぜ起こるかということについては，多くの研究がされている．とくに夜間（睡眠時）ブラキシズムに関しては，ポリソムノグラフィー（PSG）検査（**図1a〜c**）や脳機能解析などによって詳細に検討されており，中枢性の咀嚼筋の異常運動であって，その発症には多くの因子がかかわっていると考えられている．代表的な因子としては，精神的ストレスの関与が指摘されており，それを裏づける研究結果も得られてはいるが，完全に解明されているわけではない．

パラファンクションの診断

パラファンクションの診断としては，口腔内にみられ

section 3　パラファンクションによるリスク

パラファンクションの病因

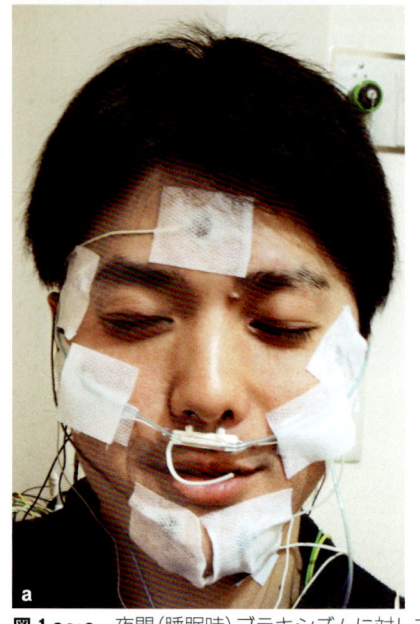

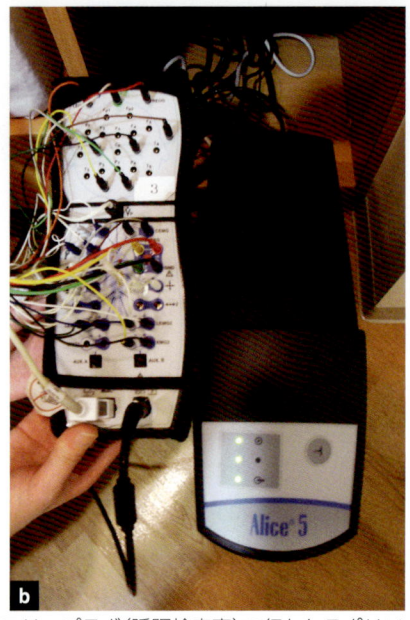

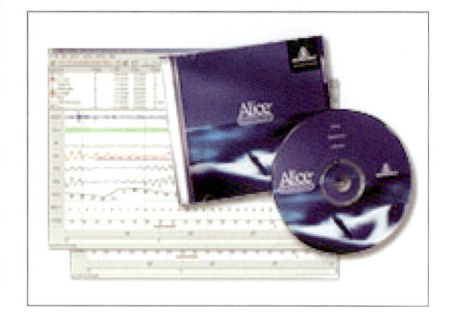

図 1 a〜c　夜間(睡眠時)ブラキシズムに対してスリープラボ(睡眠検査室)で行われるポリソムノグラフィー(PSG)検査.

るさまざまな所見，たとえば歯の咬耗や発達した骨隆起の存在などに加え，患者の自覚や就寝時のパートナーからの「歯ぎしり音」発生の指摘などで総合的に判断しているのが実態である．スリープラボでPSG検査を実施し，確定診断することが望ましいが，費用や煩雑さ，患者の時間的負担などの問題が多く，歯科外来では容易に実施できるものではない．

そこで筆者らは，これまでディスポーザブルの超小型筋電計であるバイトストリップ(図 2 a, b)を用いて，ブラキシズムの客観的評価を試みてきた．バイトストリップは，患者に持ち帰らせて自宅で就寝時に計測できるため，リラックスした状態で評価でき，患者の負担も少な

パラファンクションの診断

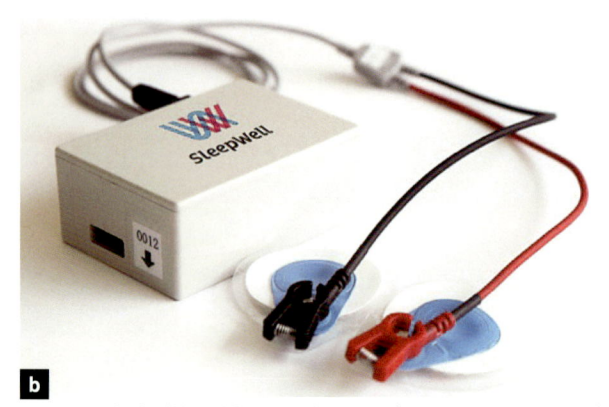

図 2 a, b　超小型筋電計「夢眠計」(スリープウェル，06-6450-8787)．

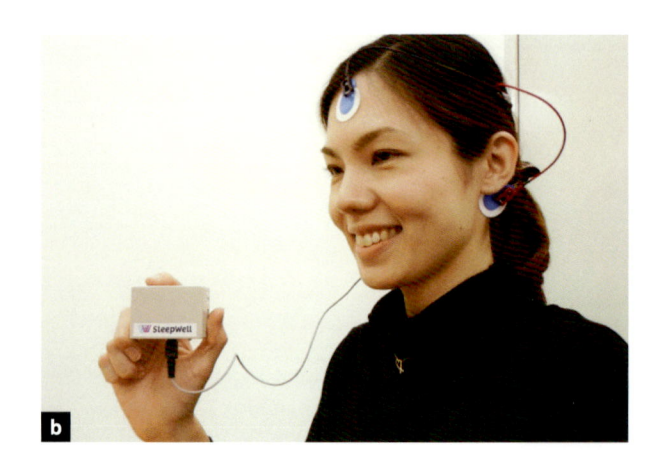

166　CHAPTER 3　「欠損補綴」への個々のリスクの捉え方と予後

パラファンクションへの臨床的対応

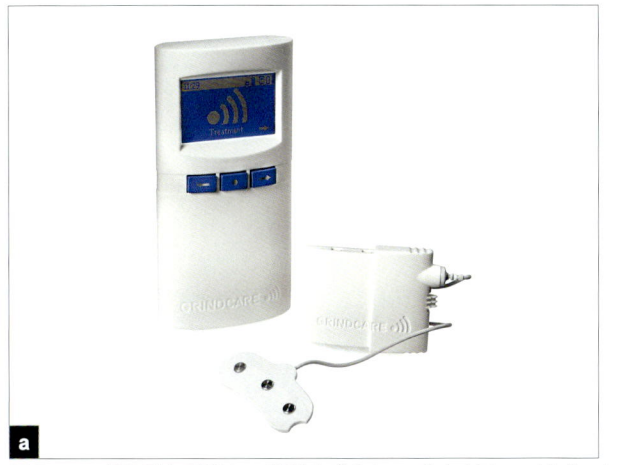

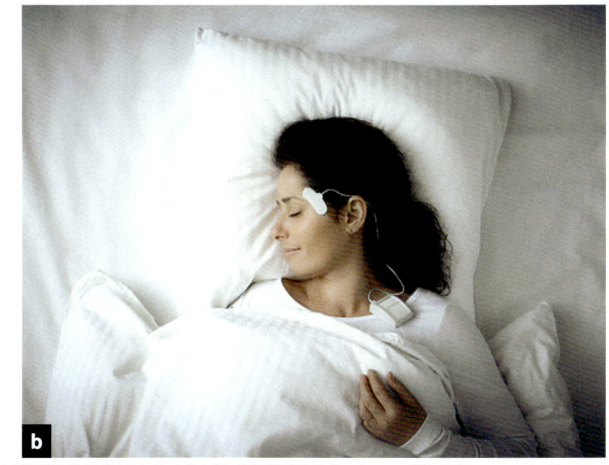

図 3 a, b 筋電計に連動して刺激を発生し，バイオフィードバックをかける睡眠時ブラキシズム治療装置「Grindcare®」．デンマークのベンチャー企業 Medotech 社により開発された．

く，就寝中の咬筋筋放電の記録を客観的に定量評価できるため，きわめて有用性が高い．

また，筆者らは別の試みとして，唾液中のストレス指標タンパクであるクロモグラニン A（CgA）を用いて，唾液検査によるパラファンクションの臨床診断の可能性を検討している．これまでの結果から，精神的ストレスとパラファンクションとの因果関係はそう単純なものではなく，複雑な要因が関与していることが明らかになってきている．パラファンクションのメカニズム解明とその制御には，さらなる研究の進展が必要と思われる．

パラファンクションへの臨床的対応

バイトスプリント

パラファンクションに対する臨床的対応としては，バイトスプリント（ナイトガード）の装着がもっともよく知られた方法である．この装置の装着により，咀嚼筋の異常活動の頻度や強度が低下するという報告もあるため，多くの臨床医が第一選択の治療法として用いている．

その一方で，「スプリントの装着は単なる対症療法であって，歯や補綴装置の破壊を物理的に防ぐことには効果があるが，病因に対する治療法ではない」，すなわち「スプリントは一定期間装着することによってパラファンクションを根治する装置ではないため，一生使い続けなけ

ればならないのであれば，それはそれで問題である」と感じている患者も歯科医師も多く，他の治療法を模索する動きは続いている．

薬物療法

その代表例が薬物療法である．パラファンクションは，精神的ストレスが発症要因の 1 つと考えられているため，トリプタノールなどの古典的な三環系抗うつ剤など中枢性の向精神薬を中心として，さまざまな薬物の臨床適用が検討されてきた．しかし，その臨床効果が明確でないことや，長期投与した場合の副作用などを総合的に判断した場合，パラファンクションだけを対象とした薬物療法は確立されていない．

新しいアプローチ

別のアプローチとしては，筋電計で咬筋活動をモニターし，異常筋活動を検出した場合に電気的刺激によりバイオフィードバックをかけて睡眠時ブラキシズムを抑制するという器具（Grindcare®）が開発され，2009 年 4 月から欧州で発売された（**図 3 a, b**）．

また，さらに興味ある試みとしては，主に米国を中心にして，咬筋の異常活動をボツリヌス毒素「Botox®」（**図 4 a, b**）の注入で抑制する療法が試みられ，すでにその効果についての臨床研究結果もいくつか発表されてい

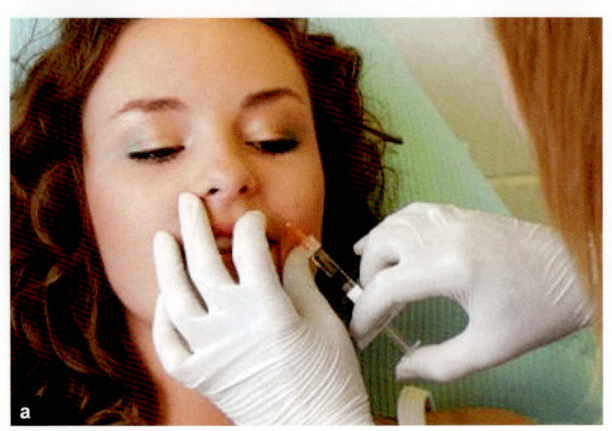

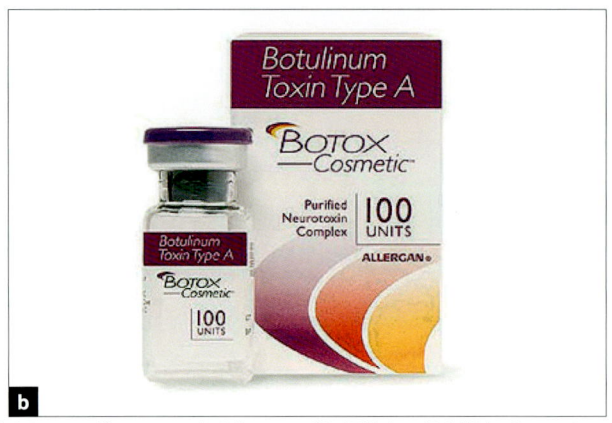

section 3　パラファンクションによるリスク

図4 a, b　ブラキシズムやクレンチングなどのパラファンクション治療薬としてのボツリヌス毒素「Botox®」．組織内に注射投与することにより咬筋の異常筋活動を抑制することが可能といわれているが，これについてはさまざまな議論もある．

る[5〜9]．ただし，この療法についてはさまざまな議論もあるため，今後の推移を見守る必要があると思われる．

睡眠時ブラキシズムの遺伝子診断

　筆者らの研究室から興味あるデータが出つつあるので少し紹介したい．近年，患者個々の遺伝子を検査することにより，遺伝子多型（遺伝子のわずかな違い）の有無を探索して，各種疾患に対する感受性診断，発症前診断が可能となってきた．すなわち，患者個々にもっとも適した治療法・予防法を選択・提供するテーラーメード医療が，ついに現実となってきたのである．

　これまで睡眠時ブラキシズムは，精神的ストレスと密接な関係にある中枢性の不随意運動と考えられてきた．そのため，精神的ストレスに影響を及ぼす遺伝子を探ることがブラキシズム発症のメカニズム探求と術前診断につながるのではないかと筆者らは考えていた．これに関連して，以前より，精神科領域の研究において，血小板における末梢型ベンゾジアゼピン受容体（peripheral-type benzodiazepine receptors：以下，PBR）の発現と特性不安との関連が報告されてきている．PBRは副腎皮質に数多く存在するタンパク質で，生体にストレスが加わると，コルチゾールの合成が盛んになる一方でPBRも多量に産生され，ストレスにより血中に増加することが知られている．このPBRに関して，近年，PBR遺伝子の遺伝子多型の解析からストレス感受性の評価が可能であると

の報告[3]が寄せられ，大きな注目を集めることとなった．そこで，PBR遺伝子多型解析を用いて精神的ストレスに対する感受性の違いを患者ごとに評価することにより，精神的ストレスと睡眠時ブラキシズムとの関連性が明らかになる可能性があると考え，筆者らは倫理委員会の承認を得た後，数十人の被験者に対して睡眠時ブラキシズムとの関連を検討してみた．

　その結果，まだ予備研究の段階ではあるが，ある種のPBR遺伝子多形をもつ被験者は，筋電計からのデータを見る限り，有意に夜間ブラキシズム（あるいはクレンチング）の発生イベント数が多いことが示されてきている．近い将来，科学的根拠に基づいた遺伝子検査によって，睡眠時ブラキシズムのリスク診断が行える可能性が見えてきている．ブラキシズムの診断と治療は，分子医学領域の知見を取り入れつつ，新しい段階に入ってきているように思われる．今後の臨床研究の進展に大いに期待したい．

おわりに

　欠損補綴治療を行う患者は，何らかの原因で歯を失っている．前述のドイツのコホート調査では，歯の喪失にはパラファンクションが関与している可能性がきわめて高いという結果になっており，これは臨床医の多くが感じていることを明確に裏づけている．パラファンクションによって，おそらく欠損補綴治療の予後も大きく左右

されると思われるが，このことを示すエビデンスは，残念ながら今のところきわめて不足している．

今後は，パラファンクションに対する簡便かつ信頼性の高い確定診断法（歯科外来で使用可能な診断用機器）の開発と，適切なパラファンクションの治療法の確立を図ることで，欠損補綴治療の予後をより確実なものとすることができると思われる．さらには，近い将来，パラファンクションを予防し，あるいは完全にコントロールできるようになれば，歯の喪失というイベントの発生を極端に減らすことにもつながっていくと思われる．

> **summary パラファンクションの確定診断**
>
> パラファンクションに対する簡便かつ信頼性の高い確定診断法，つまり歯科外来で使用可能な診断用機器や診断技術は開発されつつある．これらにより適切なパラファンクションの治療法の確立を図ることで，欠損補綴治療の予後はより確実なものにできる．

参考文献

1. Ekfeldt A, Christiansson U, Eriksson T, Linden U, Lundqvist S, Rundcrantz T, Johansson LA, Nilner K, Billstrom C. A retrospective analysis of factors associated with multiple implant failures in maxillae. Clin Oral Implants Res 2001；12(5)：462-467.
2. Bragger U, Aeschlimann S, Burgin W, Hammerle CH, Lang NP. Biological and technical complications and failures with fixed partial dentures (FPD) on implants and teeth after four to five years of function. Clin Oral Implants Res 2001；12(1)：26-34.
3. Gomez-Roman G, Axmann-Krcmar D. Effect of occlusal wear on bone loss and Periotest value of dental implants. Int J Prosthodont 2001；14(5)：444-450.
4. Bernhardt O, Gesch D, Splieth C, Schwahn C, Mack F, Kocher T, Meyer G, John U, Kordass B. Risk factors for high occlusal wear scores in a population-based sample：results of the Study of Health in Pomerania (SHIP). Int J Prosthodont 2004；17(3)：333-339.
5. Laskin DM. Botulinum toxin A in the treatment of myofascial pain and dysfunction：the case against its use. J Oral Maxillofac Surg 2012；70(5)：1240-1242.
6. Long H, Liao Z, Wang Y, Liao L, Lai W. Efficacy of botulinum toxins on bruxism：an evidence-based review. Int Dent J 2012；62(1)：1-5.
7. Santamato A, Panza F, Di Venere D, Solfrizzi V, Frisardi V, Ranieri M, Fiore P. Effectiveness of botulinum toxin type A treatment of neck pain related to nocturnal bruxism：a case report. J Chiropr Med 2010；9(3)：132-137.
8. Hoque A, McAndrew M. Use of botulinum toxin in dentistry. N Y State Dent J 2009；75(6)：52-55.
9. Lee SJ, McCall WD Jr, Kim YK, Chung SC, Chung JW. Effect of botulinum toxin injection on nocturnal bruxism：a randomized controlled trial. Am J Phys Med Rehabil 2010；89(1)：16-23.

section 3 パラファンクションによるリスク

2 オーバーロードの臨床像

内藤正裕(東京都・内藤デンタルオフィス)

はじめに

　欠損補綴の予後を決める要素にはいくつもの因子がある．歯周病や顎堤の増殖や吸収，左右の欠損のバランス，最後臼歯の有無，アンテリアガイダンスの適否，顎位の変化，顎関節の運動制限，筋肉の習性などが大きく関係するのだろう．

　咀嚼や発語に咬頭嵌合位はほとんど存在しない．三点接触やアンテリアガイダンスも存在しない．咬合器が関与する局面もない．すなわち，日常の機能で上下の歯が接触することはきわめてまれである．

　それではなぜ，修復物がこれほど簡単にダメージを受けるのだろうか．決められたルールを守り，正しく咬合器をセットし，通法の技工手順にしたがい，微細なリマウントを繰り返し，正確な咬合調整を行っても，修復後すぐにまるで違った顔をみせるのはなぜなのか．

　咬合面は摩耗し，金属に縞模様(striation)が出現，ろう着は損壊し，セラミックスは破折する．歯周組織は壊れ，顎堤は吸収，歯は位置を変える．歯根は縦に割れ，ついには顎位すら変化するに至る．

　技工室では誰でも名医である．装着前は素晴らしい修復物である．それがたちまち悲しい姿になる．変節し，われわれを裏切り，希望を打ち砕く．長期の安定は束の間の期待にすぎない．さあ，われわれは一体何物を相手にしているのだろう．

　この相手は容赦を知らない．メタルであろうと，セラミックスであろうと相手を選ばない．少しでも弱みを見せると牙をむき出す．徹底的に破壊の限りを尽くす．欠損を補う修復のとき，事前に予後判断の入り込む余地は少ない．

　本稿では，パラファンクションによるオーバーロードが示す臨床像について考察してみたい．

オーバーロードのダメージ

　咬合には多くの局面がある．いくつもの隠れた顔をもち，なかでも「強く，繰り返し，長期にわたって歯が接触する局面」こそが暴力的な性格を示す．今までの理論では説明のつかないこの局面が修復物と歯に恐ろしいほどのダメージを与えてしまう．

　図1a〜d は装着後10年10か月の鋳造冠の経過像である．矯正後，大臼歯8本をメタルクラウンで修復した症例であり，咬合面の変化を容易に追うことができた．一見して小さな咬耗面である．

　生命維持の機能と考えられる咀嚼や嚥下で，上下の歯同士が強く接触することはまれである．図1b, dの咬耗面(この命名にも多少異和感を覚える)は，まるで異次元の行為によってつくられたかのようである．予想外の力が，硬化熱処理をした白金加金を屈服させたのだろう．

オーバーロードの咀嚼器官への影響

　咬頭嵌合位近辺で可能な限り強く噛み締めると，頭脳頭蓋を含めた咀嚼器管は，以下のような大きな変位と変形を示す．
①頭蓋骨縫合のゆがみ(被圧変位)
②頭蓋骨の変位とゆがみ
③顎関節のゆがみと円板のズレ
④下顎骨のゆがみ
⑤筋肉の拡大と牽引
⑥歯根膜の圧縮
⑦歯自体のゆがみ

　噛み締めによって生じる現象は単純なものではない．スポーツや習癖だけでなく，睡眠中に起こるものが問題となる．横臥した状態で，頸椎は湾曲し，ねじれ，下顎

2 オーバーロードの臨床像

鋳造冠の咬耗面

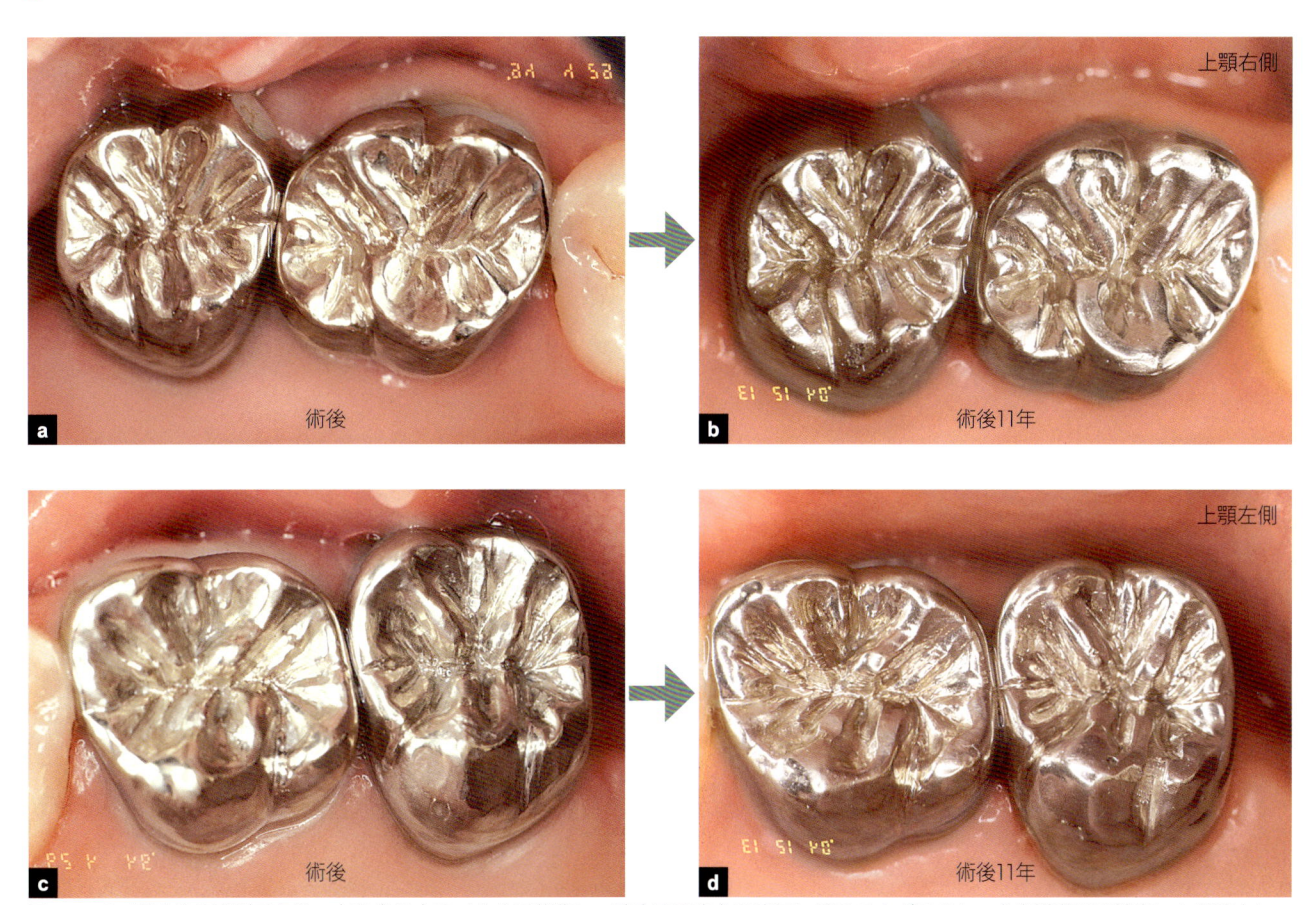

図1a〜d 矯正後の症例であり，大臼歯8本をメタルで修復し，咬合面の変化を容易に追うことができた．犬歯誘導は天然歯により確立し，正確な咬合とシャープな咬頭を再現することが可能となった（**図1a,c**）．しかし，11年近く経過すると咬合面の摩耗が広がっている（**図1b, d**）．とくに第二大臼歯の遠心舌側咬頭に特有の咬耗面が，かすかな顎位の変化を物語っている．**図1b, d** に発生している咬耗のほとんどは通常の咬合紙の使用法では発見されない．

位は重力によって変化する．咬頭嵌合位は消失し，上下の歯は斜面同士が接触し，力は方向と強さを変えながら咀嚼器管に圧力を加える．修復物に対しては金属冶金学的な構成に変化を与えるほどの過負荷（オーバーロード）となるだろう．

このとき，応力は，
① 方向（direction）
② 規模（magnitude）
③ 頻度（frequency）
④ 時間（duration）
⑤ 場所（location）
などの条件が複雑に絡み合う．咀嚼器管の場合，力を与える側も被圧変位を示しながら，「無限要素」のもとでたくさんの異種物質が互いに強圧を与え合う．

オーバーロードの天然歯と補綴物への影響

天然歯

天然歯は被圧変位の異なる外被と幹から構成され，中央には歯髄腔があり，ねじれるべくつくられている．外被としてのエナメル質は被圧変位の少ない硬い組織で，「継続した強い力」により摩耗するだけではなくクラックが生じる．このクラックは外側から発生するのでは

CHAPTER 3 「欠損補綴」への個々のリスクの捉え方と予後 171

section 3　パラファンクションによるリスク

なく，エナメル‐象牙境の象牙質寄りにあるエナメル叢(enamel tufts)から成長するといわれる[1].

　天然歯に対するオーバーロードは，つぎのような形となって歯に出現する(図2〜7).

①微細な割れ(crack)
②条痕(striation)
③退縮(semiluner recession)
④咬合頂の凹陥(cusp tip invagination)
⑤エナメル剥離(enamel detachment)
⑥セメント剥離(cementum detachment)

天然歯以外の要素

　オーバーロードとなった力は天然歯を襲うだけではない．咬合面を通して，修復物，接着セメント，歯根，歯槽骨へと伝播する．それぞれの構成物の弱点，その境界部に猛攻を加える．コンポジットレジンはゆがみ，接着はたやすく引き剥がされる．セメントは粉砕され，そこに唾液やプラークが侵入する．メタルには不思議な縞模様が出現，外被としての被覆材が応力のターゲットになる．

　応力集中は荷重の形態が1軸か2軸か，引張荷重か圧

オーバーロードの影響

風紋のような横縞と大小の剥離

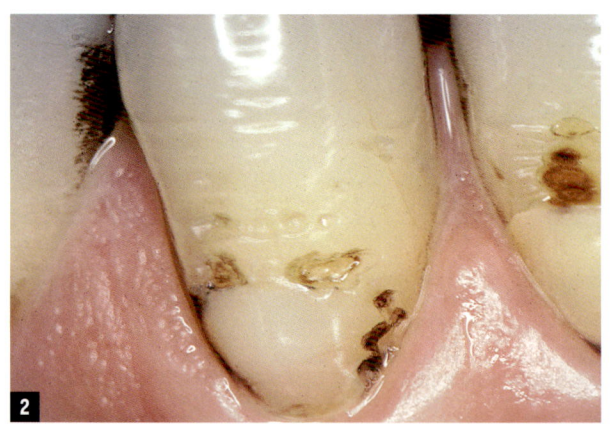

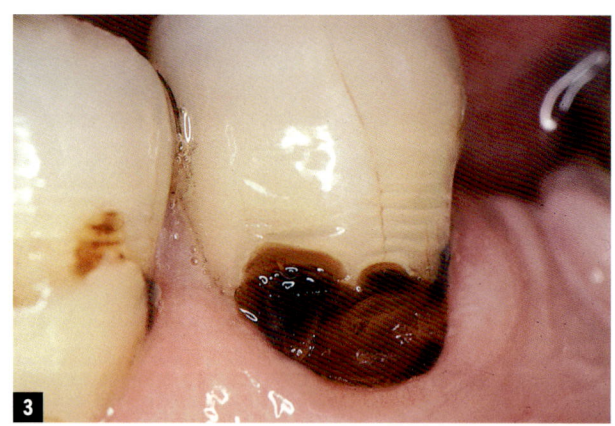

図2，3　両歯ともに縦方向のクラックがあり，エナメル表面に風紋のような横縞と，大小の剥離が生じている．頬側に各種の変化が大きく，とくにセメントエナメル境(CEJ)に集中しており，被圧変位が集中しやすい部位を応力が攻撃している．エナメルのはがれ落ちた破断部(abfraction)に5級窩洞のコンポジットレジン充填をしても効果はきわめて少ない．

クラックによるう蝕の発生

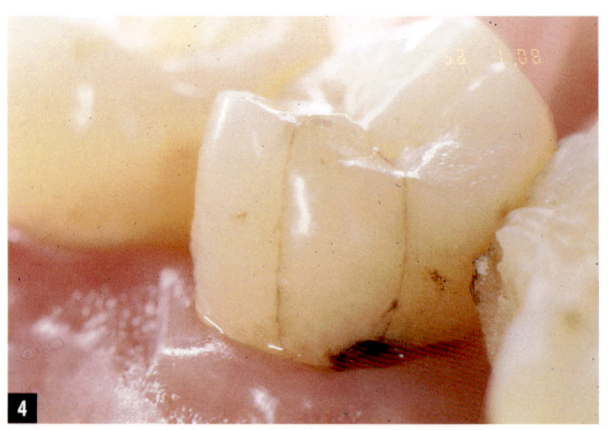

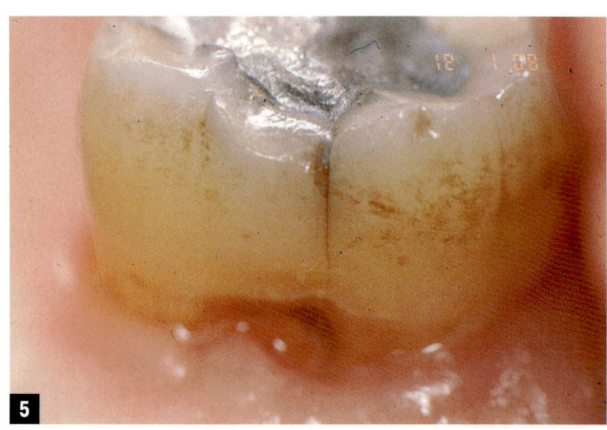

図4，5　図4は充填のない小臼歯のヘアラインクラック．クラックの下端とCEJの直交する部位に，エナメルの微小破断を原因とするう蝕が発生している．図5は充填のある大臼歯のクラック．これも歯頸部にう蝕がある．両方のう蝕とも微小破断部にプラークが集積した結果であり，プラークそのものが第一原因ではない．クラックの直上に咬耗が存在しないことが多い．

172　CHAPTER 3　「欠損補綴」への個々のリスクの捉え方と予後

2 オーバーロードの臨床像

滑り変形による横縞

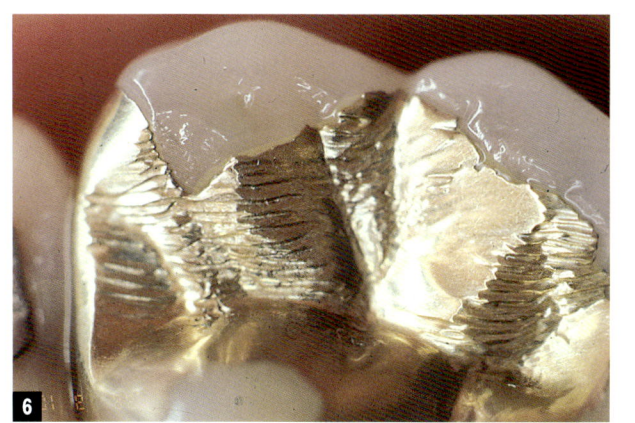

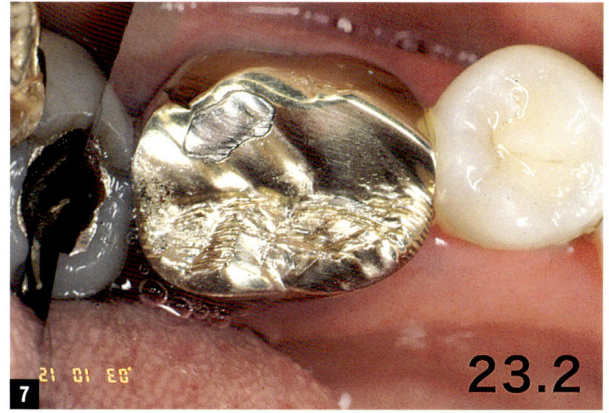

図6, 7 オーバーロードにより「滑り変形」を起こし，横縞が生じる．これをstriation(条痕)とよぶ．たとえば，針金を折るとき，繰り返して折り曲げると引張荷重と圧縮荷重が掛かり，疲労破壊する．繰り返し荷重が強いと少ない回数で折れ，その破断面にstriationが観察される．通常，亀裂の伝播方向に直角に縞模様が生じる．

縮荷重なのか，定点への力なのか，移動するのか，などの条件により変化する．応力集中部に滑り変形(応力により構成原始面がすべるために生じる変形)が起き，亀裂が生じ，疲労破壊の起点となる．亀裂は引張荷重を受けて徐々に進展，その方向は荷重の作用線に対して直角．縞模様はその過程で繰り返し生ずる滑り変形として表現されるビーチマーク(beach mark)である．

メタルに比べてセラミックスの被圧変位量は圧倒的に少なく，容易に破滅点に達し，降伏してしまう．不用意なオーバーロードにより以下の症状を呈する．

①割れ(crack)
②小さな破断(chip-off)
③破折(fracture)
④段階的な表面剥離(degradation)
⑤外装陶材の脱落(delamination)

このうち，臨床で多く遭遇するのが③の破折で，そのほとんどは近遠心の辺縁隆線に生ずる．ここはメタルやジルコニア，二硅酸リチウムなどのコアフレームのデザインが重要で，外装セラミックスのサポートが必要である．

section 3　パラファンクションによるリスク

中央窩や咬頭頂における気泡の発生

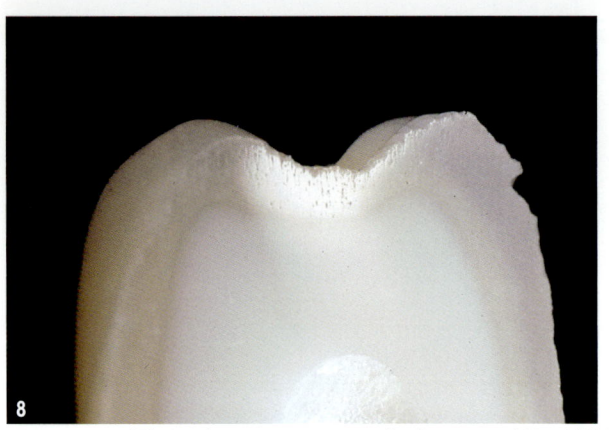

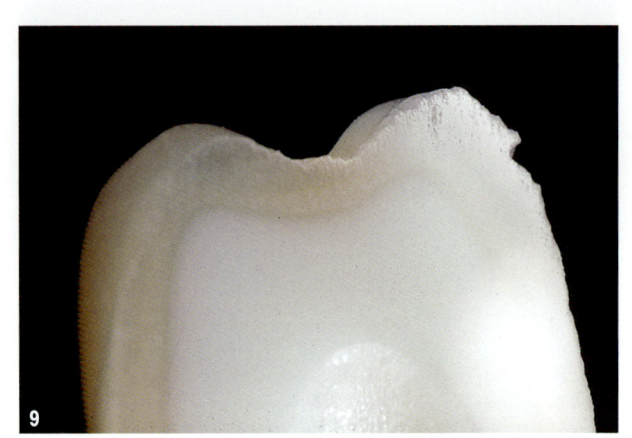

図8, 9　二硅酸リチウムのコアフレームをプレスでつくり，外装セラミックスを築盛・焼成したクラウン．LEDのライトを当てると，中央窩や咬頭頂に無数の気泡が見える．プレスの部分や，外装部でも歯頸部には気泡は存在しない．この気泡が生じている部分にオーバーロードが加われば，クラックや破折が容易に生ずる．

気泡とマイクロクラック

　外装材として使用する焼成セラミックスの断面を拡大検査すると，歯冠の咬頭，辺縁隆線部に無数の気泡が発見される．歯頸部寄りの気孔率は少ない．この気泡を起点としてセラミックスは容易に破折する（**図8, 9**）．

　パウダー泥の盛り上げ時に「重力」によって，硬く重い重要な成分は歯頸部寄りに集中する．歯冠部は水分の多い軽く疎なセラミックスになってしまい，粗く，低密度で気泡の多い結果となる．コンデンス（水分をとりのぞいて濃縮すること）を少なめで良しとする陶材の増加や，昇温速度の速い電気炉も一因である．

　技工室で完成したセラミックスが咬合調整をせずに装着できることはあり得ない．隣在歯とのコンタクトを合わせてから，咬合調整に入る．その際に咬合紙のマークをダイヤモンドポイントで削合するが，その時点で電子顕微鏡的なマイクロクラックを生じさせる．すなわち，装着前に歯科医師が破折の出発点をつくってしまうのである（**図10**）．

　そのうえ，問題となるのがチェアの上で咬合紙によっても発見できない干渉である．誘導（induce）によって初めてその存在に気づく．咬合紙でマークできない干渉の近くに気泡があれば破折は必然となる．

チッピングからの亀裂

図10　プレスした二硅酸リチウムの外装にナノフルオロアパタイトの築盛・焼成を行った．8倍の拡大鏡下での咬合調整時に，非常に小さなセラミックスのチッピングを発見した．電子顕微鏡で調べると，チッピングからの亀裂があった．気づかずに装着すれば大きく破折をしていただろう．チッピングを生じさせないよう，調整時のダイヤモンドポイントの選択が重要である．

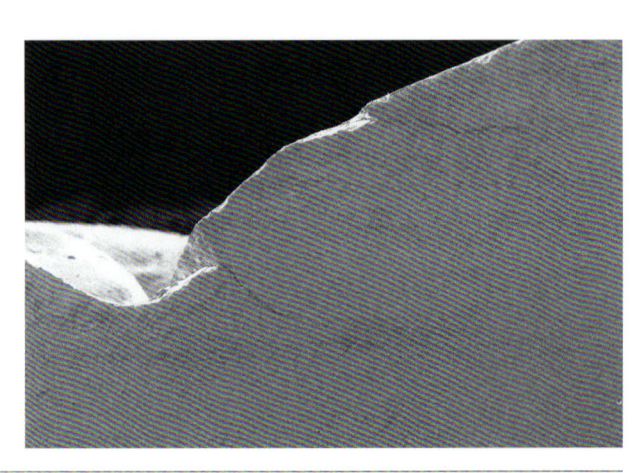

おわりに

　本稿では，パラファンクションによる大きな負荷の呈する症状のごく一部を示した．クラックのような小さな合図が歯根破折や歯周組織の破壊，あるいは顎関節障害に至る一連の流れの第一報である．修復が不正な顎位でなされたり，技工的な欠陥があったりすれば，その合図は悲鳴の大合唱となる．

　「欠損補綴」はそこに至る経過をもっており，弱点を内包している．その支台歯に加わる負荷は増幅され，全体の構成をよりマイナスの方向に向けようとする．しだいに残存支台歯は減少し，顎間距離は変わり，ついには顎位すら不安定になる．

　とくに最後臼歯は，上下顎大臼歯の成長発育のシステムや，DPO（咬合平面の延長線から関節頭へ直角に結んだ距離）の関係からもっとも負荷が加わりやすいと考えられる．第二大臼歯が白旗を掲げる前の悲鳴の第一声は，**図1 b, d** のような上顎第二大臼歯の遠心舌側咬頭の咬耗という形で現れやすい．メタルやセラミックスの修復や，天然歯が訴える小さな小さな合図を見逃さないことが，欠損の拡大を防ぐ初めの第一歩であろう．

　なお，紙幅の都合でオーバーロードそのものが襲来するメカニズムについては割愛せざるを得なかった．ご了承いただきたい．

summary オーバーロードを見逃さない
上顎第二大臼歯の遠心舌側咬頭の咬耗という小さな合図を見逃さないことが重要．

参考文献
1．Chai H, Lee JJ, Constantino PJ, Lucas PW, Lawn BR. Remarkable resilience of teeth. Proc Natl Acad Sci USA 2009；106(18)：7289-7293.

section 4　歯根・歯槽骨・顎堤の状態によるリスク

I ブリッジへのリスク因子

萩原芳幸（日本大学歯学部歯科補綴学第Ⅲ講座，日本大学歯学部歯学部付属病院歯科インプラント科）

はじめに

本稿では，部分欠損補綴の設計や予後に，歯根および顎堤（歯槽骨）の状態が与える影響についてまとめてみたい．

一般的に部分欠損補綴（機能圧負担組織・領域）は，①ブリッジ（歯根），②パーシャルデンチャー（歯根と顎堤），③インプラント（インプラント）に分類できる．いずれの補綴装置を選択するにせよ治療方針の決定には，長期的かつ良好な患者サービスを念頭におかなくてはならない．そのための診察・診断では，補綴装置を支持する残存組織に対する「力と関連因子」を客観的に評価しなくてはならない．

補綴の教科書に記載してある一般的な診察項目に加え，とくに「力」に関連する項目は機能圧負担組織・領域と密接に関係する．加えて，咬合力・咬合様式・咀嚼経路・悪習癖など，患者固有の顎運動関連要素にも左右される．しかし，実際には「力」に関連する要素は客観的な評価が困難で，補綴装置の設計も含めて経験則によるところが大である．

そこで，本稿では客観的で科学的な背景に基づき，とくにブリッジによる欠損補綴の予後に影響を与える診察のポイントや判断基準を再検証したい．

ブリッジにおける注意事項

ブリッジの設計の基本原則は，可及的に簡単な設計を心がけることである．ポンティック両側は頑強な維持装置を介して，支台装置により強固に固定されなくてはならない．欠損形態や歯数にもよるが，①多数の支台装置の連結，②半固定性の維持装置，③中間支台歯の使用，は治療を困難にするばかりでなく，予知性の低下を招く．

一般的な固定性中間ブリッジの設計および予後に関して，既存の解剖学的条件（残存歯・歯槽骨）に関連する因子を以下に示す．

①支台歯の歯種と歯根表面積，歯冠‐歯根長比，骨植・動揺（歯周疾患），歯根の形態・方向
②欠損部スパン（歯数・近遠心幅径）

また，固定性ブリッジとインプラントとでは補綴装置の外見上は類似点が多いが，機能圧負担組織の観点ではまったく異なる．基本的にはブリッジの適応症例はインプラントの適応症例でもあるが，インプラントがつねに優位で第一選択とは限らない．

歯根に関連する要因

歯根表面積

支台歯数の決定は対象歯の歯種（＝歯根表面積）と骨植・動揺が重要な因子となる．現在の歯学教育では，支台歯数あるいは歯種の決定には「Ante の法則（Ante's low）」が応用されている[1,2]．これは，使用する支台歯の歯根表面積総和（4分の1顎に占める割合）が，補綴する欠損歯（＝ポンティック）の歯根表面積より小さい場合にはブリッジの適応が望ましくないとする指標である（**表1，図1**）．

また，同様に歯根表面積指数を用いたブリッジの設計判定に DuChange 指数も用いられる[4]．基本的な考え方は Ante の法則と同様であるが，指数が1〜6まで非常に簡略化されているのが特徴である（**表2，図1**）．これらの指数を用いた評価は，歯周疾患に侵されていない健全な支台歯の表面積の平均値を用いる（**表1参照**）[3]．

日本においてはこの DuChange 指数（修正）と補足疲労値（前歯部湾曲部や延長ポンティック，中間支台などの要因）を加味した評価基準を，日本歯科医学会・日本補綴歯

歯根表面積

表1 Anteの法則. ＊参考文献1〜3より引用・改変

		中切歯	側切歯	犬歯	第一小臼歯	第二小臼歯	第一大臼歯	第二大臼歯
上顎	歯根表面積(mm^2)^3	204	179	273	234	220	433	431
	Anteの法則に用いる指数[1/4顎に占める割合(%)]	10	9	14	12	11	22	22
下顎	歯根表面積(mm^2)^3	154	168	268	180	207	431	426
	Anteの法則に用いる指数[1/4顎に占める割合(%)]	8	9	15	10	11	24	24

表2 DuChange指数. ＊参考文献4より引用・改変

	中切歯	側切歯	犬歯	第一小臼歯	第二小臼歯	第一大臼歯	第二大臼歯
上顎	2	1	3	4	4	6	6
下顎	1	1	3	4	4	6	6

科学会がガイドラインとして，つぎのように報告している^4．

ブリッジの抵抗力(r) = R - (F + F・S)

R = 支台歯の抵抗(Resistance)
F = ポンティックの疲労(Fatigue)
F・S = 補足疲労(Fatigue Supplement)

しかし，この評価基準はいくつかの問題を含んでおり，その応用には注意が必要である．たとえば民族の違いによる解剖学的特徴(日本人のデータ)，歯周病の罹患程度，萌出方向に対する配慮，などである．

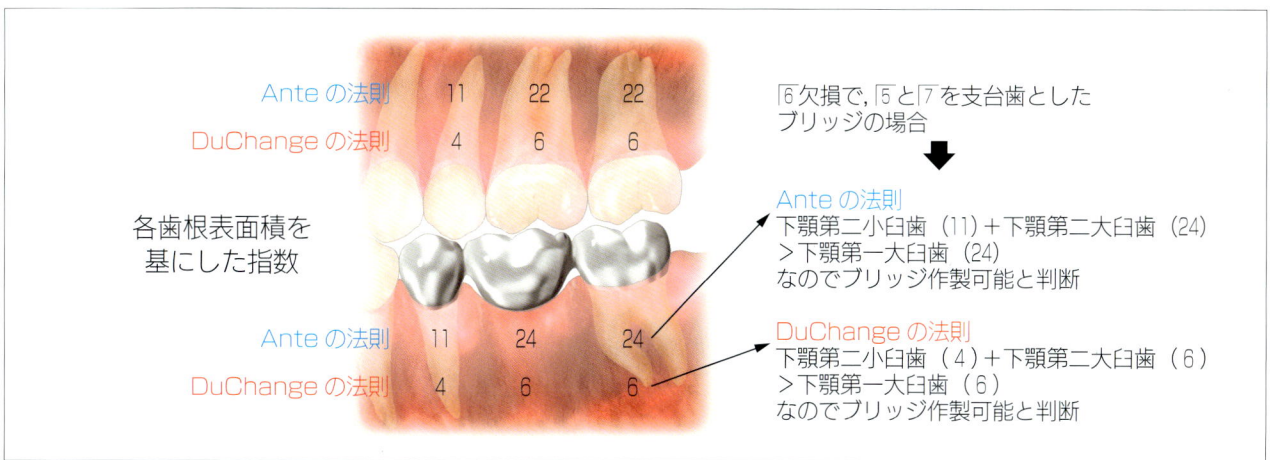

図1 ブリッジの予後決定に支台歯の歯根表面積指標を使用するAnteの法則およびDuChange指数による算出例．Anteの法則では喪失歯の歯根表面積(1/4顎に占める割合)の総和と，支台歯に使用する歯根表面積の総和との比較によりブリッジの設計の参考とする．＊文献5より引用・改変

section 4　歯根・歯槽骨・顎堤の状態によるリスク

骨植，歯冠－歯根長比

図2　歯周疾患による骨吸収にともない，歯根膜によって支持される歯根表面積が減少する．基本的な歯根形態は円錐状であるため，歯根の3分の1の歯根膜の喪失（＝骨吸収）により歯根膜支持面積は半分になる．加えて，①支点が根尖側に移動，②臨床的歯冠長の増加により梃子腕が伸長するために，側方力作用点の変化と側方圧吸収範囲の減少をきたす．
＊参考文献5より引用・改変

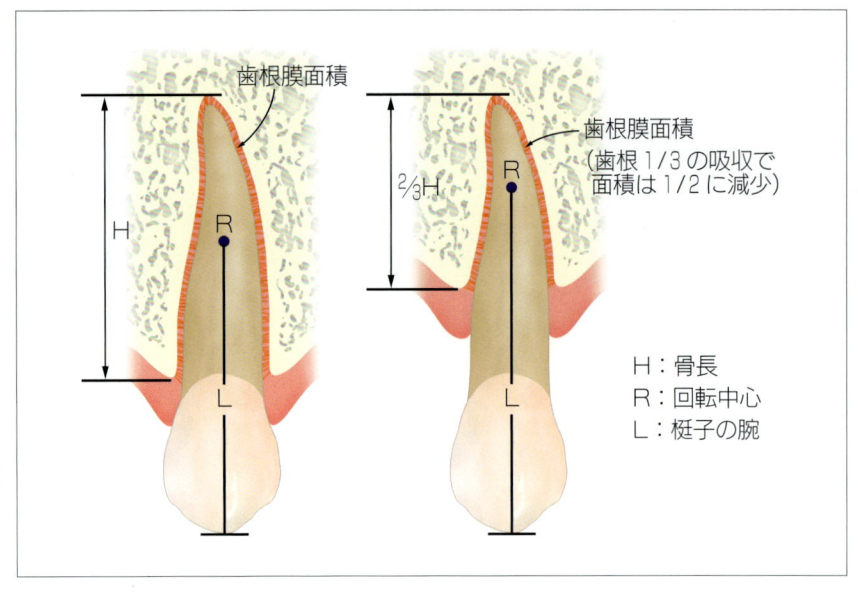

図中ラベル：歯根膜面積／歯根膜面積（歯根1/3の吸収で面積は1/2に減少）／H：骨長　R：回転中心　L：梃子の腕

骨植，歯冠－歯根長比

歯周疾患による骨吸収にともない，歯根膜によって支持される歯根表面積は減少する．この現象は，①咬合力に抵抗する実効支持面積の低下，②歯冠－歯根長比の変化，を意味する．

基本的な歯根形態は円錐状であるため，歯根の3分の1の歯根膜の喪失（＝骨吸収）により歯根膜支持面積は半分になる[5]．当然，前述したAnteの法則の適応条件は変化するため，骨吸収の状態と歯根形態を的確に判断して，支台歯数を決定しなくてはならない（**図2**）．

また，歯に対する側方力の梃子作用において歯槽骨吸収により，①支点が根尖側に移動すること，②臨床的歯冠長の増加すること，により梃子腕が伸長する．歯冠－歯根長比の変化は歯に対する側方力作用点の変化と同時に，側方圧吸収範囲の減少（＝小範囲への集中）と圧力増加を意味する（**図2**）．

歯根の形態・方向

支台歯（歯根）の形態や方向は，歯根表面積のみでは評価できない要因を含んでいる．主に臼歯群では同一歯種においても，歯根数や歯根離開の状況，根管中隔の状態，歯根の断面形状などが特異的な場合もあるので注意が必要である（**表3〜5**）．歯根の数や形態は，支台歯の支持能力と直接的に関連する．

また，歯根の方向（傾斜歯）については，咬合力の伝達方向が不利にはたらくのに加えて，支台歯形成時の歯髄への影響，均質な歯質削除量がとれない，隣在歯へのブリッジの挿入方向にともなう隣在歯への影響など，さまざまな注意が必要である（**図3**）．

歯根の形態・方向

表3 同一歯種における解剖学的注意点.

同一歯種における解剖学的注意点	臼歯群
歯根の数	単根，複根
歯根の離開状態	円錐(癒合)，歯根離開
歯根の断面形状	楕円形，円形

表4 上顎大臼歯の歯根数. ＊参考文献6より引用・改変

	単根	2根	3根	4根
第一大臼歯	0	0	100	0
第二大臼歯	16	20	64	1
第三大臼歯	55	20	18	5

(単位：%)

表5 下顎大臼歯の歯根数. ＊参考文献7より引用・改変

	単根	2根	3根
第一大臼歯	0	80	20
第二大臼歯	30	70	0
第三大臼歯	30	59	11

(単位：%)

図3a〜c 歯の喪失にともなう隣在歯の傾斜とその問題. ＊文献5より引用・改変
図3a 下顎第一大臼歯欠損の例．隣在歯の欠損側への傾斜はよくみられる．とくに後方臼歯は近心傾斜しやすい．

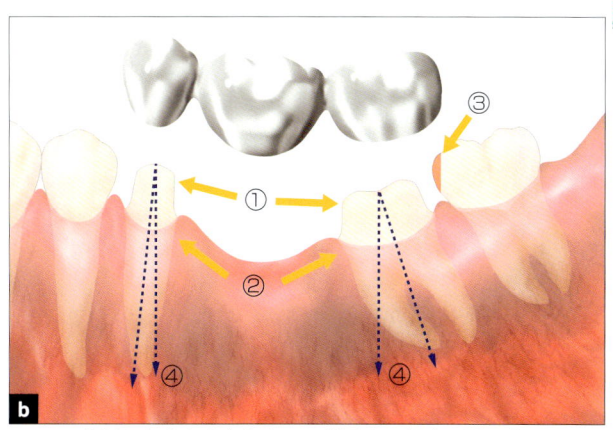

図3b 傾斜した歯を支台歯として使用する場合の問題点．
①傾斜側の歯質削除量が多くなり，生活歯の場合には露髄の危険性が高い．
②傾斜側歯肉縁下は不潔域となりやすく，歯周ポケットをつくりやすい．
③支台歯の前方もしくは後方歯の移動によりブリッジの挿入方向が阻害される．また，理想的な接触点を再現できない場合には，下部鼓形空隙の形態不良によるブラックトライアングルや食片の挿入が起こる．
④咬合力荷重方向と歯軸のベクトルが異なり生体力学的に不利．

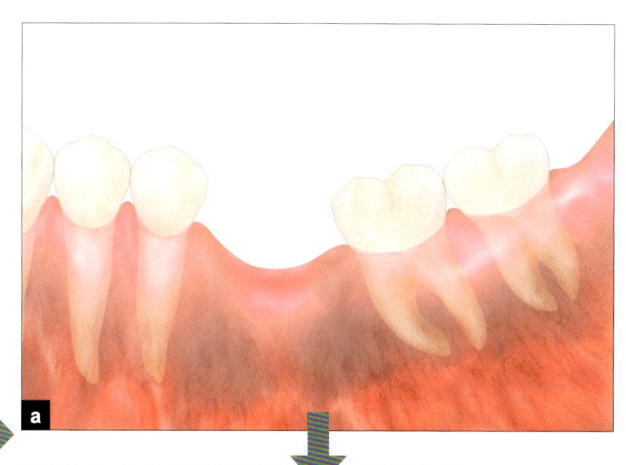

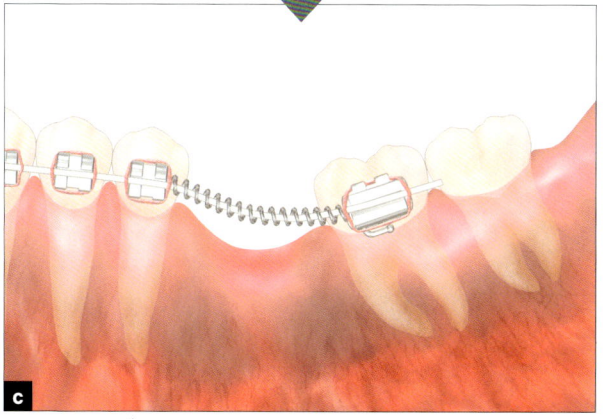

図3c さまざまなリスクファクターを回避するためには，ブリッジ製作前に歯軸方向の改善など，口腔内環境を整備することが望ましい．また，ブリッジ当該歯のみならず隣在歯の形態も考慮に入れることで，理想的な歯冠形態や歯周環境を獲得しやすい．

section 4　歯根・歯槽骨・顎堤の状態によるリスク

欠損の部位・間隙に関連する要因

欠損部スパン

　ブリッジの目的は欠損歯の機能回復にある．欠損歯数が増加するほど欠損部近遠心幅径が長大になり，支台装置(支台歯)への負担が大きくなる．一般的に欠損部スパンが長いほど咬合負担によるブリッジ全体の「たわみ」が大きくなる．「たわみ」はスパン長の3乗に比例する[5]．したがって，1歯ポンティックに比較してほぼ同一幅径の2歯ポンティックの場合は8倍になる．ブリッジに対する過度の「たわみ」は，前装材の破折・剥離，連結装置の破損，支台歯への負担過重などを惹起する(図4)．

欠損部位

　遊離端欠損を除き，単独歯欠損の部位は生体力学的に問題とはならない．しかし，連続した多数歯欠損の場合は，欠損部位によりポンティックにかかる機能圧の大きさやベクトルが異なる．したがって，欠損歯数や部位は必然的に支台歯数や連結装置を含めた設計に影響を与える．

①上顎前歯部

　上顎前歯部は歯列弓内の湾曲部に位置しており，咬合ガイドの関係上ポンティックには支台歯を傾斜させる方向に力がはたらく．咬合機能時の側方力に加えて，臼歯部の咬合崩壊を併発している患者では，いわゆる前歯部の「突き上げ」により大きな破壊力がブリッジ全体に加わる．同部位の補綴処置では，単に欠損部のみならず臼歯部を含めた咬合分析能力が求められる．また，上顎前歯部は高い審美性が求められるため，顎堤の形態(歯槽骨・軟組織の三次元的な形状とボリューム)はポンティックの形態と清掃性に影響を与える．

②上顎臼歯部

　小臼歯から大臼歯にかけて配列は直線的であり，開閉口による上顎骨体のたわみ・変形も起こりにくい．同部位では先に述べた支台歯歯根に関する諸条件を精査し，十分な維持力を確保することを念頭におくだけでよい．

③下顎前歯部

　下顎前歯は直線的に配列されており，ポンティックにかかる機能圧は比較的小さく歯軸方向にはたらく．しかし，下顎切歯は小さく，前装部の厚さを考慮すると，生活歯のまま支台歯として使用するのは困難である．外傷

欠損部スパン

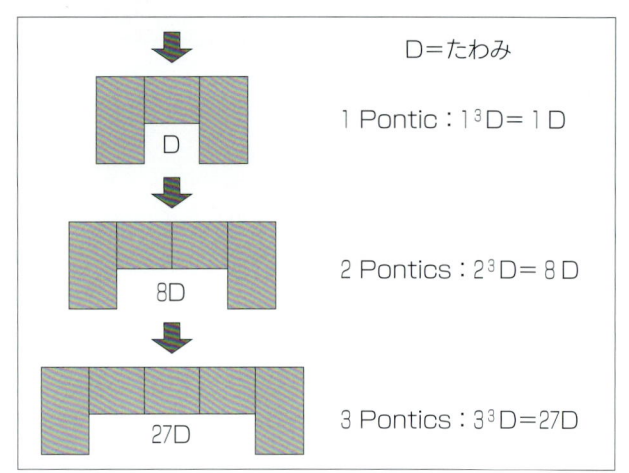

図4　ブリッジのたわみ．一般的に欠損部スパンが長いほど咬合負担によるブリッジ全体の「たわみ」が大きくなる．「たわみ」はスパン長の三乗に比例する．スパンの長いブリッジは支台歯数が多くてもリスクが大きい．

1 Pontic：$1^3 D = 1 D$
2 Pontics：$2^3 D = 8 D$
3 Pontics：$3^3 D = 27 D$
D＝たわみ

や先天欠如を除き，同部位の多数歯喪失は歯周疾患に起因することが多い．必然的に残存歯の骨植も不利なことが多いため，支台歯数の選択には注意を要する．

④下顎臼歯部

　下顎骨体は開閉口時にたわみ・変形が生じる．これは，骨質や骨体の大きさ，咀嚼筋群の強さなどによって個人差がある．しかし，以前から下顎臼歯部への長大なブリッジや連結インプラント補綴に，この「たわみ」に起因する問題は指摘されてきた．下顎骨体部のたわみによる応力は，強固に固定された支台歯根やインプラント体に影響を与え，歯の動揺，クラウンの脱離，インプラント周囲の異常骨吸収，骨結合の破壊などの問題を惹起する．

中間支台歯を有する欠損

　一般的に，中間支台歯を有する複数歯のブリッジは，単独歯欠損と比較して力の分配に注意を要する．とくに，前歯部と臼歯部を1つのブリッジで補綴する際には，中間支台歯への応力集中やテコの支点化現象への配慮が必要である．

　中間支台歯を含む複数欠損の大型ブリッジでは，中間支台歯相当部のセメント溶解や二次う蝕，クラウン脱離などが発生しやすい．これらを予防するためには，後方

中間支台歯を有する欠損

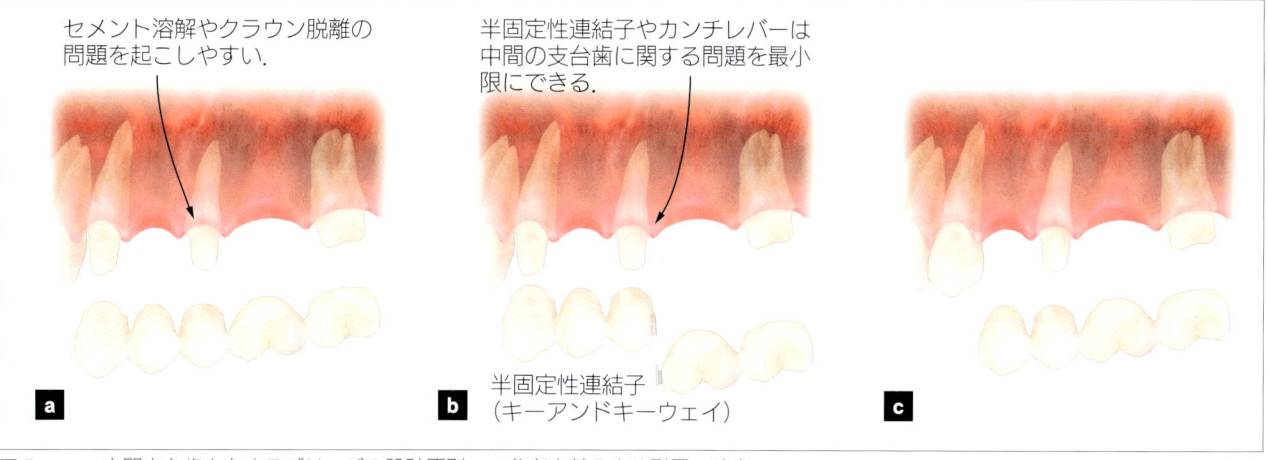

図5a～c 中間支台歯を有するブリッジの設計原則．＊参考文献5より引用・改変
a：中間支台歯を含む複数欠損の大型ブリッジでは，中間支台歯相当部のセメント溶解やクラウン脱離などが発生しやすい．全支台歯を固定性ブリッジで合着する場合には，各支台歯の骨植が良好で，かつ維持力が強い支台装置が必要である．
b：後方欠損歯群に対して緩衝能を有する半固定装置の応用は中間支台歯への負担を軽減する．
c：咬合接触および誘導状態によっては，前方欠損部（単独欠損のみ）への延長ポンティックも有効である．

歯群への緩衝能を有する半固定装置の応用や，前方欠損部への延長ポンティックなどが推奨される．いずれにせよ，各支台歯の骨植が良好で健康歯質を有し，支台築造自体も強固で脱離や破折に対する抵抗性が求められる（図5a～c）．

おわりに

ブリッジに対する治療計画で大きな要因となるのは，
①残存歯（とくに支台歯）の骨植状態
②欠損部位・歯数
である．この両者はブリッジの予後に大きな影響を与え，
①ブリッジの可否
②支台歯数の決定
③ブリッジの設計および支台装置の種類

などの重要な決定要素である．いわゆる「力のコントロール」の視点からは本稿で記載した項目を総合的に判断し，生体力学的に十分な指示能力を有するブリッジ設計を行う．また，ブリッジ該当部はもとより，残存歯の骨植状態や咬合状態も長期的予後に影響を与えるため，側方・前方運動経路や咬合の安定性なども治療計画には欠くことのできない検査項目である．

基本的に固定性（半固定性）ブリッジの咬合力は歯根膜負担で，顎堤の状態（欠損部および吸収状態）は力学的には重要な要因とはならない．本書の目的に照らし合わせ，本稿では顎堤の状態に関する記載は割愛した．しかし，審美性や清掃性とは密接な関係をもつために，ポンティックの形態はもとより，欠損部の改善・改質（骨移植や歯肉移植）も視野に入れて治療計画を立案すべきことはいうまでもない．

参考文献

1. Ante IH. The fundamental principles of abutment. Mich State Dent Soc Bull 1926；8：14.
2. Shillingburg HT, et al. Fundamentals of Fixed Prosthodontics. 2nd ed. Chicago: Quintessence Publishing, 1981：20.
3. Jepsen A. Root surface measurement and a method for x-ray determination of root surface area. Acta Odontol Scand 1963；21：35.
4. ブリッジの考え方2007．In：歯科点数表の解釈（平成20年4月版），東京：社会保険研究所，2008：891-902．
5. Rosenstiel SF. Treatment Planning. In: Rosenstiel SF, Land MF, Fujimoto J(eds)．Contemporary Fixed Prosthodontics. 5th ed. St. Louis: Mosby, 2006：82-102.
6. 藤田恒太郎．上顎の各大臼歯における形態の推移．In：藤田恒太郎（原著），桐野忠大，山下靖雄（改訂）．歯の解剖学（第22版）．東京：金原出版，1995：88-92．
7. 藤田恒太郎．下顎の各大臼歯における形態の推移．In：藤田恒太郎（原著），桐野忠大，山下靖雄（改訂）．歯の解剖学（第22版）．東京：金原出版，1995：105-111．

section 4 　歯根・歯槽骨・顎堤の状態によるリスク

2　パーシャルデンチャーへのリスク因子

萩原芳幸(日本大学歯学部歯科補綴学第Ⅲ講座，日本大学歯学部付属病院歯科インプラント科)

はじめに

　パーシャルデンチャーでは残存歯と顎堤の状態が設計および予後に大きな影響を与える．しかし，パーシャルデンチャーの教科書には本項の命題である「歯根(歯槽骨)および顎堤の状態とパーシャルデンチャーの設計と予後」に関する記載は散見するにすぎず，いちばん重要な義歯治療計画に関連する「力」の要素が欠落している．これらが，補綴(とくに有床義歯)は経験的要因が多いとみなされ，若手歯科医師が敬遠して苦手意識をもちやすい原因であろう．

　欠損形態に関するリスクに関してはすでに他の著者が詳細にまとめられている．そこで，本項ではとくに「歯根・歯槽骨・顎堤の状態がパーシャルデンチャーの予後に影響を与える要因」について考察してみたい．

パーシャルデンチャーにおける注意事項とは？

　パーシャルデンチャーの設計において最初に考慮すべき事項は，鉤歯の骨植(歯周病の状態)と配置(＝欠損形態)である．

　パーシャルデンチャーは構造上，鉤歯の状態およびクラスプデザインが予後に大きな影響を与える．力学的な要因からみると，パーシャルデンチャーの鉤歯は，①欠損形態，②スパン，③鉤歯配置の影響を受ける．これらの要因は単独に存在するのではなく，すべてが複雑かつ綿密に関連しあって存在する．別の言い方をすれば，欠損形態と残存歯(とくに鉤歯)の骨植状態がパーシャルデンチャーの予後を左右するとともに，パーシャルデンチャーの設計(鉤歯配置とクラスプデザイン)が鉤歯の予後に影響を及ぼす．

パーシャルデンチャーの動揺とテコ原理

　鉤歯に関するさまざまなリスクファクターを考察する前に，パーシャルデンチャー特有の動きを理解しなくてはならない．これらはクラスプ(あるいは各種アタッチメント)を介して鉤歯に力学的な負荷を与え，欠損部顎堤に与える影響も含めて極めて大きな要因である．これらを理解して口腔内の状況と照らし合わせることで，生体力学的なリスクを回避することができる．

パーシャルデンチャー特有の動き

　パーシャルデンチャー特有の動きは6種類あるが，具体的には，「義歯の移動」と「回転」に大きく区分できる．

　「義歯の移動」にはそれぞれ，①垂直方向，②近遠心方向，③頬舌側方向の3成分があり，回転には①垂直遠心回転(ピッチング：pitching)，②頬舌回転(ローリング：rolling)，③水平遠心回転(ヨーイング：yawing)の3方向の回転がある．

　これら2種類3方向(計6種類)の動きは，お互いに複雑に関与しあって，鉤歯や顎堤粘膜に影響を与える[1](**図1 a~f**)．

パーシャルデンチャーにおけるテコの原理

　先に記した6種類の動きは，すべて「テコの原理」によるものであり，「支点」の位置と「作用点」および「力点」までの距離によって微妙に変化する．パーシャルデンチャーにおけるⅠ~Ⅲ級の「テコの原理」とその具体例を知ることで，鉤歯選択およびクラスプデザインの一助となる[2](**図2 a~c**)．

　一般的に歯は垂直圧(歯軸方向)に対する抵抗力は強いが，側方・水平(あるいは傾斜)方向の圧には弱い(**図3**)．

パーシャルデンチャーに加わる6種類の動き

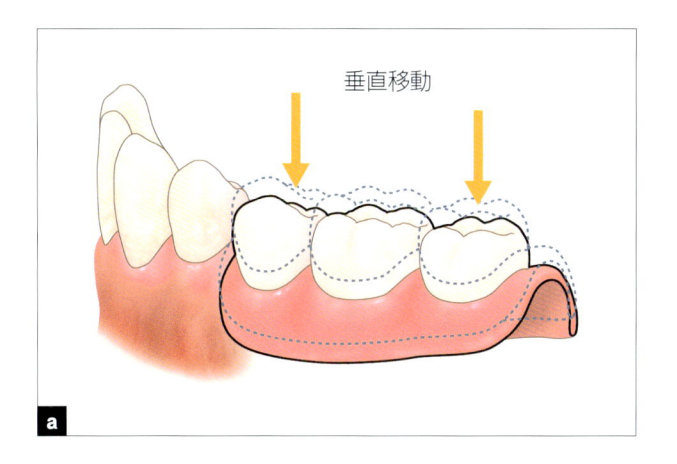

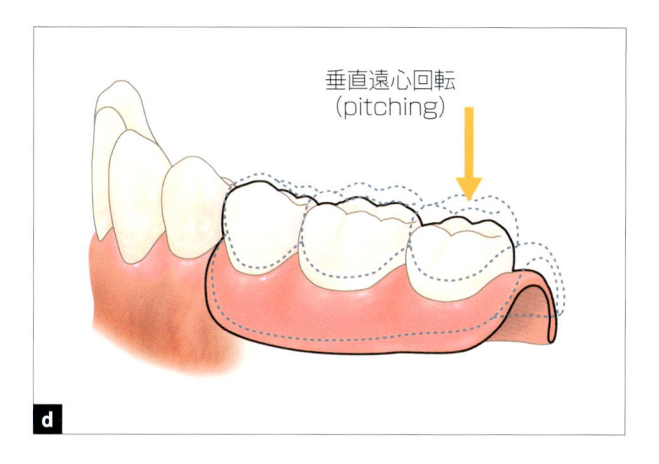

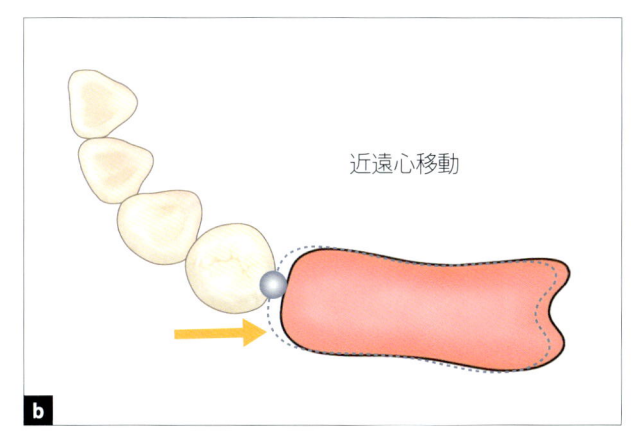

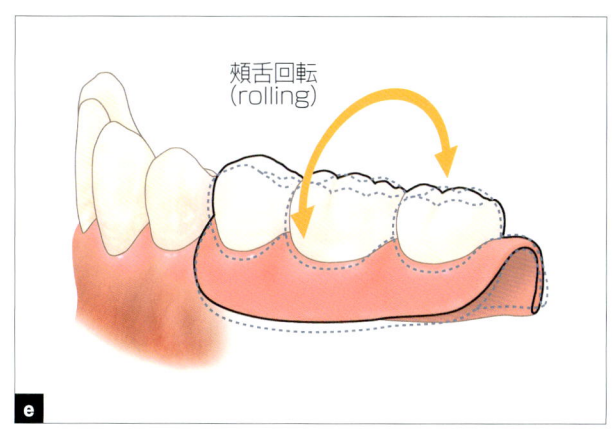

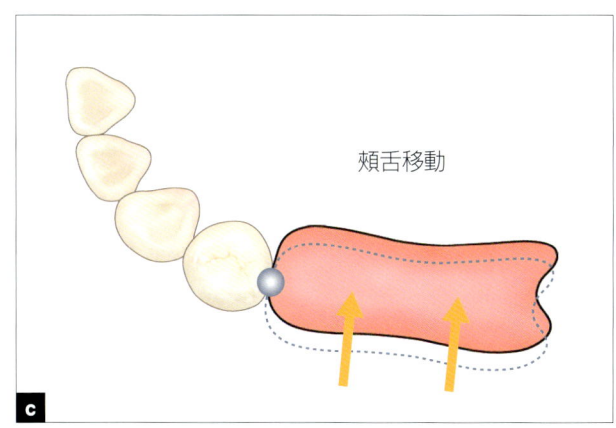

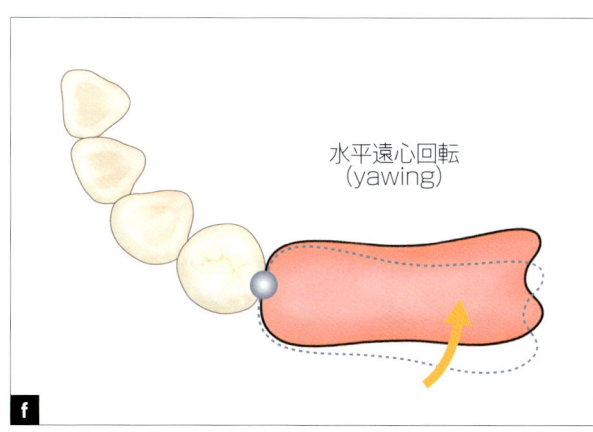

図1 a～f 義歯の移動には，①垂直移動（**a**），②近遠心移動（**b**），③頬舌側移動（**c**）の3種類がある．また，義歯の回転には，①垂直遠心回転（pitching, **d**），②頬舌回転（rolling, **e**），③水平遠心回転（yawing, **f**）の3種類がある．これらは組み合わさって複雑な義歯の動きとして観察される．＊参考文献1より引用・改変

section 4　歯根・歯槽骨・顎堤の状態によるリスク

3種類のテコ原理とパーシャルデンチャーの動き

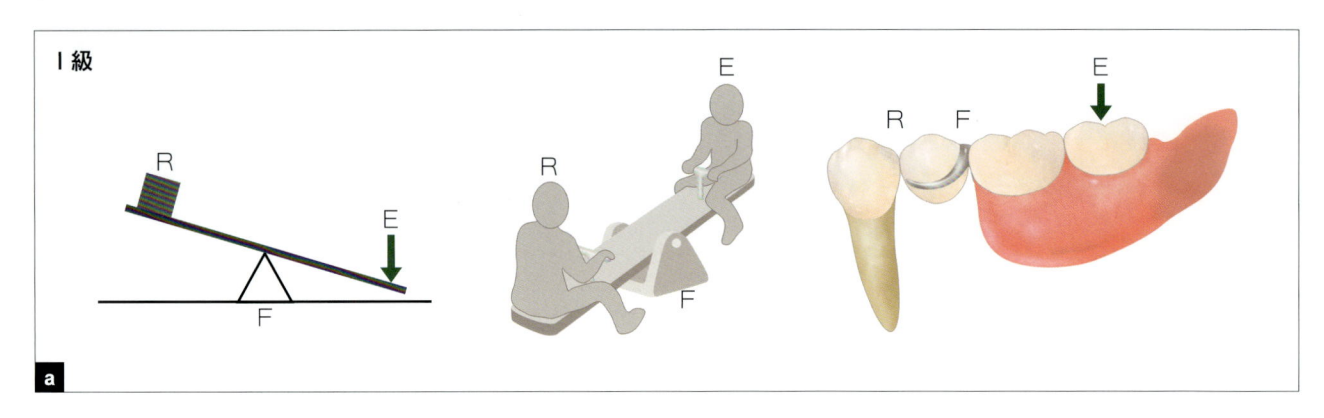

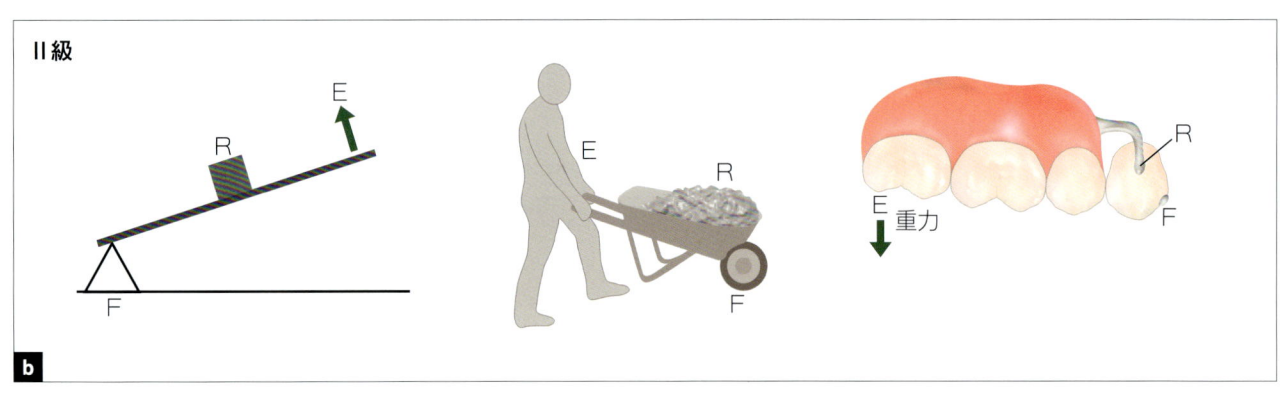

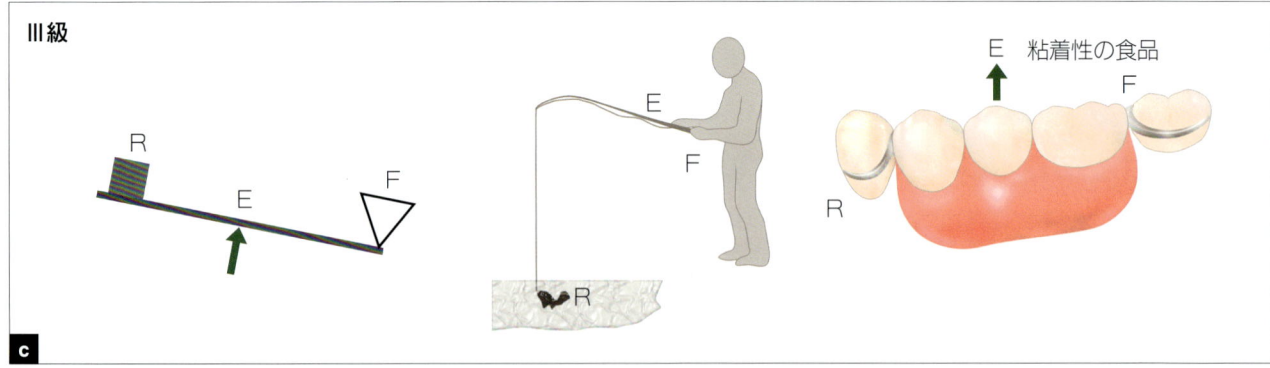

図2 a〜c　義歯およびクラスプのデザインによりテコの原理が異なり、鉤歯や義歯などに加わる作用点が異なる。F：支点＝咬合面レスト．R：抵抗＝直接維持装置やガイドプレーンなどによる維持・抵抗力．E：力のかかる方向＝義歯の動きあるいは義歯が落ちたり浮き上がる状態．
a：Ⅰ級．下顎の遊離端義歯の場合，咬合力はクラスプの遠心レストを支点としてクラスプ維持腕の先端部に離脱する方向に加わる．これは場合によっては鉤歯を引き抜く方向に伝達されることもある．
b：Ⅱ級．上顎遊離端義歯の場合，重力などにより義歯が外れる方向の力が加わった場合，クラスプの近心レストを支点としてIバーやクラスプ維持腕の先端に応力が加わる．
c：Ⅲ級．中間欠損部においては義歯と歯の接触点が支点になって，鉤腕に応力が集中する．
＊参考文献2より引用・改変

したがって，鉤歯の予知性を高める，あるいは骨植に問題のある歯を鉤歯にする際，理論的には鉤歯と欠損部顎堤に傾斜や回転力が加わらないことが絶対条件となる[3]．

そのためには，パーシャルデンチャーデザインが鉤歯に対して，①どのタイプのテコ作用が発現するのか，②非生理的な機能圧ベクトルに拮抗するためにはどうした

側方圧による歯の変位

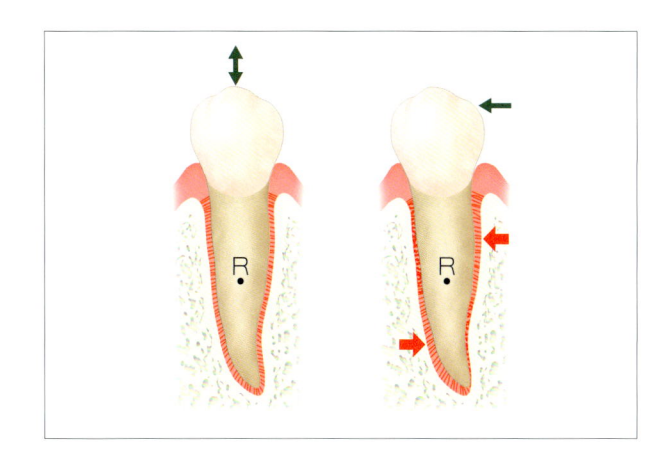

図3 歯は側方圧には弱く，回転中心(R)を軸に歯槽骨の吸収を伴いながら変位する可能性がある．＊参考文献3より引用・改変

らよいのか，を理論的に整理したうえで最終的なパーシャルデンチャーの設計がなされるべきである．

クラスプおよびパーシャルデンチャーのデザインにより，鉤歯に対するテコ作用のベクトルは異なり，同じ欠損形態においてもクラスプデザインによりテコ作用の状況が変化する[3]（**図4 a〜c**）．

前述した義歯の動揺タイプによって鉤歯に加わる外力は異なるが，人工歯に加わる咬合力を考えた場合にはⅠ

クラスプデザインにより鉤歯に加わる応力のベクトルは異なる

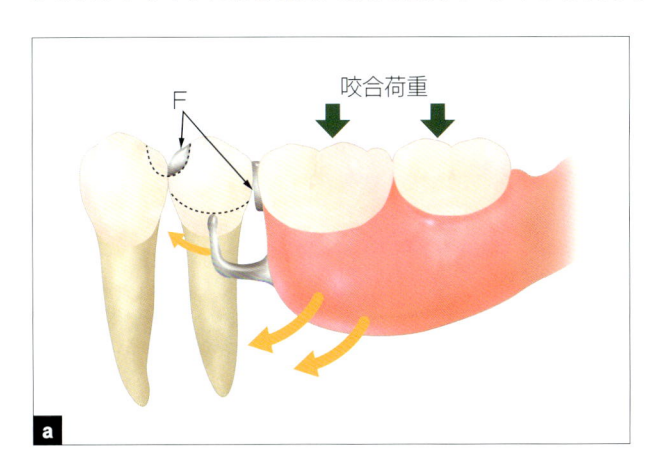

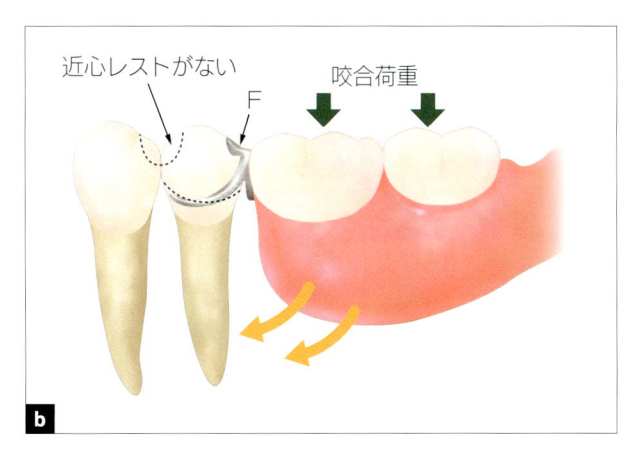

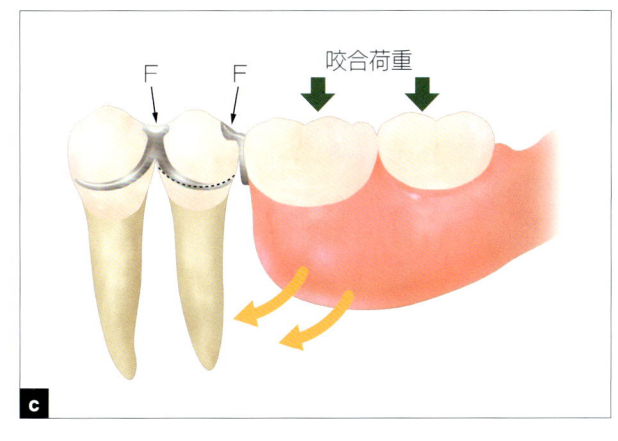

図4 a〜c 同じ欠損形態でもクラスプのデザインが異なると，クラスプ（＝鉤歯）に加わる力の方向は異なる．これはクラスプのデザインによって義歯の動きをどの程度容認するか，あるいはテコのクラスが異なることにより義歯に加わる応力の伝達方向や量が変化することを意味している．

a：バータイプ（RPI）の場合，歯の遠心に位置するガイドプレーンと近心オクルーザルレストにより，1級テコ原理の力が減弱される．

b：二腕鉤デザインでは近心オクルーザルレストがなく，ガイドプレーン（遠心咬合面のレスト）がテコの支点となり，1級テコ原理の力がバータイプに比較して減弱されにくく，義歯床の沈み込みが大きくなりやすい．

c：双歯鉤の場合，両方の鉤尖が維持としてはたらくのに加えて，遠心オクルーザルレストにより1級テコの支点が複数化するために，義歯床の回転・沈下が起きにくい．

＊参考文献1，3より引用・改変

CHAPTER 3　「欠損補綴」への個々のリスクの捉え方と予後

section 4　歯根・歯槽骨・顎堤の状態によるリスク

I級テコ作用は鉤歯への為害性が大きい

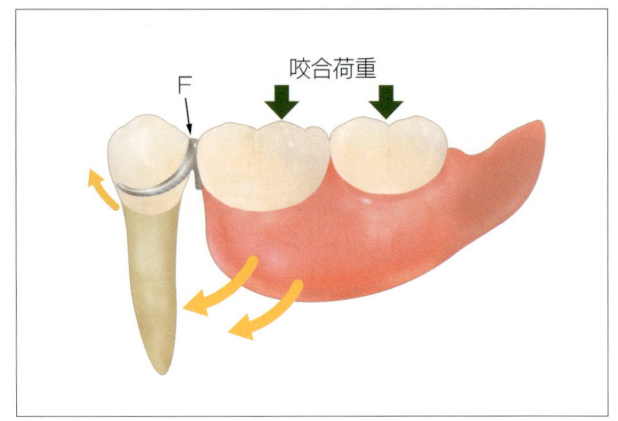

図5a　I級テコ作用はもっとも為害性が高く，鉤歯には近遠心的な回転力を主体とした側方および引き抜き方向への応力が加わる．

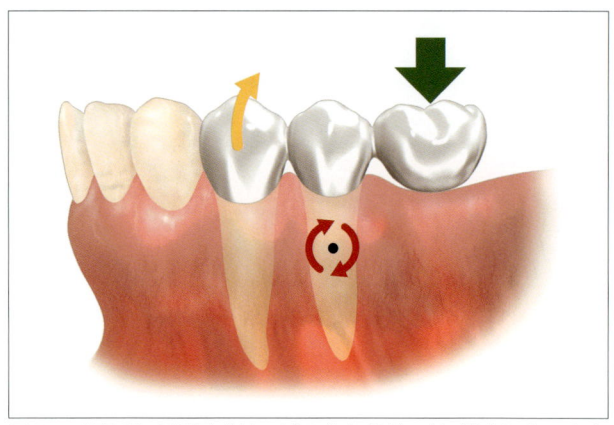

図5b　固定性の延長ブリッジの支台歯（とくに遠方にある支台歯）に対するリスクと類似しており，支台歯を抜去する方向へ応力がはたらく．

Ⅰ級テコ作用がもっとも為害性が高く，鉤歯には近遠心的な回転力を主体とした側方および引き抜き方向への応力が加わる．これは固定性の延長ブリッジの支台歯に対するリスクと類似しており，骨植および歯冠‐歯根比は対象歯の予後に多大な影響を与える（**図5 a, b**）．

臨床的には前述した6種類の動揺パターンが複雑に関与し，三次元的に非生理的な応力が鉤歯に加わるため，可及的に顎堤粘膜および鉤歯が受ける回転力，傾斜力および側方力をコントロールしなくてはならない．理想としては，パーシャルデンチャーを介して加わる応力は，鉤歯においては歯軸方向に，顎堤粘膜では広い面積で垂直方向に分散することが望ましい（**図6 a, b**）．

歯根に関連するリスク要因

歯根表面積，骨植，歯冠・歯根長比

パーシャルデンチャーの鉤歯選択に際して，候補となる歯の骨植は非常に重要な因子である．ブリッジ支台歯の選択以上に，候補となる歯に加わる力学的な状況をより厳密に判断しなくてはならない．歯周疾患による歯槽骨の吸収は，歯根膜により支持されるべき歯根表面積の減少を意味し，これは，①咬合力に抵抗する実効支持面積の低下，②歯冠・歯根長比の変化として表在化する（**図7 a～d**）．

鉤歯の数や配置は欠損形態によってある程度必然的に

パーシャルデンチャーが受けるさまざまな力のコントロール

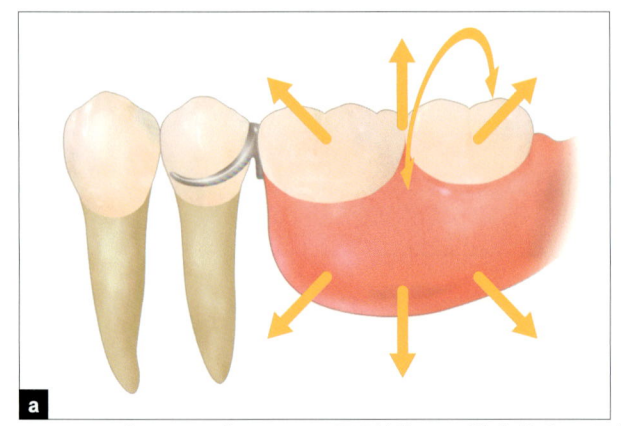

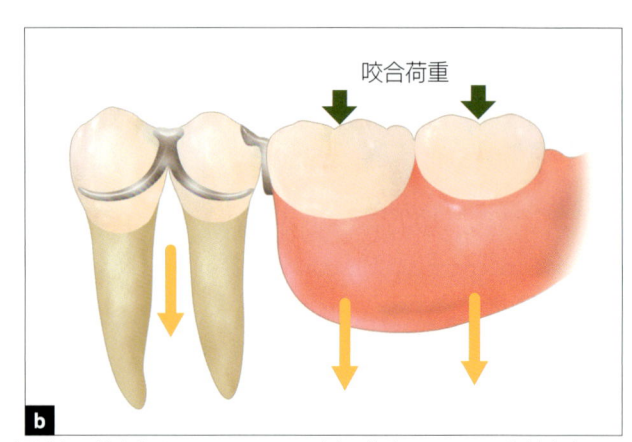

図6 a, b　パーシャルデンチャーの顎堤粘膜および鉤歯が受ける回転力・傾斜力・側方力をコントロールし（**a**），鉤歯においては歯軸方向に，顎堤粘膜では広い面積で垂直方向に分散させることを目指す（**b**）．

歯根表面積，骨植，歯冠-歯根比

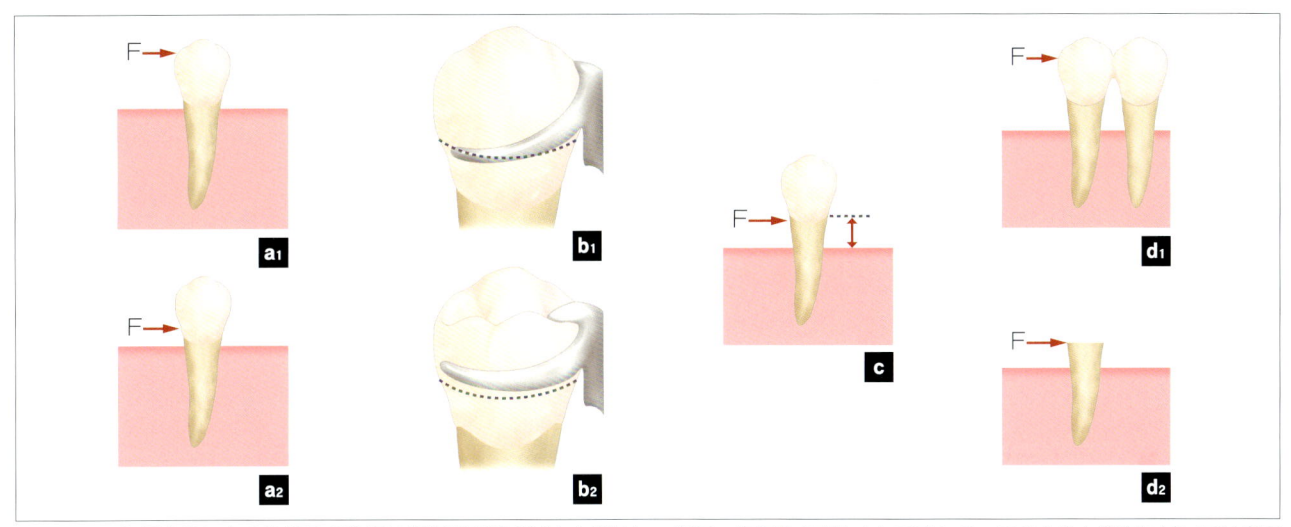

図7 a～d 歯周疾患による歯槽骨の吸収は歯根表面積の減少を意味し，歯冠-歯根比の変化として表れる．このような鉤歯に対しては歯冠形態を修正し(当然クラスプデザインも変化する)，クラスプあるいは鉤歯に加わる側方力を可及的に有利な条件に導くことが重要である．これはいわゆるマウスプレパレーションの一環ととらえてよい．
a：鉤歯に対する側方力(F)は作用点が抵抗源(支点：歯の場合は歯槽骨頂)から離れ，切縁・咬合面付近に作用するほど歯根に対する為害作用が大きくなる
b₁,₂：鉤腕が切縁・咬合面付近に配置されると，支点から作用点までの距離が大きくなり，鉤歯の負担過重や為害側方力を与える可能性がある．
c：歯周疾患により歯槽骨が吸収した場合は歯根・歯冠長比が変化している．そのために支点から作用点までの距離が短くても，健全歯に比較して力学的な条件は悪い．
d₁,₂：歯周疾患等で骨植が悪い場合には，1)鉤歯を連結固定したり，2)歯冠部を切削して歯根・歯冠長比を変化させたうえでオーバーデンチャーなどの応用を考える．

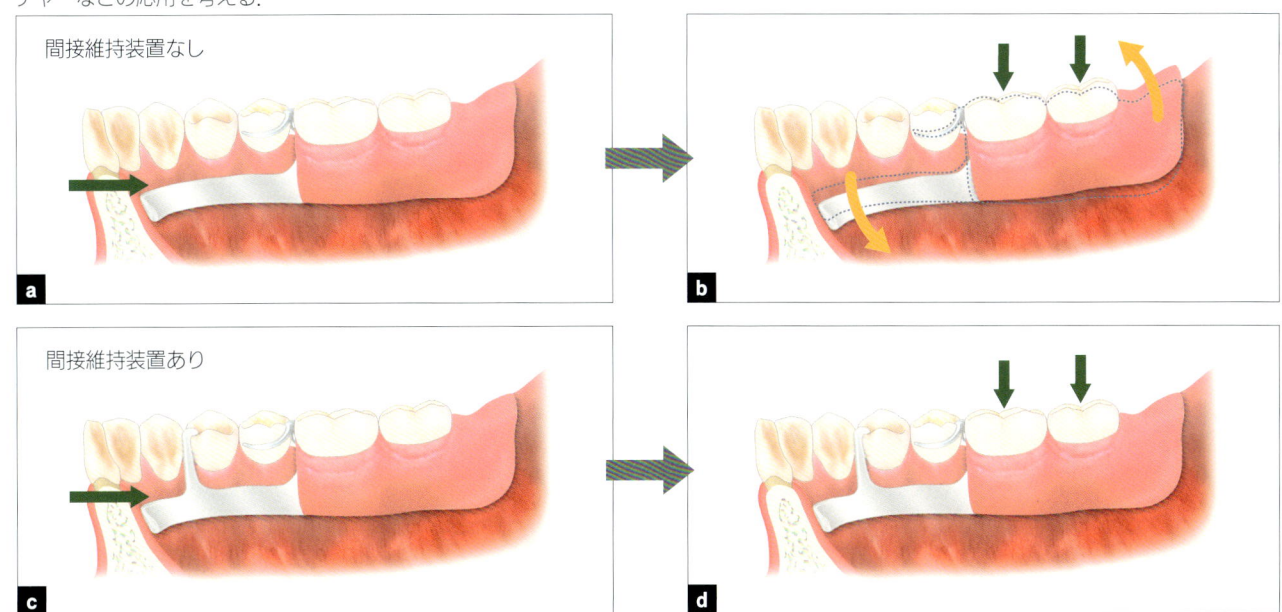

図8 a～d 間接維持装置は鉤歯に加わる力のベクトルあるいは応力の大きさを変化させる．欠損側に隣接した鉤歯(直接維持装置)の力学的な負担は大きい．義歯の動きを緩和して直接維持装置の負担を軽減するために，欠損部から離れた歯に(効果的に)間接維持装置を設置することで，義歯の維持安定のみならず，鉤歯への負担を軽減し機能的予知性を高める．
a：矢印部は適切な間接維持装置が欠如した状態を示す．
b：このような場合は咬合力に対して，間接維持装置の欠如により義歯床の上下的な動きがコントロールされず，テコの支点を中心に回転運動が発生する．結果的に浮き上がりやい義歯になる．
c：矢印部は適切な間接維持装置を示す．
d：この場合には咬合力が義歯床を介して適切に顎堤に伝達され，間接維持装置により義歯の回転が防止される．
＊参考文献4より引用・改変

CHAPTER 3　「欠損補綴」への個々のリスクの捉え方と予後　187

選択を余儀なくされるが，とくに欠損側に隣接した歯が鉤歯(直接維持装置)となるために，同部位の力学的な負担は大きくなる．そこで，義歯の動きを緩和して直接維持装置の負担を軽減する目的で，欠損部から離れた歯に間接維持装置を設置しなくてならない(**図8 a~d**)．これらは義歯の維持安定のみならず，鉤歯への負担を軽減し機能的予知性を高める．

歯根の形態・方向

ブリッジの支台歯の選択と同様に，歯根の形態や方向は歯根表面積のみでは評価しきれない要素を含む．当然のことながら，鉤歯としてクラスプをかける場合には理想的な歯冠形態を有することが望ましい．また，パーシャルデンチャーデザインやクラスプの種類によって適切な歯冠形態や平行性などを鉤歯に付与しなくてはならない．

パーシャルデンチャーの製作にあたり，本来であれば鉤歯に対する歯冠補綴(マウスプレパレーション)が必要な症例は非常に多いが，日常臨床で恒常的に行われているとはいい難い．

一方，鉤歯に求められる歯冠形態あるいは歯軸方向(平行性含む)はあくまでパーシャルデンチャーの維持安定のためのもので，歯根の方向と必ずしも一致するとは限らない．インプラントについても同じことがいえるが，歯冠からの機能圧伝達方向が歯根と一致する，あるいは非生理的応力に対する抵抗力が発揮されるか否かなどについては，歯根を含めた1個の剛体として鉤歯をとらえない限り予後の推定が困難である(**図9 a~d**)．

鉤歯の歯根方向（歯根の形態や状態）

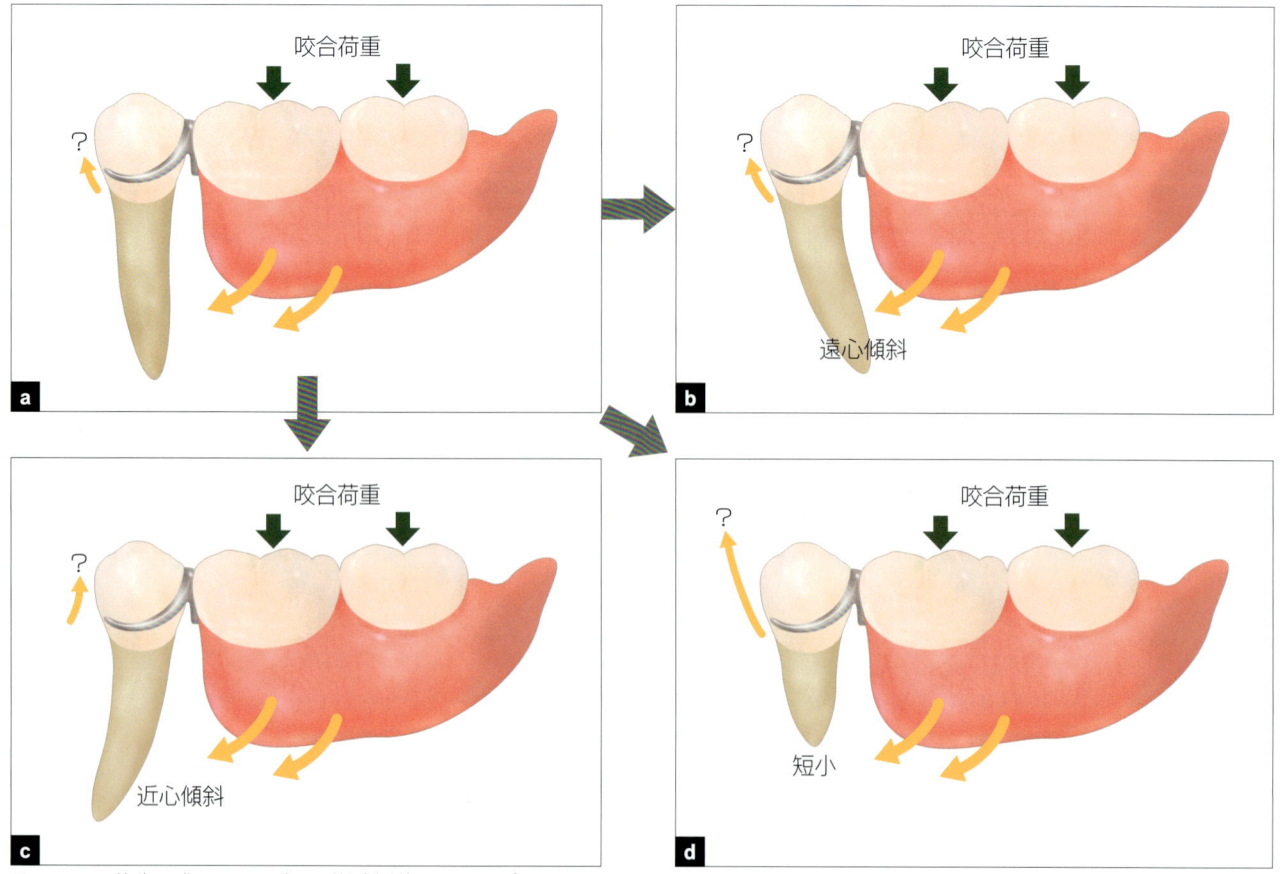

図9 a~d 鉤歯に求められる歯冠形態(歯軸)はクラスプの維持のためで，歯根方向と必ずしも一致するとは限らない．クラスプを介して伝達される非機能圧に対する抵抗力は，歯根の方向や形態に影響する．

歯槽骨および顎堤に関連するリスク要因

欠損部形態およびスパン(歯数)

パーシャルデンチャーは1歯欠損から1歯残存まで,その欠損形態の組み合わせは莫大である.欠損部位およびスパン(歯数)はパーシャルデンチャーの予後に大きな影響を与える(本項では重複を避けるために詳細は126ページを参照).

歯槽骨の吸収状態・顎堤の状態

欠損歯数が増加するほど欠損部近遠心幅径が長大になる.しかし,残存歯の配置(中間欠損か遊離端か,欠損が片側性か両側性かなど)によって,義歯に加わる6種類の動きは程度が異なる.また,上顎・下顎,前歯部・臼歯部,顎堤条件(歯槽骨の吸収状態,粘膜の被圧変位量)の影響も受ける(もちろん前述した鉤歯の条件も考慮しなくてはならない).つまり,パーシャルデンチャーは固定性ブリッジと比較して関連する要因が多すぎて,予後推定が非常に困難である.

パーシャルデンチャーに関する教科書を見ても,顎堤条件や欠損部歯槽骨吸収状態などに関する記載は少ない.また,あったとしてもパーシャルデンチャーの設計や予後に関連する示唆はほとんど記載されていない.これは,総義歯と比較してパーシャルデンチャーは残存歯に維持安定を求めるために,顎堤条件よりも鉤歯あるいはクラスプデザインの選択が重要視されているからであろう.

> **summary** テコの原理の力の支点を複数にする,力を分散させるなどが必要
> ①残存歯の配置によって,パーシャルデンチャーに加わる特有の6種類の動きは程度が異なる.
> ②鉤歯に加わるⅠ~Ⅲ級のテコの原理の力を軽減するように,パーシャルデンチャーのデザイン・クラスプデザイン(近心オクルーザルレスト,双歯鉤,間接維持装置など)を考える.
> ②パーシャルデンチャーは,欠損の部位,顎堤の条件,鉤歯の条件の影響も受ける.関連要因が多すぎて,予後推定が非常に難しい.

参考文献

1. 野首孝祠,五十嵐順正・編著.現代のパーシャルデンチャー:欠損補綴の臨床指針.東京:クインテッセンス出版,2008:61-102.
2. Carr AB, Brown DT. McCracken's Removable partial prosthodontics (11th ed). Elsevier, 2011:19-33.
3. Carr AB, Brown DT. McCracken's Removable partial prosthodontics (12th ed). Elsevier, 2011:21-28.
4. Phoenix RD, Canga DR, DeFreest CF. Stewart's Clinical Removable partial prosthodontics(4th ed). Chicago:Quintessence pub, 2008:1-18.

section 4 歯根・歯槽骨・顎堤の状態によるリスク

3 インプラントへのリスク因子①

萩原芳幸（日本大学歯学部歯科補綴学第Ⅲ講座，日本大学歯学部付属病院歯科インプラント科）

インプラントにおける注意事項

インプラントは顎骨内に埋入するために，解剖学的な制限と三次元的な骨のボリューム，ならびに骨質などが予後に影響する．とくに三次元的な骨量は，歯の喪失に至る過程の状況や病歴の影響を受ける．しかし，歯の保存に関する考え方や抜歯時期・基準の明確なガイドラインがないために，治療を担当する歯科医師によりインプラントサイトの状態が異なり，結果的にインプラントの治療難易度が異なることは少なくない．

歯根・歯槽骨・顎堤状態によるインプラント埋入への影響，ならびにインプラントの予知性に関しては194～202ページで詳細に解説を加えた．本項では視点を転じ，残存歯根の状態と埋入されたインプラントの予後の関係について，咬合の観点から考察を加えてみたい．

歯根に関連する要因

残存歯の状態，とくに歯周疾患の罹患状態と，既埋入インプラントに対する予後との関係は，

①咬合の安定性
②アンテリアガイダンス
③顎運動経路
④咀嚼経路
⑤歯根膜感覚

などの状況に左右される．無歯顎におけるインプラント症例では残存歯による影響は排除できるが，インプラントと天然歯が混在している場合には残存歯の状態に注意が必要である．本項では咬合支持あるいは顎運動ガイド（アンテリアガイダンス，側方ガイド）への関与が，天然歯優位（依存），あるいはインプラント優位（依存），の状況についてそれぞれ考えてみたい．

天然歯とインプラントの混在歯列において，天然歯あるいはインプラントのいずれが咬合に関与する因子として優位であるかは，症例ごとの欠損形態および欠損歯数による．しかし，本書でもたびたび述べられている「宮地の咬合三角」理論は1つの基準として捉えることはできる．もちろん欠損部位（＝インプラントの位置）によって状況は異なるが，一般的に咬合三角第1エリアは天然歯優位であり，逆に第4エリアはインプラントによる咬

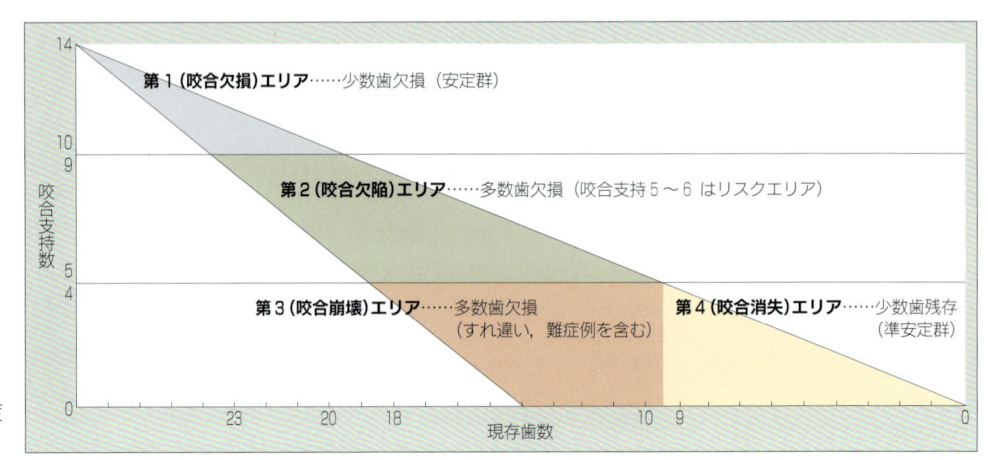

図A 欠損のエリアの性質と症例の位置．

合再構成症例と考えてよい(**図A**, 咬合三角). 本項でとくに問題とすべきは, とくに第2エリアと第3エリアであり, これらにおける天然歯の状態とインプラントの予後を整理してみる(82ページ参照).

残存歯の骨植と歯冠‐歯根比

一般的に咬合三角第2エリアは両側遊離端欠損症例, 第3エリアはすれ違い咬合を代表とする広範囲な咬合支持域喪失の咬合崩壊群である. 第2エリアに近い第1エリア, および第2エリアは片側および両側の遊離端欠損症例であり, 欠損歯数と部位により小臼歯の咬合支持の有無が変わる. いずれにしても, 臼歯群の欠損に対するインプラント治療とその予後には, 健康な犬歯あるいは小臼歯の存在が鍵となる.

咬合三角第1・2エリア(天然歯優位型)

天然歯誘導型の咬合では, 残存歯により適切かつ安定した, ①側方・前方運動ガイド, ②咬合支持域, が確立しているか否かが重要である. 犬歯誘導, グループファンクションいずれにおいても, 残存歯の骨植が良好で側方運動時に臼歯部(この場合はインプラント補綴装置を想定)が離開することが前提になる. 第1エリアもしくは第2エリアにおいてインプラントで垂直的な咬合支持を獲得可能な場合, インプラント補綴部位の予知性は既存の残存歯の状態に左右される(**図2〜4**).

症例1(図1)

症例1の患者は21歳, 男性, 体育会系学生. 乳歯の晩期残存により5部にインプラント治療. 本例では堅固な歯列によりインプラントが保護され, 堅固な臼歯離開咬合である.

症例2(図2)

症例2の患者は70歳, 男性, 無職. う蝕により76と4を喪失し, インプラントによる修復を行った. 70歳で健康な歯を25本有し, 歯周疾患の状態も軽度である. 欠損の有無にかかわらず咬頭嵌合位が明瞭で臼歯離開咬合を有する.

症例3(図3)

患者は64歳, 女性, 自営業. 中程度〜重度歯周炎で残存歯の動揺は大きかったためにスーパーボンドによる広範囲の固定を行っている. 下顎は両側遊離端欠損であるが, 上顎の小臼歯部は歯周病が予後不良のため抜歯したために, 垂直的咬合支持域が少なく, すれ違い咬合に近い.

残存歯が堅固, 咬頭嵌合位が明確で, 確実な臼歯離開咬合を有する症例(宮地の咬合三角第1エリア)

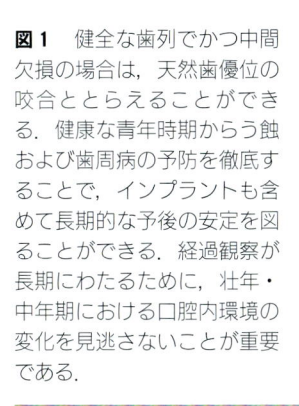

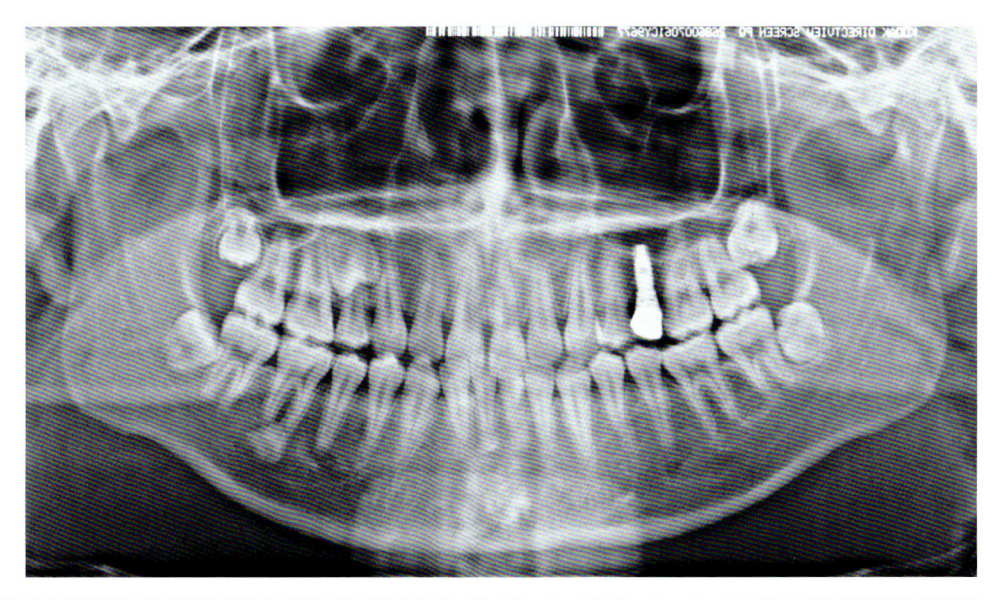

図1 健全な歯列でかつ中間欠損の場合は, 天然歯優位の咬合ととらえることができる. 健康な青年時期からう蝕および歯周病の予防を徹底することで, インプラントも含めて長期的な予後の安定を図ることができる. 経過観察が長期にわたるために, 壮年・中年期における口腔内環境の変化を見逃さないことが重要である.

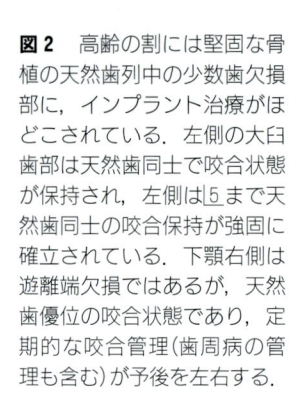

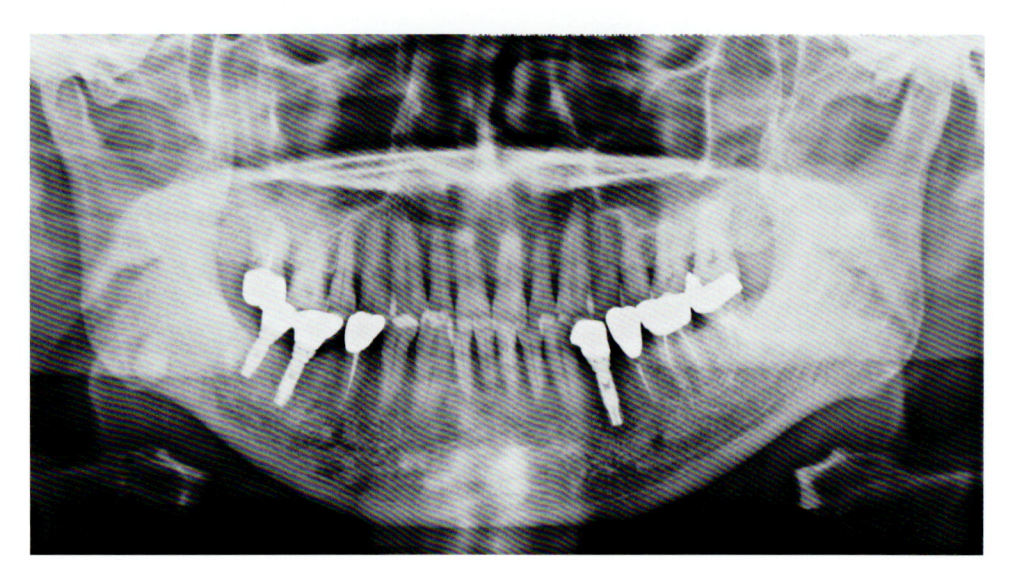

section 4　歯根・歯槽骨・顎堤の状態によるリスク

図2　高齢の割には堅固な骨植の天然歯列中の少数歯欠損部に，インプラント治療がほどこされている．左側の大臼歯部は天然歯同士で咬合状態が保持され，左側は 5 まで天然歯同士の咬合保持が強固に確立されている．下顎右側は遊離端欠損ではあるが，天然歯優位の咬合状態であり，定期的な咬合管理（歯周病の管理も含む）が予後を左右する．

> **欠損の拡大を止める**　**宮地の咬合三角第1エリアの予後**
>
> 　症例1・2（**図1，2**）ともに残存歯が堅固で，咬頭嵌合位が明確かつ確実な臼歯離開咬合を有する．アンテリアガイダンス・側方ガイドに関与する歯の骨植が良好で，非生理的な応力（側方力）はインプラントに加わらない．これらの症例では，咬合支持に関して積極的なインプラントの関与が必要ではなく，残存歯に大きな咬合崩壊が生じない限り予知性は高い．

垂直的咬合支持域が少なく，すれ違い咬合に近い症例（宮地の咬合三角第2エリア）

図3　咬合の安定には臼歯部の垂直的な支持が不可欠である．本症例は下顎の両側遊離端欠損に対しインプラントで咬合支持を設け，さらに上顎左右小臼歯部におけるインプラントも効果的に作用している．本症例の特長は咬合支持がインプラント対天然歯（全域ではないが）であり，中程度から重度歯周炎であるために，咬合負担能力および被圧変位量のコントロールが重要である．本症例ではリコール期間を短めに設定し，咬合の管理（咬合調整）を徹底することが予後を左右する．

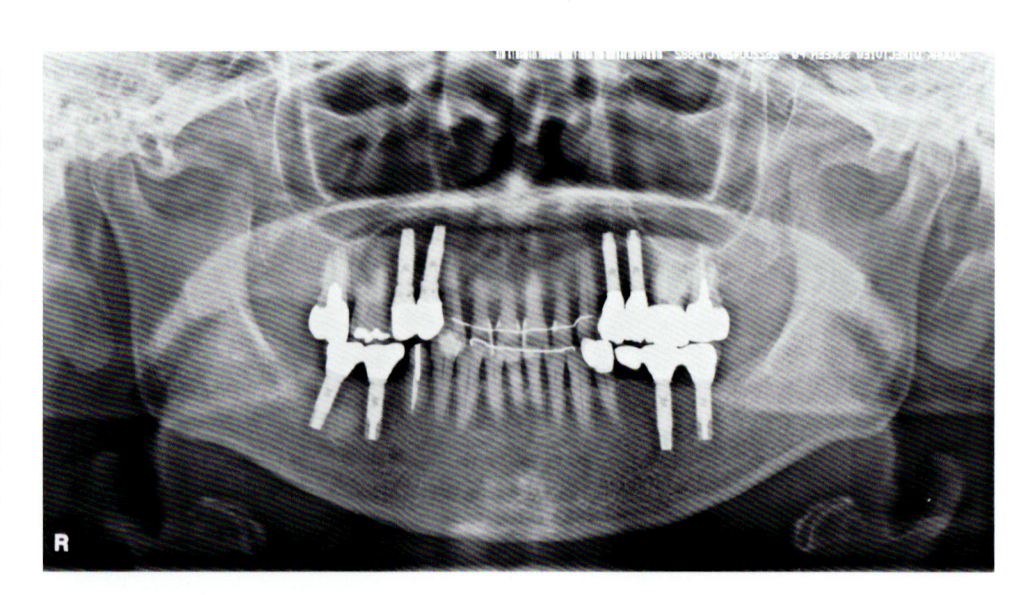

> **欠損の拡大を止める**　**宮地の咬合三角第2エリアの予後**
>
> 　本症例の欠損形態から，
> ①上下のインプラントと天然歯の咬合支持状態
> ②アンテリアガイダンス（側方ガイド）に関与する残存前歯部および小臼歯の状態（フレアアウト，動揺）による臼歯部での干渉
> 　が予後を左右する．
> 　本症例では，側方ガイドに関与する部位もインプラントに置換されており，垂直的な咬合支持域の安定性，および側方ガイドに関与する歯群の骨植と，臼歯離開量の確保が重要になる．

咬合三角第3エリア（インプラントによる咬合再構成型）

一方，第3エリアの範疇である咬合崩壊群は明らかにインプラントによる咬合支持と側方ガイドが不可欠になる．とくに犬歯相当部を中心とした前歯部から小臼歯部にかけての側方圧および臼歯離開量のコントロールが重要である．これらの咬合の鍵となる力のコントロールはインプラントに依存するために，上部構造の材質も含めてインプラントの本数や配置，力の分散を適切に評価しなくてはならない．

症例4（図4）

患者は65歳，男性，自営業．ごく小数歯の咬頭嵌合を除き，ほぼすれ違い咬合による咬合崩壊症例．残存歯は中程度～重度歯周炎で，部位によっては動揺が大きい．上顎前歯部の欠損もあるために側方ガイド（左側）はインプラントに依存しているが，埋入本数と配置が良好なために，抗側方力は良好で，確実なガイドの付与が可能である．

ごく小数歯の嵌合を除き，ほぼすれ違い咬合による咬合崩壊症例（宮地の咬合三角第3エリア）

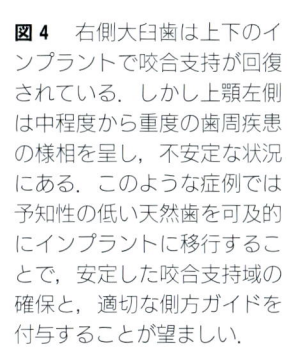

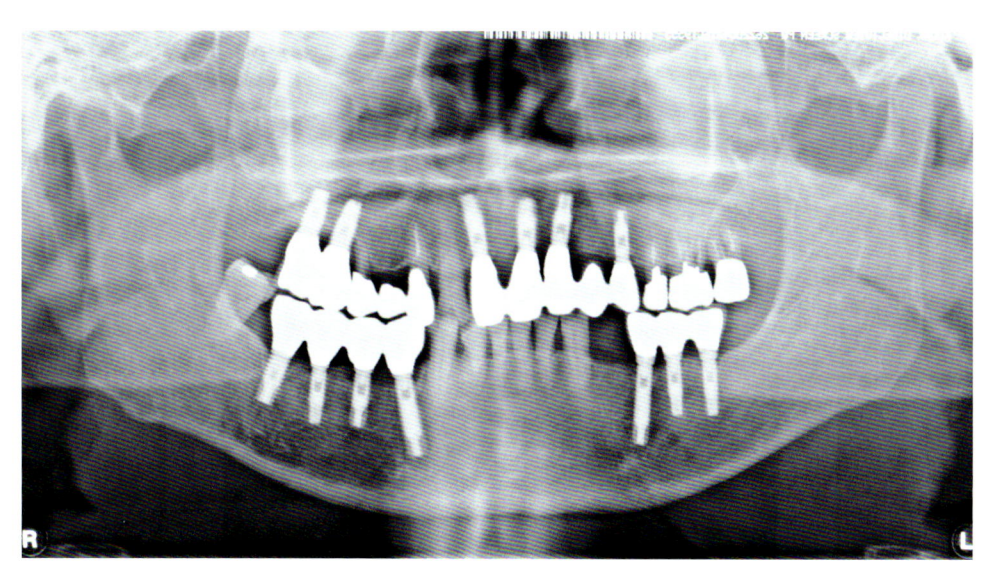

図4 右側大臼歯は上下のインプラントで咬合支持が回復されている．しかし上顎左側は中程度から重度の歯周疾患の様相を呈し，不安定な状況にある．このような症例では予知性の低い天然歯を可及的にインプラントに移行することで，安定した咬合支持域の確保と，適切な側方ガイドを付与することが望ましい．

欠損の拡大を止める　宮地の咬合三角第3エリアの予後

①左側のインプラントと天然歯の咬合支持状態，とくに残存歯の骨植・歯周病の状態により，咬合支持能力の変化に注意が必要
②右側のガイドは犬歯と小臼歯のグループファンクションであり，上下天然歯に依存している．
5|4ブリッジの予後と3|3の骨植，歯冠形態変化により，ガイドが影響を受けるので，注意深い経過観察が必要である．

おわりに

パーシャルデンチャーでは欠損形態と鉤歯の配置が義歯の安定を左右する．同時に鉤歯の骨植は，義歯の維持に深く関与し，パーシャルデンチャーの予後を決定するといっても過言ではない．

一方，インプラントと天然歯が混在している場合には，残存歯が咬合支持と側方（あるいは前方）ガイドにどの程度関与しているのかにより，予後の推定が変化する．被圧変位性のまったく異なる天然歯とインプラントが共存するためには，つねに注意深くかつ繊細な咬合の管理が求められる．

パーシャルデンチャーやインプラントは，ブリッジの適応症例に比較して，多数歯欠損あるいは遊離端欠損の症例に用いられることが多い．つまり，咬合支持域が少なく，残存歯のみでは咬合の安定化および十分な機能を得ることが困難である．このような状況下での補綴治療では，残存歯の骨植や修復状況により予後が異なる．したがって，治療計画の段階から欠損部のみならず残存歯の状態を的確に診断し，予知性の高い治療計画を立案することがもっとも重要である．

section 4 歯根・歯槽骨・顎堤の状態によるリスク

4 インプラントへのリスク因子②

細山 恒(新潟県・細山歯科医院)

はじめに

　疾病を被った口腔を審美的にも機能的にも回復し，長期にわたり健康に維持するには，予後判定基準に基づいた的確な診査・診断で病態のリスクを把握し，それらのリスクを回避し，治療を行うことが必要である．しかし，疾病の程度，加齢，補綴材料，患者個々の受容能力，医療の限界などで，主治医の予測を超えた疾病の再発や新たな合併症が発症する病態もあり，理想の治療と現実像との乖離に苦慮する症例もある．

　治療結果の予後判定基準は，残存歯質量，歯根の状態，歯周組織の状態(歯槽骨の状態・量・維持の可能性)，顎堤の形態と状態，力学的・機械的要求度，審美的要求度，患者の要求度，などが挙げられる．

　このセクションでは，主にインプラントで欠損歯列の補綴治療をする場合のリスクファクターを，歯根，歯槽骨，顎堤に分けて述べ，それぞれに生じるリスクと，発症したリスクに対応した症例を提示し，解説を加える．

歯根の状態によって生じるリスクとその対応

　歯・歯根のリスクに関しては，歯根(根管系)の形態，歯根破折，歯内療法，加齢，抜歯による影響，歯周病，荷重，に起因する場合に大別できる．

歯根(根管系)の形態

　加齢とともに歯根の形態が変化したり，歯によっては，開窓状骨欠損(fenestration)や裂開状骨欠損(dehiscence)，側枝，樋状根，石灰化などがあり，根管治療をより困難にする．また，穿孔や器具の破折などにより偶発症が引き起こされると，抜歯を余儀なくされることがある．

歯根破折

　上下顎の歯の直接的接触や間接的接触により咬合接触部位には咬耗や楔状欠損が生じ，やがて咬合接触面積が増大してくる．それにともない，歯の動揺，歯冠破折，歯根破折などが発症する．

　破折は，加齢にともない硬組織中の無機成分が増大して歯が硬化性変化を起こしたり，また，水分の減少により弾性・粘性が減少して歯・歯根が脆弱になる結果であるといわれている．このような歯の物理的性質の変化が歯・歯根破折の原因となる．このような続発症は周囲の硬軟組織にダメージを与え，回復治療をする場合に機能・審美を満足させることが困難になる．

　また，歯肉縁下う蝕や残存歯質の破折で，健全歯質の確保や，フェルール(マージンより歯冠側に残る健康な象牙質)での維持力の増大や，補綴物のマージンの位置の設定などが困難な症例では，歯周外科的・矯正学的方法で歯の存続を図ることがある．しかし，歯槽骨削除処置により，維持力の減少や過度の動揺，複根歯の根分岐部の露出，隣接歯との歯肉レベルの違いによる機能障害・審美障害，歯間乳頭の喪失，などが発症する場合がある．

歯内療法

　歯内療法の文献によると，200症例に対する成功率は53～94.5％で，根尖の状態はこの％値に大きく影響する因子とされている．生活・失活，根尖病変(periapical lesion)の有・無，初回の根管治療か・再根管治療かにより，成功の比率は大きく変動するといわれている[1]．

　そのことから，歯根管の状況はいずれの治療にせよ，十分な予後判定基準と照らし合わせて補綴に関与させないと，併発症を引き起こし，歯・歯槽骨を失い，補綴修復時にリスクを生じさせることになる．

4 インプラントへのリスク因子②

加齢

　ヒトの歯髄は加齢にともない石灰化が進み，容積が減少していく．高齢者の根管は歯冠部歯髄が消失し，根管歯髄のみになる場合は電気歯髄診で生活反応を示さない場合がある．また，根管孔部が本来の位置から消失して根管部に残存するのみになったり，網状根管の副根管が認められることもある．このように高齢者の歯の治療を行う場合には十分に気をつけて切削しないと，髄床底や根管口部の過剰切削や穿孔を引き起こして根管治療での偶発症が起こり，やがて歯・歯槽骨を失い，補綴治療のリスク因子になる．

抜歯によるインプラントへの影響

　抜歯部位の骨変化についての一般的所見では，歯槽骨頂の高さの減少と同時に抜歯窩の骨形成がみられるが，骨の増加および減少のほとんどは，抜歯後最初の3か月間に起こる．対照的に歯根膜のリモデリング（複根歯の場合は歯槽中隔を含む）は，抜歯後6～12か月の間がより顕著であり，約3分の1の症例で骨が増加した部分の量は，治癒から12か月後よりも6か月後のほうが多かったと報告されている[1]．

　抜歯後に起こる歯槽骨量の減少により，インプラント埋入が非適応になったり，あるいは，ブリッジや義歯による補綴をするうえで機能的・審美的に影響を与えることがある．そのために骨量の減少を回避することが求められ，抜歯窩の骨吸収を操作し，骨の高さや頰舌的幅径の減少を最小限に抑えるような術式が提案されている．抜歯窩内に移植材を用いる，あるいは用いない組織再生誘導法は，骨量を保存するために応用することが可能である．抜歯即時インプラント埋入は，独自の治療方法に基づいて行われるが，この方法で治癒期間の短縮と経費減という利点に加え，骨の保存も可能であると思われる．しかし一方では，感染や偶発症の危険性を最小限に抑えるために，インプラント埋入時期を変更することもある．

　以下に提示する症例は，歯根の予後判定基準で曖昧なリスク要因があり，不確かな診断のもとで普遍的補綴方法を行った．その結果，続発症を引き起こし，インプラントで再補綴を行ったが，長期経過の間に生じる副次的な過程でさまざまな併発症が起こる．

症例1（図1 a～i）

　1978年に初診．患者は39歳，男性．7｜根尖病変を主訴として来院．根管治療後11年間良好に推移するも，1992年に6｜遠心根破折でヘミセクションを行い，ブリッジで補綴した．再補綴後8年目の2001年に残存させた6｜近心根の破折で抜歯をした．また，5｜歯根部病変に対して，積極的な介入を行い，再根管治療で保存を図った．しかし同歯も歯根破折で抜歯し，3歯をインプラントで補綴して現在に至る．

　定期的なチェックを受けていたことで偶発症は歯根のみに限定されていたため，置換医療としてインプラントを適応するに十分な条件を隣接組織に温存できたが，初診の根管治療時に補綴治療の予後判定基準を十分に満していた保存治療であったかどうかが問われる．この基準の曖昧さが欠損拡大回避の失敗になり，結果的に長期間の場当たり的対応になってしまった．

CHAPTER 3 「欠損補綴」への個々のリスクの捉え方と予後　**195**

section 4　歯根・歯槽骨・顎堤の状態によるリスク

症例1　歯根の状態によって生じたリスク

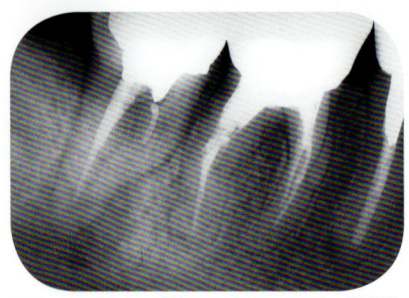

図1a　1978年，7⏋部の疼痛で来院．根管治療を行う．

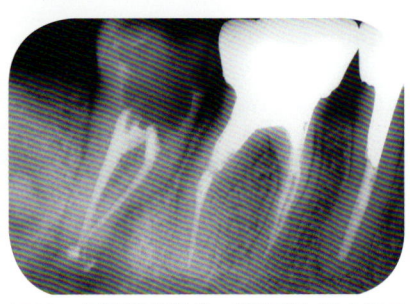

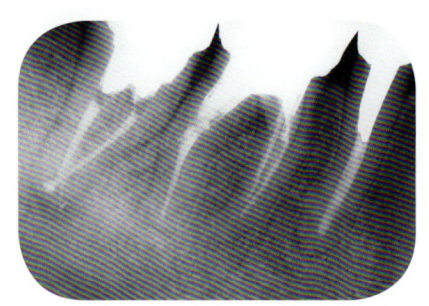

図1b　7⏋根管充填後，荷重前に咬合痛の軽減が認められた．

図1c　メタルコアを挿入し，補綴を完了．

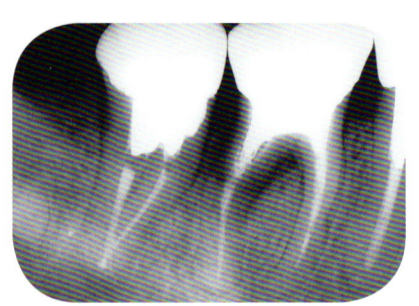

図1d　1992年6⏋の遠心根が破折する．

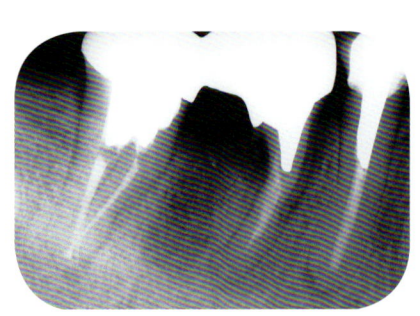

図1e　1998年，6⏋遠心根のヘミセクション後，ブリッジで補綴した6年後．

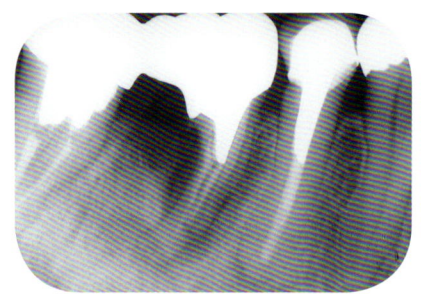

図1f　2001年に支台歯の6⏋の近心根も破折した．6⏋抜歯時に5⏋にも積極的な治療介入を行った．

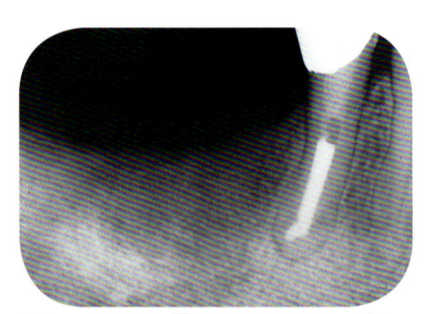

図1g　2002年，6⏋の近心根破折で，ブリッジの後方支台歯もマイクロクラックが発症して，コアが脱落し，7⏋も抜歯となる．

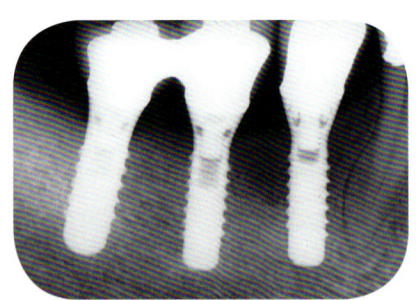

図1h　2003年，5⏋の保存を図るため根管治療をしたが，根管が脆弱なため保存に疑問が残り，同歯は抜歯即時インプラント，7⏋6⏋も同時にインプラントを適応した．

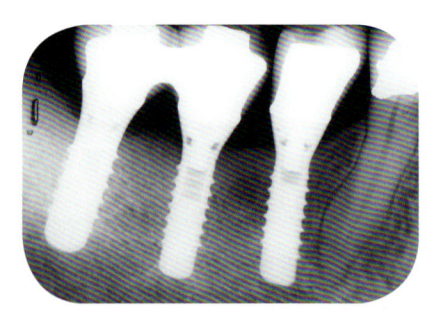

図1i　2011年のエックス線像．術後33年，インプラント埋入後8年経過．

欠損の拡大を止める　過荷重と介入のタイミング

　7⏋の根尖部の痛み（**図1a**）はエンド由来と診断して再根管治療後は24年間機能した．歯根破折した6⏋遠心根をヘミセクションし，6⏋近心根と7⏋のブリッジとした．しかし，近心根への過荷重と7⏋への引張力で最大咬合支持域の7⏋も失うことになってしまった．
　6⏋は歯根破折発症時（**図1d**）に抜歯して6⏋単独歯インプラントをし，7⏋を単独補綴すれば，スプリントによる7⏋の過荷重を回避できた．5⏋の無症状の再根管治療は予後判定基準からもオーバートリートメントであり，当歯は根管拡大しすぎによる破折を回避できたと思われる．

歯槽骨の状態によって生じるインプラントへのリスク

進行した歯周疾患，乱暴な抜歯や外科手術時の歯槽骨に対する外傷や骨折，歯周膿瘍，歯の破折，発育異常，外傷，不適合な有床義歯による外傷，インプラントの失敗など，さまざまな要因によって歯槽骨へのリスクが引き起こされる．歯槽骨の欠損・吸収の状態により，補綴治療を行う際に審美性・機能性・力学的問題で困難な問題が生じることがある（**表1**）．

歯根を取り囲む歯槽骨は歯根を支えているが，同時に固有歯槽骨は生理的な負荷をうける歯根によって支えられている．このため，歯の欠損によって歯槽骨は失われ，時間の経過とともに顎堤さえもしだいに吸収する．欠損部歯槽骨の吸収は部位によっては審美的ダメージをもたらす．ここで有歯顎の正常な垂直顎間距離を維持し，生理的歯冠形態を回復しようとするならば，欠損部の骨のボリュームを増大しなければならない．

インプラントで補綴する方法は信頼性のある回復治療であるが，インプラント体に接する歯槽骨欠損は，ときにはインプラントの永続性を大きく阻害することになる．歯槽骨欠損は周囲骨が保存された「閉鎖型欠損」と，1か所以上の骨壁を欠いた「開放型欠損」とに分類する方法がある．「閉鎖型欠損」は再生に理想的な環境を有し，さまざまな治療法にもよく反応する傾向があり，メンブレン単独や自家骨の単独使用，またはこれらの併用によって骨欠損の補填が容易である．「開放型欠損」は，前者よりも外部環境は劣悪であり，治癒過程での骨の成長と血餅の保持に十分な条件とスペースを確実にするための複雑な再生処置が求められる．

また，長期にわたって安定し，理想的で調和のとれた軟組織の状態を維持するためには，三次元的な歯槽骨－インプラントの関係にも配慮しなければならない．

症例2は上記の理由により回復治療をしなければならず，補綴治療法の選択肢の1つであるインプラントで欠損部を補綴して機能を回復したが，歯槽骨の高径の減少に対応できず，審美的には不十分な補綴となった．この

表1 歯槽骨の吸収を引き起こす原因と，歯槽骨の吸収が引き起こす問題．

歯槽骨の吸収を引き起こす原因	①進行した歯周疾患 ②乱暴な抜歯 ③外科手術時の歯槽骨に対する外傷や除去 ④歯周膿瘍 ⑤破折 ⑥発育異常 ⑦不適合な義歯による外傷 ⑧インプラントの失敗
歯槽骨の吸収が引き起こす問題	①審美性 ②機能性 ③力学的問題 ④再修復治療が困難

ことから戦略的抜歯を適応して，周囲の歯槽骨を温存させてインプラントを埋入すべきであっただろう．当症例の経過を長期的に追うと，さまざまな併発症が起こることになった．

症例2　歯槽骨の吸収が進行（図2a～i）

1974年，初診．患者は37歳，男性．**図2a**にみられるように硬軟組織像による該当部に歯周治療を適応したが，歯槽骨の吸収，付着歯肉の脆弱化が起こり，プロービングデプス値が術後増加していった．右側側方運動は側切歯と第一小臼歯とがガイドをしてグループファンクション様相を呈していた．早期接触を含んだ咬合関係を改善し，定期検診の都度チェックして咬合様式に配慮をしてきたが，初診から12年，4|部の歯槽骨の吸収が顕著に進行してしまった．原因が正確に解明できないため，治療方針が立たず齟齬を咬む．結局，当部に抜歯後即時埋入インプラントを適応したが，審美的に問題が残った．また，5|の保存か戦略的抜歯かの診断が立たず，いたずらに経過を追い，結果的に抜歯，骨造成をしてインプラント補綴せざるを得なくなった．やがて，6|も骨吸収を併発して抜歯－骨造成－インプラント埋入と，結局3歯とも結果的に複雑で場当たり的治療となってしまった．

section 4　歯根・歯槽骨・顎堤の状態によるリスク

症例2　歯槽骨の状態によって生じたリスク

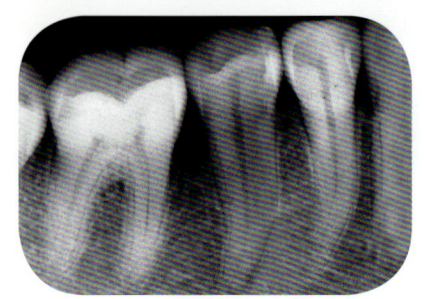

図2a　1974年，下顎右側部の歯肉炎で来院，通法にしたがい歯周治療をする．

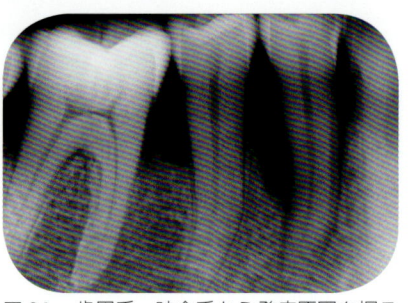

図2b　歯周系・咬合系から発症原因を探るも確定診断ができず，1992年（術後18年），重度歯周炎へと進行した．

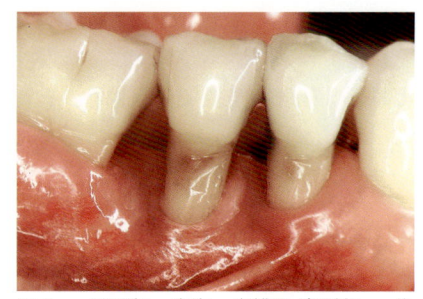

図2c　1993年，歯肉・歯槽骨が退縮し，歯周病は依然，緩慢に進行していく．

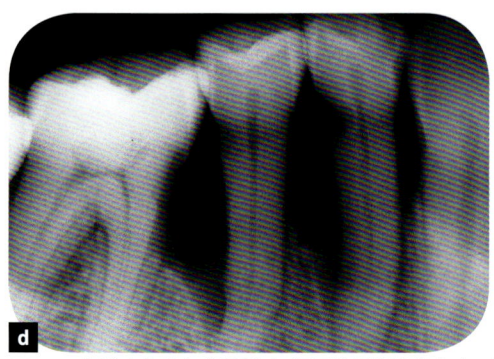

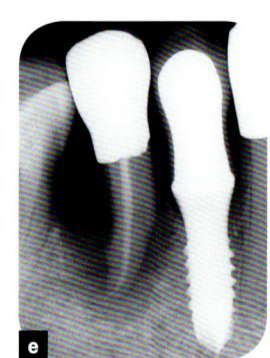

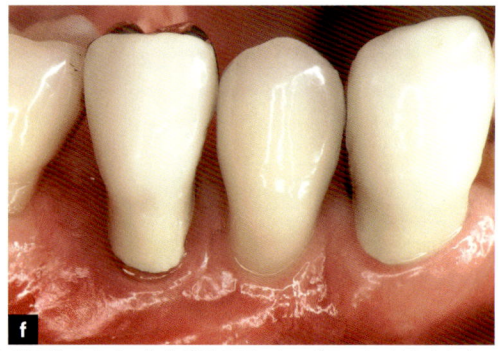

図2d　初診から22年（1996年），限局性侵襲性歯肉症へ進行し，側方運動を司る4の保存が不能となり，抜歯即時埋入インプラントを適応した．

図2e　インプラント埋入後5に知覚過敏が発症して歯髄処置を行ったが，骨吸収が依然進行している．

図2f　対応が遅れて5を抜歯，GBR，インプラント埋入，遊離歯肉移植術を行ったが，垂直的な骨高径をGBRで得られず，審美的な問題が出現した．

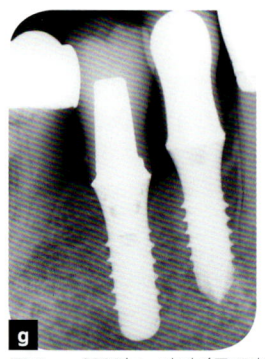

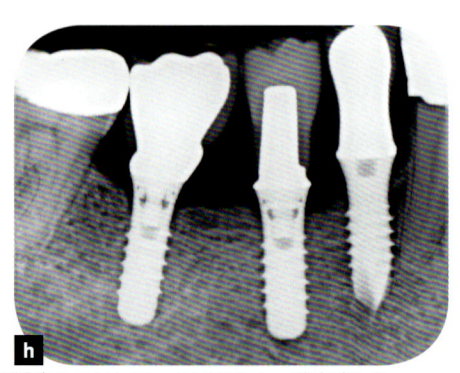

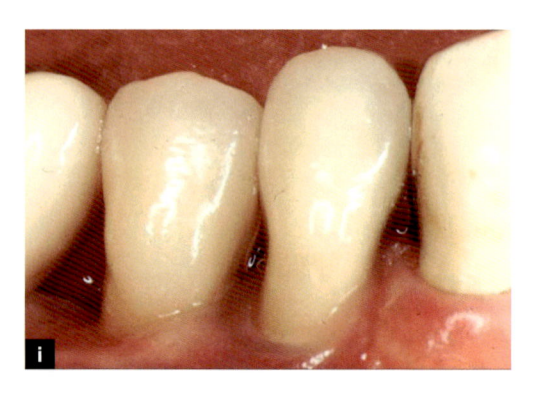

図2g　2002年，疾病（骨吸収の進行）をコントロールできたと一時安堵した．

図2h　2008年，やがて6部も動揺を来たし，抜歯→骨造成→補綴という小臼歯部に適応したのと同様な治療をすることになった．

図2i　2011年（術後3年）．患者の良好な口腔管理に呼応して機能をしている．

欠損の拡大を止める　**歯周治療の適応基準と咬合様式・咬合力学への配慮**

図2aから図2fへの推移をみると，歯周外科を含めた歯周治療の適応基準の曖昧さに起因して病態を阻止できなかった．図2dの時点で5 4は抜歯即時インプラントを適応していれば複雑なGBR，GTR術が避けられたと思われる．また，咬合様式・咬合力学的考察を十分にするべきであったであろう．

顎堤によって生じるインプラント義歯へのリスク(症例3,4)

顎骨の吸収(表2)

顎骨の吸収は，多種多様な要因，すなわち解剖学的要因，生体における代謝異常，生体力学的疾病素因などが複合的に作用して生じるといわれている．また，抜歯あるいは歯の喪失に続いて起こる顎骨の吸収は，一般に歯槽堤の吸収として捉えられていて，吸収度合は非常に変化に富んでおり，すでに骨が吸収していた位置からさらに進行する症例もある．

顎堤の吸収は，義歯を介して顎堤に加わる機能圧によって惹起される場合と，義歯を装着していない症例にも認められるとした見解もある．また，義歯の咬合様式の違いは歯槽堤の吸収にさほど関係がないことも明らかにされている．こうした事実から，歯槽堤の吸収は，事実，上下顎骨における退行性病変であり，歯の喪失により適切な機能圧が顎骨に加わらなくなったために引き起こされるという見解もある．

下顎前歯部において，抜歯後の顎堤の吸収量は年間で約0.75～4.5mmの間に分布していると考えられる一方，成功裡にインプラントが埋入された症例では，術後1年後からの歯槽骨の吸収量はわずか年間に0.2mmとなるとの報告もある．

有床義歯による補綴の影響

従来型の有床義歯を適用した場合，機能圧は，残存歯槽堤・顎骨・義歯辺縁部の軟組織へと分散するが，咬合支持を脆弱な粘膜や吸収した顎骨に求めただけであり，粘膜・顎骨に対して圧迫刺激が加わり，骨吸収を引き起こし，顎位の維持や安定・固定が得られない．

インプラントによる補綴の影響

対照的に，インプラント補綴を適用した場合は，咀嚼圧がインプラント体を介して直接顎骨に伝達され，顎骨の吸収を抑制する現実的な治療法でもあり，患者の咀嚼機能は向上し，より強い機能圧が発生して，顎骨に加わる生体力学的応力と骨の活性化が向上することになる．

表2 顎骨の吸収を引き起こす要因と，顎骨の吸収が引き起こす問題．

顎骨の吸収を引き起こす要因	①解剖学的要因 ②生体における代謝異常 ③生体力学的素因
顎骨の吸収が引き起こす問題	①補綴物の維持・安定性の低下 ②咀嚼力の減退およびそれによる全身的な栄養障害 ③オトガイ孔部分における下歯槽神経の露出 ④顎位の維持・安定性の低下

しかし，インプラントは単独歯から多数歯に適応される予知性の高い外科治療法であるが，インプラント埋入を理想的な位置に行うことができない場合もある．さまざまな形態を示す骨吸収への解決法は，インプラント埋入に適した骨または骨補填材の移植を行って理想的な補綴ができるように，欠損した骨量をつくることである．自家骨移植や骨ブロックを用いた骨造成・GBR法などは，欠損部の幅と高さを増大する方法として予知性の高い術式である．

症例3・4は前述の理由により失われた顎堤の補綴治療をしなければならず，補綴治療法の選択肢の1つであるインプラントにより，骨増大後に欠損部を補綴して機能・審美を得たが，長期的に経過を追うとさまざまな併発症が起こった．

症例3　著しい下顎堤の吸収

2006年，咬合不全と咀嚼時疼痛で来院したが，下顎左側臼歯部の極度の顎骨吸収があり，普遍的な補綴処置では回復が不可能であったため，両下顎枝(ramus)から骨採取し，移植をして顎堤造成術を行った．本症例のような極度の顎骨吸収への補綴処置はきわめて困難であり，複雑な手術が要求され，しかも移植骨の動向も含めて術後管理が大変重要になる．このように顎堤の状態によって生じたリスクは，患者・術者ともに多大な時間・出費などをともなう回復治療を必要とし，同時に術後管理の注視も不可欠となる．

section 4　歯根・歯槽骨・顎堤の状態によるリスク

症例3　顎堤によって生じたインプラントへのリスク

図3a　初診時(2006年)，咀嚼不全を主訴に来院．上顎欠損部の歯槽骨の吸収が認められる．
図3b　同主訴の下顎欠損像．

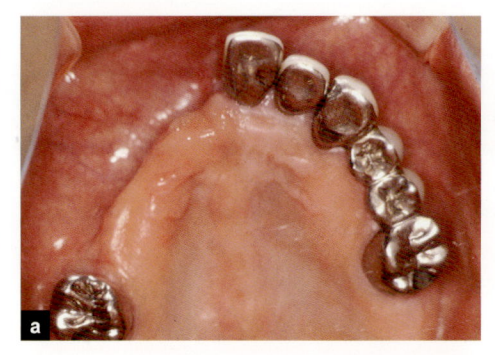

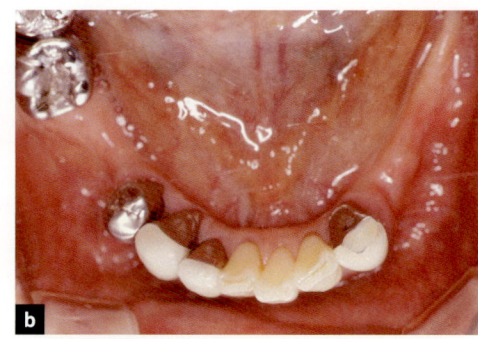

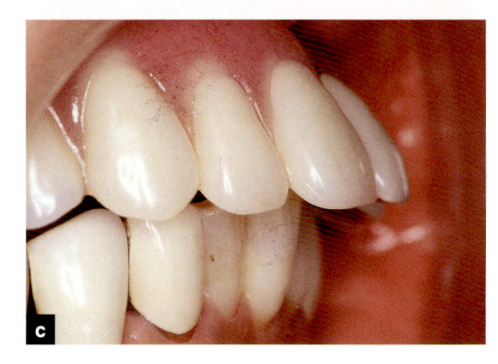

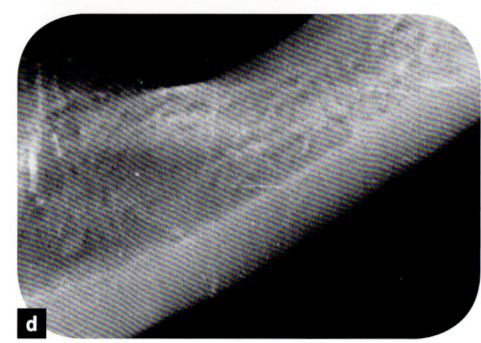

図3c　咬合支持域が失われて上顎前歯がフレアアウトした．
図3d　デンタルエックス線像．

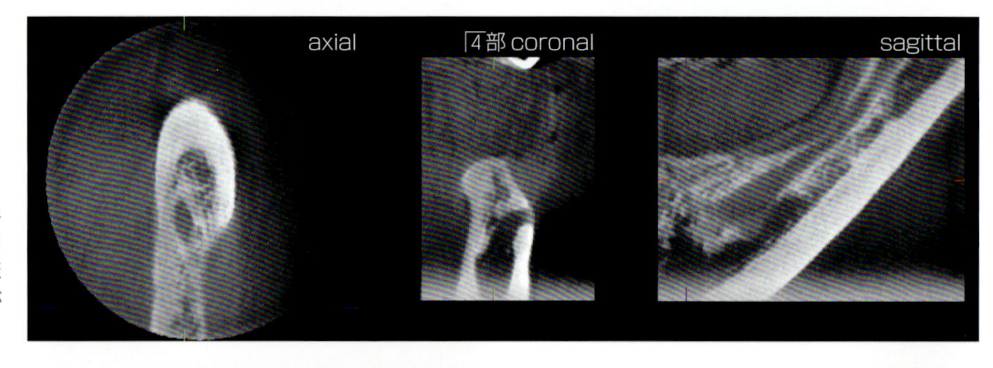

図3e　歯科用コーンビームCT像(「ファインキューブ」ヨシダ)での欠損部は，顎堤がほとんど失われ，下顎管の出口が上部にある．

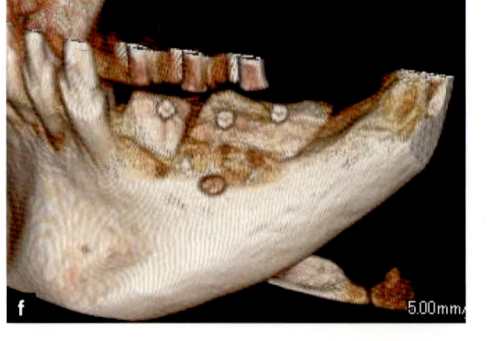

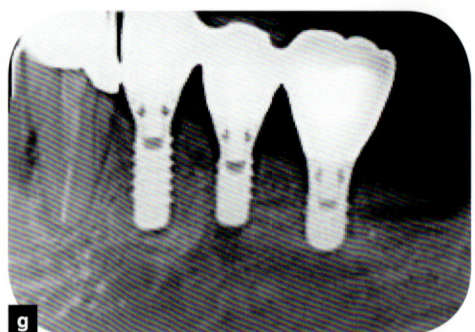

図3f　両側の下顎枝(ramus)から骨採取し，下顎左側臼歯部に移植した直後(CTのボリュームレンダリング像)．
図3g　所定部位にインプラント埋入後，補綴処置が完了．

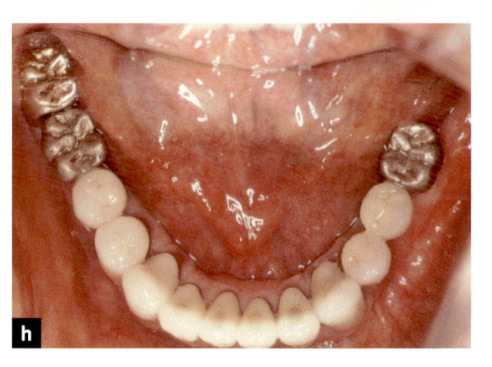

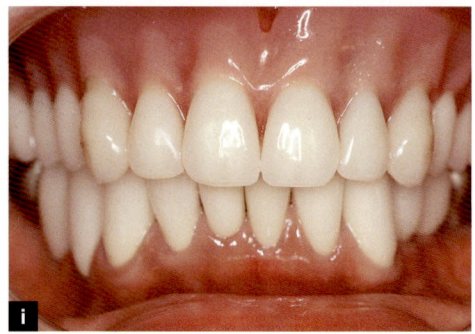

図3h　同補綴の下顎咬合面．
図3i　咬合高径と顎位の安定固定により審美・機能が回復した．

200　CHAPTER 3　「欠損補綴」への個々のリスクの捉え方と予後

症例4　戦略的抜歯

　本症例は，機能・審美・顎位維持が完全に失われ，全顎治療が必須であったが口腔環境・硬軟組織の状態が比較的損傷が少なく，回復治療の容易さから，抜歯即時埋入インプラントおよび即時荷重にて，歯槽骨の確保，顎堤の維持，トゥースポジションの維持が優先できた．

　症例2や3で示したような劣悪な条件下での回復治療を避けるために，戦略的抜歯を適応した．顎位の喪失と残存歯の動揺のために全顎的補綴を適応するに際し，本症例では残存する数歯が患者固有のトゥースポジションであるため，補綴時の基準点として採用できるのが利点である．この基準点を採用すればインプラントの埋入ポジションも的確となり，あらゆる面からインプラントの咬合補綴治療が好条件の下で行えるため，この処置治療は適切であった．

症例4　顎堤の吸収を阻止するために戦略的抜歯適応での対応

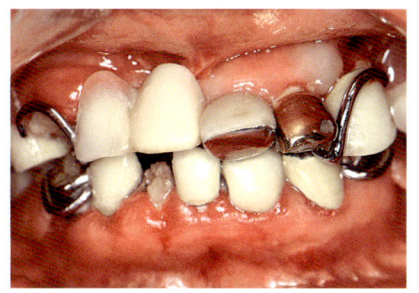

図4a　2003年，審美性・機能性の不全が主訴で来院時．咬合高径消失により上顎前歯がフレアウトし，下顎前歯は極度の摩耗を呈している．義歯は機能不全．

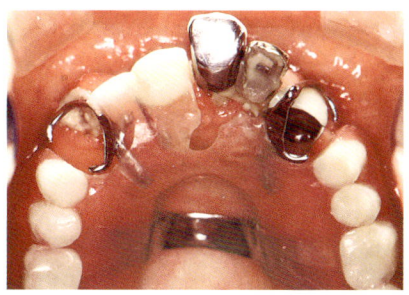

図4b　パーシャルデンチャーの沈下，鉤歯の破折，連結装置の口蓋圧迫がある．

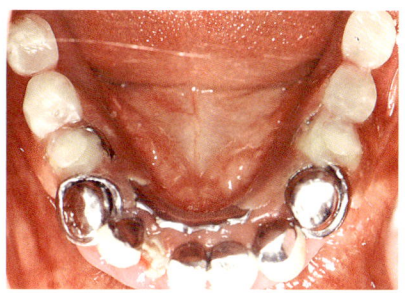

図4c　同下顎でも同様な症状を呈している．

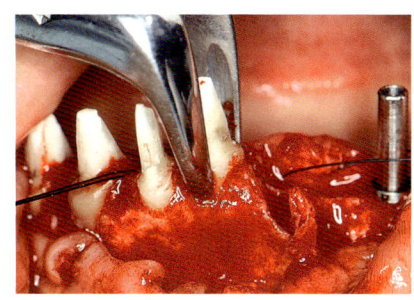

図4d　インプラントを埋入する骨量の豊富な部位と歯列中央は一致するとは限らない．歯列には一定の法則性があるが，インプラントの歯列には長軸方向への法則性がない．

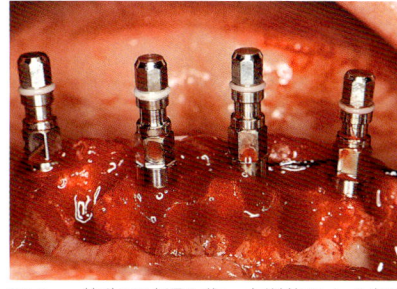

図4e　抜歯即時埋入術．力学的によく歯列の生体法則性が得られている部位に埋入できる．

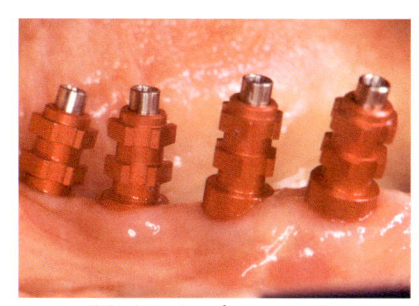

図4f　複数本のインプラントを植立する場合，一部のインプラントがわずかに近遠心的に傾斜したとしても，負荷の増大を引き起こさない．

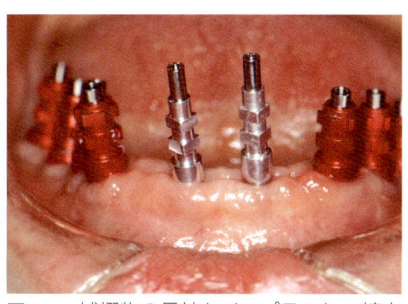

図4g　補綴物の長軸とインプラントの植立方向によって規定された平面内でのたわみは，上部構造によって抑えられる．

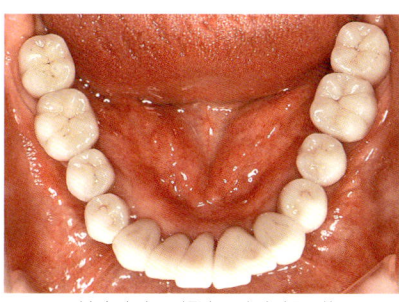

図4h　植立方向の相違を支台部で修正して歯列を整え，最終補綴を終了した．

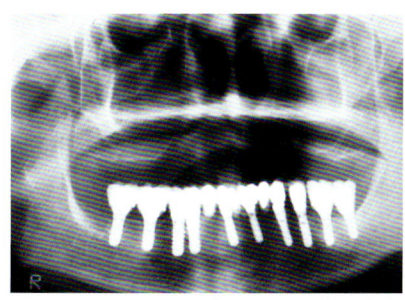

図4i　埋入したインプラントの長軸と上部構造像を示す．

おわりに

歯根支持骨や歯槽骨・顎骨が骨容積や高さ・幅の減少をきたすと，一般的なブリッジや可撤性義歯での補綴では予後に問題を抱えるか，または，曖昧な要因や不確かさや妥協を内在させながらの補綴では長期的に健全な口腔を維持できないこととなる．

そこで，歯根・歯槽骨・顎堤に生じた補綴のリスクを回避するために，骨移植や骨造成，上顎洞底挙上術などを行い，欠損部に適切な顎堤・歯槽骨を造成することで，インプラントを用いた補綴治療の可能性が高くなり，同時に口腔硬軟組織の損傷から生じるリスクも避けられる．

とくに，上顎の残存顎堤は解剖学的理由から，固定性の補綴物による機能回復を図るのには限界がある．しかし，歯の喪失・年齢・疾病に起因する骨の吸収・萎縮を最小限に抑えるには，徹底した予防歯科医療，的確な歯の保存療法，戦略的抜歯，または残存した歯槽骨や突起部に適切な荷重をかけ，補綴時のリスクを回避する方法がある．

しかし，それらの疾病が発症しても，それを外科的・補綴的にも再建する先端医療を適応させることで，生理的で健全な口腔の回復が可能となり，患者のQOLに大きく貢献することとなる．

欠損の拡大を止める　生体へのダメージを補綴物が受けるように

生体は非生理的・生理的な過度の力を，歯・補綴物・インプラント・歯槽骨・顎骨・顎関節のどれかが受け止め，生体への重篤なダメージを補償している．回復治療をする際に再治療が容易で生体侵襲性の少ない治療法ならば，他器官や組織が被るダメージを補綴物が受け止めてくれ，また，補綴部の撤去が容易である補綴法を採用することは，さらなる疾病拡大を阻止でき合理的である．

参考文献

1. Fanuscu MI. 天然歯の予後判定基準とインプラント治療．第22回日本顎咬合学会学術大会．2004年6月東京．
2. Bianchi A, Sanfilippo F. 骨粗鬆症：下顎骨の骨吸収への影響とインプラント補綴による治療の可能性．PRD 2002；10(4)：30-38.
3. Sanfilippo F, Bianchi AE. 骨粗鬆症：上顎骨の骨吸収への影響とインプラント補綴治療上の可能性―文献的考察と臨床上の留意点．PRD 2003；11(6)：34-42.
4. Bogaerde LV. 歯科用インプラントに隣接する骨欠損の分類の提言．PRD 2004；12(4)：60-66，
5. Grunder U, Gracis S, Capelli M. 三次元的な骨-インプラントの関係が審美に与える影響について．PRD 2005；13(3)：8-13.
6. Reddy MS, Geurs NC, Wang IC, Liu PR, Hsu YT, Jeffcoat RL, Jeffcoat MK. インプラント補綴処置に伴う下顎骨の再生：残存歯槽堤に関するWolffの法則の正当性について．PRD 2002；10(5)：12-19.
7. Wang HL, Al-Shammari K. 歯槽堤欠損状態の分類（HVC法）：治療体系に基づいた分類．PRD 2002；10(5)：30-39.
8. Proussaefs P, Lozada J. 口腔内より採取したブロック状自家骨の垂直的歯槽堤増大への応用：ヒトにおける研究．PRD 2005；13(5)：38-49.
9. Pripatnanont P, Nuntanaranont T, Chungpanich S. 抜歯部位の歯槽堤増生を図るためにGTR法とBio-Ossを併用した2例：症例報告．PRD 2002；10(4)：78-83.
10. Capelli M. 下顎枝からの自家骨移植：骨増生術．PRD 2003；11(4)：72-79.
11. Schropp L, Wenzel A, Kostopoulos L, Karring T. Bone healing and soft tissue contour changes following single-tooth extraction: a clinical and radiographic 12-month prospective study. Int J Periodontics Restorative Dent 2003；23(4)：313-323.
12. 森克栄．保存治療の可能性と限界．ペリオ・エンド・セミナー，1989.
13. 辻本泰久．歯内療法における難症例の診断と対処法，月刊保団連 2011；1068.
14. 下野正基，飯島国好．治癒の病理．医歯薬出版，1994.
15. Schroop L, Wenzel A, Kostopoulos L, Karring T. 単独歯における抜歯窩の治癒過程および歯槽堤の変化：臨床的およびX線診査による12か月間の追跡研究．PRD 2003；11(5)：10.
16. Capelli M. 下顎枝からの自家骨移植：骨増生術．PRD 2003；11(4)：72.

section 5　上下顎のアーチのバランスの違いによるリスク

I 上下顎アーチの大きさの違いによるリスク因子

小出 馨，浅野栄一朗（日本歯科大学新潟生命歯学部歯科補綴学第1講座）

はじめに

　上下顎アーチの大きさの違いにより上下顎歯列が噛み合わないケースには，上顎後退症や下顎前突症により上顎に対して下顎が相対的に小さいものと，逆に上顎前突症や下顎後退症により下顎に対して上顎が相対的に小さい場合とがある[1]．このような極端な器質的問題を抱える症例に対しても，必ず「治療にあたって不可欠な3つの診断」を行い，最適な治療目標を定めることが重要である（**表1**）．

　この3つの診断を，歯科治療の原則である"「残存組織保全」と「機能回復率向上」の両立を図る"見地から的確に行うことにより，予知性のより高い治療を達成することができる（**表2**）．

歯科治療の原則は"「残存組織保全」と「機能回復率向上」の両立"

　歯科治療の対象となる顎口腔系の構成要素は，顎関節，筋，咬合，そしてこれらの末梢の要素を統御する中枢である[2]．また，顎口腔系の炎症を惹起させる誘因は力と細菌であり，「残存組織保全」では力の適正配分と細菌への対応が問題となる．一方「機能回復率向上」では，咀嚼，嚥下，呼吸，発音，感覚，姿勢維持などの諸機能と審美性も含めた回復・改善が問題となる．

　したがって，実際に「治療にあたって不可欠な3つの診断」を行う際には，顎口腔系を構成する顎関節，筋（咀嚼系筋群），咬合（歯列関連組織）の保全を優先したうえで，できるだけ前述した諸機能の回復率を向上させるという見地で診断を行う[3]．

表1　治療にあたって不可欠な3つの診断．

①病態診断（現状把握のため）
②発症メカニズムの診断（再発防止のため）
③エンドポイントの診断（予後を見据えた具体的な治療目標決定のため）

表2　歯科治療の原則．

①残存組織保全
　　（顎関節，筋，咬合）　　　両立
②機能回復率向上
　　（咀嚼，嚥下，呼吸，発音，感覚，姿勢維持，審美）

"治療にあたって不可欠な3つの診断"

　上下顎アーチの大きさの違いにより上下顎歯列が噛み合わない重篤な歯列不調和に対する治療にあたっても，例外なく必ず3つの診断を行う[3]（**表1**）．すなわち，①現状把握のための「病態診断」，②再発防止のための「発症メカニズムの診断」，③予後を見据えた具体的な治療目標決定のための「エンドポイントの診断」，である．この3つの診断を的確に行うことが予知性の高い治療を探究し達成していくためには不可欠である．

①現状把握のための"病態診断"

　まず現状把握のための病態診断であるが，重篤な歯列不調和には顎関節や筋に問題をかかえている場合が多い．臨床ではチェアサイドで20秒程度で行える顎関節と筋に対する触診が有効である．顎関節症の診断が下されて治療を要す場合は，精査の後，まず顎関節症に対する治療を優先する[4]．

　咬合診断の基本は，顆頭安定位における咬合分析であ

り，これにより歯列不調和の器質的要素と機能的要素の評価を行う．本項で対象とする適正な咬合支持がないケースでは，口腔内での顆頭安定位における咬合検査に加えて，診断用模型による検査が有効である．診断用模型を咬合器に装着し，側方チェックバイト記録により患者固有の側方運動を再現して咬合分析し診断を行うことが重要である．その際，フェイスボウを用いて装着することと，作業側側方顆路角調節機構（リアウォール）を備えた咬合器を使用することが，適正な診断を行うために不可欠であり，これらの条件が備わっていないと，顆路指導要素で10〜30°程度の下顎運動のくるいが生じるので注意が必要である[3]．

まず「残存組織保全」にかかわる問題点として上下顎アーチの大きさの違いにより上下顎歯列が噛み合わないケースでは，垂直的下顎位を規定する適正な咬頭嵌合位が存在せず，上下顎歯列の外斜面どうしに接触がみられる（後述 **図1，5**）．噛み締めると歯列に過大な側方圧が加わり，歯は傾斜移動して歯列の崩壊が進行する．

上顎アーチに対して下顎アーチが小さいケースでは，噛み締め時には顆頭安定位から偏位した位置に下顎が押し込まれ，顎関節の局所にメカニカルストレスが集中し，下顎が後方へ押し込まれることにより顎関節の円板障害をきたしている場合が多い．その際，咀嚼筋と前頸筋，さらには後頭部の筋群や表情筋にも過緊張をもたらし，通常，顎二腹筋などに圧痛を認める．

一方，下顎アーチに対して上顎アーチが小さいケースでは，比較的顎関節の円板障害は少ないが，平衡側の咬頭干渉を著明に認める場合は，外側靱帯の伸展にともなう最大開口時のオーバーローテーションクリックを認める場合もある．

つぎに，「機能回復率向上」の点では，やはり咬頭嵌合位が存在しないため，咀嚼，嚥下，呼吸，発音，口腔感覚，姿勢維持などの諸機能はいずれも障害され，審美面でも問題が生じている場合が多い．治療にあたっては，まずこれらの項目に対する十分な診査を行い，術前の状態を的確に把握することが重要である．

②再発防止のための「発症メカニズムの診断」

2つ目の発症メカニズムの診断は，何が原因で現状に至ったのかを把握し，原因を取り除いて再発を防止するための診断であり，歯列不正に限らず，歯周疾患，う蝕，歯列欠損など，いかなるケースの治療にあたっても不可欠である．

上下顎歯列が噛み合わない状態が，先天的な上下顎アーチの大きさの違いによるものか，あるいは後天的な外傷や習癖，口腔周囲筋のアンバランスなどに起因するものなのかを診断する．これらの因子が治療後に病態の再発をまねくものである場合は，それらを改善する必要がある．先天的な上下顎アーチの大きさの違いに起因するものだとしても，治療により歯列の位置を変化させると，新たに口腔周囲筋のアンバランスをきたすことが想定される．この場合，筋機能療法などの併用が必要であり，これらの診断を行う．

③予後を見据えた具体的な治療目標決定のための「エンドポイントの診断」

重篤な歯列不正に対する治療法の選択肢として，歯列矯正治療単独では十分満足できる状態にまで仕上げることが困難な場合が多い．まず，上顎劣成長をともなう骨格性下顎前突症に対しては下顎枝矢状分割法とLeFort I型骨切り術との併用，上顎前突症に対してはLeFort I型骨切り術や上顎前歯部歯槽部骨切術など，通常は外科的顎骨移動術が治療の主体となる[1]．そこへさらに歯列矯正治療を併用することにより，歯槽基底部や歯周組織も含めた歯列の位置移動と歯の再排列が可能となる．さらに，口唇や頬，舌との機能的調和も図り，器質的な病態に対する根本的解決につなげる．

しかし，本項ではこれらの外科処置と歯列矯正を併用した治療ではなく，補綴処置をベースとし，必要に応じて前処置や後処置としての筋機能療法と歯列拡大を一部加えた治療の範囲で，可及的に機能的調和を図り，予知性を高める対応を示す．

上顎に対して下顎のアーチが相対的に小さいケースへの対応（図1〜4）

上顎に対して下顎のアーチが小さく上下顎歯列が噛み合わないケースでは，上下顎のいずれに対しても歯列の挺出を抑制する要素が菲薄なため，実際に著明な挺出を認める場合が多い（**図1**）．これには，下顎歯列が嵌合す

上顎に対して下顎のアーチが相対的に小さく上下顎歯列が噛み合わないケース

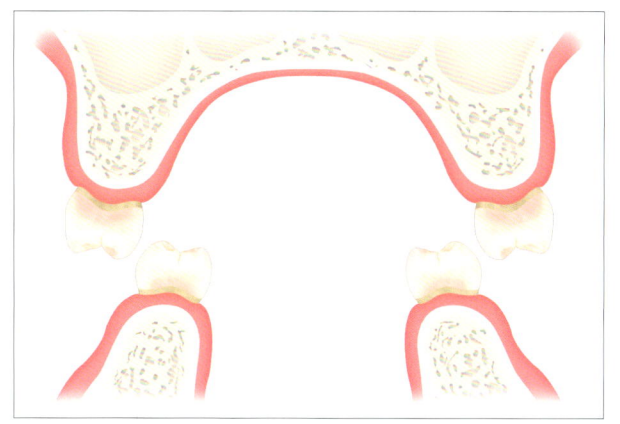

図1 上顎に対して下顎のアーチが小さいケース.

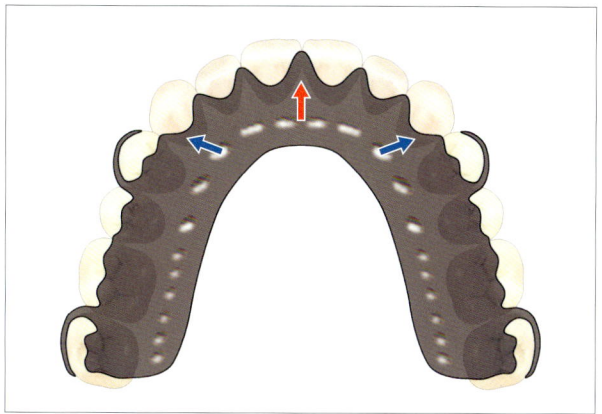

図2 下顎歯列が嵌合する部分を備えた金属フレームを上顎に装着し,前方と側方の偏心位ガイドを付与する.

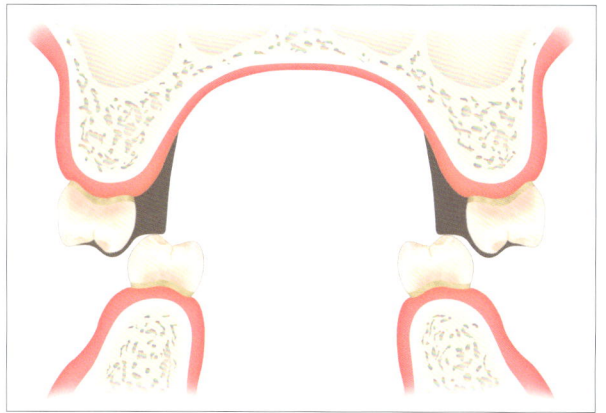

図3 患者固有の顎機能と調和した咬頭嵌合位を金属フレーム上に構成する.

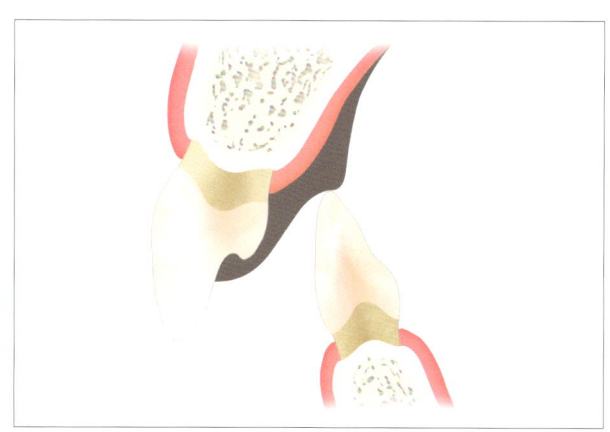

図4 下顎前歯部が咬合接触し,偏心位ガイドが構成された前歯部の金属フレーム.

る部分を備えた金属フレームを上顎に対して製作し,筋と調和する咬合高径で顎関節の顆頭安定位に水平的顎位を決定し,患者固有の顎機能と調和した咬頭嵌合位を構成する(**図2**)[2].その際,上顎金属フレームの前歯部には基底結節レストを設置し,すべての臼歯部舌側咬頭を中央裂溝部まで被覆し,フレーム口蓋側に下顎歯列の頬側咬頭頂が嵌合する窩を設けて適正な咬合接触関係を構成する.これにより,上下顎すべての歯に対して咬合力がほぼ歯軸方向に伝達される.また金属フレームは立体構造のため,厚径が小さくとも十分な強度が確保でき,舌房を侵害することもほとんどなく上顎歯列の機能的な咬合面に相当する部分を構成できる(**図3**).

また,前方と側方の偏心位ガイドは,側方チェックバイトを採得して患者固有の下顎運動を咬合器上に再現し,これに調和させて後方へのブレーシングイコライザー(ラテラルプロトゥルーシブ・トゥースガイダンス)を備えた犬歯の側方ガイドと切歯による前方ガイドを構成する.臼歯部には金属フレーム上で偏心位における適正なディスクルージョン量の設定を行う(**図4**).

こうして適正な咬合支持を備えた咬頭嵌合位と偏心位ガイドが構成され,適正な舌房のスペースが確保されることにより,咀嚼・嚥下・呼吸をはじめ,十分な唾液分泌量の確保や身体バランスの改善などの機能回復がなされ,顎関節への負担も軽減されて顎口腔系の長期的保全が図られることになる.

section 5　上下顎のアーチのバランスの違いによるリスク

下顎に対して上顎のアーチが相対的に小さいケースへの対応（図5〜12）

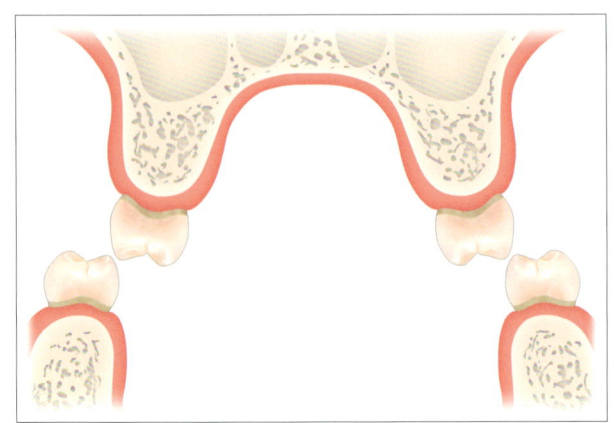

　下顎に対して上顎のアーチが小さく，上下顎歯列が噛み合わないケースでは，補綴治療単独での対応は困難で，前処置として上顎歯列の拡大処置を併用することが有効である（図5〜10）．

　上顎歯列拡大装置には，可撤式拡大床と固定式拡大装置がある．可撤式拡大床は，作用が緩徐で一般に8か月〜1年2か月程度を要し，短期間での効果は期待できない．また，拡大力が口蓋の側壁斜面に加わるため装置が浮き上がり，正中口蓋縫合部の離開は生じることがない．そのため歯の移動は，ほとんどすべてが頬側への傾斜移動となるため，このような補綴治療の前処置として適正な歯軸を保ちながら短期間で十分に歯列を拡大する必要のあるケースには適応とならない．

　一方，拡大ネジを備えた急速固定式拡大装置Hyrax type rapid maxillary expansion（RME）は，正中口蓋縫合の離開を生じさせることが可能で，これにより上顎歯槽基底部ごと歯体移動のかたちで上顎歯列弓を短期間で側方拡大できる（図6〜10）．拡大速度は通常0.2〜0.4mm/day程度であり，1装置につき5〜7週間で上顎アーチを一般に8〜12mmの急速な拡大を行うことが可能である（図8）．前歯正中部の離開は，アーチの拡大とともに，おのずとほぼ閉鎖してくる場合が多い．また，正中口蓋縫合の離開は加齢により生じにくくなるため，20歳以上でとくに拡大速度が緩慢なケースには，必要に応じてピエゾサージェリー（和田精密歯研）などの超音波骨削装置を応用する（図9）．これにより鼻根部の唇側正中縫合を分割すると，より速やかな歯列の拡大が可能になる（図10）．正中の離開部は，成人の場合でも通常2か月で骨化し安定する．

　しかし，この歯列拡大と保定の合計5〜6か月間は装置が患者の舌房を阻害するため，違和感と咀嚼・嚥下・発音にある程度の障害をもたらすことになる．それ以外は，拡大期の2か月程度の間，毎日拡大ネジを回転させた直後に歯列部でわずかな圧迫感を数分間覚えるのみで，通常痛みが長時間持続することはない．

　このように下顎に対して上顎のアーチが過小で上下が噛み合わないケースでは，上顎骨の劣成長に由来する狭窄歯列のため舌房のスペースが十分に確保されておらず，咀嚼・嚥下・発音などの機能障害を示す場合が多い．また，上顎骨の劣成長にともなう鼻腔狭窄が鼻炎を繰り返す誘因となっている場合も多いため，上顎歯槽基底部ごと歯体移動のかたちで上顎歯列弓と口蓋を拡大することは，これらの器質的問題と機能的問題の両面で改善につながり，有効性が高い．

　ただし，この上顎の拡大は，単に上顎歯列・歯槽部・

下顎に対して上顎のアーチが相対的に小さいケース

図5　下顎に対して上顎のアーチが小さいケース．

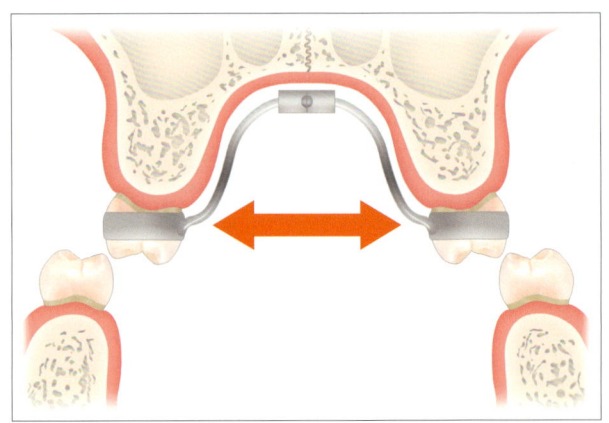

図6　上顎アーチの固定式装置を用いた急速拡大が有効．

■ 上下顎アーチの大きさの違いによるリスク因子

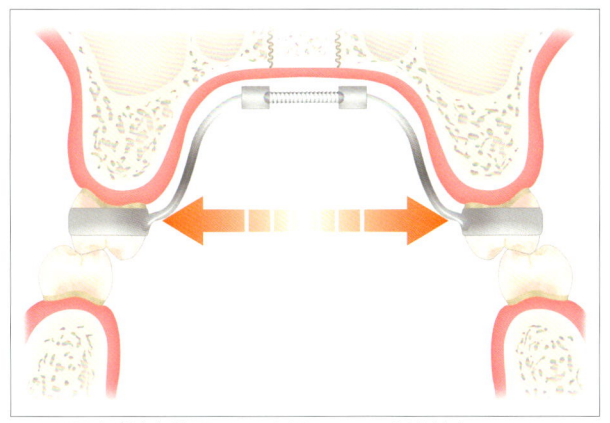

図7 固定式拡大装置による上顎アーチの急速拡大.

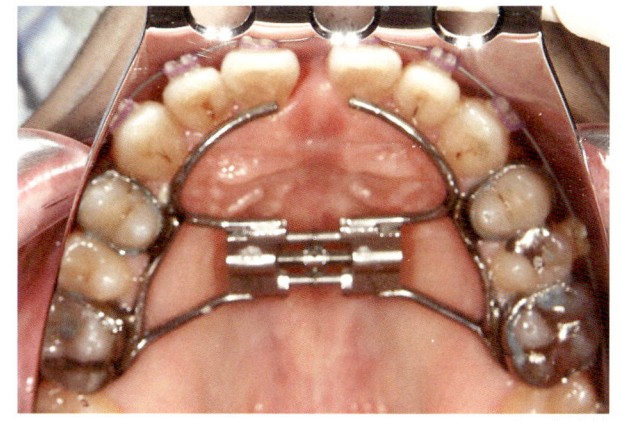

図8 Hyrax type rapid maxillary expansion による急速拡大.

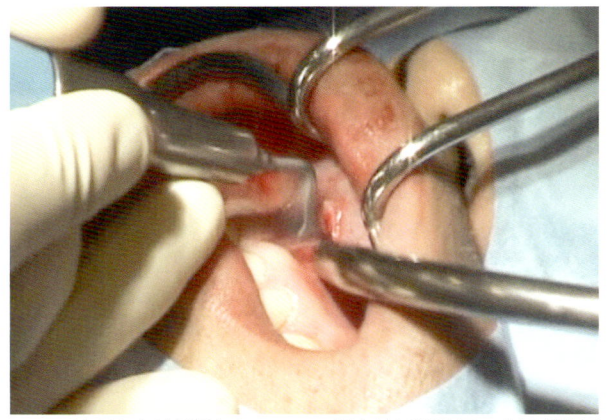

図9 拡大速度が緩慢なケースには超音波骨削装置の応用が効果的である.

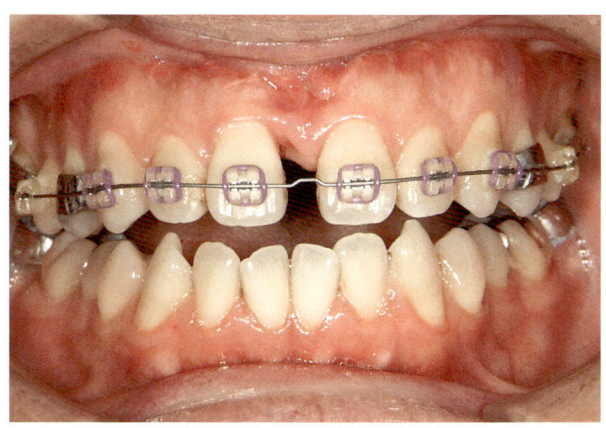

図10 6週間で上顎歯列弓を14mm拡大した状態.

口蓋のみならず，顎顔面や上顎結節，側頭骨，蝶形骨にも影響を及ぼし，側方運動障害や鼻翼の形態変化を招く場合があることを理解し，CT三次元構築などの術前の診断を十分に行うことが肝要である．

また，咬合に関しては前処置としての上顎アーチの拡大期間中から，上顎の頬側咬頭頂を下顎の舌側咬頭で受け止めるように臼歯部の咬合調整を必要に応じて行い，徐々に咬頭嵌合位を確立する．この過程では，下顎に対して臼歯部が舌側に広く平坦に伸びたオクルーザルスプリントを装着することにより，上顎アーチ拡大時の咬合干渉を避けて円滑に拡大を終了できる．上顎アーチの拡大終了後，症例によっては上下顎歯列の一部に歯冠修復を施し，咬頭嵌合位をしっかりと確立する（**図11, 12**）．

側方ガイドは，下顎小臼歯部の舌側咬頭を歯冠修復により高く立ち上げ，患者固有の下顎運動と調和したガイドを作業側に構成し（**図11**），可及的に大臼歯部はディスクルージョンとすることが望ましい（**図12**）．しかし，側方ガイドを非作業側の小臼歯部に構成すると，作業側顆頭を後上方へ押し込む方向に過大なメカニカルストレスが加わり，顎関節に障害をきたしやすいので避けるべきである．また前方ガイドは，このようなケースでは逆被蓋の切歯部には構成できないので，左右両側の小臼歯部で同時にガイドさせ，可及的に大臼歯部はディスクルージョンとする．

こうして上顎アーチが小さいケースでも，咬頭嵌合位と偏心位ガイドが構成されると，しっかりと噛み締めることができるようになり，やはり咀嚼，嚥下，吸収，発音，十分な唾液分泌量の確保のほか，身体バランスや運動能力の改善などの機能回復も期待できる．

CHAPTER 3 「欠損補綴」への個々のリスクの捉え方と予後

section 5　上下顎のアーチのバランスの違いによるリスク

側方ガイドを作業側に構成

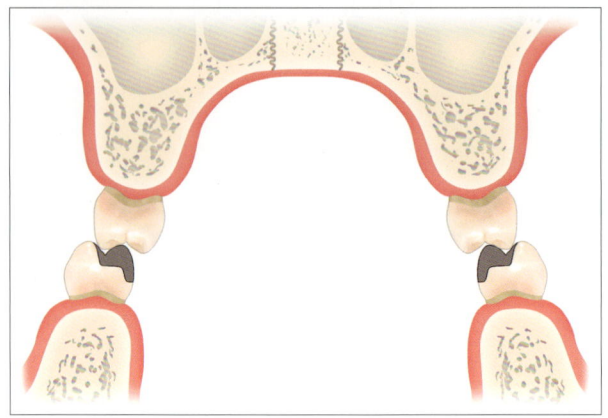

図11　側方ガイドのため，下顎小臼歯部の舌側咬頭を歯冠修復により高く立ち上がらせる．

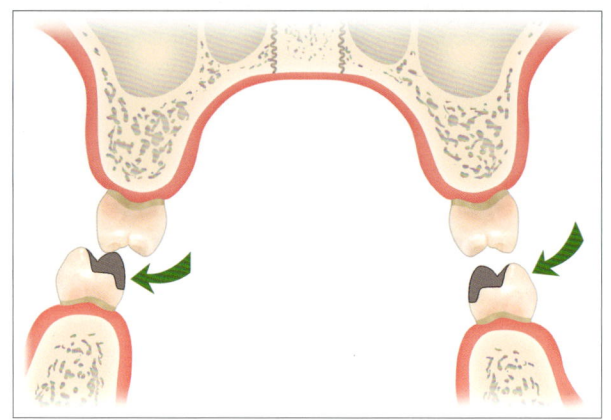

図12　側方ガイドを作業側に構成し，大臼歯部はディスクルージョンとする．

おわりに

　上下顎アーチの大きさの違いにより上下顎歯列が噛み合わないような極端な器質的問題を抱える症例に対しても，必ず「治療にあたって不可欠な3つの診断」を歯科治療の原則である"「残存組織保全」と「機能回復率向上」の両立"の見地から的確に行うことが，臨床上きわめて大切である[3]．この基準にしたがうことにより，最適な治療目標が定まり，快適で予知性がより高い治療に近づけることができる．

---

summary　咬頭嵌合位の確立と，歯軸方向への機能圧伝達

　まず治療原則にのっとり，顎関節や筋と調和した下顎位に咬頭嵌合位を構成し，バランス良くしっかりと楽に噛み締められるようにして機能回復を図る．その際，なるべく残存歯の歯軸方向へ機能圧が向かい，前方と側方偏心位は前方残存歯がガイドして臼歯を離開させる．
　下顎のアーチが小さいケースでは，下顎歯列が嵌合する金属フレームを上顎に装着し，適正な咬頭嵌合位と偏心位ガイドを構成する．上顎のアーチが小さいケースでは，上顎に固定式急速拡大装置を用いて舌房の確保と歯軸方向への力の伝達を図るのも有効で，下顎小臼歯部の舌側咬頭を高くして作業側に側方ガイドを構成し，顎関節との調和を図る．

参考文献

1. Dawson PE・著，小出馨・監訳. Dawson Functional Occlusion ファンクショナル・オクルージョン. 東京：医歯薬出版，2010.
2. 本多正明. 歯列安定に大切なガイドライン. 歯科臨床における咬合の実践的なガイドライン. 日本顎咬合学会，2009.
3. 小出馨・編. 別冊補綴臨床. 臨床機能咬合学. Functional Occlusion 咬合の7要素によるオクルージョンの臨床. 東京：医歯薬出版，2009.
4. 井出吉信・小出馨・編. 別冊補綴臨床. チェアサイドで行う顎機能診査のための基本機能解剖. 東京：医歯薬出版，2004.

CHAPTER 4

「欠損歯列」と「欠損補綴」の諸相

section I 臨床の諸相

I 特別寄稿　上下顎対向関係

筒井昌秀，筒井照子（福岡県・筒井歯科　矯正歯科医院）

はじめに

　欠損歯列のリスク診断のうち，とくに上下顎の対向関係にフォーカスを絞って論じることが，この項のテーマである．従来の議論では，前歯部によって与えられる臼歯離開咬合の重要性を論じることが期待されていると思われるが，筆者は見解を異にする．

　たしかに臼歯に強い側方力がかかるとすれば，臼歯部の支持組織を失うリスクとなろうが，それを臼歯離開に結びつけることは，はたして適切だろうか．上下顎の対向関係の異常は，前歯部では反対咬合や開口において被蓋関係の喪失として現れる．これによってカスピッドプロテクテッドオクルージョンや前方運動時の切歯による臼歯離開が失われる．しかし，臼歯離開咬合は，下顎の限界運動において実現するもので，正常な下顎の機能運動を営んでいる場合には，重要な要素ではない．筆者は，むしろ前歯部上下顎の対向関係の異常によって，歯の咬合支持機能が失われ，上顎に対する下顎の位置関係が変化し，たとえば，Angleの分類 class III 症例における加齢とともに進行する咬合高径の低下がもたらされることを問題視している．

　臼歯離開咬合や順次離開咬合は，何らかの特別な理由で全顎にわたる歯冠修復が必要な場合に，咬合面形態を回復するための準則になることはあっても，欠損歯列の診断の原理にはならない．筆者はまず欠損歯列であれば欠損がもたらされた原因の診断やリスクの診断が重要であると考えており，その診断と修復デザインの問題をしっかりと分けて論ずるべきことを提案しておきたい．そして修復治療計画においても，歯周支持組織はもちろん，フェイシャルパターンやチューイングパターン，パラファンクションの有無などの個体差を十分に診断したうえで，修復をデザインすべきである．

　遺伝的にもたらされた個体差や崩壊のプロセスを無視して，カスピッドプロテクテッドオクルージョンを与えさえすれば安全だとされてきた咬合論がすべてだとは考えていない．

欠損歯列の診断──「なぜ」，歯列が崩壊したか

　欠損歯列の診断とは，取りも直さず欠損の「病因」，すなわち欠損がもたらされた原因について総合的に検討することである（Stomatology と通じる）．なぜなら，原因がわからないままでは，たとえ修復しても同じ問題が繰り返し引き起こされるおそれが高く，原因を改善することが真の治癒につながるからである．歯の喪失の直接の理由は，う蝕あるいは歯周病の進行であり，あるいは歯の破折や外傷であるかもしれないが，ここではさらにそうした原因がもたらされた一番の元の原因や増悪因子を総合的に検討しなければならない．

　原因は，「遺伝的（先天的）因子」と「後天的因子」に分けられる．歯周病の宿主因子や骨格系の因子などは遺伝的因子であり，それを私たちはコントロールすることはできない．

炎症と，非生理的な力

対して後天的な因子は，細菌性プラークによってもたらされる炎症や，非生理的な力によってもたらされる外傷などであり，改善可能なものが多い．こうした因子の1つひとつについて，元の状態に戻せるかどうか試み，侵襲が少なく容易に改善できるものから元の状態に戻してみる．

このような基本的な治療過程は初期治療とよばれているが，歯肉縁上および縁下のプラークコントロールによって歯肉の炎症が容易に改善するようであれば，それを徹底する．炎症のために生じていた位置異常を改善することによって，咬頭干渉が解消することも珍しくはないからである．

また，頬杖などの「態癖」による歯列弓の変化は頻繁に認められるもので，口腔外からの力(extra-oral pressure)をもたらす「態癖」や「舌癖」および「口唇癖」に着目すると，歯軸を傾けさせ，歯列弓を変形させる力の存在が見えてくる．

このように診断的要素を備えた治療過程として，初期治療の役割が重要である．

フェイシャルパターンとチューイングパターン

初期治療の際，欠損歯列の鑑別診断として，「フェイシャルパターン」や「チューイングパターン」に注意を払うべきである．

フェイシャルパターン

フェイシャルパターンとは，Ricketts により分類された，短顔型(Brachy-facial pattern)，長顔型(Dolico-facial pattern)およびその中間型である．それらは咬耗の進行，顎関節部への負担，パラファンクションの有害な影響，舌低位，下顎偏位のリスクなどに関係する(鑑別診断上，重要であるが，本稿の主旨からは外れるので省く)．

チューイングパターン

チューイングパターンとは，脳幹に刻まれているチューイングのタイプがあると考えられ，咬合面を変化させてもチューイングパターンは容易に変化しないと考えている．それどころか，チューイングパターンと調和しない咬合面を与えた場合には，歯または歯周組織あるいは顎関節部にトラブルが生じやすい．

丸山[1]によると，チューイングパターンは「グラインディングタイプ」か「チョッピングタイプ」かなどと分類されるが，筆者は下顎運動検査機器による咀嚼サイクルからグラインディングタイプを「逆三角形型」と「斜め卵型」に分類している[2]．

このほか，修復をデザインする際には，パラファンクションの有無(クレンチング，グラインディング，タッピングおよび舌癖，口唇癖など)を十分に診査すべきである．

筆者は，西原[3]にならって，歯科医学の「口腔医学」(Stomatology)の側面と「修復歯科学」(dentistry)の側面を分けて考え，歯科医療で軽視されがちな診断学に重きを置くことを提唱しているが，ここでは欠損歯列となった原因を総合的に検討することが Stomatology にあたる．歯冠修復に際して，臼歯離開咬合をデザインするかグループファンクションをデザインするかという問題は，修復歯科学の治療計画の問題として別に検討すべきである．

チューイングパターンとブラキシズム

ブラキシズムは，中枢支配によるものと考えるのが現在の通説である．筆者は，ヒトは中枢支配の生得的なチューイングパターンをもっているとする丸山の考え[1]を支持し，ブラキシズムは症例によっては中枢支配と最大咬頭嵌合時の咬合の不調和によって生じることがあると考えている．このチューイングパターンと上下顎歯列の咬頭嵌合の状態が不調和であった場合に，支持組織にとって有害なブラキシズムがかなりの割合で生ずると考えている．

たとえば，筆者が「逆三角形型」と名付けるチューイングパターン(最大咬頭嵌合近傍の水平成分が強く，前頭面から見ると逆三角形の運動軌跡を示す)をもつ人は，グラインディングによる咬耗が続くことにより，加齢にとも

なって上下歯の嵌合も，関節窩と下顎頭の関係もルーズになるが，グラインディングにもかかわらず垂直的な骨欠損は起こさない．

これに対して，「斜め卵型」のチューイングパターン（下顎の前頭面の運動軌跡が開口初期にいったん平衡側に膨らんで作業側後方に開口して斜めになった卵型を示す）をもつ人は，パドルのような動きをするために咬耗が進むと上下の咬頭と窩が深く嵌り込む．深く嵌り込んだ嵌合状態は，臨床経験からはクレンチングを招き，歯をゆさぶり垂直性の骨欠損が生じやすいと考えられる．

このチューイングによる咬耗の嵌り込みと類似した結果は，咬頭展開角の強い歯冠修復や犬歯誘導によって人為的に引き起こされることもあり，また口腔外からの力によって歯軸が舌側に倒れることによっても生ずると考えられる．また，先天的な軟組織の力のアンバランスや歯の形態異常が関与している例もある．

欠損歯列の診断においては，このような先天的および後天的なリスク因子を踏まえ，生体本来の調和を回復するために，どのような因子を改善することが可能か，どのリスク因子をどのように減らすことができるかを検討する．

上下顎の対向関係と咬合高径を維持する条件

加齢による咬耗

加齢とともに咬合崩壊のリスクは高まるが，なかでも避けがたい加齢によるリスクは，歯の咬耗による咬合高径の低下である．上下顎の対向関係に焦点を絞るならば，対向関係の違いによって，咬耗が咬合高径の低下にもたらす結果が異なるという点に注目すべきであろう．

う蝕による歯質の崩壊や歯髄炎や，歯周病による歯の喪失が，咬合支持を失うもっとも大きな要因であることは疑いないが，たとえう蝕や歯周病を効果的に予防し得たとしても，加齢とともに咬合高径は低下していく．歯は，加齢とともに咬耗し，自然に回復することがない．しかも，加齢にともなう咬合高径の低下は，しばしば生理的な範囲にとどまらない．歯列に加わる力の条件によっては，外傷として歯周支持組織を急激に破壊することがあり，歯軸の傾斜や歯の圧下によって下顎の咬合支持が失われることがある．歯の異常な咬耗がなく下顎の位置が変化している場合には，外見上，目につきにくく，多くの場合，見逃されている．

力による形態の変化

上顎に対する下顎の位置は，顎骨や歯による咬合支持のほか，筋肉や関節包および関節周囲の腱によって支えられているが，基準とすべき側頭骨の形態や脳頭蓋における側頭骨の位置そのものも変化する．細胞成分の豊富な組織は，脳細胞をほぼ唯一の例外に，絶えず代謝回転(turn over)を繰り返す過程で，環境変化に応じて簡単に形状を適応させる．とくに骨細胞は，破骨細胞によって吸収されるとともに，骨芽細胞が新しい骨細胞になる代謝を繰り返しているが，そのプロセスにおいて力の環境条件に適応して骨梁構造を変える．

ここで下顎の位置にかかわる要素を，歯，関節，筋および骨と分けるなら，歯以外の組織はそこに加わっている力の条件に応じて，簡単にその形態を変化させているのである．これに対して歯の硬組織は自己修復力に乏しく，とくにエナメル質は自己修復力をもたない．このため，歯の硬組織に関しては人為的な修復作業が必要になる．歯科医療技術はこの硬組織の修復技術とともに発展してきたのである．

顎運動と anterior support

顎運動を規定する要素のうち，顎関節の形態による要素を posterior guidance，歯の接触による要素を anterior guidance とよぶが，臼歯離開咬合を重視する人たちは，主に咬合を支持する役割をする臼歯部を posterior support，前歯部の役割を anterior guidance とよんでいる．そして，側方限界運動時のカスピッドプロテクションや前方運動時の切歯による臼歯離開が anterior guidance の役割であるとする．しかし，この考え方には次節で述べるような問題があるので，筆者は，咬合高径の維持に果たす歯の支持という要素を強調するため，前歯部の役割

について「anterior support」とよぶことを提案したい．

全歯に vertical support があることは当然である．前歯開口（症例1）は舌あるいは口唇でサポートしているが，反対咬合は前歯部支持がないため，加齢とともに下顎前歯が挺出していくことに問題が起こる（症例3）．

臼歯離開咬合の概念と問題

臼歯離開咬合の概念

臼歯離開咬合の概念は，古く Stuart と Stallard(1947)によって提唱されたオーガニックオクルージョンに起源をもつ．これは大臼歯の1歯対1歯の咬合を理想型とする考え方で，下顎の前方運動時には，両側の臼歯が前歯の基底結節の形態によってすべて離開する．これによって咬耗が生じにくく，また咬合力を歯の長軸方向に向けて歯周組織を保護しうるであろうという仮説であった．咬合器を上下顎咬交の精密なシミュレーターとして用い，失われた歯の接触関係を再現する技術が頂点に達したことによって，このような咬合を実際に間接法で作成することが可能になっていた．Thomas PK は，カスプフォッサワクシング法(1949)によって，1歯対1歯の咬合，1咬頭3点接触，そして臼歯離開咬合を与える方法を確立した[4]．

臼歯離開咬合の問題

しかし，最大咬頭嵌合位から歯と歯を接触させたまま下顎を外側方に動かしたときに臼歯が離開するという下顎の挙動は，咬合器上の石膏模型の動きであって，生体におきかえれば，ICP（咬頭嵌合位）から横に動くブラキシズムの非生理的な動きである．咀嚼の機能運動は後斜の横下から ICP に入ってくる逆の動きであり，筋肉は逆の動きをしている．さらに，作業側と非作業側には時間差があり，限界運動の逆の動きが咀嚼運動ではない．そもそも咬合器上でシミュレーション可能であるとしても，印象採得時の歯の被圧変位，咬合時の個々の歯の挙動や上下顎骨のたわみなどがシミュレートされていないので，咬合器上の挙動で厳密な議論をすることには意味がない．

確かにグラインディングに際しては，このような限界運動に近い下顎の動きが認められるであろうが，固有受容器のアラームを無視して起こるパラファンクションを，前歯部の感覚に依存して制御しうるとする仮説には，やや矛盾がありはしないだろうか．また，ナソロジー学派のオーガニックオクルージョンの考え方から，臼歯離開咬合だけを取り出して論ずることにも無理がある．

そして何よりも重要なことだが，上下歯列の咬合は，上下顎の咬交関係と相補的に成立しているので，上顎に対する下顎の位置関係をつねに一定不変のものとする考え方は生体としてみたときにありえない．

anterior support の欠如によって生ずる問題

一般に，病気をそのままにして治るかどうかにかかわる因子を「予後因子」，ある介入が効果を上げるか否かにかかわる因子を「予測因子」という．欠損は病気ではなくある種の障害である．そのため放置しても治癒することはないが，たとえ介入しても，数年以上の単位でみると，かならずしも介入が奏効するとは限らない．しかし，崩壊のプロセス（コース）をある程度理解できれば，そこから介入効果の予測因子が導き出せる．平たくいえば，崩壊のプロセスをたどれば，適切な回復のプロセスがわかるのである．

欠損に至る崩壊のプロセスは，仮にう蝕および歯周病の炎症の因子を別にすると，咀嚼筋，口腔周囲筋および口腔外からの力，先天的なチューイングパターンと，歯・骨格パターンとの関係が，歯の咬耗・偏位・傾斜にかかわって，咬合支持の喪失をもたらす．ここでは上下顎対咬関係に焦点を絞って崩壊と回復のプロセスを整理する．

section I 臨床の諸相

表1 anterior support が失われた症例1〜3のAngle の分類と skeltal な分類.

		Skeltal な分類			
		Convex	Straight	Concave	Normal
Angle の分類	I 級	症例1			症例2の遺伝的形態
	II 級	症例2 初診			
	III 級			症例3	

症例1　Angle Class I 症例においてフレアアウトした前歯部の回復

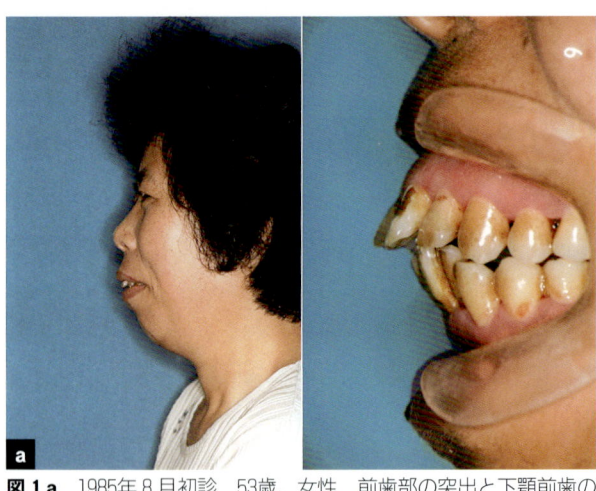

図1a 1985年8月初診. 53歳, 女性. 前歯部の突出と下顎前歯の叢生の改善を主訴として来院された. 上顎 Angel I 級. convex type. 舌低位と突出癖により前歯部犬歯間開口. anterior guidance はなく, 第一小臼歯から後方歯による側方のガイダンスのみである. チューイングパターンはグラインディングタイプの逆三角形型. したがって, 咬耗により逆側方湾曲になっている[2,5]. 支持骨は 2+2 のみ. 3〜7mm の垂直性骨欠損あり. 他は多少の外傷像はあるが, ほぼ正常である.

図1b 1987年5月. 55歳. 咬合が安定している臼歯部の関係を変えたくなかったために, 3 2 1|1 2 3 を抜髄後, 6+6 / 3+3 をディスキング. 上顎はフル, 3 2 1|1 2 3 のみマルチブラケット法にてレベリングとリトラクションを行った. 下顎前歯の挺出については切端の削合を行った. 動的治療期間12か月. 筋機能療法 (MFT) を併行. 圧下は意識的に行わなかった.

崩壊のプロセス

上下前歯の被蓋関係は, 上下顎の咬交関係をはじめ, 前歯にかかる咬合力および舌圧と口唇圧などのバランスによって決定されている. このため舌圧・口唇圧などの診査が欠かせない. 症例1〜3はいずれも anterior support が失われた (失われつつある) 咬合崩壊症例で, 初診時の Angle の分類はそれぞれ class I 〜III である (**表1**).

関節部や筋の指導要素を別に考えると, 一般的な正常咬合に近い Angle class I のケースでは, 前歯部に anterior support が成立し, 臼歯部の posterior support とともに閉口時の下顎の位置が決まり, 垂直顎間距離が維持されている. 理想的には犬歯はコーナーカーブのガードレールのような役目をし, 機能時のガイダンスは, 犬歯

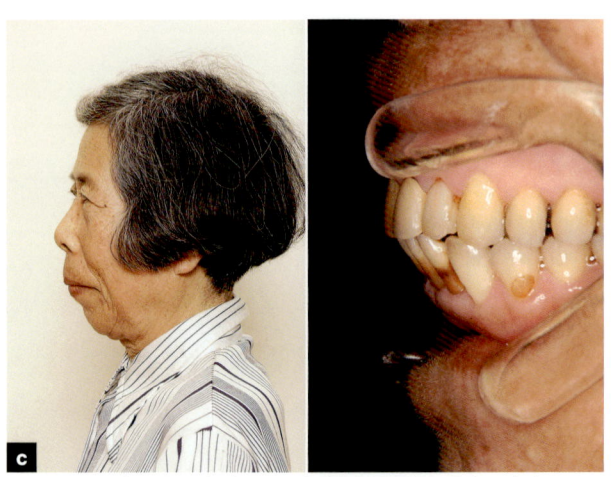

図1c 2010年4月. 初診から25年経過. 78歳. 咬合は安定している.

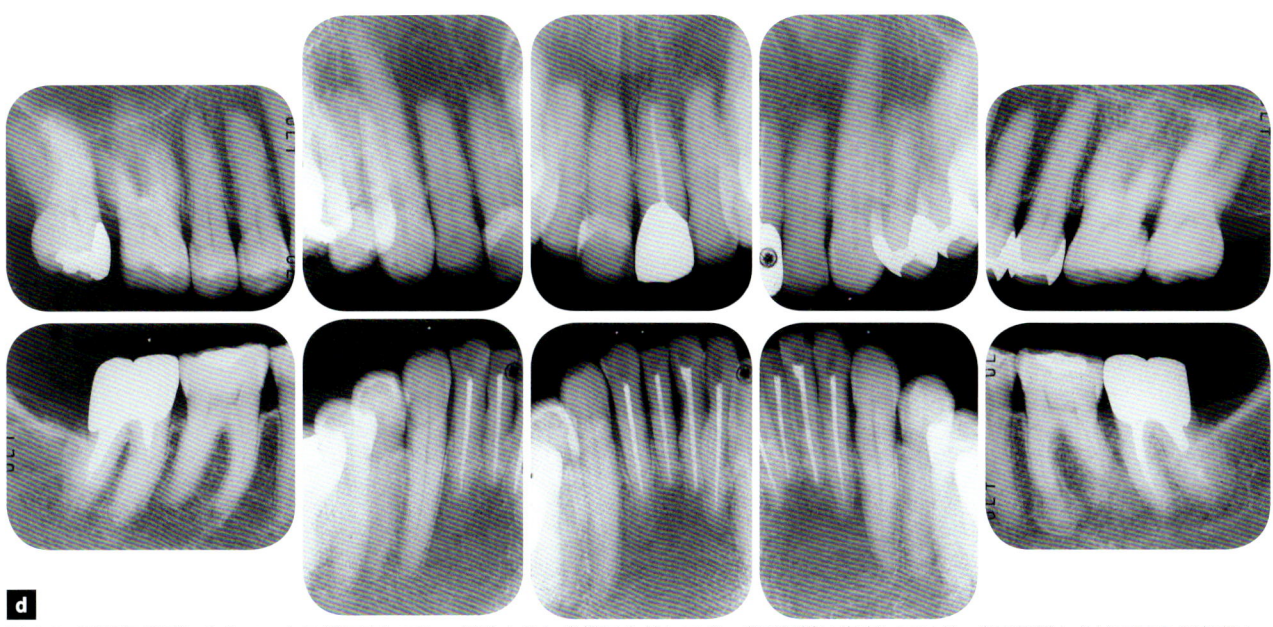

I 特別寄稿　上下顎対向関係

図1d 2010年のデンタルエックス線写真にても，初診よりも歯槽骨白線もでき，歯周組織は安定している．歯周組織も含めて咬合の安定は，個々人のチューイングパターンに犬歯を含めた側方のガイダンスがあっていればよく，$\underline{2+2}$ の前歯部については Angle Ⅱ級2類的な後サイクルへ押し込む形は顎関節に負担をかけるのでよくないが，生理的な動きのなかには前方への動きはなく，したがって，$\underline{\frac{2+2}{2+2}}$ の前方ガイダンスはとくに必要とは思わない．犬歯のガイダンスは側方のガイダンスとして，$\underline{7-3|3-7}$ に一連のガイダンスが必要と考えている．

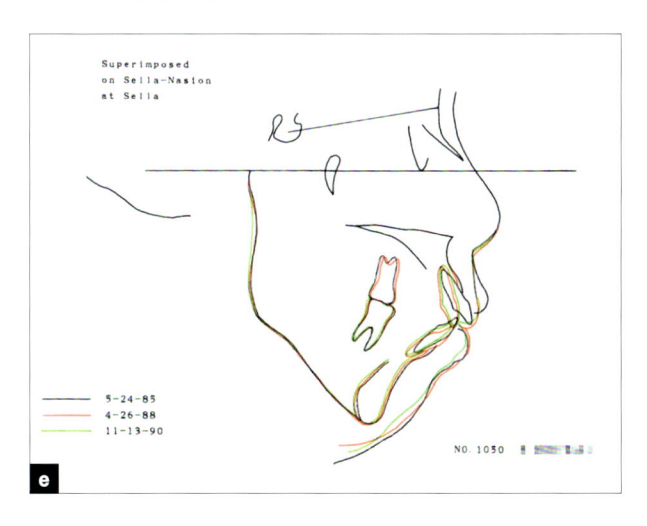

図1e 術前(1985年5月)と術後(1988年4月，1990年11月)のセファロトレースの重ね合わせ．上下顎，大臼歯の位置は変えていない．ANB12.0°，FMA43.0°，IMPA101.0°，UISN109.5°～92.5°．咬合が安定していれば主訴の審美的な要求についても種々のポイントを大きく変えないで患者がほどほど満足する方法を模索することが大事だと考えている．

以降 posterior guidance として必要だと考えている．症例1(**図1a～e**)では，上下顎前歯部の前突フレアアウトにより anterior support は，ほとんど喪失していた．もちろん anterior guidance ももっていない．しかし，逆三角形型のチューイングパターンと咬耗が歯周組織の垂直性の骨欠損を起こさず，77歳まで咬合崩壊を起こしていない．この症例は逆三角形型のチューイングパターンであったために，臼歯部崩壊を起こさなかったが，斜め卵型の開口症例は臼歯部が揺さぶられ，崩壊していく確率が高い．

Angle classⅡ div 2 のケース(症例2，**図2a～e**)では，前歯部の anterior support は元来，不十分である．一般に上口唇を締める癖があり上顎前歯は舌側に傾斜し，上下前歯の垂直的被蓋が深くなっており，anterior support が不十分なために前方の咬合高径もさらに低下する．posterior support とともに anterior support を確立することが望ましい．

Angle classⅢ のケース(症例3，**図3a～d**)では，前歯部の anterior support が喪失している．このため加齢とともに下顎は前上方に回転し，前歯部には挺出が生じる(この結果，FMA が小さくなり，ますます ANB のマイナスが大きくなる)．

CHAPTER 4　「欠損歯列」と「欠損補綴」の諸相　**215**

section I 臨床の諸相

症例2　下顎の後方偏位によって Angle Class II 過蓋咬合となったケースの前歯部の回復

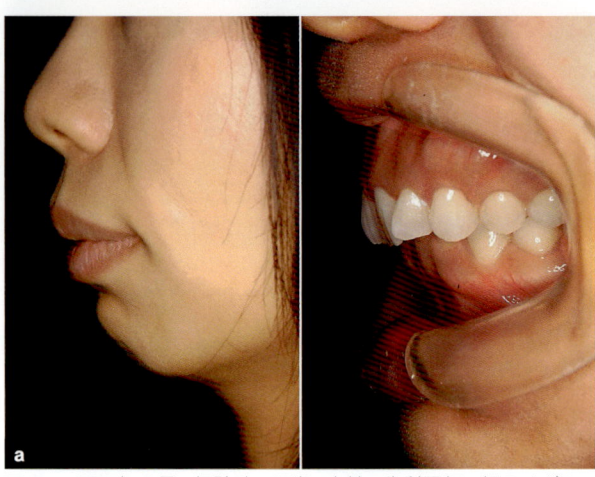

図2a 2005年3月，初診時．33歳，女性，歯科医師．顔のゆがみ，および顎関節音（左側のクリック，右側のクレピテイション〔ザリザリ音〕）を主訴に来院．息苦しく，体調不良，疲労感あり．リラックスポジションで下顎位を取ると前方位を表現した．

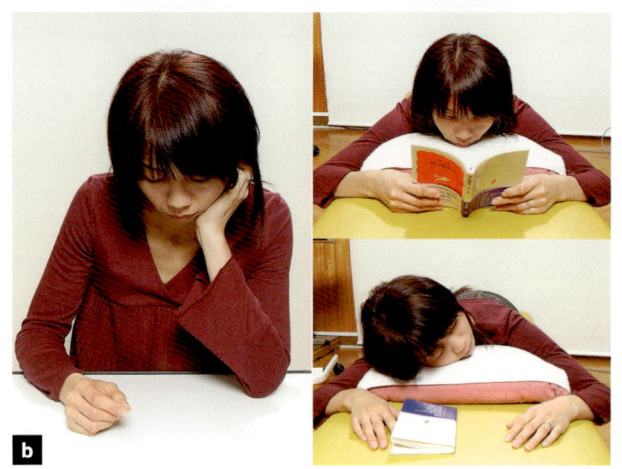

図2b リラックスポジションが前方位で表現されたことにより，本来の下顎位は前方位であるだろうと推察した．中学生の頃より，下顎を後方に押し下げ，アーチを狭くする生活習慣があった．

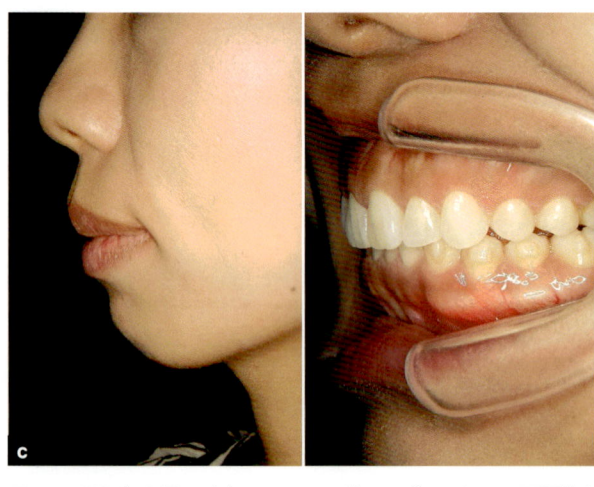

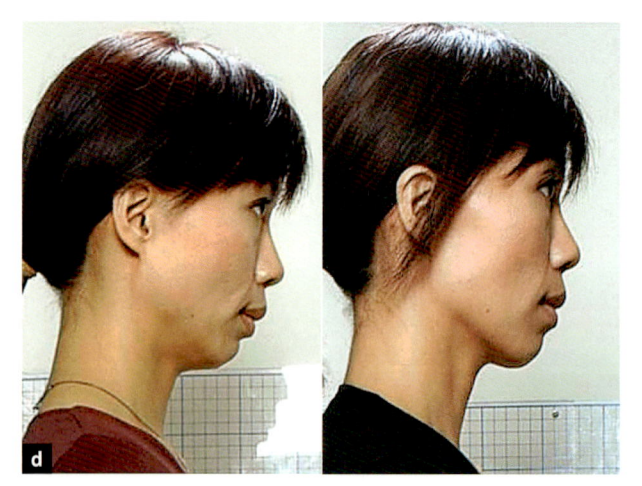

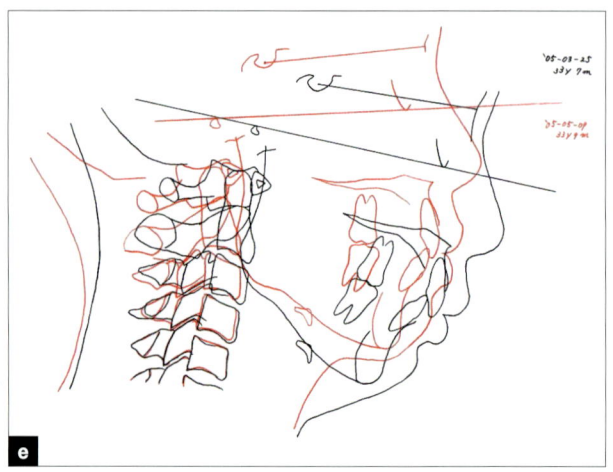

図2c 2007年9月．改良アムステムダムスプリントにて下顎位を探し，臼歯部を少し挺出させた後，アライナー「インビザライン」（アライン・テクノロジー・ジャパン）にて拡大とレベリングを行った．（上顎を先に，下顎を後に，時間差をつけている）．下顎が前方に2mm出て，臼歯部咬合もAngle I級に戻った．本来はAngle I級の症例であった．

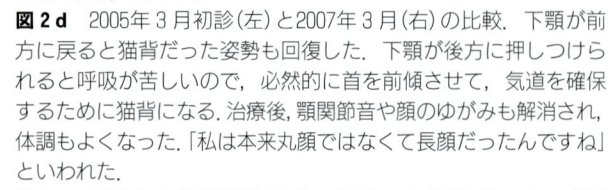

図2d 2005年3月初診（左）と2007年3月（右）の比較．下顎が前方に戻ると猫背だった姿勢も回復した．下顎が後方に押しつけられると呼吸が苦しいので，必然的に首を前傾させて，気道を確保するために猫背になる．治療後，顎関節音や顔のゆがみも解消され，体調もよくなった．「私は本来丸顔ではなくて長顔だったんですね」といわれた．

図2e 2005年3月（咬頭嵌合位，ICP）と5月（リラックスポジション，RP）でのセファロトレース，頸椎での重ね合わせ．前傾していた頭部が起き上がり，ストレートネックがS字状に戻っている．頭部を前傾させていると，頭を支える筋肉（首，肩，背中，上腕，顔面，頭）を緊張させないと姿勢が維持できなく，当然，疲労，コリ，痛みに連なる．頸椎はゆるやかなS字状でリラックスして頭が乗っている状態が本来の姿である．

症例3　Angle class IIIで臼歯部咬合崩壊が進んだケースの前歯部の回復

図3a　1988年11月，初診．63歳，女性．$\frac{5|3\,4}{6\quad\ \ 6\,7}$欠損．中等度から重度の歯周疾患．ICPではANB−2.5°の反対咬合．「若い頃はこれほど，反対咬合（下顎前突）はひどくなかった」といわれる．臼歯部が咬耗して低くなり，それにつれて反対咬合はひどくなる．歯には全歯バーティカルサポート（垂直的咬合支持）が必要であるが，反対咬合の場合は下顎前歯にバーティカルストップがないため，前歯部が挺出していく．加齢とともに下顎が前上方へ回転し，みかけ上の反対咬合はひどくなっていく．

図3b　1990年7月，最終補綴完了時．機能的顎矯正装置（FKO）にて被蓋を改善（1か月）後，上顎のみレベリングを行った．（4か月）．歯周補綴終了時．$\overline{6}$はインプラント．
図3dのセファロのトレースの重ね合わせにもあるが，反対咬合の被蓋の深い症例は，下顎を後下方に回転させれば，ANB＝−2.5°から0.0°になり，上下前歯の歯軸を変えるだけで被蓋は改善する．下顎前歯はディスキングし，切端を削合している．

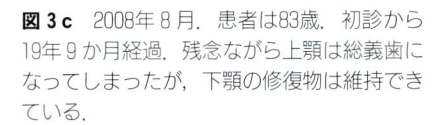

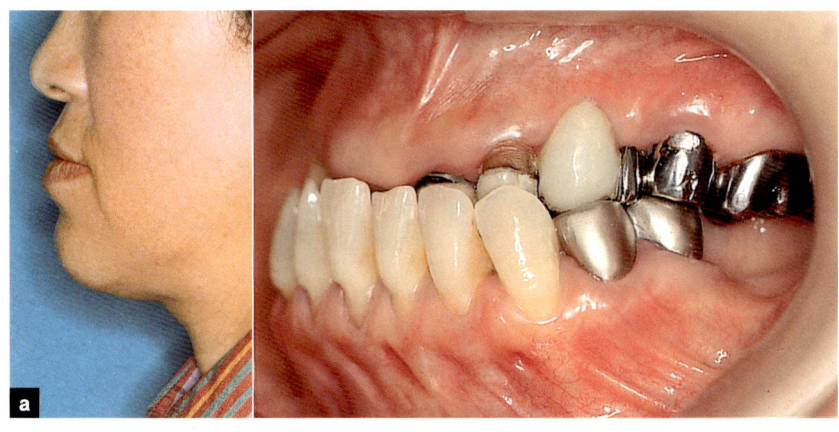

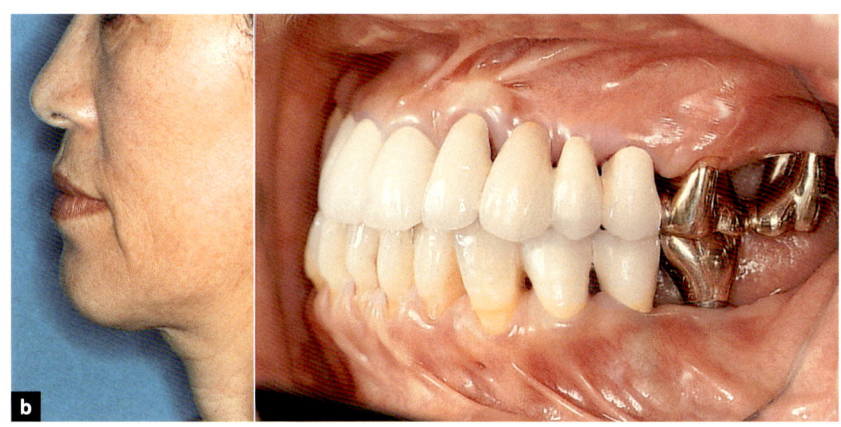

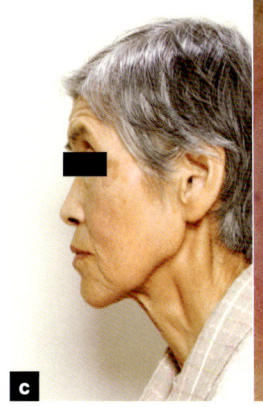

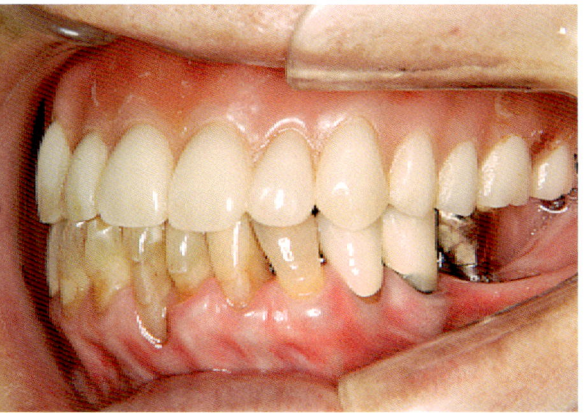

図3c　2008年8月．患者は83歳．初診から19年9か月経過．残念ながら上顎は総義歯になってしまったが，下顎の修復物は維持できている．

図3d　セファロトレースの重ね合わせ．
—：1988年11月初診時ICP．……：同CR．
—：1989年4月矯正治療終了時．
—：1990年7月補綴処置終了時．
ANB −2.5°〜0.0°．
FMA29.5°〜32.5°．
IM80.5°〜76.0°．
UISN99.0°〜117.0°．
OP7.0°〜9.5°．
被蓋の深い反対咬合は下顎を後下方へ回転させることによって簡単に治せる．修復物が多かったため，再製することによって，咬合の安定が得やすかった．

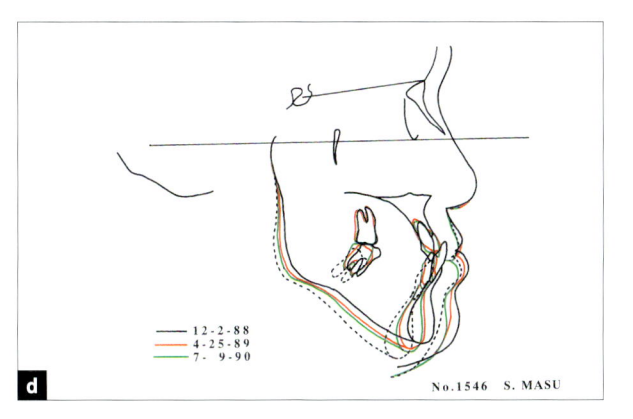

回復のプロセス

一般的にclass IおよびII症例では，ブラキシズムや臼歯部の咬合支持の崩壊にともなって，咬合高径が失われると，下顎は次第に後上方にはまりこんでいく．この咬合崩壊の過程に治療的介入する場合には，骨格パターン，歯の咬耗，チューイングパターン，非機能的な力の有無を診査して，臼歯部の咬合が崩壊した要因を推定する．たとえば，そこに歯のはまりこみによるクレンチングが大きくかかわっていると診断できるならば，患者の悪習慣の改善を促し，臼歯部咬合面のはみりこみを形態再付与する．診断が正しく，クレンチングが解消すれば，筋肉の過緊張が減少し，臼歯に離開が生じて，次第に歯軸が整直し，下顎は臼歯部の咬合高径が高くなって前方に戻る（FMAとANBが減少する）．

class III（症例3）では，臼歯部の咬合支持が崩壊すると，下顎は前上方（反時計回り）に回転移動し，ディープバイトとなる．そこで，欠損補綴による介入が必要な場合，まず下顎を後下方に回転させ，垂直顎間距離を回復することを念頭におく（FMA→大きく，SNB→小さく，ANB→大きく）．この結果，前歯部のクロスバイトが改善し，咬合高径の回復によって一般にTMDの症状は軽減することが多い．前歯部の逆被蓋の改善は，下顎を後下方に回転させ，咬合高径をあげたなかで上顎前歯を唇側に出して（UISN→大きく）下顎前歯を舌側に倒す（IMPA→小さく）．下顎前歯の挺出が著しい場合は，切端を削合することもある．これによって逆被蓋の改善とともに，歯冠-歯根比を有利にすることができる．下顎前歯を舌側に傾斜させるためにスペースが不足する場合には，隣接面のディスキングをする．ディスキングには，根の近接を招く欠点があるが，成人で骨レベルが少し下がっていれば歯根間距離に余裕があることが多いのでディスキングできる条件の1つとなる．

筋のリラックス

咬耗とともに咬合高径は低くなる．Angleの分類のclass IおよびIIでは，それにともなって下顎は後上方に偏位する．これは閉口筋によって下顎が後上方に牽引されているためである．この上下顎の咬交関係の変化は，主に骨格パターン・筋力・チューイングパターンにより影響を受けている．

治療に際してはまず，筋肉のリラックスが優先される．補助的には，①改良アムステルダムスプリント[*1]や②アムステルダムミニ，③ASBP[*2]（anterior sliding bite plate）を用いる．

以上3種類のスプリントは咬合高径の回復には効果があるが，開口や前歯部被蓋の浅い人には禁忌である．

改良アムステルダムスプリントおよびアムステルダムミニの目的と効果は，以下のとおりである．
①顎位の模索．
②早期接触をとる．
③筋の緊張をとる．
④咬合を一時的に排除する．
⑤圧下され，あるいは近心傾斜している臼歯部の自然挺出．
⑥咬合高径の回復．
⑦口の外からの力（extra-oral pressures）によって傾斜した歯軸や変形したアーチが自然に元に戻る．

---

*1 Amsterdam Mが，ホーレーのバイトプレーンとよんで用いている装置を改良したもので，前歯舌側にテーブルをつくり，意図的にanterior supportを与えて臼歯を離開させ，自然挺出を促す装置．
*2 ASBPの目的と効果……舌側にフラップをつけて舌の収まる場所を設けることがポイントだが，改良アムステルダムスプリントなどより，さらに積極的に下顎は前方に誘導され，咬合高径が挙上される．ただし下顎前歯が唇側に傾斜するので，傾斜が好ましくない症例はワイヤーボンディングなどで固定しておく必要がある（小川晴也氏考案）．

おわりに

　欠損歯列の鑑別診断においては，何よりも欠損の原因（遠因となるリスクを含めて）を診断することが重要である．この章のテーマの，上下顎対咬関係におけるリスクのとらえ方と，治療介入がもたらす結果の予測に絞ると，前歯部の被蓋関係の違いや anterior support の有無によって顎位の偏位傾向が異なる．そこで，欠損補綴に際しても，Angle class I，II と classIII では，加齢にともなう下顎の偏位傾向の態様が異なるので，鑑別が重要である．下顎の位置の回復が前提として求められる．

summary 崩壊の方程式・治療の方程式

　skeletal pattern の違い（Angle class I，II，III）によって，加齢・崩壊の方程式は異なる．加齢・崩壊とはある面，「咬合高径が低くなること」だと解釈している．そのなかで class I，II は下顎が後上方に引かれ，classIII は前上方に回転してバイトが深くなっていく．したがって，治療の方向はこの逆の方向を目指せばよい．

参考文献

1．丸山剛郎．臨床生理咬合：顎口腔機能の診断と治療．東京：医歯薬出版，1988．
2．筒井昌秀，筒井照子．咀嚼運動から捉えた咬合面形態．九州歯科学会雑誌 2001；55（1）：105-122．
3．西原克成．顎口腔疾患とバイオメカニクス：現代の歯科口腔科のための臨床バイオメカニクス（1）〜（3）．the Quintessence 1994；13（1）：123-134，13（2）：131-142，13（3）：135-148．
4．Thomas PK. Syllabus on full mouth waxing technique for rehabilitation : tooth to tooth, cusp fossa concept. 講義録．
5．筒井昌秀，筒井照子．包括歯科臨床．東京：クインテッセンス出版，2003．

section 1 臨床の諸相

2 パーシャルデンチャーの設計
歯列の崩壊をくいとめるために

添島正和(熊本県・添島歯科クリニック)

はじめに

　欠損補綴(とくに可撤式のパーシャルデンチャー)が難しい理由は単純明快である．それは欠損補綴に加わる力を残存歯と被圧変位量の異なる顎堤が負担するという力学的な犠牲の上に成り立っているからに他ならない．現時点でこれらを解決できる補綴方法は，インプラント以外には見当たらないのではなかろうか．

　しかしながら，筆者自身の20年を超えるパーシャルデンチャーの長期経過症例のなかには，予後良好なケースもある．臨床においてはこれらの症例を詳細に分析することで，成功・失敗の要因をスクリーニングすることが可能になる．たとえ科学的なエビデンスが存在しなくても，これらの臨床例を提示することで，若い臨床家が適切で失敗の少ない治療計画を立案する一助になれば臨床的意義は大きいと考える．

　しかしながら，患者の欠損部位・対咬関係・咬合支持数などの病態が似通っている症例でも，患者のさまざまな条件(年齢，性別，体格，ブラッシング，ストレスの程度，食生活を含む生活習慣，全身状態)に加え，術者の経験やスキルによって付与する補綴設計などが異なってくるため，当然予後も変わってくることは否めない．

　本稿では，パーシャルデンチャーによる欠損補綴の数多くの要素を総合的に診断する重要性と，長期予後を左右する因子について私見を述べたい．

長期予後を左右する因子

欠損歯列の顎位

　欠損歯列の成立機序からみて，顎位は欠損の進行につれて歯の移動・傾斜をともない，一見問題のない歯列でも微妙に顎位が変化して生理的咬頭嵌合位の安定性が失われている場合がある．ゆえに，既存の顎位(残存歯で保持されている顎位)で欠損補綴を行う際には必ず下顎位の診断を最優先させるべきである．

　臨床経験上，咬合再構成を行って治療咬合を付与する下顎位は，中心位と咬頭嵌合位を一致させるほうが長期的に予後が良好であると感じている．よって中心位を下顎位の治療目標とし，問診に加え，中心位と咬頭嵌合位の垂直・水平的なズレや，下顎窩内での顆頭のポジション，および筋の緊張度のチェックが不可欠となる．

咬頭嵌合位の安定性

　欠損補綴のゴールはいうまでもなく，治療結果が良好な経過をたどって長期的に維持安定することにある．そのためには**表1**の条件を満たし，咬頭嵌合位の長期的安定を図らねばならない．

二次固定と一次固定

　筆者は「デンタルアスペクト」1991年夏号に「コーヌスクローネの臨床」[1]を投稿し，その10年間の臨床において経験した47症例中23症例の何らかのトラブル(内冠脱離，歯の破折，外冠・義歯の破損など)を報告した．その当時からコーヌスクローネの適応症はかなり狭く，二次固定(可撤性補綴物による固定)を用いた補綴には根本的

咬頭嵌合位

表1 長期的な咬頭嵌合位の安定のための条件.

①前後左右的にバランスのとれた確実な咬合接触.
②アンテリアガイダンスの確立と臼歯のディスクルージョン.
③適切な咬合高径と，安定したバーティカルストップを有する下顎位（歯の長軸方向への力のコントロール）．
④歯列弓の保全.
⑤下顎窩内で顆頭が円板後部組織を圧迫しない安定した位置にあること．
⑥円滑な下顎運動と顔貌を含めた審美性の回復・改善．
⑦筋の異常緊張と不定愁訴がないこと．

二次固定と一次固定

表2 一次固定を第一選択としている理由.

①二次固定（コーヌスクローネ）は支台歯の削除量が大きい．
②一次固定が審美的にすぐれている．コーヌスクローネは内冠歯頸部のメタルが見えるので，とくに女性は義歯を人前で外せないとのクレームが多い．
③二次固定は強固な連結固定効果が期待できないが，一次固定は残存歯の連結固定によって残存歯への力学的負担が少なく，結果的に残存歯の保護につながる．
④夜間義歯を外して就寝しても咬頭嵌合位が保持できる．

に構造上の力学的な問題があるのではないかと疑問視して現在に至っている．

よって，筆者は現在一次固定（連結した固定性補綴物による固定）を第一選択としている．その理由を**表2**に記す．

とりわけ③の理由については，内部応力の分散について連結様式は二次固定より一次固定が良好であると千葉ら[2]は述べている．

違和感の少ないメジャーコネクターのデザイン

パーシャルデンチャーは，失われた組織をその範囲内で修復して機能回復を図る手段であるが，支台装置・メジャーコネクター（大連結子）・マイナーコネクター（小連結子）に関しては，デザインいかんにより患者がもっとも違和感を訴える場所でもある．

なかでも上顎のメジャーコネクターは，その設定位置，形態（幅・厚み），適合状態に装着感が左右されるため，細心の注意を払って補綴設計を行う必要がある（**表3**）．

装着感が良好で違和感の少ないパーシャルデンチャーデザインにしないと，機能時に特別不自由がなくともポケットデンチャーになる可能性がある．咀嚼機能はもちろんのこと，ややもすると軽視されがちな審美性・装着感を患者の視点で十分考慮して処置方針を決定することが，パーシャルデンチャーにおいて成功の重要なポイントとなる．

パーシャルデンチャーの力学的考察

もっとも難易度が高いといわれている左右すれ違い咬合における欠損補綴は，生体構造力学的問題が大きく関与している．顎位や顎堤の吸収を防止して長期的に歯列弓の保全を図ることは，ほとんど不可能といっても過言ではない．これらを防止するには，現時点ではインプラントを用いた補綴設計を除いては考えられない．

Caputo[3]は，「生体力学的見地からすると，遊離端義歯（前後左右すれ違い咬合を含む）はもっとも困難な部類に入り，機能している顎顔面口腔系にそれを形態的・生理的に調和させ，恒常性を維持するように設計するのは非常に困難であるので，歯科医師は今以上に生体力学の理解に時間を費やすべきである」としている．また，「不適切な義歯を装着している無歯顎患者に比べて，義歯を装着していない無歯顎患者の顎堤の吸収（廃用性委縮）のほうが遅い」とも述べている（**図1a, b**）．

川島[4~7]は，「補綴構造設計とは歯科技工士が理工学・

違和感の少ないメジャーコネクター

表3 メジャーコネクターの設計の注意点.

①設定する部位：パラタルプレートの前縁は口蓋皺襞後方の陥凹部に沿って走行させる．
②精密印象で口蓋粘膜にパラタルプレート（バー）をぴったり適合させる．
③ビーディング（義歯床や大連結子の外形にそって作業用模型の上顎口蓋部該当部位に溝を形成する操作）は口蓋粘膜に圧痕をつけるため，とくに行わない．
④補綴構造設計としてのパラタルプレートの幅は6mm以上，厚さは1.2mm～1.5mmが適切である．
⑤前後パラタルバーは違和感が強いので，できるだけ避ける．

section I 臨床の諸相

義歯装着経験の有無と顎堤の状態

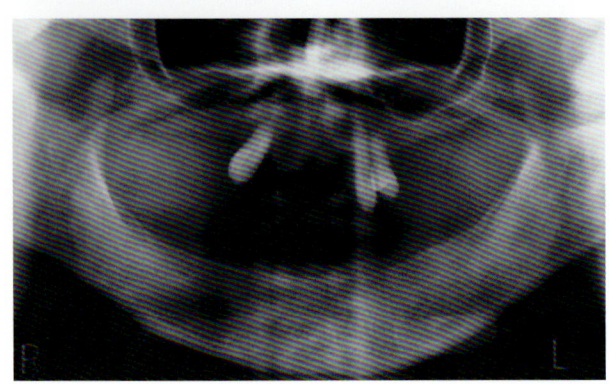

図1a 過去に一度も義歯装着の経験がない49歳女性．顎堤の吸収はほとんど認められない．

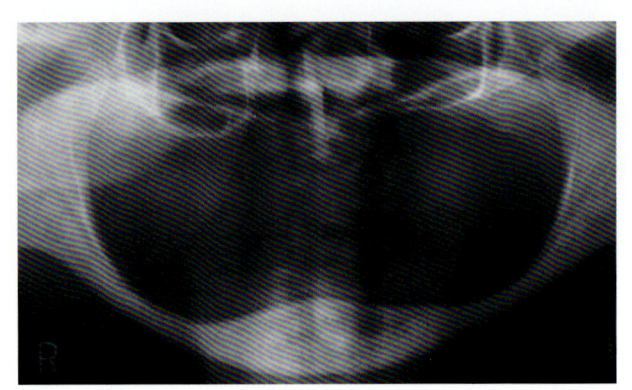

図1b 他院で5～6回総義歯を製作したが，どうしても痛くて噛めないという54歳女性．顎堤の吸収が著しい．

材料学・鋳造学などの専門知識や製作システムを考慮したうえで，適切な強度やリテンションなどを付与し，患者の快適性をモットーとしたうえでデザイン的にも上手に処理し，基本設計を数値化し立体化した三次元の設計図である」と述べている．以上のことから，可撤性補綴物治療の目標は残存する顎骨をできるだけ維持し，それ以上の吸収を最小限に食い止めることであり，そのための補綴設計が重要になる．

黒住[8]は，頭蓋に対して不動の解剖学的指標で審美的にも影響が強い平面である上顎咬合平面を適切に設定することが臨床的に意義があるとし，以下のように述べている．

①上顎咬合平面の矢状傾斜が咀嚼筋活動と咬合力に影響を及ぼすが，カンペル平面に咬合平面を設定することが最良である．
②臼歯部の咬合平面の設定位置によっては咀嚼効率が低下する．
③矢状面で咬合平面と咀嚼閉口路は，お互いに垂直的な関係を保っている相関がある．

よって，上顎咬合平面を補綴治療で正しく設定し，安定した咬合を付与することが，新たな歯の喪失や顎機能障害を予防する重要なパラメーターになる（図2，3）．

不正な上顎咬合平面と，正常と思われる上顎咬合平面

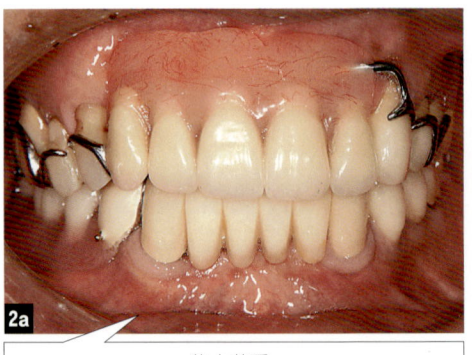

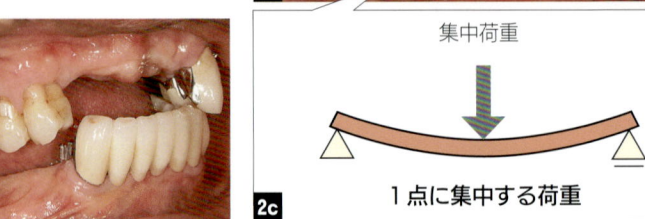

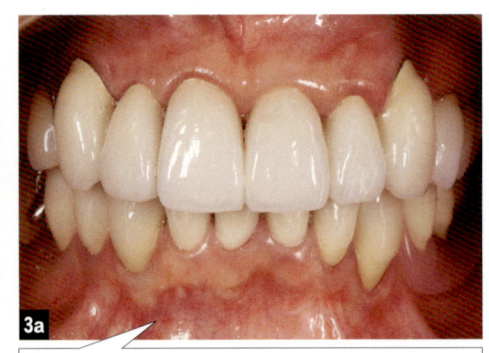

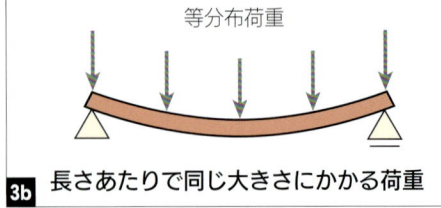

2a

3a

2b

2c 集中荷重 1点に集中する荷重

3b 等分布荷重 長さあたりで同じ大きさにかかる荷重

図2a～c 挺出した上顎右側臼歯部天然歯の切削をためらうあまり，他院で上顎の咬合平面を正しく設定することなく修復を行った．その結果，咀嚼効率や咬合力・咀嚼筋の活動量などに悪影響を及ぼし，安定した咬合（等分布荷重[8]）が得られていない．そのため，補綴した|4の破折と右側の顎機能障害を惹起した．
図3a, b 理想的な上顎咬合平面が付与されたパーシャルデンチャー．

鉤歯の選択とカリエスリスク

欠損に至る原因には歯周病・う蝕・力があるが，筆者の長期経過症例を再評価してみると，鉤歯の喪失には力とう蝕の複合系が原因と思われる傾向が強い．パーシャルデンチャーの構造そのものが良好な口腔衛生状態の維持を阻害しやすいのは確かであり，加齢とともにそのリスクはさらに高まることになる．

しかし，術前に患者のカリエスリスクを把握し，清掃性の良好な補綴設計を考慮することで，そのリスクを軽減することが可能となる．術後はカリエスリスクテストの良否によってメインテナンスプログラムを歯科衛生士とともに検討し，良好な予後を目指す必要がある．現在筆者は，**表4**の鉤歯の選択基準を考慮している．

表4 鉤歯の選択基準．

①対合歯とのクリアランス	⑥歯槽骨の吸収が1/2以下
②臨床歯冠長	⑦付着歯肉の量
③生物学的幅径	⑧鉤歯の歯列内配置
④歯冠-歯根比	⑨鉤歯の動揺度
⑤歯根形態	

おわりに

日常臨床のなかで，「何故そうなったのか？」をとくに深く考えないで行ってきた治療行為を厳に慎み，それが本当に患者にとって最良のものかどうかをつねに再評価する習慣を身につけておかなければならない．それに加えて，病態の変化とともに，患者の人間としての微妙な変化を感じとる繊細さを併せもつ歯科医師としての資質の向上が望まれる．

長期的な処置の妥当性を論じるには，臨床経験が浅い時期から，自己の症例について規格性のある基礎資料を一歩一歩蓄積していく努力を惜しんではならない．さらに，処置と対応がもっとも困難な欠損補綴における力のコントロールに関与する生体構造力学に対する理解の程度によって，予後の明暗が分かれることを肝に銘じておかなければならない．本稿では個別対応の観点で私見を述べたが，経験の少ない若い先生方にとって少しでも参考になれば幸いである．

summary 残存諸組織にダメージを与えず，機能的負荷をともなった適切な咬合状態

欠損の拡大を止める指針として考えられることは，第一に歯周炎とう蝕を再発させないプラークコントロールの長期的な維持に加えて，装着した義歯が鉤歯を含めた残存歯や顎堤などの残存諸組織にダメージを与えず，機能的負荷をともなった適切な咬合状態が継続的に維持されることである．その結果，義歯の寿命とともに患者の健康維持も延びることになる．

参考文献

1. 添島正和．コーヌスクローネの臨床．デンタルアスペクト 1991；5(3)．
2. 千葉和彦，伊藤秀美，他．各種支台装置を用いた下顎片側性遊離端義歯・支台歯への荷重伝達性．顎咬合誌 2004；24(1)：33-41．
3. Caputo AA, Standlee JP. 歯科臨床とバイオメカニクス．東京：クインテッセンス出版，1995：155-193．
4. 川島哲．T.K.M.キャストデンチャーのすべて Bio-Mimetic Cast Denture．東京：医歯薬出版，2005．
5. 川島哲．バイオ・キャストパーシャル．東京：医歯薬出版，2002．
6. 川島哲．1週間でマスターするキャストパーシャル(上)．東京：医歯薬出版，1990．
7. 川島哲．1週間でマスターするキャストパーシャル(下)．東京：医歯薬出版，2000．
8. 黒住琢磨．上顎咬合平面に対する臨床的観察．顎咬合誌 2008；28：32-37．
9. 原口秀昭．マンガでわかる構造力学．東京：彰国社，2005．
10. 菅野博康．バイオメカニクスの視点からパーシャルデンチャーの臨床を検討する．the Quintessence 2004；23(6)59-68．
11. 小出馨，武藤晋也：パーシャルデンチャー設計の6要素．補綴臨床 1999；32(2)：129-143．
12. 阿部二郎．欠損放置に対する軟組織の変化から短縮歯列を考える1 「生体補償：アダプテーション」とは．歯界展望 2007；110(5)：11, 12．
13. 添島正和．若き臨床医のための咬合治療入門：必要最低限で十分な治療のための診断のキーポイント．QDT 2007；32(6)：14-35．
14. 添島正和．重度歯周炎の長期経過症例(術後18年)から処置の妥当性を探る．日本臨床歯周病学会会誌 2006；24：101-106．
15. 宮地建夫．欠損歯列のレベルとリスク．補綴臨床 2004；37(5)：481-509．
16. 宮地建夫．健康医学：可齢変化に合わせた歯科医療：欠損歯列を中心に．顎咬合誌 2001；22(1)：48-59．
17. 伊藤公二，西原英志，法花堂治，野嶋昌彦・編．補綴臨床別冊 診断と治療方針のコンセンサス 望ましい補綴処置のために．東京：医歯薬出版，2005．

section 1 臨床の諸相

3 咀嚼・滑走運動時の新たなリスク因子
実態を踏まえた三次元的なリスクの捉え方

国賀就一郎（兵庫県・国賀歯科医院）

はじめに

　従来，咀嚼運動は側方限界運動路内での二次元の中間運動として捉えられてきた．しかし，三次元における6自由度の下顎運動解析機「ナソヘキサグラフ」（ジーシー社製）の出現によって，前頭面・矢状面・水平面および左右の時間差など詳細な咀嚼サイクルを観察できるようになった．そのサイクルは側方限界運動路の後方で時間差と個体差をもった三次元の運動であることが確認された．咬頭嵌合位（ICP）の近傍においてさえ，限界運動路と咀嚼運動路は必ずしも重なるわけではない．

　すなわち，咀嚼運動の実態は従来とらえられてきたものとは異なる．となると，ここで咬合における咀嚼・滑走運動のリスク因子も根本的な捉えなおしの必要があると思われる．

　本稿では，咬合における咀嚼運動の実態をふまえたリスクの捉え方，対策上の重要なファクターについて提示してみたい．

咀嚼運動路・限界運動路の見方

　「限界運動」の前方・側方運動，最大開口の前頭面と矢状面については肉眼的にも理解できる．前方・側方運動の水平面はみえにくいが，これまでゴシックアーチとしてみてきた．最大開口の矢状面を投影した水平面も想像できないことはない（**図1**）．

　では「咀嚼運動」はどうだろうか．ゴシックアーチのイメージから水平面での前方・側方限界運動路内の運動（**図2**）と思われるかもしれないが，前述のように実際は側方限界運動路の後方で運動している（**図3〜5**）．

　これを理解できなければ，咬合面形態の適否あるいは付随した正確な病因・病態の把握は困難になる．また，「滑走運動」と「咀嚼運動」では開口筋と閉口筋の動きが大きく異なることにも留意する必要がある．これを理解することが「咀嚼運動」・「滑走運動」のリスクを考えるうえで不可欠であり，この部分の干渉を客観的に評価することがリスクの回避に重要である．

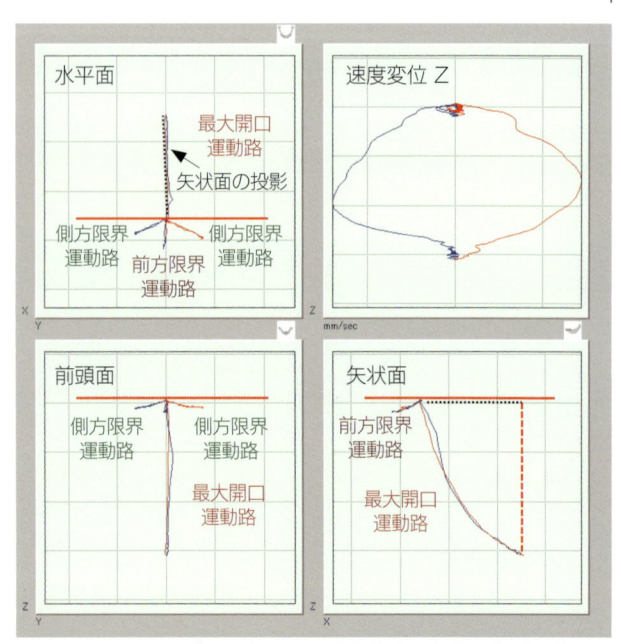

図1 ナソヘキサグラフ上での限界運動路．矢状面（図右下）の最大開口運動路が，水平面（図左上）では側方限界運動路の後方に投影される．

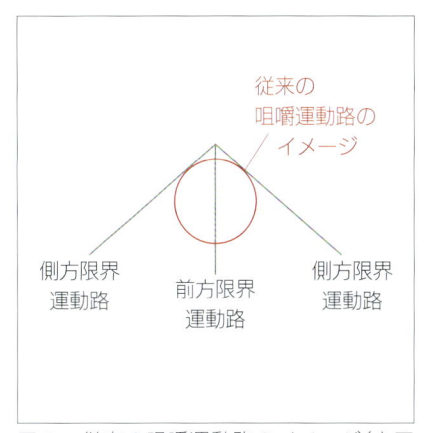

3 咀嚼・滑走運動時の新たなリスク因子

図2 従来の咀嚼運動路のイメージ（水平面）．二次元的にはゴシックアーチの内方に咀嚼運動路が存在すると考えられていた．

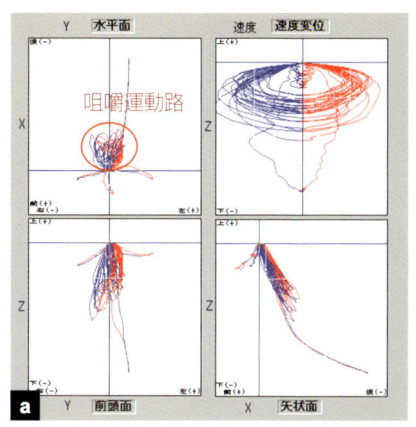

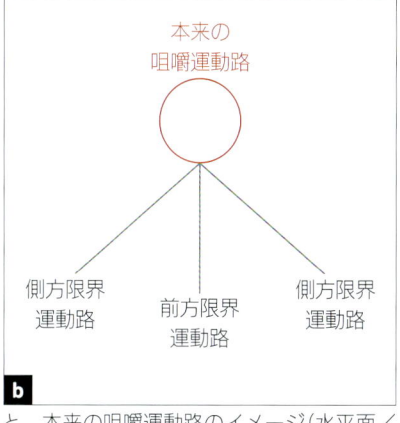

図3 a, b ナソヘキサグラフでの咀嚼運動路（**a**）と，本来の咀嚼運動路のイメージ（水平面／**b**）．水平面（図右下）で，側方限界運動路の後方に咀嚼運動路が存在するのが確認される．

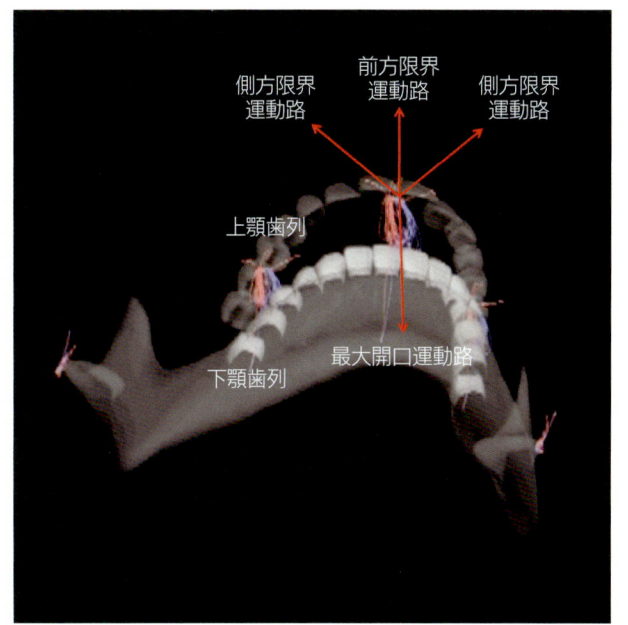

図4 ナソヘキサグラフの左咀嚼運動の静止画像．三次元的に咀嚼運動路が側方限界運動路の後方に存在する．

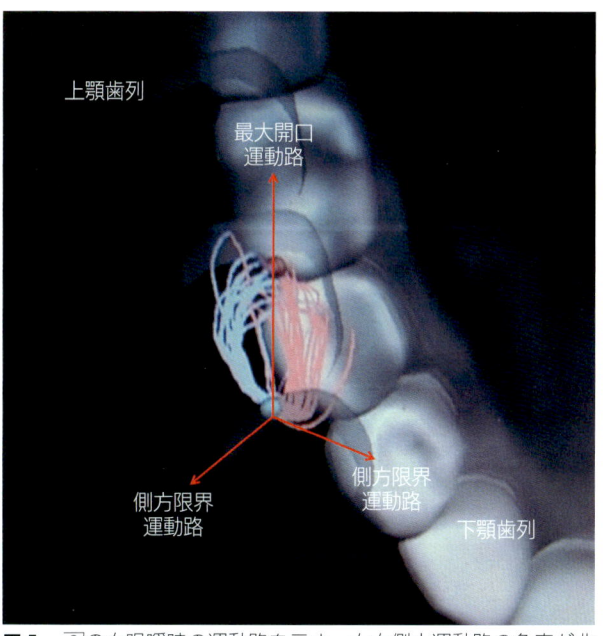

図5 6⏋の右咀嚼時の運動路を示す．左右側方運動路の角度が非対称で，咀嚼運動路はその後方に存在し，開口時に顆路が非作業側に出ている．

CHAPTER 4　「欠損歯列」と「欠損補綴」の諸相　225

滑走運動と咀嚼サイクルから生じるリスク

以下，滑走運動と咀嚼サイクルのリスクと対策としてわれわれがなすべきことを挙げる．

前方ガイド・側方ガイドの考察

臨床咬合学辞典によれば，前方・側方・後方滑走運動は代表的な滑走運動であるが，咀嚼などの機能時においては水平面内のあらゆる方向に運動しうるとある[1]．よって前方ガイドが急なものでは，側方ガイドも中間運動のガイドも，これに準じるものと思われ，歯のガイドは顆路より若干急な傾斜で調和しているだけでなく，あらゆる方向のガイド歯同士の傾斜が調和していなければならないとされている．なお，咬頭嵌合位から側方への運動と，より機能的である側方から咬頭嵌合位への運動とは区別すべきだとの意見もある[2]．

したがって，ガイド歯の先天的・後天的な転位・捻転・挺出・傾斜，咬耗や破折，フレアアウトなどにより歯軸傾斜が緩くなれば，臼歯部に側方力がかかるようになり，パラファンクションからの咬耗や咬合性外傷，修復物の損傷などが生じやすくなる．また，歯軸傾斜が正常であっても，垂直被蓋が多く水平被蓋が少なければ，ガイド歯そのものが咬合性外傷となる．よって，ガイド歯に対合関係も含め，上記のような異常が認められる場合は，形態修正・矯正治療・修復処置が必要になる．

さらに，ガイド歯に欠損補綴が必要となったときには，1歯欠損か少数歯欠損か多数歯欠損か，またインプラント補綴かクラウン・ブリッジ補綴か可撤式義歯補綴かによっても詳細は異なるが，原則として犬歯を中心とした2～3歯のガイドを付与することでガイド歯への応力の集中を回避し，咀嚼サイクルを障害しないように前歯部から連続性のある垂直被蓋・水平被蓋を付与し，患者個々に適切な臼歯部の離開（ディスクルージョン）を与えることが肝要と考える．

逆に臼歯部で欠損補綴が必要になったときには，咀嚼サイクルのガイドの過剰・干渉・欠如・欠乏とならない個体差に見合った咬合面形態（後述）を臼歯部に付与し，そのうえで可及的に離開を与え，パラファンクションからの修復物の破損や咬合性外傷に備えるべきであろう．

離開量が大きいときや離開を与えられないときは，咬合平面を含む上下顎骨に三次元的なひずみやディスクレパンシーとⅡ・Ⅲ級関係，歯列の狭窄や不正なSpeeの湾曲・側方調整湾曲，ガイド歯を含め歯の位置異常や挺出・圧下または歯軸の急傾斜などが生じていることが考えられる．

側方滑走運動からの考察

側方滑走運動に関しては，多くの研究から限界運動時の作業側・非作業側の干渉を除去して離開を与えるためには，AngleⅠ級M型（上顎犬歯の近心面と下顎犬歯の遠心面が接触して下顎を誘導する）の犬歯誘導がよいとされている（D型のガイドは顆頭運動の方向を後方や外方寄りに拡大する可能性があるので，顎関節の負荷要因となる）[3]．

しかし，これにこだわるがあまりに犬歯の歯軸や内斜面の傾斜が口蓋側に倒れすぎたり厚みが増したりすることにより，咀嚼運動時に干渉を起こしているケースが散見される．ゆえに犬歯ガイドさえ与えておけば臼歯が保護されるわけではなく，咀嚼サイクルに合った無理のないガイドが望ましい（図6 a, b）．よって，6前歯部の審美修復を行う際にも欧米人（コケイジャン）の形態にとらわれすぎると，咀嚼運動の開口時における非作業側干渉を招来することとなる．そして後述する後方の干渉（図7）が合併すれば，その永続性は著しく低くなる．

またアンテリアガイドとポステリアストップ，とくにイコライザーやクロージャーストッパーを，咬合をよく理解せずに付与すると，咬頭展開角が急傾斜となり，主・副隆線も高くなる可能性もあることから，「歯のはまり込み」を生じ，後方の干渉やクレンチングを誘発することがあるので注意を要する（図8 a～c）．

咀嚼運動の咬合パターンの考察

咀嚼運動の咬合パターンとして，「窮屈な咬合」と「ルーズな咬合」（図9 a, b）が挙げられる．

窮屈な咬合は，態癖（extra oral pressures）による口蓋側・舌側方向への歯軸の傾斜異常を認めることが多い．とくに固有のサイクルがグラインディングタイプの斜め卵型

3 咀嚼・滑走運動時の新たなリスク因子

側方ガイドの考察

図6 a, b 側方滑走運動．臼歯のディスクルージョンを求めるだけではなく，咀嚼サイクルの個体差にあった無理のないガイドが望ましい．

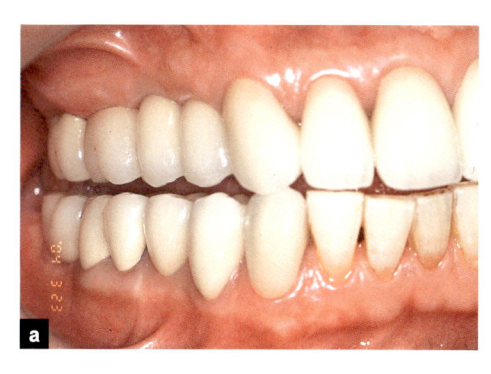

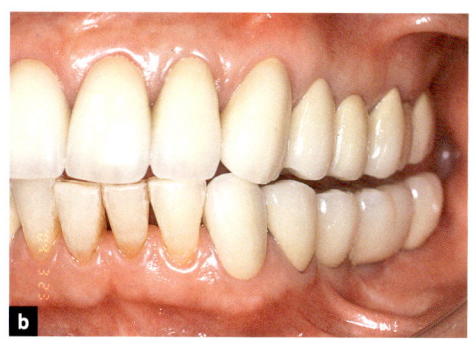

図7 後方の干渉．ナソヘキサグラフ水平面像の個別サイクルで，開口時に非作業側で前方への異常な運動を認める．臼歯部に後方の干渉があると，それを避けて前方にでるサイクルが生じ（矢印部），下顎の前歯が上顎の前歯を突き上げることになる．

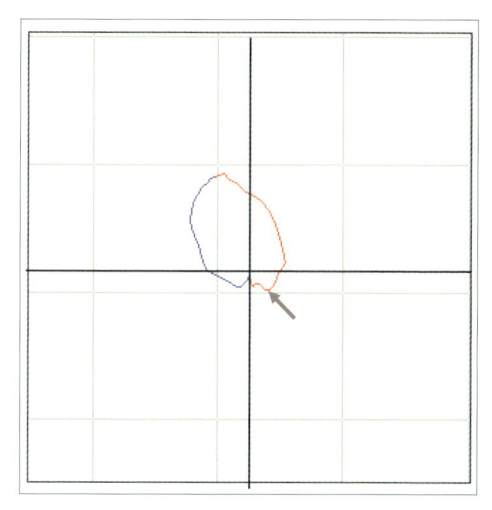

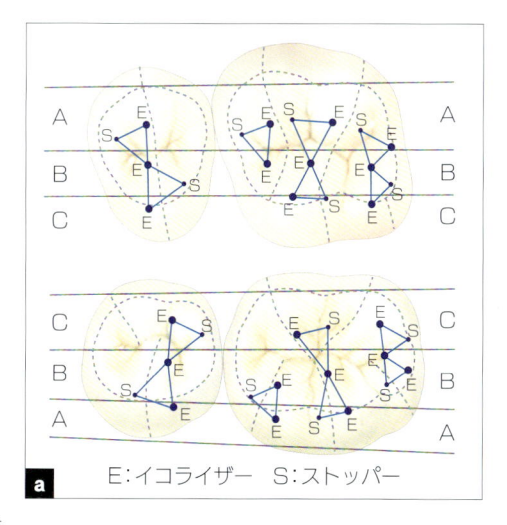

E：イコライザー　S：ストッパー

図8 a〜c 咬合面形態と歯のはまりこみ．A・B・Cコンタクトとイコライザー（a），クロージャーストッパーの設定．頬舌（A・B・Cコンタクト），近遠心（イコライザー，クロージャーストッパー）ともに，干渉とならないよう設定し，咬頭展開角が15°を超える急傾斜とならないことと，三角隆線の高さへの配慮が必要となる．＊増田長次郎氏のご厚意による

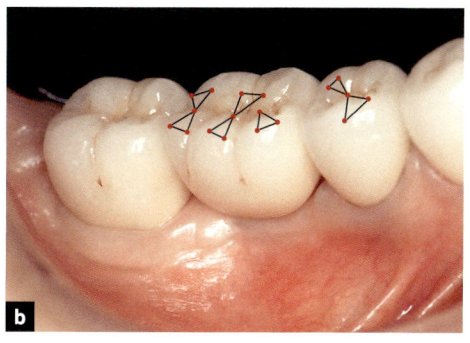

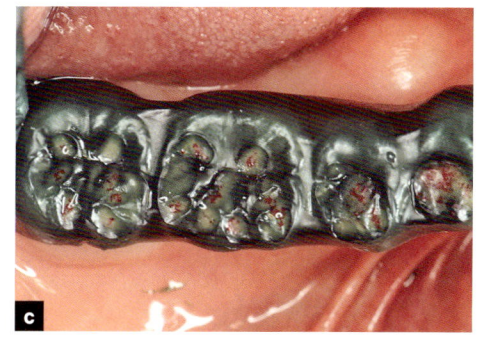

CHAPTER 4　「欠損歯列」と「欠損補綴」の諸相　227

section 1　臨床の諸相

のチューイングの場合，咀嚼運動時のガイドの過剰や干渉を引き起こしやすく，歯を鍵型に咬耗させ上下の歯がはまり込むようになり，結果としてクレンチングを誘発し，ジグリングによる咬合性外傷を引き起こしやすい．とくにセラミックワークをともなう補綴的な咬合再構成を行う際は留意する必要がある．

「ルーズな咬合」は，固有のサイクルがグラインディングタイプの逆三角型のチューイングでの咬耗が進んだものにみられ，ガイドが欠如し，下顎の頬側歯質が削り取られ，リバースウィルソン（逆側方歯牙湾曲）となる（図10a〜d）．A斜面で食物が切れず，さらにグラインディングを助長することになる．側方の応力に弱いインプラント修復では禁忌ともいえ，この咬合に対しては，咀嚼サイクルの垂直化を図りAコンタクトを回復することがポイントとなる．また，犬歯の低位唇側転位などもルーズな咬合になりやすい．

咀嚼運動の咬合パターンの考察

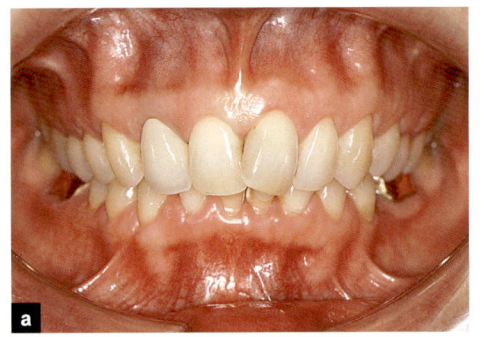

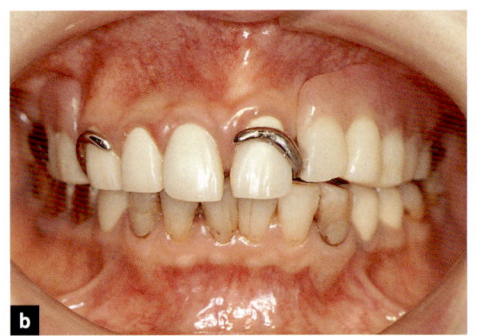

図9 a, b　窮屈な咬合（**a**）とルーズな咬合（**b**）．歯軸の傾斜に注目．

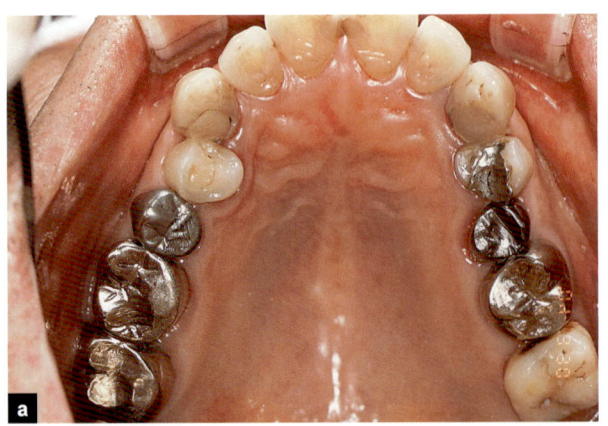

図10a　グラインディングタイプの斜め卵形のチューイングでの咬耗が進むと上下の歯がはまりこむようになり，ガイドの過剰や干渉を引き起こしやすい．

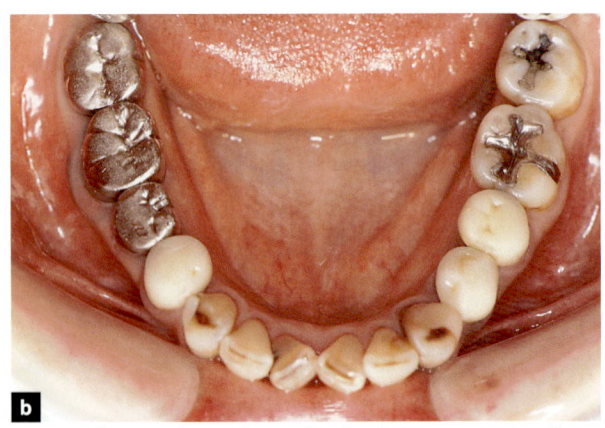

図10b　グラインディングタイプの逆三角形のチューイングでの咬耗が進むと，ガイドが欠如して頬側が削り取られ，逆側方湾曲となる．＊筒井照子先生のご厚意による

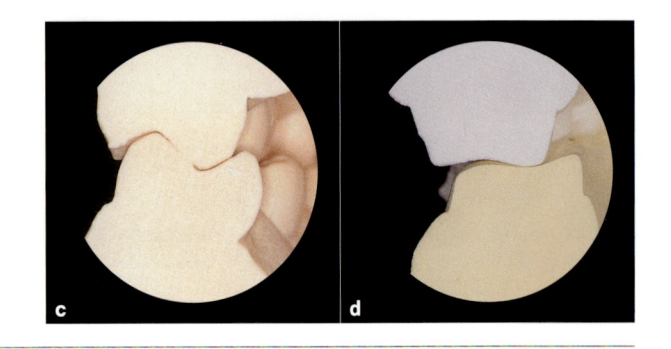

図10c, d　窮屈な咬合（**c**）とルーズな咬合（**d**）．断面模型で，窮屈な咬合では垂直方向への咬耗を認め，ルーズな咬合では水平方向への咬耗を認める．＊筒井照子先生のご厚意による

考察

咀嚼・滑走運動の「正常」「異常」の判別

われわれは上述した滑走運動・咀嚼サイクルのリスクに対する考え方を基に対策を行っていくわけだが，Gibbs and Lundeen は咀嚼運動と限界運動の関係を前頭面の運動路で正常と異常を識別している．筒井らによると，そこで正常とされているのは実は閉口時のガイドが過剰(図11)なときであり，ブラキサーで咬耗した咬合とされているのはグラインディングタイプ，不正咬合とされているものは咀嚼運動の個体差の範囲，と判定すべきであるとしている[4]．

Lundらと同様，庄内[5]らも側方咬合位の咬合接触が咀嚼運動経路に及ぼす影響について，咀嚼時の下顎切歯点の運動を前頭面で示している[5]が，健常とされるパターンで開口時の非作業側干渉が疑われるものがあり，健常者の設定が20代で，現代人に多い歯列不正や歯軸の傾斜は確認されておらず，統計に問題が内包されていると考えられる．

つぎに，咀嚼パターンについて，筒井らは咀嚼パターンを，日本人のパターンとしてチョッピングタイプ・斜め卵形のグラインディングタイプ・逆三角形のグラインディングタイプの3つのタイプに分類したが(図12)，一

咀嚼・滑走運動の正常・異常の判別

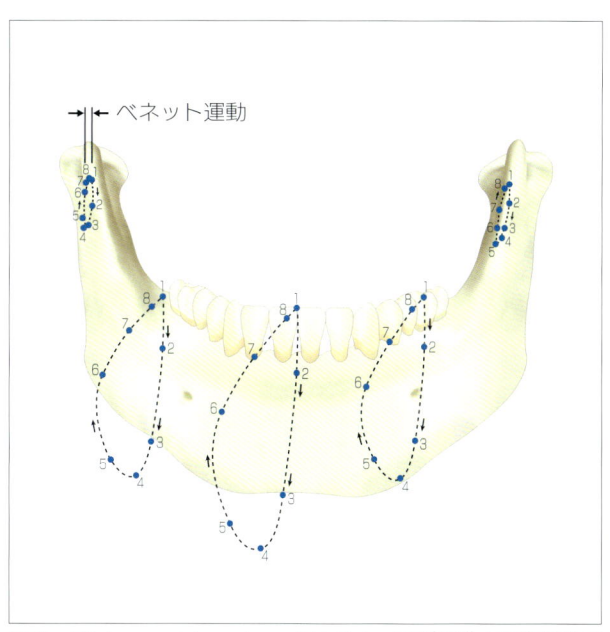

図11 Gibbs and Lundeenによると，咀嚼運動と限界運動の関係が正常なのは，閉口時のガイドが過剰なときがであるとされている．＊Lundeen HC, Gibbs CH. Advannce in Occlusion. Boston：John Wright, 1982. より引用改編

般的にはチョッピングタイプは肉食が中心の欧米人(コケイジャン)に多く，グラインディングタイプは穀物を

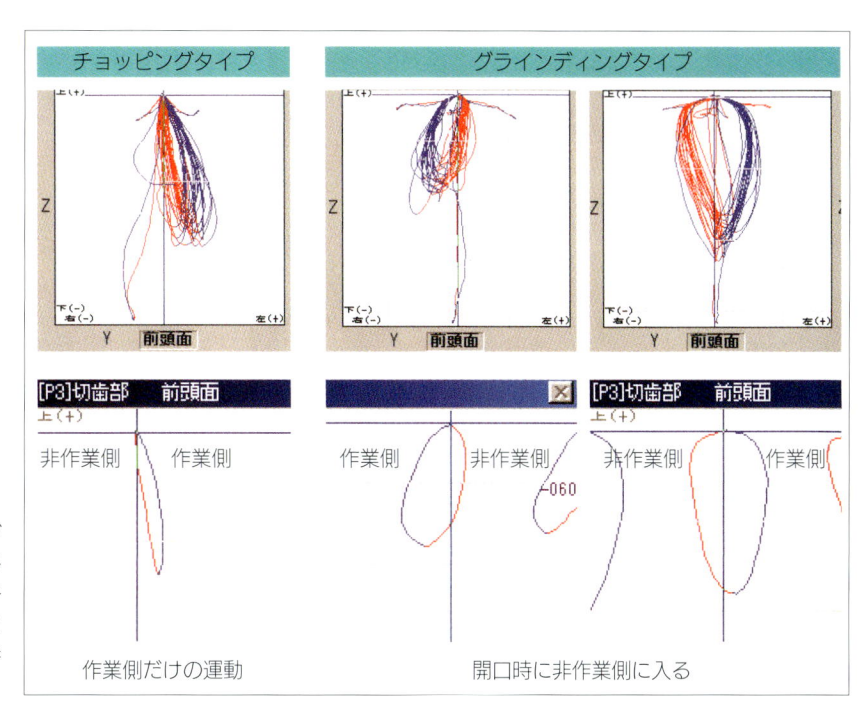

図12 日本人の咀嚼パターン．ナソヘキサグラフの前頭面像．欧米人(コケイジャン)に多いチョッピングタイプでは，咀嚼運動時の干渉が生じにくいが，東洋人(モンゴロイド)に多いグラインディングタイプでは，逆に干渉が生じやすい．＊参考文献4より引用・改変

section I　臨床の諸相

主食とする東洋人(モンゴロイド)に多いとしている．よって，本来固有の咀嚼サイクルに見合った咬合面形態を設定することが要点となる．そして，冒頭に述べた咀嚼・滑走運動の三次元的な実態を踏まえた正常な咀嚼[注1]・滑走運動を十分に理解したうえで，異常なものを病因から正確に識別する診査・診断を行うことが重要である．

咀嚼・滑走運動におけるリスクファクター

　力のコントロールを図るうえで，咀嚼・滑走運動におけるリスクファクターを整理してみると，下顎位と咬合面形態が挙げられる．さらに，態癖(extra oral pressures)と力の五大禁忌が鍵となる．

　そして，三次元な咬合平面のひずみ，関節円板のオン・オフ，窮屈な咬合かルーズな咬合か，ICPの安定，静的下顎位における早期接触と動的下顎位におけるガイドの過不足といった咬合面形態，DCS(dental compression syndrome)のサインである咬耗やアブフラクション・クレンチングやグラインディングといった現症を分析し，その病因を解明できなければ，これらが大きな付加的なリスクファクターとなってくる．

三次元的に捉える下顎位と咬合面形態と咬合平面

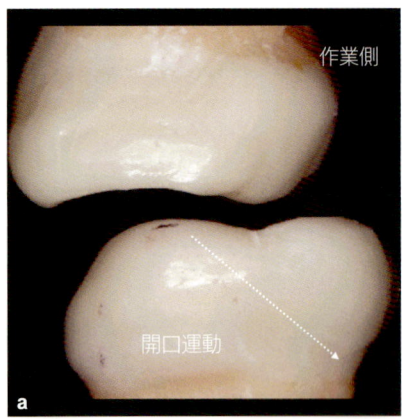

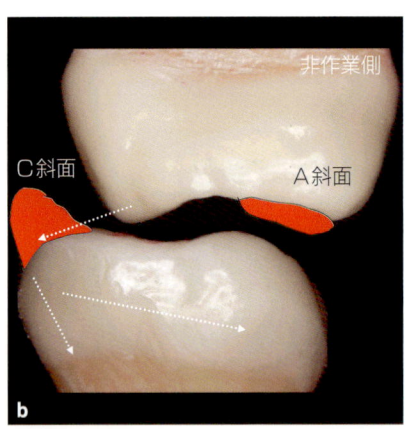

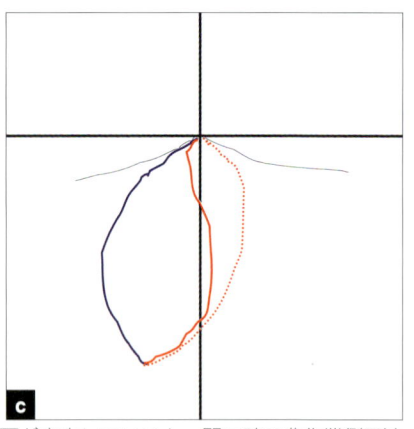

図13a〜c　開口時の非作業側干渉(右咀嚼)．非作業側(右咀嚼)上顎のA斜面あるいは下顎C斜面が突出していると，開口時の非作業側干渉を生じる．この突出は作業側となるとき(左咀嚼側)はガイドの過剰となり，窮屈な咬合となる(b)．開口初期に干渉し，それを避けるために作業側に開口する(c：cross over)．＊筒井塾咬合療法研究会の谷 昌樹先生のご厚意による

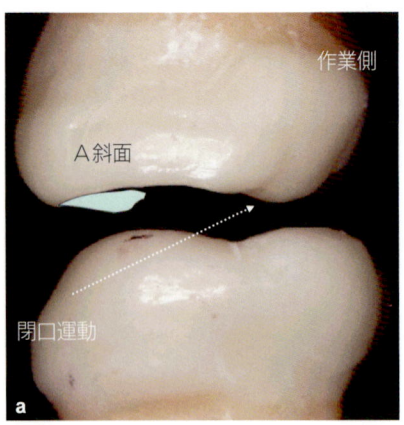

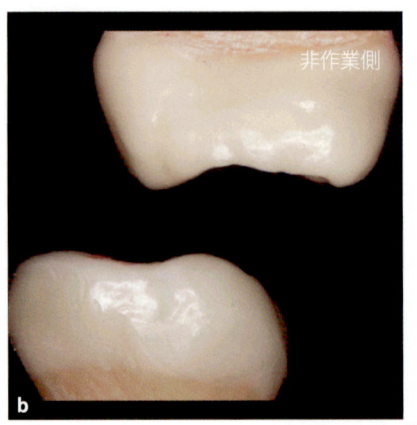

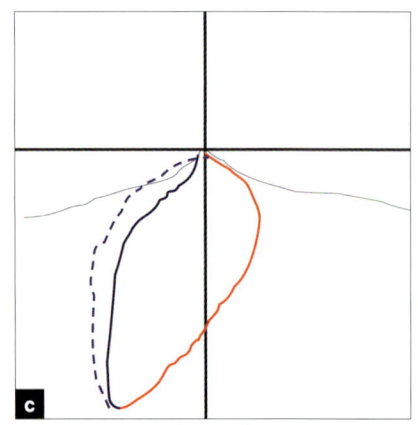

図14a〜c　閉口時の非作業側干渉(右咀嚼)．作業側A斜面が突出していると閉口時に干渉が起こる．閉口時の作業側のガイドの過剰となり窮屈な状態を惹起して，クレンチングを引き起こしやすくなる．＊筒井塾咬合療法研究会の谷 昌樹先生のご厚意による

注1　正常な咀嚼運動……全身の中で三次元的にひずみのない上顎の咬合平面に対して最適な下顎位が得られ，関節・筋肉などに問題がなく，歯列や歯軸の不正がみられず，咬合面によってガイドされる限界運動は左右対称にスムーズに軽く滑走し，適度な臼歯のディスクルージョンがあることが望ましい．そして自然に垂直化されて限界運動路上をたどらない咀嚼運動を描き，テクスチャーの違う食物が快適に食べられる側方のオーバージェットとオーバーバイトが求められる．

三次元的に捉える下顎位と咬合面形態と咬合平面

下顎位は「静的な下顎位」と「動的な下顎位」に分けて診査・診断を行う必要がある．

静的下顎位では，顆頭と関節円板の関係をみていく．関節円板がオンの状態であれば，下顎の偏位の有無を確認し，あるときは早期接触をチェックする．一方，動的下顎位では，限界運動・咀嚼運動で各々正常・異常を診査し，その後に異常なものではそれぞれのガイドの異常を捉えていく．

最適な下顎位が得られた後に機能的咬合面形態を付与することになるが，前述したものを整理すると，後方や側方の干渉（図13, 14）とならないようにABCコンタクトは凸と凸ではまり込みのない上下の咬合関係とし，近遠心的安定を得るために干渉とならない程度にクロージャーストッパーやイコライザーを与える．後方の干渉があれば，これを避けるためにいったん下顎が前方に出た後に後方へ移動する．そのために前歯部の突き上げがみられるようになるので注意を要する．

また，可及的に副隆線を与えることで咀嚼効率を上げ，軽い力で咬めるようにし筋肉のコンプレッション（圧縮）を解放する．安定したチューイングを得るために前歯部から臼歯部に至って連続性のあるオーバージェット・オーバーバイトをもたせ，側方の干渉とならないように前歯舌面・犬歯舌面の厚みと歯軸，上顎大臼歯の口蓋咬頭と下顎大臼歯のC斜面に配慮し，後方の干渉となる上顎第一大臼歯の三角隆線・上顎第二大臼歯の遠心辺縁隆線の高さに留意する．

さらに，咬合平面のひずみや偏側咀嚼があると下顎は偏位しやすく咀嚼運動も不安定となることも，重要なリスクファクターである．

まとめ

咀嚼・滑走運動におけるリスクファクターのなかでも，もっとも留意すべき点は下顎位と咬合面形態である．次いで，態癖（不良生活習慣）が挙げられ，これをコントロールすることにより，全身のなかで三次元的にひずみのない上顎の咬合平面に対して，最適な下顎位の獲得と機能的咬合面形態を付与することで，リスクを大きく減ずることが可能となる．

そのためには，正常な咀嚼・滑走運動を十分に理解したうえで，異常が生じた原因を分析し，診査・診断していくことが求められる．

長期的に欠損補綴を維持するためには，咀嚼・滑走運動を障害する因子を整理し，系統立った再評価を行いながら，個体差を把握し，起こりうる異常を早期に捉え，対応していかなければならない．

summary 歯のはまり込みの回避

しばしば上下顎第二大臼歯の対合関係に見られるような，上顎口蓋側咬頭が下顎咬合面へはまりこんだ非機能的な咬合面形態を付与すれば，咀嚼運動の干渉から，咬合力の強いケースでは歯の破折に至り，また，歯周疾患があるものでは垂直性骨吸収が進行し，歯を喪失することになるので，これを回避することが求められる．

参考文献

1. 長谷川成男，坂東永一．臨床咬合学辞典．東京：医歯薬出版，1997．
2. 大久保由紀子，他．機能運動時の咬合接触およびクリアランス．補綴誌 1992；36(4)：746-760．
3. 中野雅徳，他．側方運動のガイドをどのように与えるか．In：水谷紘，中野雅徳．編．日本歯科評論別冊 犬歯．東京：日本歯科評論社，1989：125-134．
4. 筒井昌秀，筒井照子．包括歯科臨床．東京：クインテッセンス出版，2003．
5. 庄内康晴，志賀博，小林義典．側方咬合位の咬合接触状態が咀嚼運動経路のパターンに及ぼす影響．日顎誌 2003；10(1)：31-41．
6. 増田長次郎，筒井昌秀，筒井照子．包括的歯科臨床における機能的咬合面形態の実際．QDT 2004；29(1)：31-45．
7. 丸山剛郎．咀嚼運動の臨床的制御とその異常．the Quintessence 1992；11(11)：2267-2273．
8. 筒井昌秀，国賀就一郎，小松智成．咬合崩壊ケースへの機能・審美的アプローチ：咬合・審美を確立した咬合再構成の方法を探る．the Quintessence 2005；24(5)：897-927．
9. 国賀就一郎．包括歯科臨床における咬合再構成の試行錯誤：リスクの最小化を考える．顎咬合誌 2007；27(1・2)：40-49．
10. 国賀就一郎．包括歯科臨床における咬合再構成の診査・診断とその要点．the Quintessence 2009；28(2)：280-291．

section 2 | 学術の世界から

I 部分歯列欠損の分類とその意義
——症型の重症度(回復のための難易度)を知る

内藤禎人,永尾 寛,市川哲雄(徳島大学大学院ヘルスバイオサイエンス研究部口腔顎顔面補綴学分野)

はじめに

　欠損補綴において,臨床医が診断・治療計画にもっとも苦慮するのは部分歯列欠損である.1歯欠損から1歯残存まで欠損がバリエーションに富み,治療法もブリッジ,パーシャルデンチャー,インプラント,アタッチメントとオーバーデンチャー,それらのコンビネーションと多様である.このため,症例の病態を把握し,それを治療計画に反映させ,決定していく過程を論理的に理解することは非常に難しい.

　補綴治療を語る場合の多くは「How to～治療方法」で始まって,終わってしまう形が多い.本当は,その治療方法を選択する理由を病態ごとにきちんと体系づけることが大切である.

　本稿では,部分歯列欠損の治療を考えていくうえで,部分歯列欠損の病態のどのような点を見極め,それが治療のどの点にかかわり,予後にどのようにかかわり合っていくかを,㈳日本補綴歯科学会が提案した症型分類[1～4]を参考に整理していきたい.

部分歯列欠損を分類することの意義

　なぜ部分歯列欠損を分類する必要があるのだろうか.以下のような意義が考えられる[3,4].
①症例を類型化することによって,普遍的な症例分析,治療の標準化につなげることができる.また,そのための施設内・施設間の種々のデータ収集・蓄積に活用できる.
②共通の評価項目を設けることにより,臨床経験の差にともなう難易度の判定の違いを軽減できる.経験の浅い臨床医が何をみるべきかの指標となり,見落としなどの防止につながる.
③医療機関同士で患者の紹介・依頼を行う際の目安となる.どの医院に紹介したらよいか,自分が依頼された症例を引き受けることができるかなどを判断しやすくなる.
④教育現場における難易度に応じた症例の選択・配当などに適用できる.難易度を基準とした基本的技術や知識・態度の習得に活用できる.
⑤診療報酬の根拠を含めた歯科医療の社会に対する説明責任・評価が問われる昨今,一般にも理解しやすく明快で科学的な分類,クリニカルパスの構築が不可欠となり,本分類はその一助をなすと期待される.

部分歯列欠損の病態をどう評価するか

　部分歯列欠損の病態を評価するための基本原則を以下の3つに分けて説明する[4～8].

多軸で考える

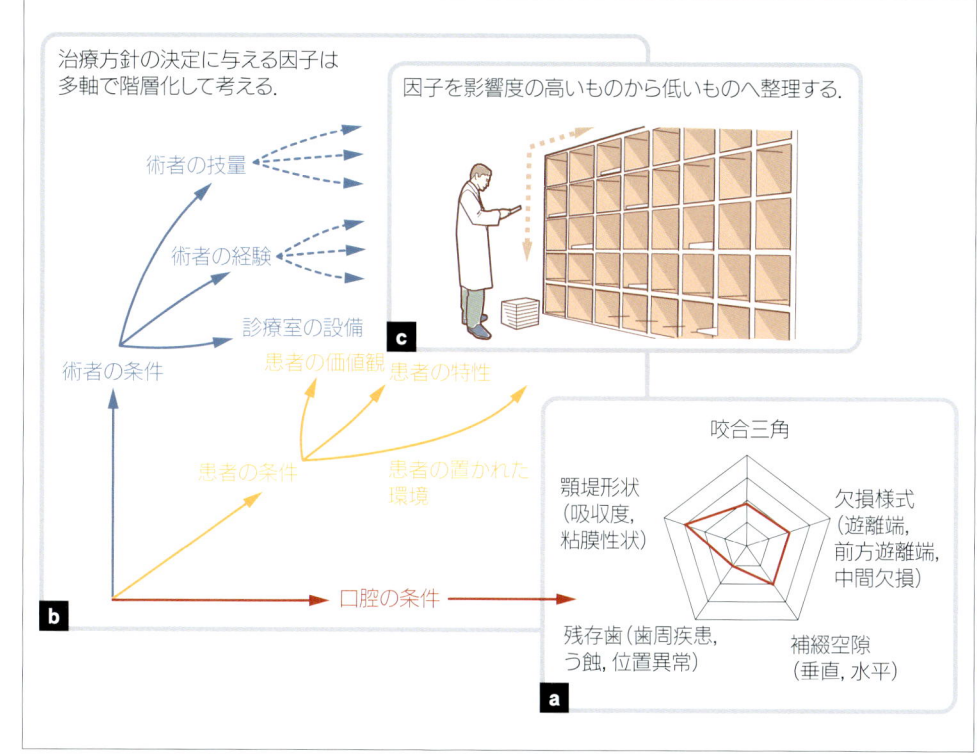

図1a 部分歯列欠損の病態の評価で考慮すべき歯の因子は多い．
図1b 治療方針の決定に与える因子は多軸で階層化して考える．
図1c 因子を影響度の高いものから低いものへ整理する．

①多軸で考える（図1a〜c）

部分歯列欠損の病態（障害度）をどのように評価すればよいのだろうか．多くの場合，歯の欠損分布，歯の動揺度，歯冠‐歯根比，歯の形態・傾斜・捻転・移動，対向関係など，考慮すべき歯の因子は気が遠くなるほどにある（**図1a**）．しかし，歯に関する因子だけ考えれば十分であろうか．

病態を見極め，治療に生かすためには，補綴治療に影響を与える他の因子も考えなければならない．それは，口腔の条件，患者側の補綴治療に対する受け入れ条件や環境，そして術者側の因子である．これらの条件や環境がどういう関係にあるかをまず理解することが必要である（**図1b**）．しかも，これらの条件や環境はお互いがある程度独立した因子となりうる．つまり，多軸で考える必要がある．

さらに，これらの軸を均等に考慮するのではなく，影響度の高いものから低いものへ整理し，それに対応した補綴治療法の骨太（方針）のところから，細かいものへと考えることが重要である（**図1c**）．

②エンドポイントから考える（図2）

最終の到達目標，治療の「エンドポイント」をしっかり見極めることが必要である．これは自分のやりたい治療だけを追求してもダメで，患者を取り巻く条件と環境，術者の条件と環境から最終のエンドポイントをある程度見極め，そこへの治療手順を示し，フィードバックしな

エンドポイントから考える

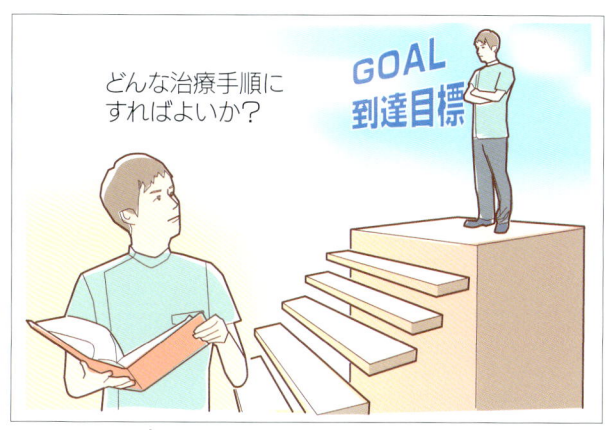

図2 エンドポイントから考えて治療手順を示し，フィードバックしながら調整していく．

section 2　学術の世界から

歯の欠損の原因を考える

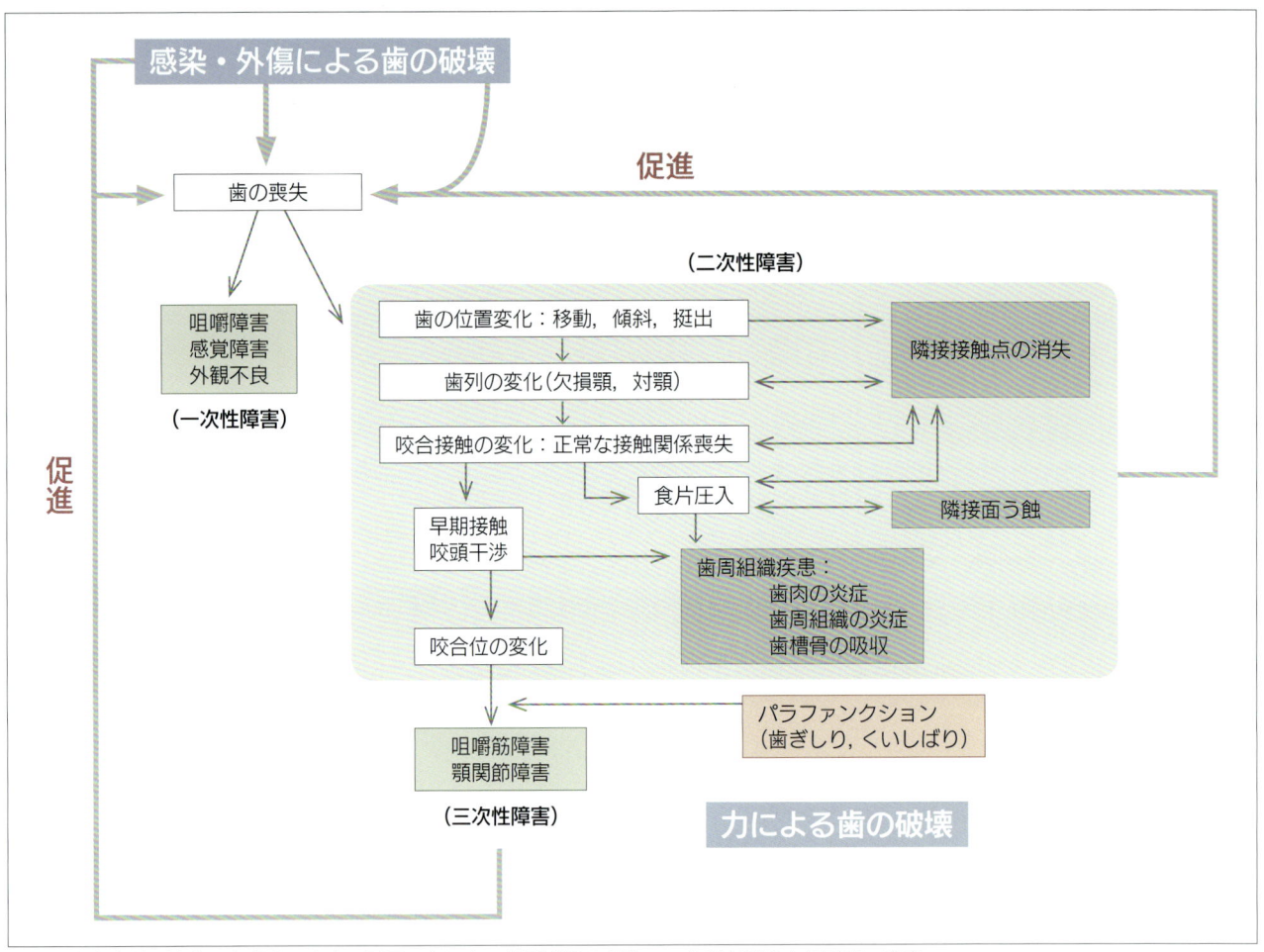

図3　治療方針の決定に考慮すべき力の因子．力による歯列崩壊の促進．＊参考文献8より引用・改変

③歯の欠損の原因を考える

　忘れてはならないのは，現在の歯の欠損状態になった原因を考えることである．原因を考えずして治療を進めれば，また同じような結果，つまり，新たな歯の欠損を引き起こす．

　歯を失う原因は大きく分けて「感染」と「力」の2つに分けられる．う蝕・歯周病による歯質崩壊，歯の動揺が主な原因ならば，それらを改善すれば，補綴治療によって修復された歯列は当然長期的にも安定と考えられる．しかしながら，力による崩壊については必ずしもそうではない．これは，受圧と加圧を量的に評価するのが難しいため，学問の俎上に載せにくいところがあるかもしれな

がら調整していくことが必要である．

い．しかし，多くの臨床家は，この重要性を十分に認識している．

　最初の1本の歯の崩壊は，う蝕・歯周病・外傷によるもので accidentally に起こるであろう．その後，歯相互の関係，対合関係の不調和が始まり，歯の移動・傾斜・挺出が生じ，歯列崩壊が力の要素によって伝播的かつ加速度的に進むと考えられる（**図3**）．つまり，歯の相互関係・歯列・対向関係において，補綴歯科治療によって力学的バランスを得ることが重要になる．

　ブリッジやインプラントによって，残存歯の生存が延長されることは示されているが，パーシャルデンチャーにおいてはエビデンスに乏しい[9,10]．しかし，補綴治療に関連する力の要素を整理し，パーシャルデンチャーの基本的な諸要件を満たすことによって，歯列崩壊のス

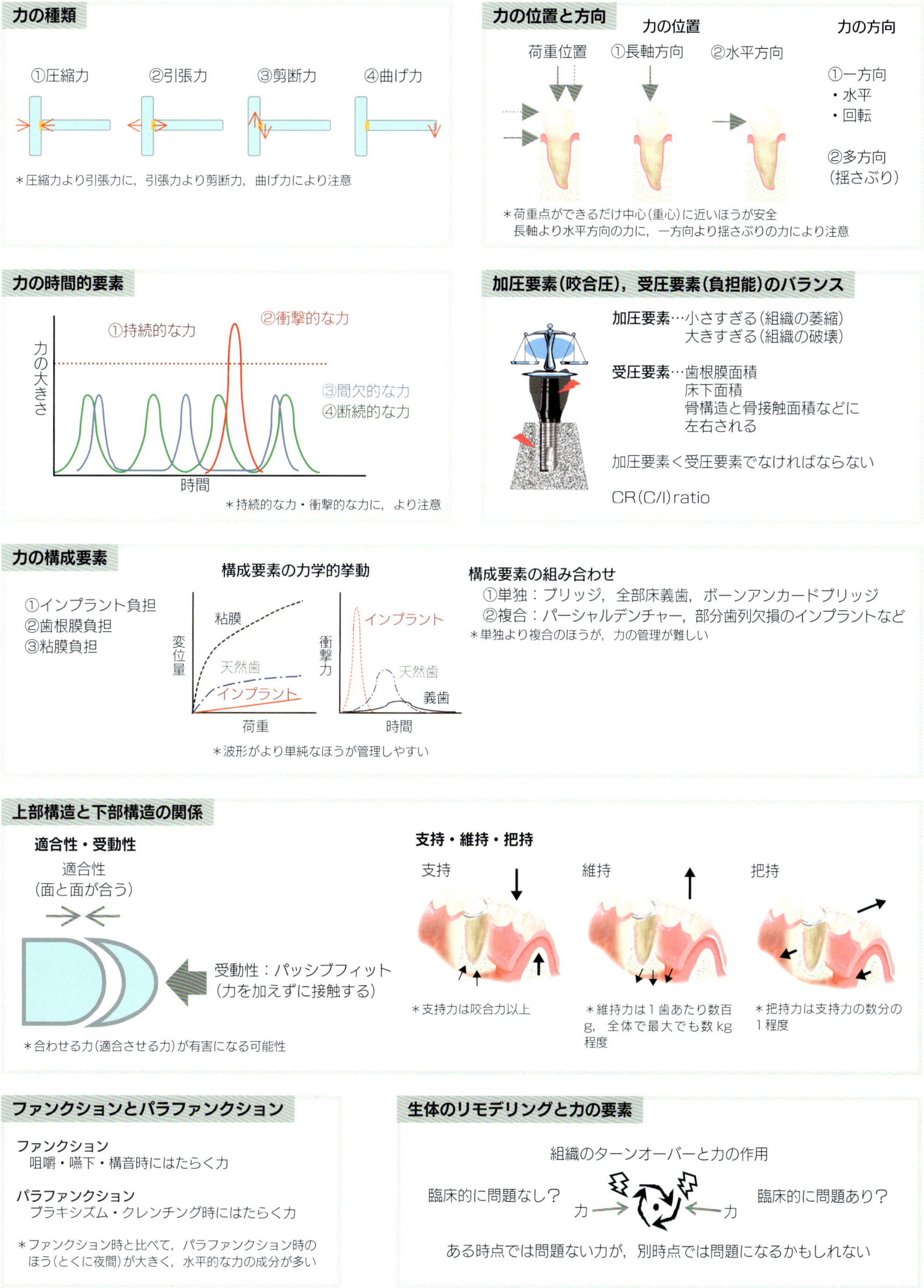

I 部分歯列欠損の分類とその意義

力の種類
①圧縮力　②引張力　③剪断力　④曲げ力

＊圧縮力より引張力に，引張力より剪断力，曲げ力により注意

力の位置と方向
力の位置：荷重位置／①長軸方向／②水平方向
力の方向：①一方向（・水平 ・回転）／②多方向（揺さぶり）

＊荷重点ができるだけ中心（重心）に近いほうが安全
　長軸より水平方向の力に，一方向より揺さぶりの力により注意

力の時間的要素
①持続的な力　②衝撃的な力　③間欠的な力　④断続的な力

縦軸：力の大きさ／横軸：時間

＊持続的な力・衝撃的な力に，より注意

加圧要素（咬合圧），受圧要素（負担能）のバランス
加圧要素…小さすぎる（組織の萎縮）
　　　　　大きすぎる（組織の破壊）

受圧要素…歯根膜面積
　　　　　床下面積
　　　　　骨構造と骨接触面積などに
　　　　　左右される

加圧要素＜受圧要素でなければならない

CR（C/I）ratio

力の構成要素
①インプラント負担
②歯根膜負担
③粘膜負担

構成要素の力学的挙動：粘膜／天然歯／インプラント（変位量－荷重）
衝撃力：インプラント／天然歯／義歯（時間）

構成要素の組み合わせ
①単独：ブリッジ，全部床義歯，ボーンアンカードブリッジ
②複合：パーシャルデンチャー，部分歯列欠損のインプラントなど
＊単独より複合のほうが，力の管理が難しい

＊波形がより単純なほうが管理しやすい

上部構造と下部構造の関係
適合性・受動性
適合性（面と面が合う）
受動性：パッシブフィット（力を加えずに接触する）
＊合わせる力（適合させる力）が有害になる可能性

支持・維持・把持
支持／維持／把持

＊支持力は咬合力以上
＊維持力は1歯あたり数百g，全体で最大でも数kg程度
＊把持力は支持力の数分の1程度

ファンクションとパラファンクション
ファンクション
咀嚼・嚥下・構音時にはたらく力

パラファンクション
ブラキシズム・クレンチング時にはたらく力

＊ファンクション時と比べて，パラファンクション時のほう（とくに夜間）が大きく，水平的な力の成分が多い

生体のリモデリングと力の要素
組織のターンオーバーと力の作用
臨床的に問題なし？　　力　　臨床的に問題あり？

ある時点では問題ない力が，別時点では問題になるかもしれない

図4　補綴治療に関係する力．

CHAPTER 4　「欠損歯列」と「欠損補綴」の諸相　235

section 2　学術の世界から

症型分類における時間軸の考慮

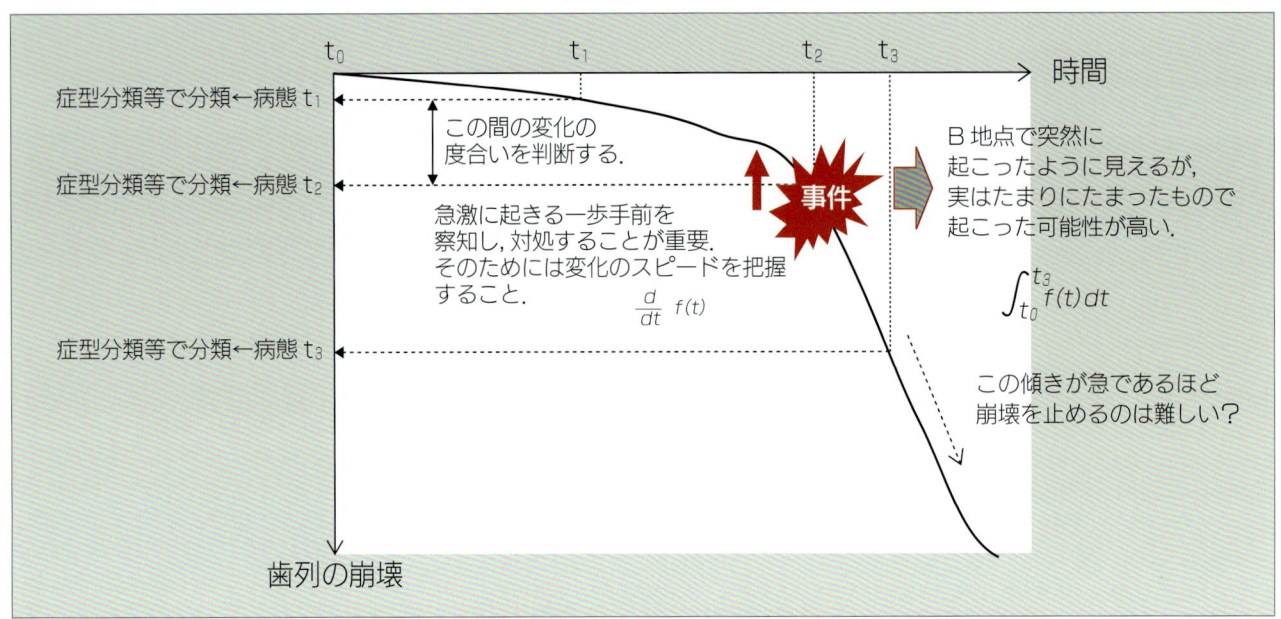

図5　症型分類はあくまである時間の断面であり，時間を考慮に入れる（変化をみる，累積をみる）のも必要である．

ピードを遅らせるか，食い止めることが可能となろう．

図4，5に補綴治療に関係する力と，時間の考え方を整理した．この原則をふまえ，補綴装置を含んだ歯列全体の力の分布を考慮することが大切である．

㈳日本補綴歯科学会による「症型分類」とその考え方

　部分歯列欠損の分類法は，片顎における歯の欠損分布を調べたKennedyの分類，臼歯部咬合支持域の残存数で分類したEichner分類，咬合接触の有無と咬合平面，歯軸の方向との関係から分けた松元の分類，咬合支持数と残存歯数で分類した宮地分類などが挙げられる．いずれも欠損歯数，欠損の分布，咬合支持などを考慮したすぐれた分類だが，とくに宮地は，1,643症例について詳細に検討した結果，「咬合三角」という評価法を提案している[11]．

　American College of Prosthodontics（以下，ACP）が，機関紙であるJournal of Prosthodontics[12]で，欠損の位置と範囲，支台歯の状態，咬合修正の必要性，顎堤の状態，その他全身疾患による部分歯列欠損に対する分類を報告している．現在，ACPのホームページ（http://www.prosthodontics.org/membership/pdi.asp）から"Prosthodontic Diagnostic Index"が簡単に入手可能である（図6）．

　㈳日本補綴歯科学会でも，歯の欠損の病態を評価するために「症型分類」という概念を2004年に提案した（http://www.hotetsu.com/s/doc/guideline_2008.pdf，以下の資料はここから入手可能）．現在，高規模な多施設コホート研究が進められており，近々その成果が公表されることだろう．これは，患者の病態を，まず「口腔の条件」「身体社会的条件」「口腔関連QOL」「精神医学的条件」の4つの軸で分類し，そのそれぞれに対して難易度（深刻度，重症度）を設定している（詳しくは後述）．つまり，前述の多軸の考えを導入し，口腔の条件，患者の受け入れの条件を身体社会的条件と精神医学的条件として，そして患者の口腔関連QOLの4つの軸から評価するものである．補綴歯科治療の直接的な領域である「口腔の条件」だけでなく，「身体社会的条件」「口腔関連QOL」「精神医学的条件」という概念を補綴診療のなかに盛り込んだことに意義があるといえる．

症型分類と考え方

判断内容	classification			
	class I	class II	class III	class IV
欠損の位置と範囲				
軽度──最小限の片側欠損	■			
中等度──両側にわたる欠損		■		
困難──連続する3歯以上の欠損			■	
重篤──きわめて予後の悪い欠損				■
先天性もしくは後天性の顎顔面欠損				■
支台歯の状態				
軽度──最小限の欠損がある状態	■			
中等度──1～2面に欠損がある状態		■		
困難── 3面に欠損がある状態			■	
重篤── 4面もしくはそれ以上にわたる欠損がある状態				■
咬合修正の必要性				
軽度──ほとんど修正の必要なし	■			
中等度──局所的な修正が必要		■		
困難──咬合修正が必要			■	
重篤──咬合高径(VDO)の修正が必要				■
顎堤の状態（無歯顎の分類に準じる級）				
1級(顎堤の高さ：21mm以上)	■			
2級(16～20mm以上)		■		
3級(11～15mm以上)			■	
4級(10mm以下)				■
予後不良因子				
全身疾患に併発する重篤な口腔症状				■
ディスキネジア／運動機能障害				■
難治性疾患				■

1. 2つ以上のクラスに当てはまる場合，より難易度の高いクラスに位置づける．
2. 将来の治療方法に対する考察は，診断基準に反映させてはいけない．
3. 補綴前処置や，補助療法によって，最初の分類基準は変わりうる．
4. もし，審美性に対する要求があるならば，難易度は1段階上がる．
5. 顎関節症状がある場合は，難易度は1段階あるいはそれ以上上がる．
6. たとえば下顎の部分歯列欠損に対して，上顎が無歯顎の患者は，それぞれの歯列に対して診断する．

図6 ACPが提案した部分歯列欠損チェックリスト．

歯の器質的欠損における症型分類の基本的な概念を**図7**に示す．まず，初診時に歯質欠損（クラウン・アンレー），部分歯列欠損（ブリッジ・パーシャルデンチャー），無歯顎（総義歯）に分類する．そして医療面接，スタディモデル，エックス線検査から，口腔の形態的条件についてLevel 1～4の4段階に難易度を分け，また身体社会・心理・精神医学的条件についても同様に分類し，初期計画を立案する．さらに詳細な検査が必要な症例は，専門医と機能検査を行うなどにより総合的難易度を決定し，到達目標を設定のうえ診察を行う．

この総合的難易度の決定の仕方は定まっていない．症例の難易度を評価する場合，何によって評価するかが問

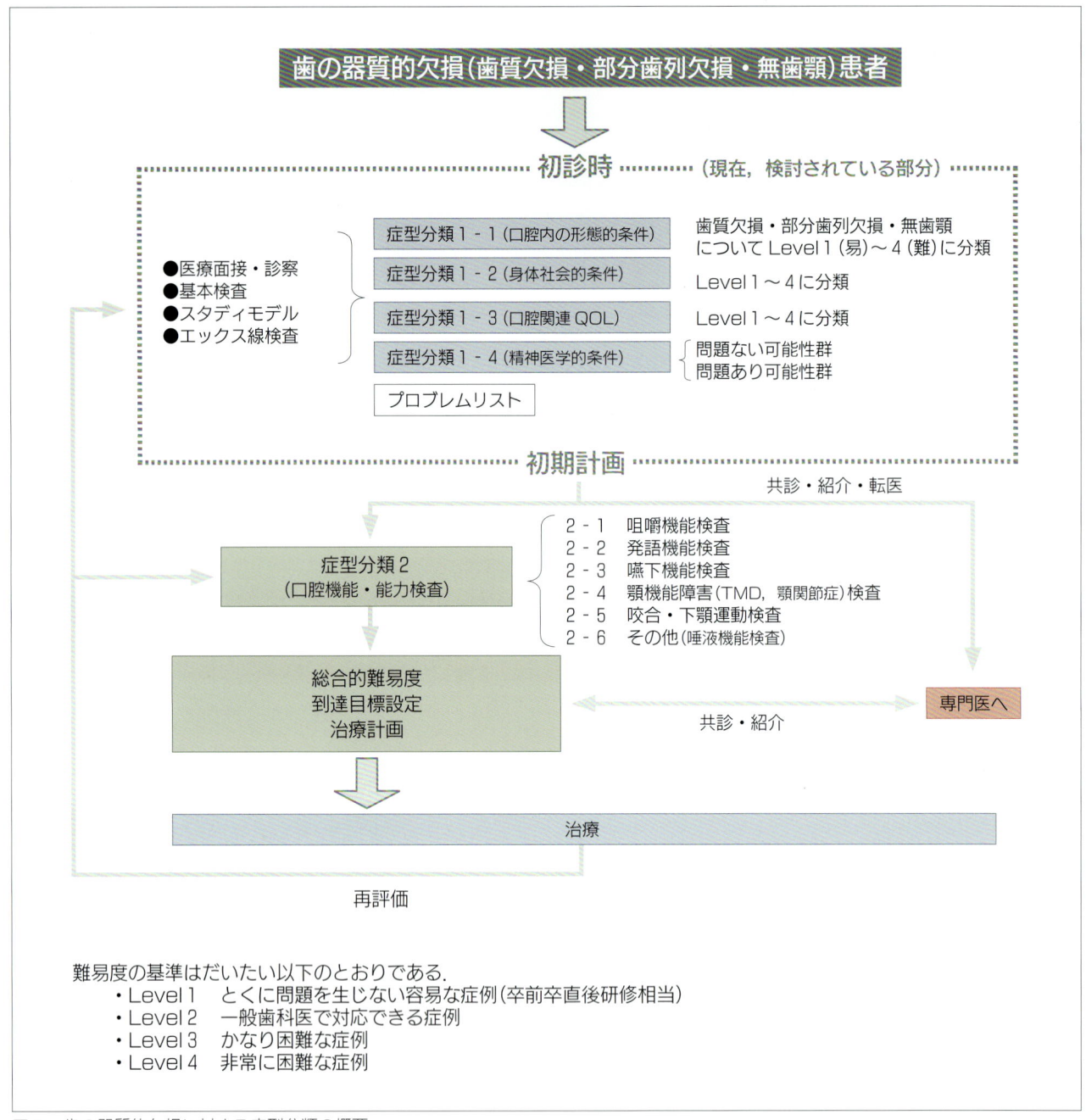

section 2　学術の世界から

図7　歯の器質的欠損に対する症型分類の概要.

題となる．一般的には患者の満足が得られるか否かだが，それは治療時間や費用，あるいは形態と機能を回復した後にそれを維持しやすいかどうかも関連する．このように多軸で評価したものを統合して評価しなければならない．

症型分類の口腔の条件は，4段階の難易度に分けてレーダーチャート表示するとともに，それぞれ重みづけのために点数化し，合計点で難易度を4つのレベルに判定している．一方，ACPの概念では，レベルの低いものが1つでもあれば総合レベルもそれに引っ張られるという考え方をしている．おそらく，臨床の現場で術者が難易度を判断する場合には，これらの中間あたりで判断していると思われる．

以下，症型分類の4つの軸の各々の評価法を詳述する．

症型分類Ⅰ-1「口腔の条件」の評価

症型分類Ⅰ-1「口腔の条件」では，評価する部分歯列欠損を咬合支持，欠損分布，対向関係，支台歯の条件，顎堤の条件，の5つから評価している（図8）．

歯列全体の関係からいえば，宮地の咬合三角による分類に，遊離端欠損の因子を加えた評価方法である．これが口腔の条件の難易度評価の大きなウエイトを占めている．つまり，欠損歯数が多く，咬合支持数が少なければ

症型分類の4つの軸

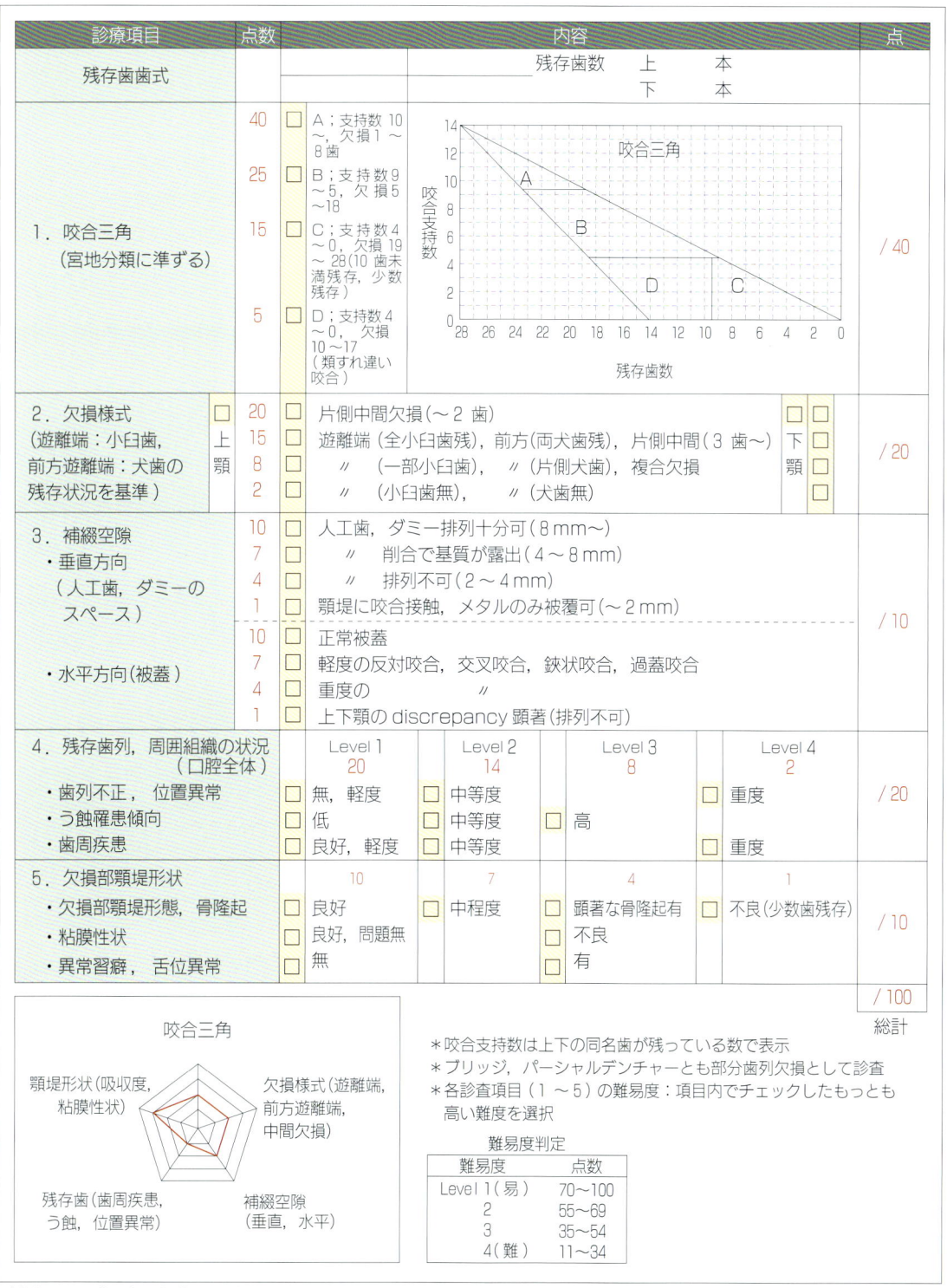

診療項目	点数	内容		点
残存歯歯式		残存歯数　上　　本 　　　　　下　　本		
1．咬合三角 （宮地分類に準ずる）	40 25 15 5	A；支持数10〜，欠損1〜8歯 B；支持数9〜5，欠損5〜18 C；支持数4〜0，欠損19〜28（10歯未満残存，少数残存） D；支持数4〜0，欠損10〜17（類すれ違い咬合）	咬合三角	/ 40
2．欠損様式 （遊離端：小臼歯， 前方遊離端：犬歯の 残存状況を基準）	上顎 20 15 8 2	片側中間欠損（〜2歯） 遊離端（全小臼歯残），前方（両犬歯残），片側中間（3歯〜） 　〃　（一部小臼歯），　〃　（片側犬歯），複合欠損 　〃　（小臼歯無），　〃　（犬歯無）	下顎	/ 20
3．補綴空隙 ・垂直方向 （人工歯，ダミーのスペース）	10 7 4 1	人工歯，ダミー排列十分可（8mm〜） 　　〃　　削合で基質が露出（4〜8mm） 　　〃　　排列不可（2〜4mm） 顎堤に咬合接触，メタルのみ被覆可（〜2mm）		/ 10
・水平方向（被蓋）	10 7 4 1	正常被蓋 軽度の反対咬合，交叉咬合，鋏状咬合，過蓋咬合 重度の　　　〃 上下顎のdiscrepancy顕著（排列不可）		
4．残存歯列，周囲組織の状況 （口腔全体） ・歯列不正，位置異常 ・う蝕罹患傾向 ・歯周疾患	Level 1 20 無，軽度 低 良好，軽度	Level 2 14 中等度 中等度 中等度	Level 3 8 　 高 	Level 4 2 重度 　 重度 / 20
5．欠損部顎堤形状 ・欠損部顎堤形態，骨隆起 ・粘膜性状 ・異常習癖，舌位異常	10 良好 良好，問題無 無	7 中程度	4 顕著な骨隆起有 不良 有	1 不良（少数歯残存） / 10
				/ 100 総計

＊咬合支持数は上下の同名歯が残っている数で表示
＊ブリッジ，パーシャルデンチャーとも部分歯列欠損として診査
＊各診査項目（1〜5）の難易度：項目内でチェックしたもっとも高い難易度を選択

難易度判定
難易度	点数
Level 1（易）	70〜100
2	55〜69
3	35〜54
4（難）	11〜34

咬合三角（レーダーチャート：顎堤形状（吸収度，粘膜性状），欠損様式（遊離端，前方遊離端，中間欠損），補綴空隙（垂直，水平），残存歯（歯周疾患，う蝕，位置異常））

図8　症型分類Ⅰ-1「口腔の条件」の評価項目．

section 2　学術の世界から

難しく，中間欠損より遊離端欠損，犬歯・第一小臼歯部が失われればさらに難しくなるという考えである．ただ，少数歯残存より，すれ違い咬合の補綴治療のほうが満足を得られにくいなど，欠損歯数と咬合支持数のアンバランスも考慮されている．

対向関係については垂直的・水平的な関係が評価され，支台歯については，位置の問題，う蝕，歯周疾患の罹患傾向を把握することになっている．顎堤の問題は，欠損部顎堤形態，骨隆起・粘膜性状の異常，習癖・舌位異常の3点から評価するようになっている．

症型分類Ⅰ-2「身体社会的条件」，Ⅰ-4「精神医学的条件」の評価

治療方針を決定する場合には，症型分類Ⅰ-2「身体社会的条件」（図9）と症型分類Ⅰ-4「精神医学的条件」（図10）も重要な要素である．たとえば，インプラント治療を受けるためには，観血的な処置に耐えられるだけの全身状態を有していなければいけないし，精密なアタッチメントを用いた治療にはメインテナンスができることが必須条件となる．このように，全身疾患の有無，通院環境，介助の必要性などによって治療法は制限されるし，全身疾患，喫煙などは，当然補綴処置の中長期的な予後

No	項目	Level 1	Level 2（要配慮）	Level 3（要注意）	Level 4（危険）
1	年齢	生産者（15～64歳）	乳幼児以外の幼年者（7～14歳）前期高齢者（65～74歳）	乳幼児（0～6歳）後期高齢者（75歳～）	
2	糖尿病	なし	空腹時120mg/dL HbA1c 7.0未満 低血糖発作なし	空腹時140mg/dL HbA1c 8.0未満にコントロール	空腹時140mg/dL HbA1c 8.0以上
3	脳血管障害	なし	発症後6か月以上（後遺症なし）	発症後6か月以上（後遺症あり）	発症後6か月以内
4	高血圧	なし	160/100以下	160/100以下	180/110以上
5	心疾患	なし	動悸あり	不整脈，弁膜疾患 心筋梗塞6か月以降 狭心症3か月以降	心筋梗塞6か月以内 狭心症3か月以内
6	呼吸器疾患	なし	肺炎，肺結核，慢性閉塞性肺疾患，喘息 中等度までの息切れ SpO_2 96以下	高度の息切れ SpO_2 93以下	呼吸困難 チアノーゼ SpO_2 90以下
7	肝炎	なし	慢性期肝炎	肝硬変	急性期肝炎（活動期）GOT/GPT：100以上
8	胃腸疾患	なし	胃炎	胃潰瘍・十二指腸潰瘍	
9	腎疾患	なし	糸球体腎炎 ネフローゼ症候群 クレアチニン 2mg/dL以上	腎不全 クレアチニン 5mg/dL以上	透析 クレアチニン 12mg/dL以上
10	血液疾患	なし	軽度	貧血	白血病・血小板減少（2万以下）
11	アレルギー	なし	薬物アレルギー（軽度）	薬物アレルギー（重度）金属アレルギー	アナフィラキシーショック既往
12	AIDS	なし	HIVキャリア	エイズ関連症候群（ARC）CD4 500個/μL以下	発症（AIDS）CD4 200個/μL以下
13	痴呆（認知症）	なし	軽度（日常会話可能）	中度（日常会話困難）	重度（日常会話不可）
14	オーラルディスキネジア	なし	軽度の不随意運動	重度の不随意運動 指示した運動はできる	指示した運動ができない
15	ステロイド服用	なし	間歇服用中	連日服用中	
16	喫煙	なし	40本未満	40本以上	
17	飲酒・薬物依存	ビール中ビン3本 清酒3合以下 薬物依存なし	ビール中ビン3本 清酒3合以上 薬物依存	重度アルコール依存症 重度薬物依存症	
18	その他疾病	なし	歯科治療で要配慮（　）	歯科治療で要注意（　）	歯科治療で危険性（　）
19	身体機能	正常	要支援	要介護	要全介護
20	通院	問題なし	制限あり	困難	不可能
	総合評価	Level 1	Level 2（要配慮）	Level 3（要注意）	Level 4（危険）

図9　症型分類Ⅰ-2「身体社会的条件」の評価項目．
総合評価は，臨床経験から全体を総合して判定する．
いずれデータが集積されれば，1～20の判定から評価できるようにする予定．

に影響を与える．

また，補綴治療は置換医療であり，元通りになるわけではない．置換医療としてそれを受け入れるだけの精神的なものをもたなければ，どんな治療を行っても満足は得られにくい．たとえば，適応障害とは，ある社会環境においてうまく適応することができず，さまざまな心身の症状を呈する症候群であるが，そのなかには，義歯の装着あるいは口腔環境の変化がきっかけになる場合がある．症型分類Ⅰ-4は，**図10**に示すような10個の質問によって，不安と抑うつ傾向について精神医学的に「問題がある可能性が高い群」と「問題のない可能性が高い群」に分類しようというものである．

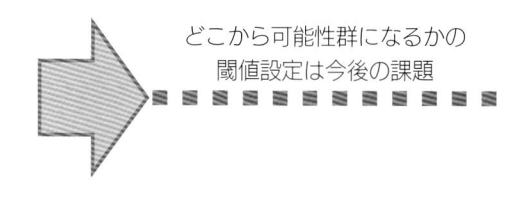

症型分類Ⅰ-3「口腔関連QOL」の評価

歯の欠損によってさまざまな障害が起こり，それを補綴治療によって改善するわけであるが，まずその障害度がどのぐらいで，どの程度まで改善するかの指標をもたなければならない．それを評価するのが，症型分類Ⅰ-

図10 症型分類Ⅰ-4「精神医学的条件」の評価項目．

section 2　学術の世界から

3「口腔関連QOL」（図11）で，世界的に使用されているOral Health Impact Profile(OHIP)を日本版に改編したものを用いている．これは，「機能の制限」「痛み」「心理的不快感」「身体的障害」「心理的障害」「社会的障害」「ハンディキャップ」の7領域において，計54項目の質問から点数をつけるものである．

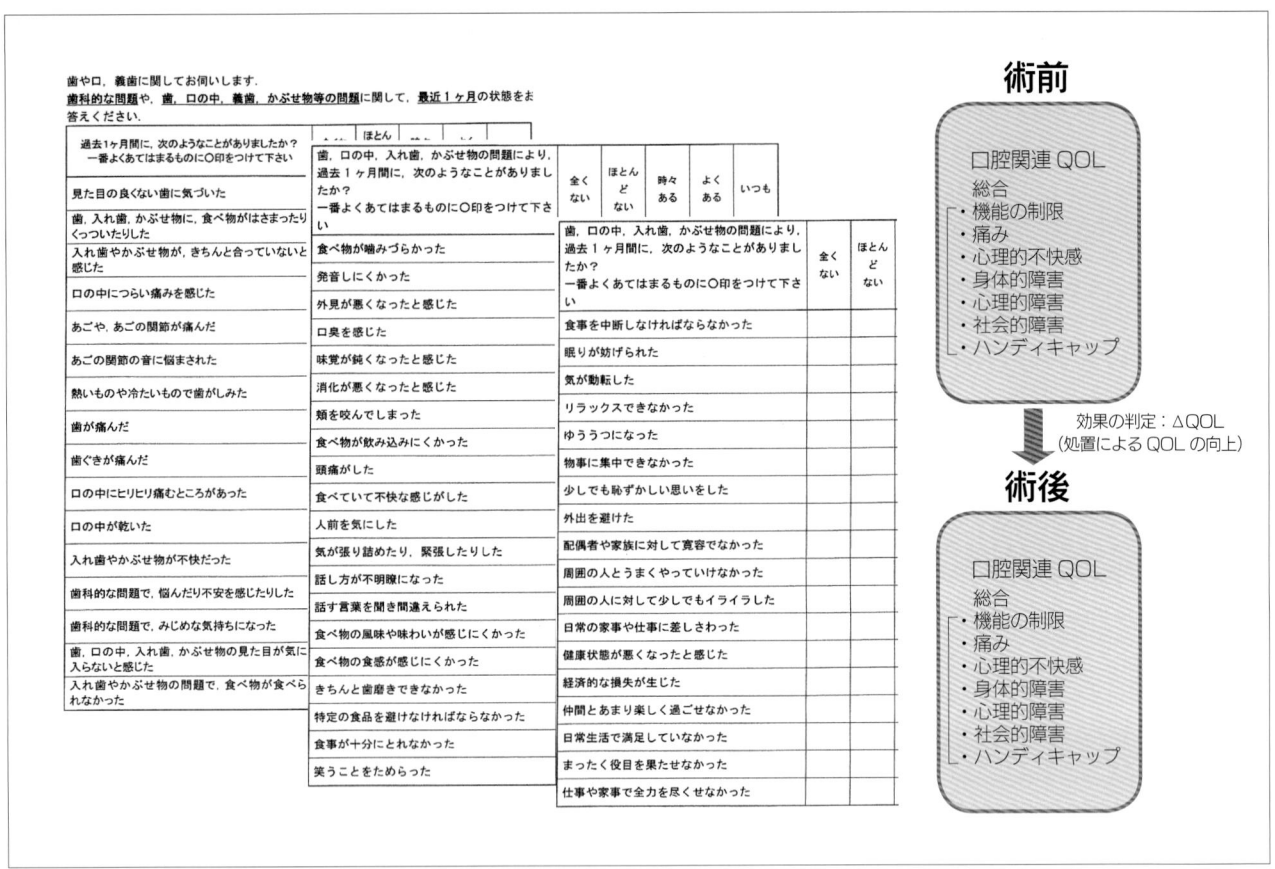

図11　症型分類Ⅰ-3「口腔関連QOL」の評価項目．

症例分析

以下に，実際に症型分類を用いて症例分析した2症例を示す．

症例1　難易度がさほど高くない症例（図12a〜f）

患者は62歳，男性．上顎両側臼歯部の疼痛を主訴に来院した．半年ほど前より，食事の際に上顎両側臼歯部の疼痛を認め，数か所の近医を受診するも改善せず，大学病院来院となった．まず保存科にて歯周初期治療と急性症状のあった5の抜歯を施行された後に当科初診となった．

症型分類における「口腔の条件」は71点でLevel 1，「身体社会的条件」および「精神医学的条件」もLevel 1でとくに問題はなく，「口腔関連QOL」は機能と痛みの問題が低かった．総合的にみると，残存歯の状態，歯周疾患，う蝕の程度のみが低く評価されているものの，難易度としてはそれほど難しくはないと位置づけられた．

I 部分歯列欠損の分類とその意義

しかし，ここで見落としてはいけないことは，臼歯部の崩壊がどのぐらいの時間経過で，なぜ起こったか，小臼歯部の崩壊があまり起きていないのはなぜか，年齢と現在の身体社会的状態から考えると高いレベルで咀嚼機能を回復し，それを維持していく必要性があるのではないか，ということである．

症例1　難易度がさほど高くない症例

図12a〜f　62歳，男性における症型分類による分析．

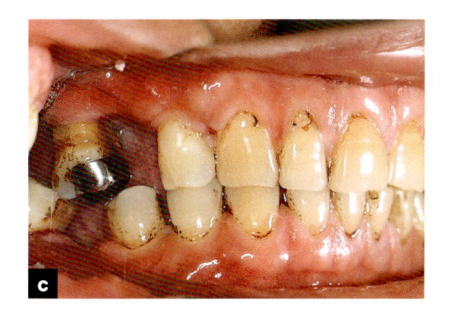

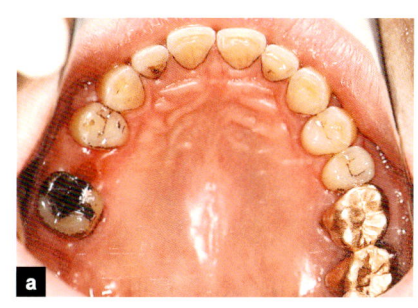

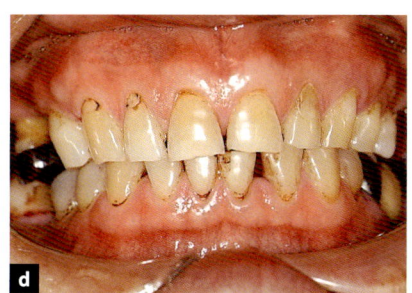

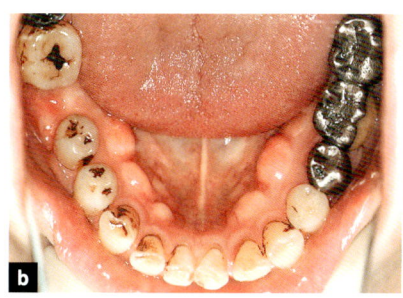

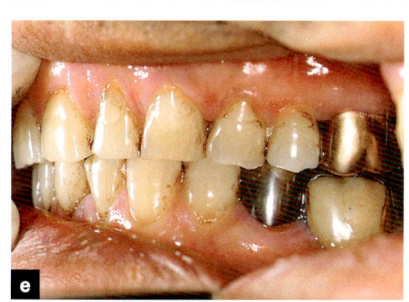

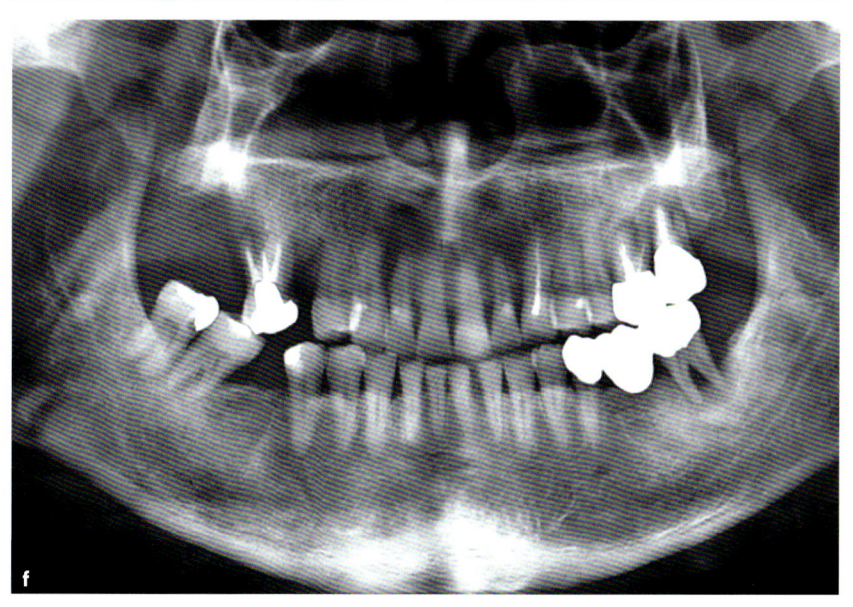

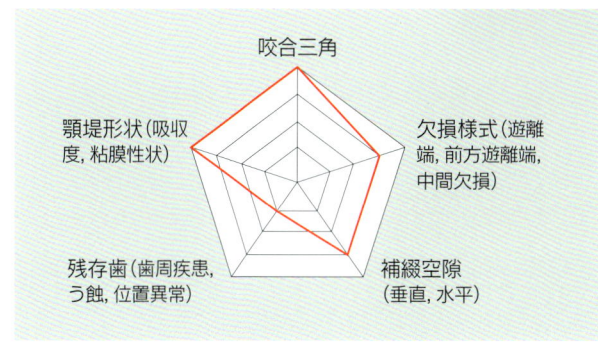

症型分類 I - 1（口腔内の形態的条件）
79点（Level 1）

症型分類 I - 2（身体社会的条件）
Level 1（問題なし）

症型分類 I - 3（口腔関連 QOL）
機能的な問題（かみにくい，発音しにくい）が低い
痛み（歯が痛い，歯ぐきが痛い，食べにくい）が低い

症型分類 I - 4（精神医学的条件）
精神医学的に問題がない可能性群

CHAPTER 4 「欠損歯列」と「欠損補綴」の諸相　243

section 2　学術の世界から

症例2　難易度が高い症例（図13a〜e）

患者は58歳，女性．主訴は，歯の欠損と義歯不適合による咀嚼障害で，臼歯部の咬合支持が失われたことにより前歯部の突き上げが起こり，全顎的に咬合崩壊が起こっている．上顎前歯部にブリッジが入っているが，ほとんど機能していない．上下顎とも義歯が入っており，義歯のおかげで前歯部ブリッジが残っている状態である．前歯部ブリッジには咬合支持能力はなく，実質的には「すれ違い咬合」であるといえる．患者は機能的な要求とともに審美的な要求ももっており，「前歯を抜かれたら外に出られない」といっている．

症型分類における「口腔の条件」は26点で Level 4，「身体社会的条件」および「精神医学的条件」は Level 1 でとくに問題はなく，「口腔関連 QOL」は，機能の問題が低かった．難易度としては難しい範疇に入る．しかしその反面，このような状態まで咬合崩壊が進んでいるということは，補綴治療の満足は得られやすいかもしれない．

症例2　難易度が高い症例

図13a〜e　58歳，女性における症型分類による分析．

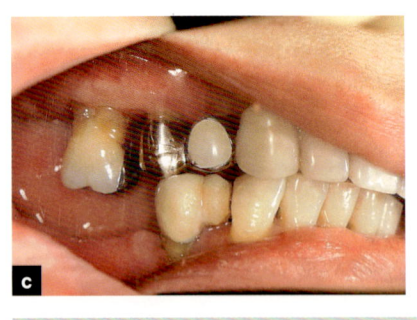

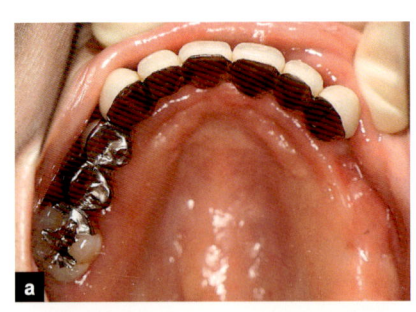

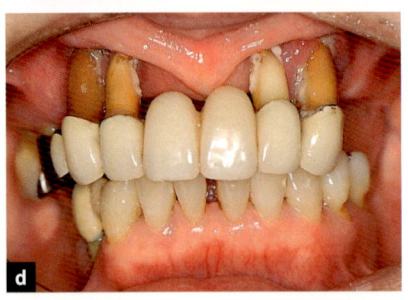

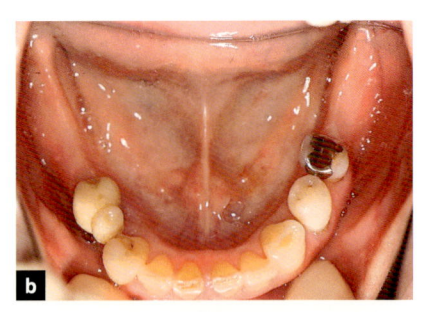

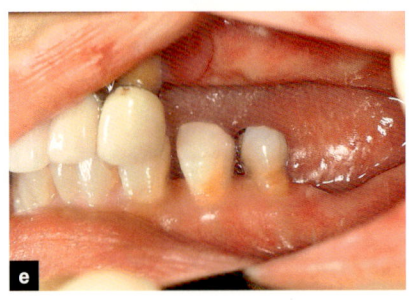

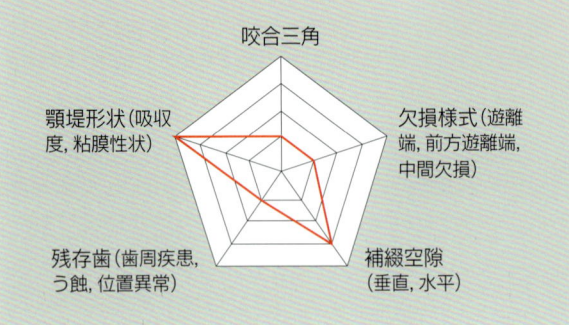

症型分類 I-1（口腔内の形態的条件）
26点（Level 4）

症型分類 I-2（身体社会的条件）
Level 1（問題なし）

症型分類 I-3（口腔関連 QOL）
機能的な問題（かみにくい，発音しにくい）が低い

症型分類 I-4（精神医学的条件）
精神医学的に問題がない可能性群

おわりに

一顎の歯の欠損の様式は2^{14}通りあり，上下顎との組み合わせを考えれば$2^{14}×2^{14}$，さらに歯冠‐歯根比，位置関係などを考えていけば，天文学的数字になる．そうであっても，それらを類型化し，それぞれの対応策・治療方針を標準化することは治療学としてはなくてはならない．

類型化することは，当然，当てはまらないものが出てくるし，情報量も減少するが，それを恐れていては進まない．類型化の意義と問題点をふまえて臨床の考え方を養うこと，つまり，日々の臨床で類型化を行い，症例分析を行うような積み重ねが重要である．

summary 科学的手続きを踏んだ症型分類

病態・治療計画のバリエーションに富む部分歯列欠損を類型化することは，今後の治療方法の選択，治療の効果判定を見極めるうえで重要であり，治療の最初のステップである．類型化は，品質管理でよくいわれるPDCAサイクル(= Plan〔計画〕→ Do〔実行〕→ Check〔評価〕→ Act〔改善〕)の最初をなすもので，これによって「欠損の拡大」を引き起こす重要なリスクファクターが洗い出され，治療上の見落としも少なくなると考えられる．

(社)日本補綴歯科学会で提案した症型分類は，きちんとした科学的手続きを踏んだ類型化の1つである．

参考文献

1. 市川哲雄，佐藤博信，安田登，服部正巳，尾関雅彦，友竹偉則，秀島雅之，佐藤裕二，窪木拓男，和気裕之，大山喬史．日本補綴歯科学会でいまどうして症型分類なのか．補綴臨床 2004；37(6)：639-645.
2. 日本補綴歯科学会医療問題検討委員会．症型分類：特に歯質，部分歯列欠損，無歯顎について．日本補綴歯科学会雑誌 2005；49(2)：373-411.
3. 秀島雅之，市川哲雄，友竹偉則，安田登，佐藤博信，服部正巳，大山喬史．歯の欠損の難易度を判定する：症型分類の意義と実際―日本補綴歯科学会「クリティカルパスと症型分類」への取り組み．歯界展望 2005；105(4)：825-833.
4. 市川哲雄．補綴歯科治療における「症型分類の策定」の現状．補綴臨床 2008；41(3)：344-351.
5. 市川哲雄．高齢者の残存歯を守る歯科臨床：高齢者の歯列を維持するために理解すべきこと．日本歯科医学会誌 2009；28：72-75.
6. 市川哲雄，北村清一郎．総義歯を用いた無歯顎治療：口腔解剖学の視点から．東京：クインテッセンス出版，2004.
7. 市川哲雄・編．補綴臨床 Practice Selection 入門 無歯顎補綴治療．東京：医歯薬出版，2006.
8. 野首孝祠，五十嵐順正．現代のパーシャルデンチャー：欠損補綴の臨床指針．東京：クインテッセンス出版，2000.
9. Nowjack-Raymer RE, Sheiham A. Association of edentulism and diet and nutrition in US adults. J Dent Res 2003；82(2)：123-126.
10. 矢谷博文．8020に対する歯科補綴学的文献レビュー．補綴誌 2005；49(2)：190-198.
11. 宮地建夫．欠損歯列の臨床評価と処置方針．医歯薬出版．東京，1998.
12. McGarry TJ, Nimmo A, Skiba JF, Ahlstrom RH, Smith CR, Koumjian JH, Arbree NS. Classification system for partial edentulism. J Prosthodont 2002；11(3)：181-193.

CHAPTER 5

「欠損歯列」「欠損補綴」の視点からの長期経過症例の評価

section 1 　長期経過症例

I 歯周病が進行した遊離端欠損の18年経過

榎本紘昭(新潟県・歯科榎本医院)

「欠損歯列」の特徴(問題点)と「欠損補綴」の着眼点

歯周炎が進行した欠損歯列である．初診時，歯周炎による動揺がとくに $\underline{2|}$，$\overline{|5}$，$\overline{5|}$ で著明であった．大臼歯部の咬合は欠落し，$\overline{|5}$，$\overline{5|}$ は咬合支持の機能を果たさず，上顎前歯部のフレアアウトを招いていた．しかし，$\frac{3|3}{3|3}$ の歯根長は長く，ガイド能付与は可能と診断した．歯肉には全顎的な浮腫性の腫脹が認められ，角化傾向が弱く薄い歯肉である．このことから，非外科処置下で確実なスケーリング，ルートプレーニング，ブラッシングと咬合の安定で改善できると判断した．

初診時

現存歯数20
咬合支持数 8

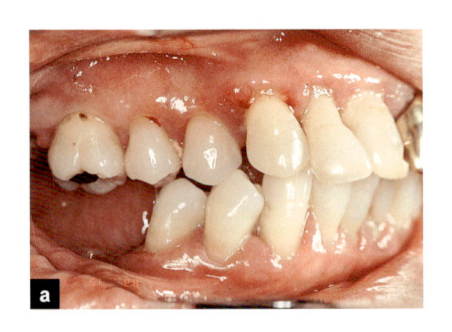

図1 a～e　初診時(1989年12月)の口腔内．全顎的な浮腫性の腫脹と上顎前歯部のフレアアウトが認められる．

図1 f　初診時のデンタルエックス線写真．

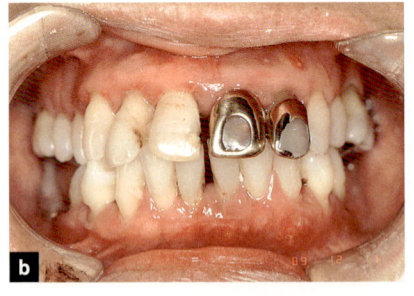

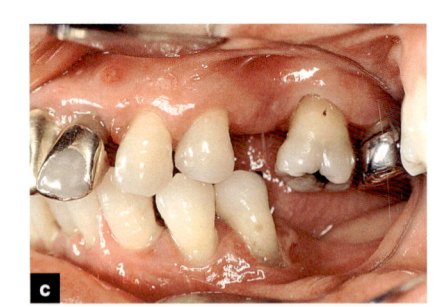

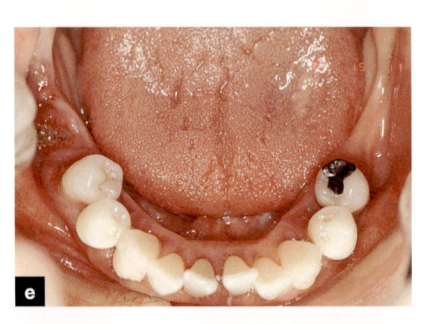

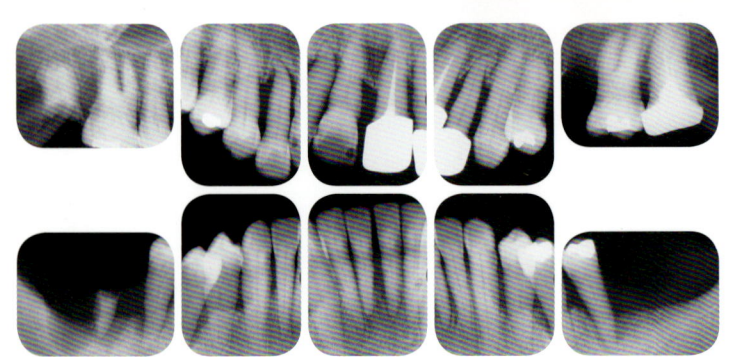

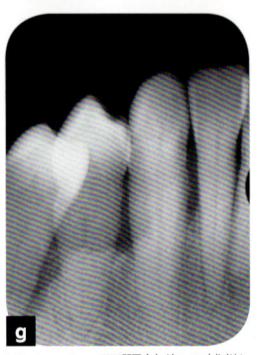

図1 g, h　下顎前歯の状態．

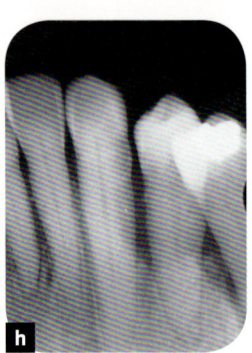

補綴終了時

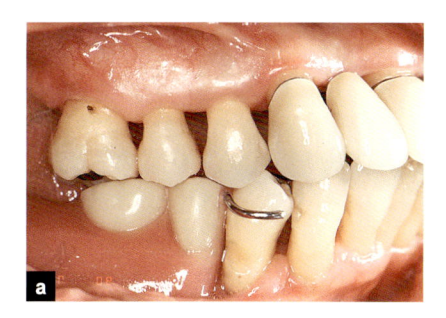

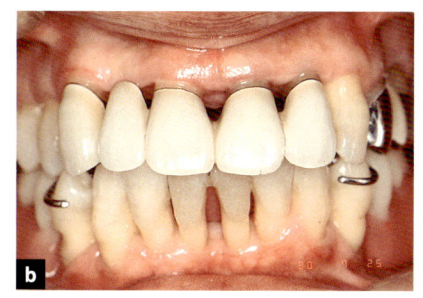

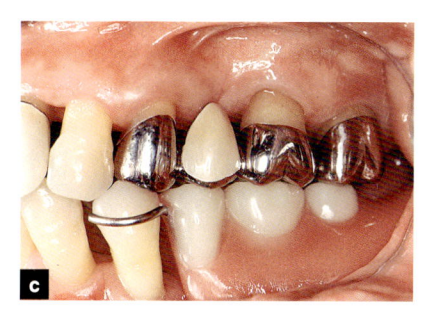

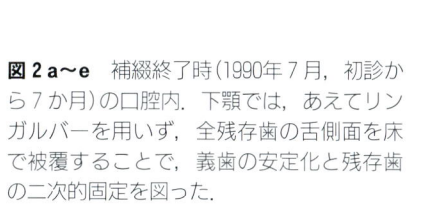

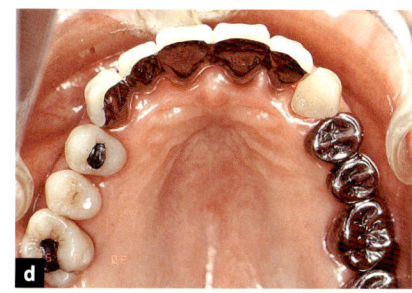

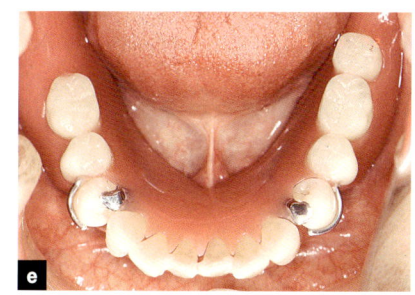

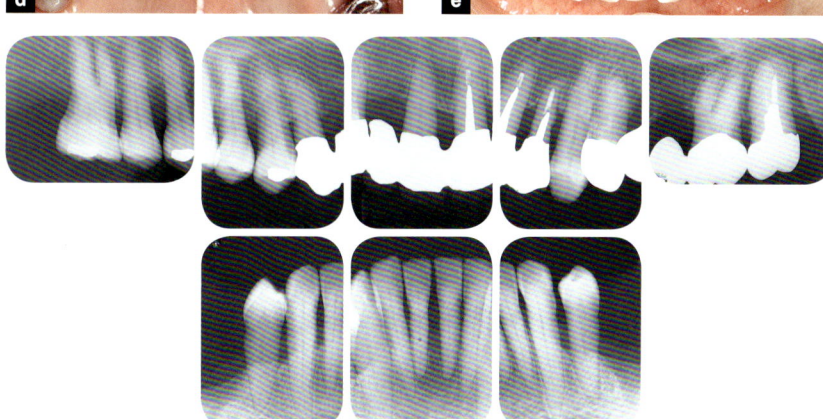

図 2 a~e 補綴終了時(1990年7月,初診から7か月)の口腔内.下顎では,あえてリンガルバーを用いず,全残存歯の舌側面を床で被覆することで,義歯の安定化と残存歯の二次的固定を図った.

図 2 f 補綴終了時のデンタルエックス線写真.

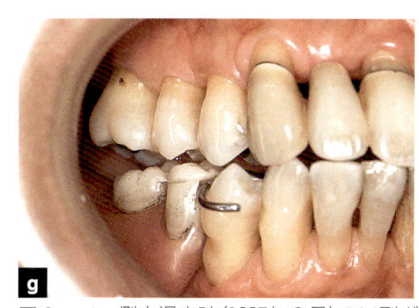

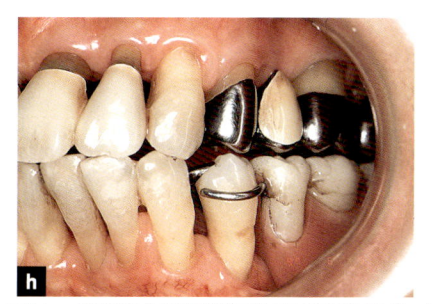

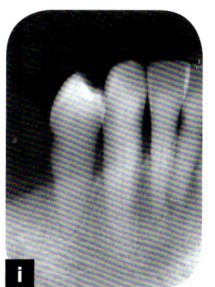

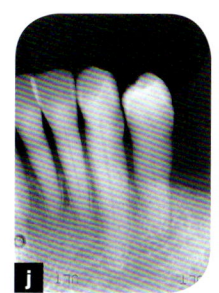

図 2 g~i 側方滑走時(1997年6月)のM型ガイドと,装着後9年(1999年8月)の鉤歯のデンタルエックス線像.

　治療用義歯の装着で咬合支持を回復し,歯周治療を進めた結果,上顎前歯部の各歯のトゥースポジションはAngleの分類 Class Ⅰに近い位置に変化していった.これで Class Ⅰの M 型ガイドの確立が可能となった.

　下顎の補綴設計では,全残存歯の舌面および隣接部根面の一部を床で被覆し,レストは $\overline{4|4}$ の近心部に設定した.クラスプはミニマムリテンションを意図して唇側のみの線鉤としている.

CHAPTER 5 「欠損歯列」「欠損補綴」の視点からの長期経過症例の評価

section I　長期経過症例

補綴終了時より18年

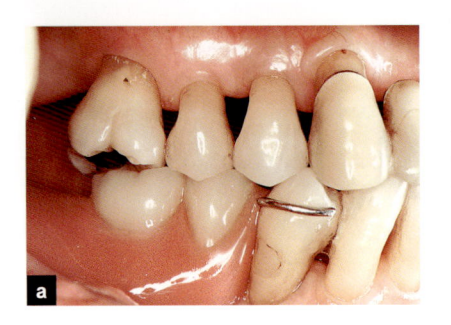

```
 6543 1|1234 67
 4321|1234
```
現存歯数19
咬合支持数7

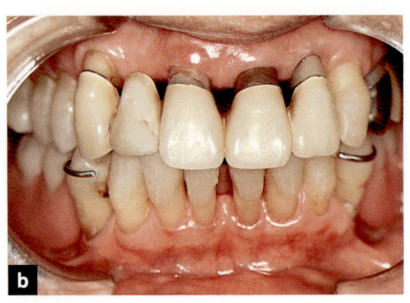

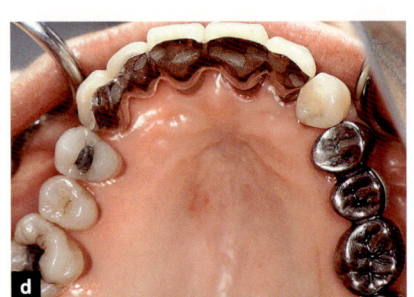

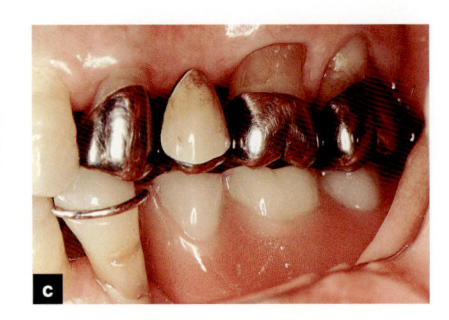

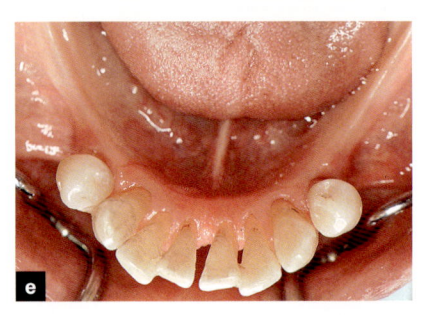

図3 a〜e　補綴終了時から約18年6か月（2008年6月）の口腔内．下顎位の偏位は認められない．

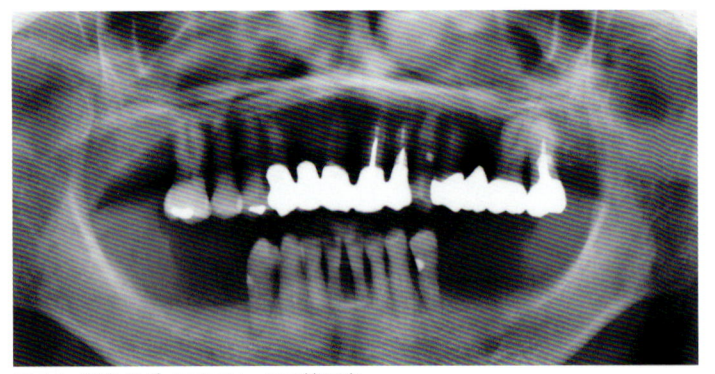

図3 f　現在のパノラマエックス線写真．

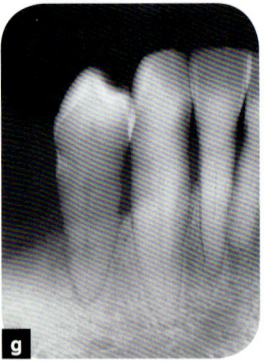

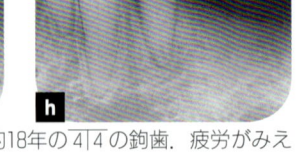

図3 g, h　補綴終了時から約18年の4|4の鉤歯．疲労がみえてきた．

現在この症例が初診で来たら

　現在この症例が来たとしても，同じ治療方針・補綴設計で臨む．

　本症例では義歯破折により再製作した以外，特別な再治療は行っていない．6か月に1回のメインテナンス時には，約1時間を費やし，徹底的なプロフェッショナルケアと咬合のチェックを行っていることが長期的に良好な予後をたどっている要因と考えている．

　現在80歳である術後18年経過時では，4|4の動揺が進行してきている．抜歯に至った場合，レストをどのような形態で与えるのか？　そのことの問題以外，特記すべきことはない．

250　CHAPTER 5　「欠損歯列」「欠損補綴」の視点からの長期経過症例の評価

■ 歯周病が進行した遊離端欠損の18年経過

「欠損歯列」の評価

宮地建夫

　初診時61歳で20歯の歯列は，20年前の同年齢の平均的な歯数だ．しかし，喪失スピードとしてみると，61歳はこれからの10年20年増齢リスクが加速していく要注意の初診年齢だ．咬合支持数は8か所で欠損歯列としては現在の患者の不便さは少なく，咬合欠陥の影響が将来に顕在してくる潜伏期間のレベルとして認識しておく必要がある．5|5を失った状態では，臼歯部の咬合支持は2/8（本来8か所あるべき臼歯部支持が2か所）に減っている．欠損パターンをみると4|4があるものの，両側遊離端欠損でCummerの分類のパターン41とみなすことができる（103ページ図3参照）．このパターン41は，対応が後手になると欠損歯列としては絶対に回避したいパターン44のいわゆる前後的すれ違い咬合に陥る可能性を秘めている．上顎前歯部を失うと，このパターン44になってしまうが，その上顎前歯に初診時すでにフレアアウトがあり，まさに41から44に向かうルートの途上にいると考えられる．理屈でいえば，臼歯部の咬合回復と上顎前歯部の補強が補綴対応の基本になるが，臨床では，歯周疾患の管理や失われた前歯の被蓋関係など実際の対応は複雑で，原則どおりにはいかないだろう．両側遊離端欠損での咬合回復は長期的な安定は困難で，上顎前歯部の補強が必須で，術者も一次固定（ブリッジ）で対応した．歯周病対策が効いたのかもしれないが，経過の良さはこの一次固定の効果も大きいはずだ．臼歯部の咬合回復と引き換えに4|4の劣化を招いていると反省しているが，増齢リスクやすれ違い咬合を回避した代償という意味では，納得される経過ではないだろうか．

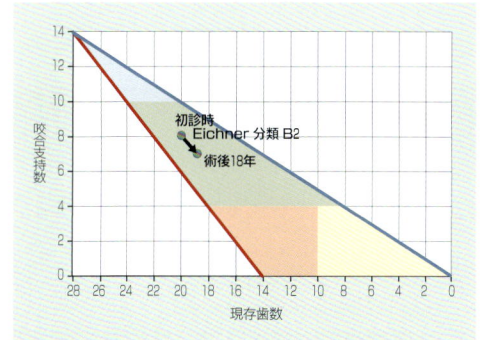

図A 宮地の咬合三角による評価．

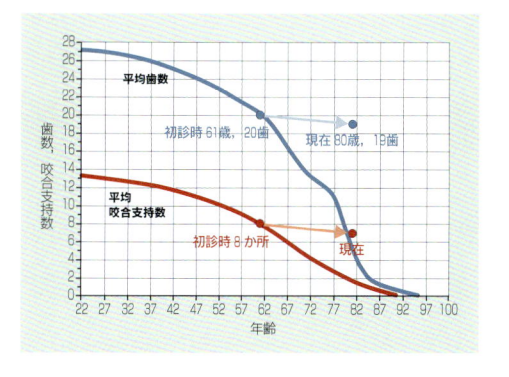

図B 歯の生涯図による評価．

「欠損補綴」の評価

本多正明

　本症例は歯周病が進行し，残存歯に強い動揺がみられ，なおかつ欠損部がある．とくに下顎歯列においては，7 6|6 7欠損は咬合支持に大きな影響をもたらす．しかも5|5も保存できないということは，咬頭嵌合位を安定させる臼歯はほとんどない．すなわち，下顎位を長期にわたって維持安定させることは困難な症例である．では，単に欠損部に安定したパーシャルデンチャーあるいは，インプラント補綴を装着すれば，咬頭嵌合位が安定するのか？　答えはNoである．補綴物の臼歯咬合面形態を適切につくる必要がある．咬頭嵌合位を長期にわたって安定させるためには，咬合面形態を維持させることが重要であり，そのためには臼歯離開咬合を与えることが必要である．この観点から冒頭の着眼点のところで，上下左右の力学的条件がよく，ガイド能付与は可能と診断されたのであろう．上顎歯列は固定式，下顎歯列は両側遊離端義歯で機能回復されているが，パーシャルデンチャーの基本設計で支持はもちろん，把持を重要視した設計は，残存歯と可能な限り一体化を狙ったものと推測される．その結果，術後18年間にわたり歯列弓の保全ができたと考えられる．

section 1 | 長期経過症例

2 歯周病による動揺のコントロールの15年経過

船登彰芳（石川県・なぎさ歯科クリニック）

「欠損歯列」の特徴（問題点）と「欠損補綴」の着眼点

　上顎前歯部は重度の歯周病のため4歯欠損となり，上顎の他の歯は動揺度1〜2度を認める．当時，|6抜歯後，⑥⑤,　④③2 1|1 2③④,　⑤6⑦のプロビジョナルレストレーションを装着したが，動揺のコントロールを行えないと判断し，7+7の連結固定を行うことにした．筆者の当時の技工レベルでは精度の高い適合は行えないと判断して，|7には二重冠を装着することにした．その結果，エックス線と口腔内写真から不適合が確認できる．しかし，上顎の動揺のコントロールは達成できたと考えられる．

術前

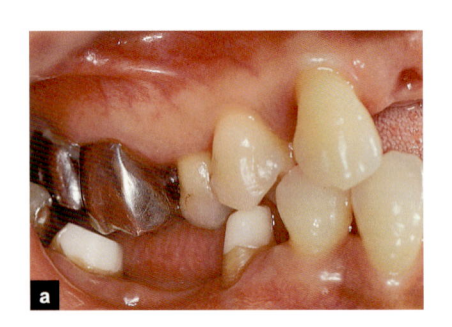

```
7 6 5 4 3   | 3 4 5 6 7
7 5 4 3 2 1 | 1 2 3 4 5 6
```
現存歯数22
咬合支持数 8

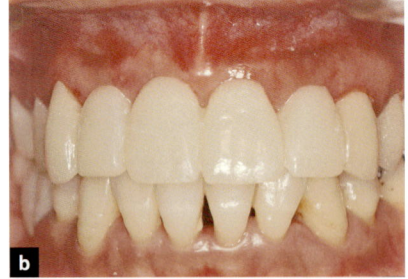

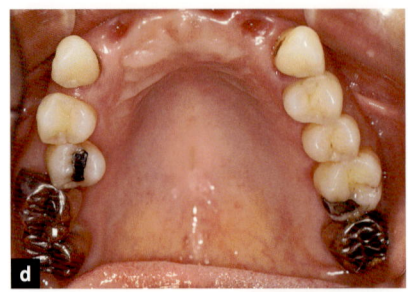

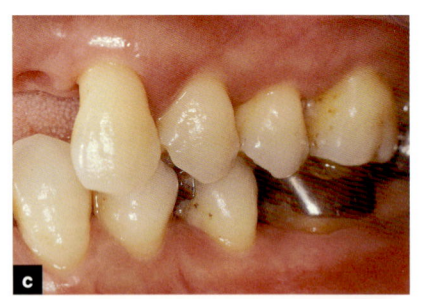

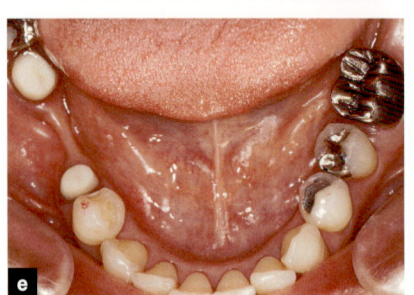

図1a〜e　初診時（1995年10月）の口腔内写真．1|の自然脱落を主訴に来院．そのほかの前歯3歯の動揺が激しく，抜歯し，早急に審美性確保のため暫間修復したため，初診時の口腔内写真が欠落していることをご容赦していただきたい．いずれにせよ，下顎右側ブリッジのセメントのウォッシュアウト・歯周疾患などから起因していると思われるが，上顎の歯列は，生理的動揺度の範囲を超えていた．

図1f　初診時のパノラマエックス線写真．残存している上顎前歯は根尖まで骨吸収していた．また，下顎右側ブリッジは，脱離したものを装着してあるだけであった．

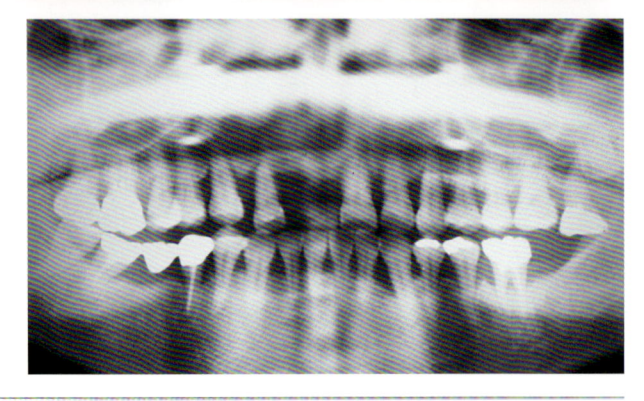

2 歯周病による動揺のコントロールの15年経過

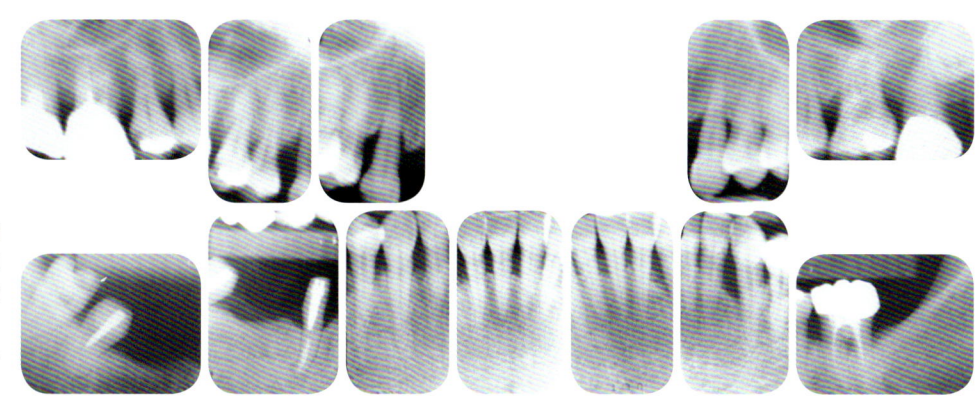

図 1 g 動的治療にはいる直前のデンタルエックス線写真．初期治療時に，6̄|6̄は根分岐部病変Ⅲ度であったことを確認した．また，3̄|3̄3̄に深い骨吸収を認める．

現在この症例が初診で来たら

　まず，最初にこの当時，筆者は再生療法や前歯部にインプラントを埋入する技術などをもちあわせていなかった．そのため，患者の固定式への要望に応えたく前述したような治療計画を立案・遂行したことを述べておきたい．そして，わずか15年経過ではあるが，幸いにして再介入は現在のところ行っていない．本症例が現在のところ，再介入せずに推移している理由を筆者なり考えてみたい．1つ目は，患者のメインテナンスのコンプライア

術後

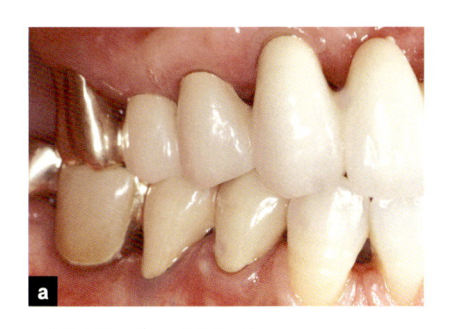

```
 6543  | 345 7
7 54321|123456
```
現存歯数20
咬合支持数 6

図 2 a〜e 全顎にわたる歯周外科を行い，歯周補綴を行った．上顎は，動揺のコントロールを目的として，フルスプリントで補綴処置を行った．この当時，上顎左側最後方歯に二重冠処置を行った．また6̄|は，歯周外科時に近心根を抜歯し，その後，補綴処置を行った．

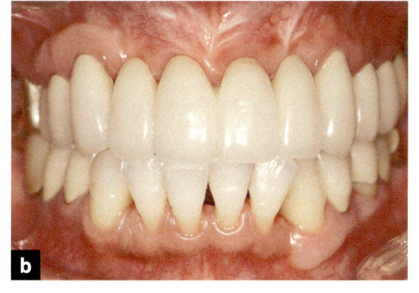

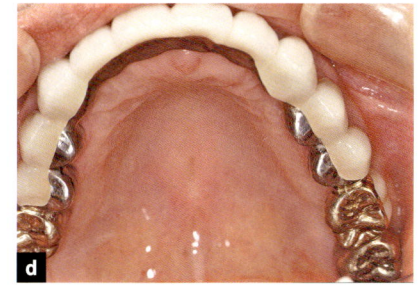

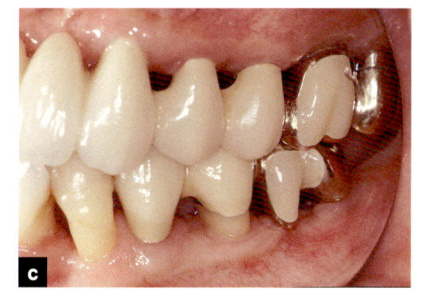

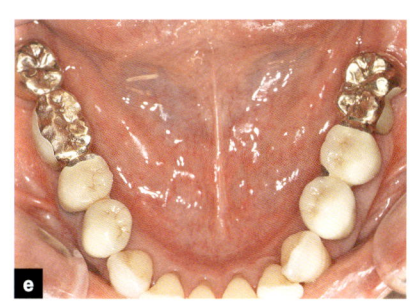

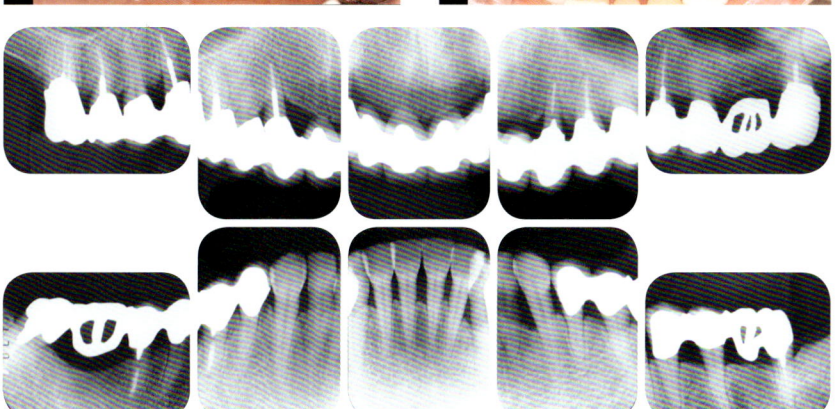

図 2 f 治療終了時のデンタルエックス線写真．この当時の筆者の歯周外科のオプションは切除療法しか持ちあわせておらず，3̄|3̄に予後の不安を残す結果となった．

CHAPTER 5 「欠損歯列」「欠損補綴」の視点からの長期経過症例の評価

section I 長期経過症例

補綴終了時より15年

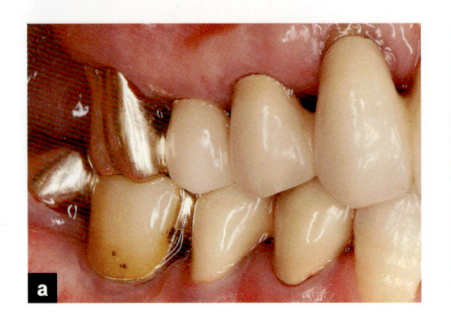

```
 6543 | 345 7
7 54321|123456
```
現存歯数20
咬合支持数6

図3a〜e 術後15年経過時（2012年9月）．現在の口腔内の状態を示す．患者は，夜間のナイトガードは装着していない．また，上顎犬歯部に歯肉退縮や5mmの歯周ポケットを認めるものの，術後15年程度であるが現在のところ安定した状態で推移していると思われる．

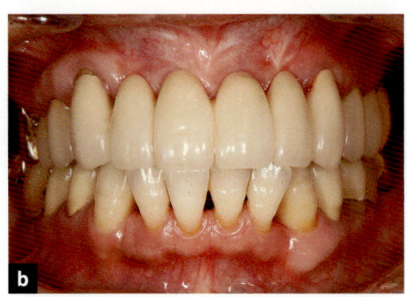

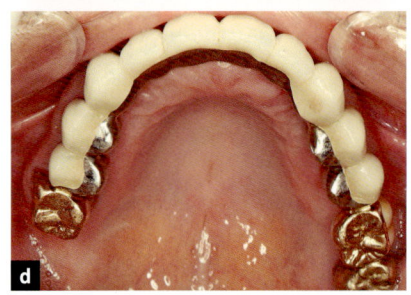

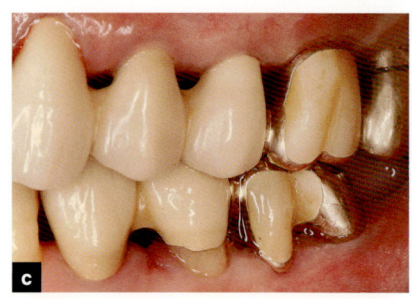

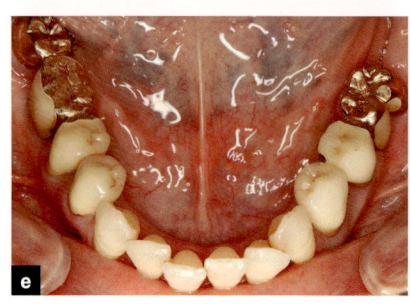

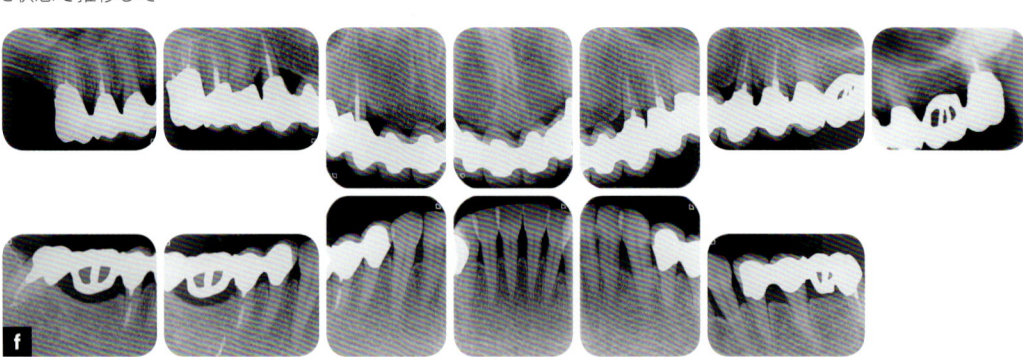

図3f 歯槽骨レベルも動的治療時と比較し，大きく変化していないと思われる．

ンスが非常に高く，4〜6か月間隔でこれまで医院に来ていただき，プラークコントロールも良好に推移しているため，当初危惧された歯周病の進行は現状レベルで維持されているものと思われる．2つ目は，補綴的観点からみればブラキサーでなく咬合が安定していると思われ，上顎のフルスプリントの補綴も，今もなお機能していると思われる．要は，患者の生体が筆者の治療をカバーしているものと思われる．

では，いま現在この症例が来たらどうするであろうか．下顎では6|6にはインプラント埋入を行い，必要であれば，|3に再生療法を行い，それ以上の介入はしなかったであろう．また患者が希望すれば，いったん|6は保存し，経過観察し，根分岐部病変が進行するなら，後にインプラントに置換する旨を伝え，メインテナンスに移行したかもしれない．

上顎では，まちがいなく1|1に2本インプラント埋入を行い，暫間補綴が立ち上がった後に残存歯を再評価し，3|3は再生療法を行い，そののちに再評価し，左側大臼歯部にはインプラント治療を行ったかもしれない．

現在の筆者の考えは，早期に結果をだそうとするあまりの不必要な外科的・補綴的介入を極力控え，まず最初に天然歯の状態で保存できないかを第一優先に考えるようになっている．欠損部には原則，インプラントで咬合を維持し，そののちに再生療法がメインとなるが，歯周治療の立案をたてても，決して遅くはないと考えているからである．決して，歯周外科・補綴治療を否定しているのではなく，1つひとつの治療を行い，そのたびごとに，つぎに行うべき治療を設定することは，複雑な症例において時には必要であると考えているからである．

254　CHAPTER 5　「欠損歯列」「欠損補綴」の視点からの長期経過症例の評価

「欠損歯列」の評価

宮地建夫

　初診時43歳で，補綴時現存歯数20の欠損歯列だった．40代前半の平均喪失歯数は2〜3歯なので，喪失歯6歯というこの患者の喪失スピードは"速かった"と受け止めるべきだろう．咬合支持数6は20歯の歯列では条件の悪いレベルで，注意しなければならないのは，現在の問題ではなく将来リスクであろう．歯列として咬合支持が半減しても，多くの患者はそのとき不便を訴えない．しかし，顎位の維持のために歯列が背負っている潜在的な負担は徐々にではあっても確実に顕在化されてくる．つまり，同じ臼歯部補綴でも歯列の顎位が安定した症例でのブリッジと，顎位保持が弱体化した歯列でのブリッジでは負担しなければならない負荷は大きな差がある，と覚悟すべきで咬合支持数6はそうした負荷の分岐点として要注意レベルにあるようだ．個々の歯周疾患も大きな問題だが，本症例の欠損パターンを注意深く観察し，経過に対応していかなければならない時期にきている．本症例のように上下顎歯数差が4歯に広がった歯列はそう多くはない．上顎歯が選択的に失われる何らかの要因が存在していると受け止めるべきだろう．臨床での問題は，ここでも現在ではなく，将来リスクだ．一般に上顎歯の喪失が先行した歯列は，さらに差が拡大する傾向が強い．原因分析も大切だが，タイミングを外さず臼歯部の咬合安定と上顎歯の補強という補綴対応が求められる．上顎歯の補強には一次固定と二次固定があるが，本症例はより強固な一次固定が選択された．注意しなければならないのは，歯列条件のリスクに加え，これから始まる増齢リスクに対して，負荷をまともに受ける強固な一次固定の予後だ．これからの長い経過を踏まえて細心のフォロー態勢が求められるはずだ．

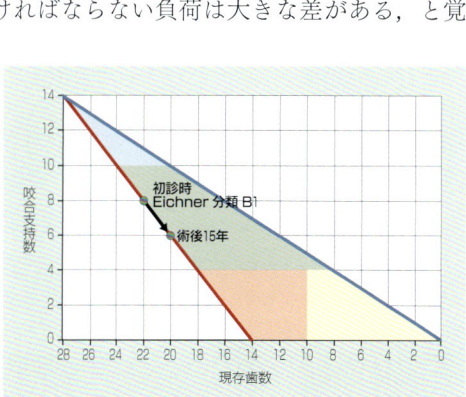

図A 宮地の咬合三角による評価．

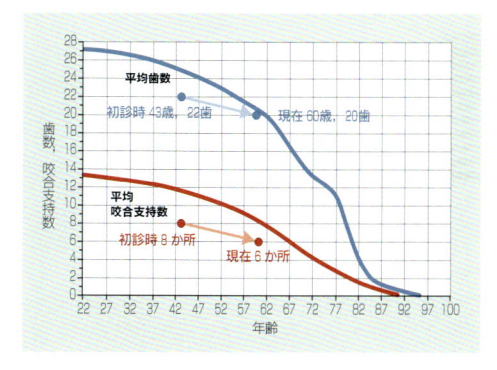

図B 歯の生涯図による評価．

「欠損補綴」の評価

本多正明

　本症例は，上顎歯の動揺歯のコントロールが術後の咬合安定，とくに咬頭嵌合位の安定に大きく影響を与える．術前の上顎前歯部の動揺が強くなった原因は，重度の歯周病だけではなく，臼歯の欠損と補綴物の不適切な咬合面形態により，咬頭嵌合位が不安定となり，下顎が前方に偏位し，下顎前歯により上顎前歯が，つねに突き上げられたためと考える．上顎歯列弓は通常，咬合力は外方に向かうので，上顎はポンティックと含んで7+7を連結固定することで，歯列弓の保全を図ったと推測する．現在であれば，ブリッジのたわみ・ねじれによる支台歯への影響，とくに無髄歯の長期間の維持を考慮し，欠損部にインプラントを活用して歯列弓の保全と咬頭嵌合位の安定を図り，そのことによって連結固定の範囲を小さくし，補綴再介入時に小さい範囲で，治療自体も複雑にならないような補綴治療計画を立案する必要がある．6の欠損に関しても，支台歯7 5の条件なら，6インプラント補綴の対応も考えられる．もしインプラントが活用できない場合は，パーシャルデンチャーによって，歯列弓の一体化(二次固定)を図り，機能の回復・審美性の改善と残存組織を保全することによって，補綴治療の目的を達成されることも，オプションの1つとして考えるべきである．

section 1 　長期経過症例

3 前歯部のみ咬合支持数4の症例の30年経過

黒田昌彦（東京都・黒田歯科医院）

「欠損歯列」の特徴（問題点）と「欠損補綴」の着眼点

　この症例は Eichner 分類 B4 で，前歯部にしか咬合支持がない．すなわち，咬頭嵌合位が失われているので，咬合高径や咬合位などを新たにつくる必要があり，咬合再構成が必要となる．残存歯数は16と多い割に咬合支持が4か所と少ないので，咬合支持する歯が失われる可能

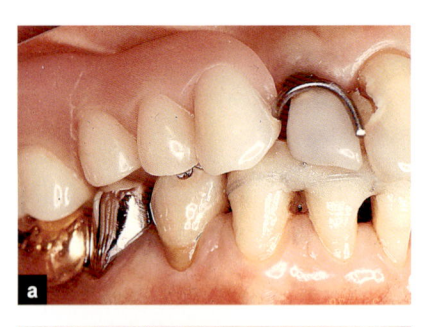

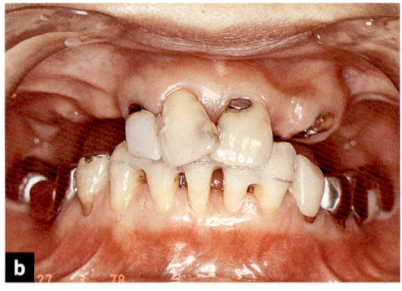

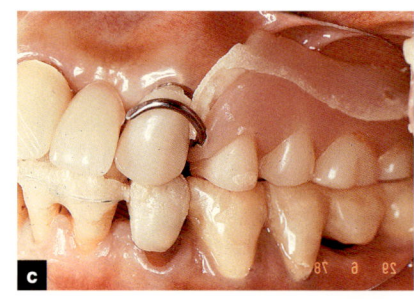

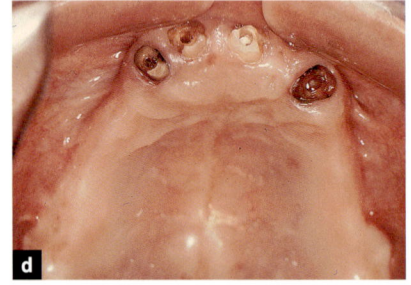

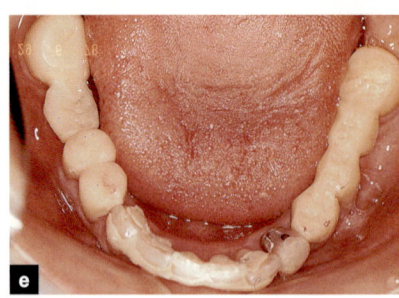

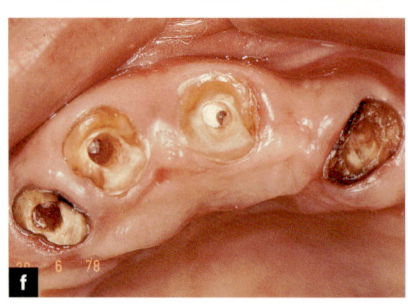

術前

図1 a〜f　初診時（1978年）の口腔内写真．患者は53歳，女性．

現存歯数16　咬合支持数4

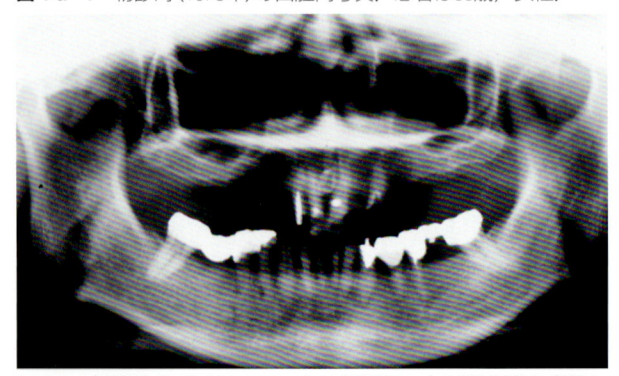

図1 g　初診時のパノラマエックス線写真．上下顎の残存歯数にばらつきが多い．

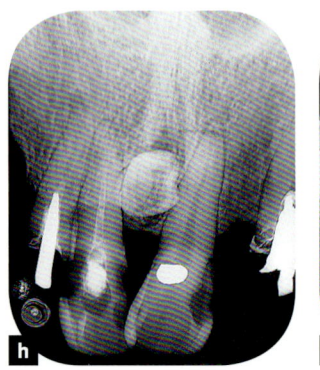

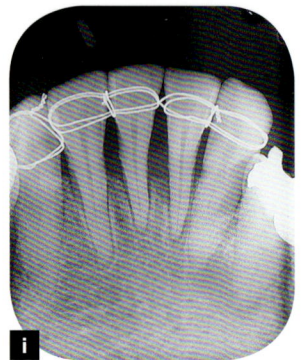

図1 h, i　初診時のデンタルエックス線写真．上顎前歯部は大きなう蝕があり，歯冠部の残存歯質には不安がある．1|1 の歯間部に埋伏歯らしい不透過像を認める．

3 前歯部のみ咬合支持数4の症例の30年経過

術後

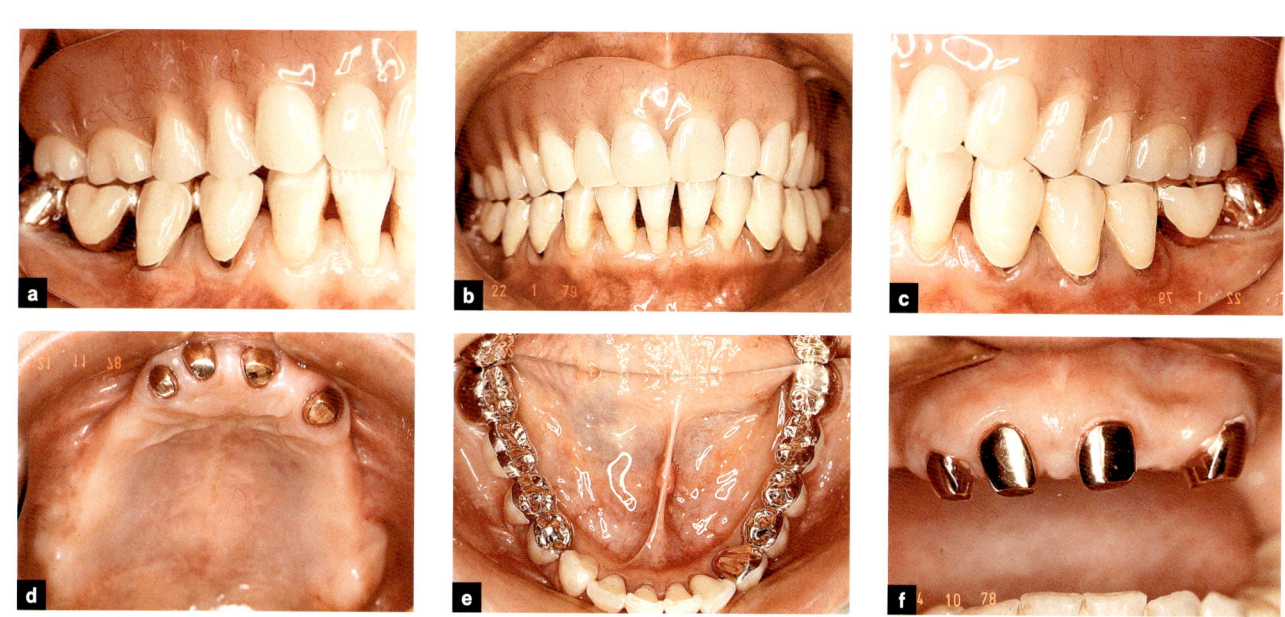

図2 a〜f 補綴終了時（1978年3月，初診より7か月）．上顎前歯支台歯は無髄歯になってからの経過が長いので，予知性が低いと判断し，コーヌスクローネの高径を短くした．

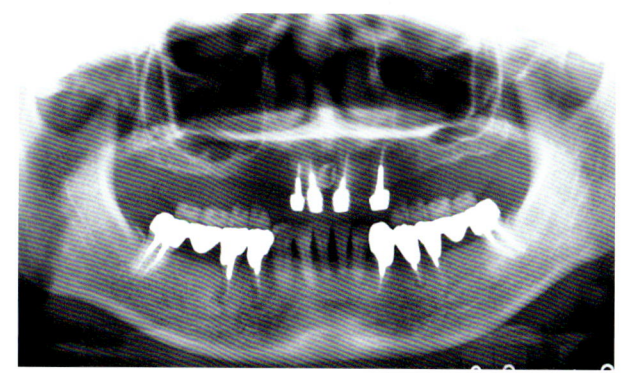

図2 g 補綴終了時（1978年3月）のパノラマエックス線写真．

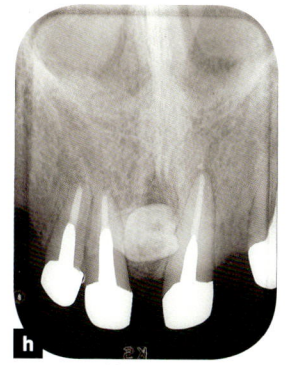

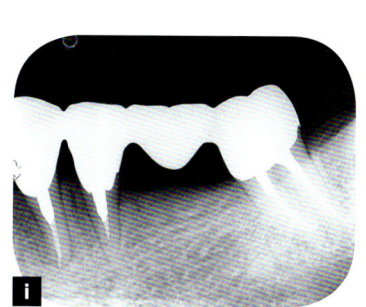

図2 h, i 補綴終了時のデンタルエックス線写真．⎿4 5 はもともとが失活歯であり，歯冠歯根比も安心できないので，⎿3 4 とも連結し，支台歯の増員を図った．

性が高い．また，残存歯数は上顎4歯，下顎12歯であり，上下のバランスが悪い．すなわち，上顎の受圧条件が悪く，下顎の加圧因子が強いことになり，受圧・加圧のバランスが悪い．ただしこの症例は，上顎が先に無歯顎になる傾向なので，その逆の下顎が先に無歯顎になる場合よりは恵まれている．

再治療とはならなかった 30年間の対応

上顎の残存歯は予知性がないと判断したので，高径の低いコーヌスクローネにした．しかも4歯のうち3歯が失活歯であったことから，術後に歯根破折が予測できる．

CHAPTER 5 「欠損歯列」「欠損補綴」の視点からの長期経過症例の評価 **257**

section I 長期経過症例

術後の経過

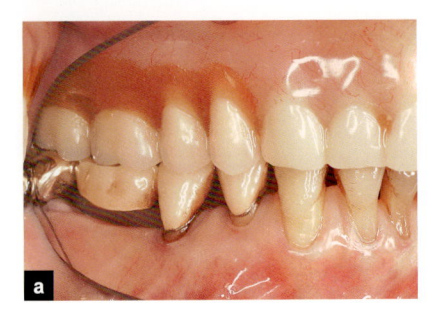

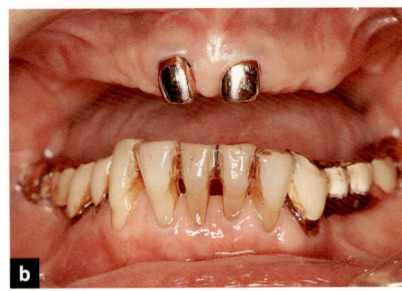

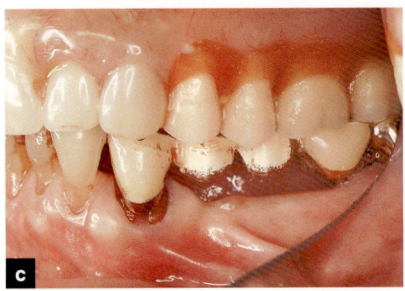

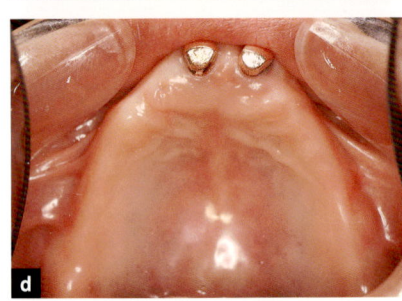

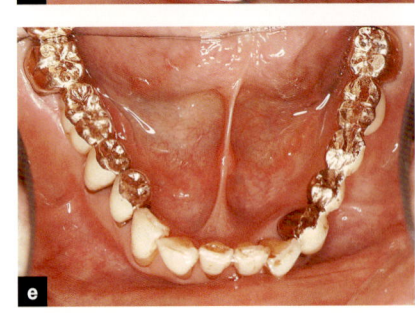

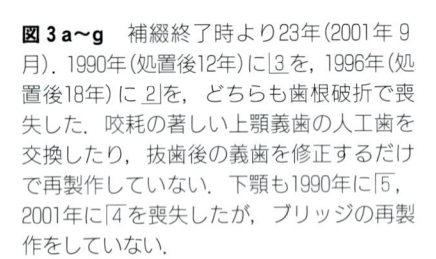

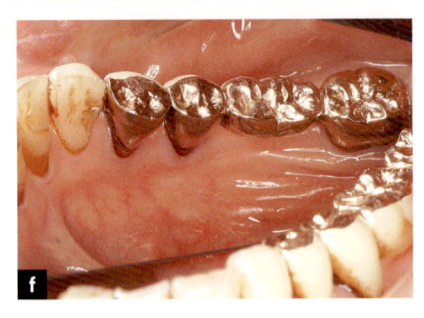

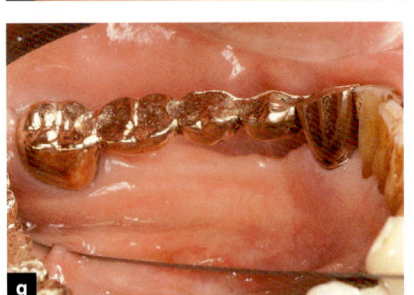

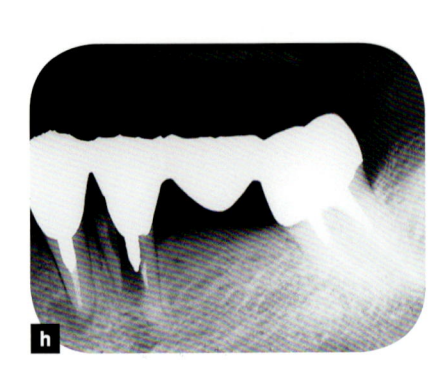

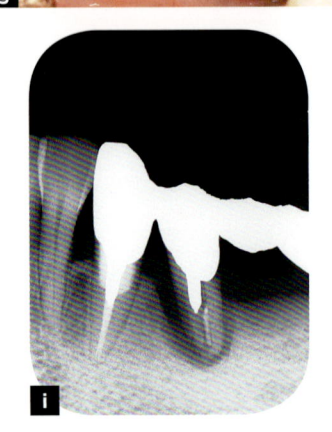

図3 a〜g 補綴終了時より23年（2001年9月）．1990年（処置後12年）に|3 を，1996年（処置後18年）に 2|を，どちらも歯根破折で喪失した．咬耗の著しい上顎義歯の人工歯を交換したり，抜歯後の義歯を修正するだけで再製作していない．下顎も1990年に|5，2001年に|4 を喪失したが，ブリッジの再製作をしていない．

図3 h, i 1990年|5 が歯根破折（h），さらに2001年|4 も歯根破折した（i）．

結局30年の間に，2|と|3 を歯根破折で喪失した．さらに下顎は予測していない歯根破折が|4 5 に起きた．この歯はブリッジの支台になっていたが，対合歯が義歯の人工歯なので，とても破折しないと思っていた．予測違いである．上顎は人工歯の咬耗が著しかったので，人工歯を交換した．支台歯2歯の喪失が起きても義歯の修正だけで対応できた．下顎は予測違いだったが，|3 まで支台歯として連結してあったので，喪失しても修正だけですませ，ブリッジの再製作をしていない．患者は初診時53歳だったが，83歳までの30年間を4歯だけの喪失にすませられたのは，プラークコントロールを中心とするメインテナンスの努力の成果であろう．

258　CHAPTER 5　「欠損歯列」「欠損補綴」の視点からの長期経過症例の評価

3 前歯部のみ咬合支持数4の症例の30年経過

補綴終了時より30年

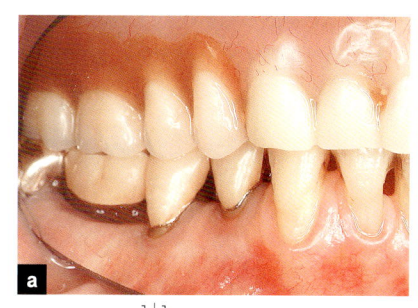

```
 7 54321|123    7
        1|1
現存歯数12
咬合支持数 2
```

図4 a～g 補綴終了時より30年（2008年4月）．喪失歯が30年間で4歯というのは十分といえよう．

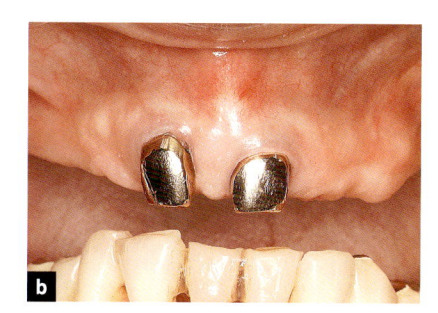

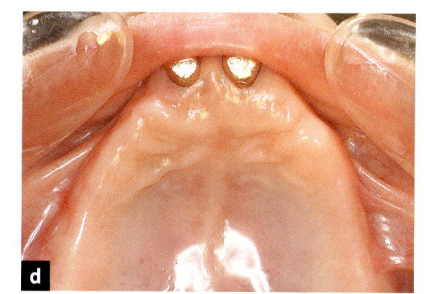

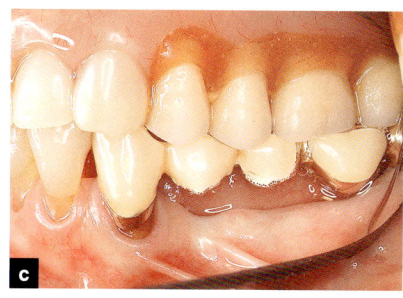

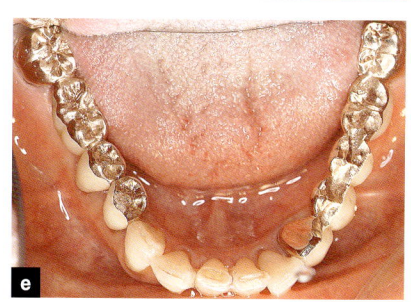

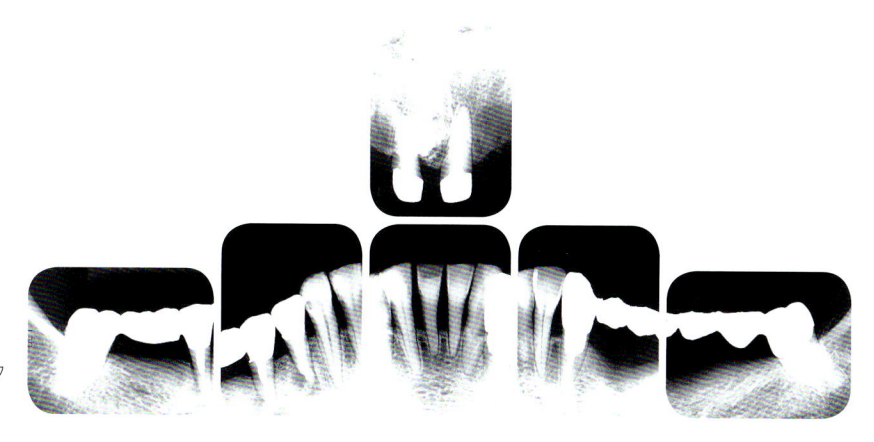

図4 f 補綴終了時より30年（2008年）のデンタルエックス線写真．

現在この症例が初診で来たら

　上顎に関してはまったく同じ処置方針で行う．ただし，当時は陶歯人工歯のほうが信頼性が高かったので上顎の人工歯に陶歯を使ったが，現在なら硬質レジン歯にする．この症例は補綴から18年後に陶歯から硬質レジン歯に人工歯を交換した．下顎の左側ブリッジを③④⑤6⑦としたが，予測違いがかえって良い結果となったものの，現在なら支台歯は⑤6⑦で，|3と4|は単独冠で修復する．加圧因子となる下顎ブリッジに，さらに強度を増すような支台歯増員や連結はしたくないからである．

予後の予測

　咬合支持が4か所しかないので，この咬合支持が失われるのは早いと予測した．上顎は4歯しかないので，上顎が無歯顎になるのは10年以内と予測した．初診時に下顎前歯が歯周炎のため動揺度が2度程度あり，しかも咬合支持しているので，これらも10年以内に喪失すると予測した．予後予測が当たった部分もあるが，当たらないことが多くあった．

　結果的には大きな問題がなく30年間使えている．喪失歯が30年間で4歯というのは十分といえよう．

CHAPTER 5　「欠損歯列」「欠損補綴」の視点からの長期経過症例の評価

「欠損歯列」の評価

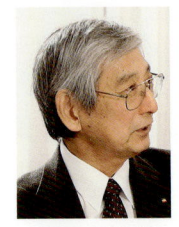

宮地建夫

　初診時53歳ですでに16歯になった欠損歯列．50歳代前半の平均喪失歯数は5歯ぐらいだとすると，この症例の喪失歯12は，なにか異常とも思える喪失スピードだろう．初診までのこの喪失スピードの延長として将来を考えると，70歳代には無歯顎になってもおかしくない．つぎに，咬合支持数4歯はすでに実質的な意味で咬合崩壊のレベルに達している．このレベルでは咬合再建ができたとしても長期的には不安をともなう．現存歯数16歯の欠損歯列が保有する咬合支持数のレンジ（幅）は8〜2か所で，本症例の4か所は平均的なレベルとみなせる．本症例の最大の特徴は欠損パターンである．筆者も指摘するように上下顎歯数のバランスが悪く，Cummerの分類のパターン6だ．若い歯科医師では上下差（10−2）が8歯という症例に遭遇する頻度はきわめて少ないはずだ．そしてこの差はさらに拡大し，上顎前歯をつぎつぎに失いCummerの分類のパターン8に向かって速い速度で進むことを念頭におくべきだろう．具体的な補綴設計はいろいろな現場の事情で多様になるが，上顎前歯部の喪失スピードを可能な限り遅らせ，上下顎のバランスを改善するのが補綴治療の1つの目標になる．症例の経過をみると，上顎前歯を2歯失ったのが30年という驚異的な臨床成績を示していた．この症例経過から得られることは，ハイリスクの欠損歯列への補綴対応の基本として，咬合平面の安定性を優先することで，喪失スピードを抑制する効果が現れることを，学ぶことができたことだろう．さらに大きな要素は30年以上に及ぶ患医協同態勢だ．患者と術者が一体になってリスクを乗りこえようとした姿が浮き上がってくる．このような示唆に富んだ長期経過こそ，臨床教育の教材となるだろう．

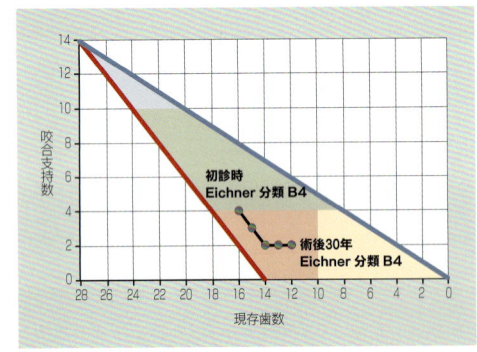

図A 宮地の咬合三角による評価．

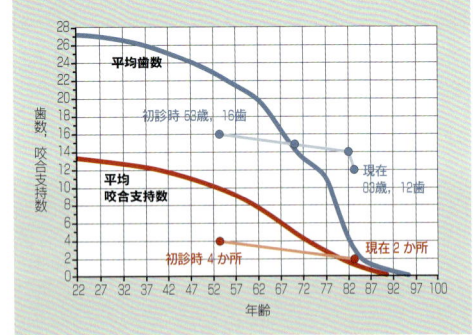

図B 歯の生涯図による評価．

「欠損補綴」の評価

本多正明

　治療終了時から30年間で，喪失歯が4歯ということは，初診時の状況から考えると，歯列弓の保全という観点から力のコントロールをみると，十分だったと思われる．再治療となった原因のところで，上顎前歯2歯の喪失は予測されていたとあるが，4|5が予測外の歯根破折により抜歯となっている．この予測外の結果を検証してみると上顎歯列がオーバーデンチャーで回復されており，下顎歯列への荷重はあまり大きくないと考えてしまうところだが，上下顎の対向関係がⅡ級ぎみで，上顎前歯部の歯槽堤が前方にあり，咬頭嵌合位のときの咬合力にしっかり耐えられるケースは，結構，下顎歯列弓への荷重が強くなることがある．そのときの欠損補綴がロングスパンブリッジになっているときは，対合歯列が総義歯もしくはオーバーデンチャーであっても，支台歯に問題が出る可能性はあると思われる．私自身も，同様な経験をしている．本症例において下顎の支台歯が無髄歯であること，ダウエルコアの長さと太さから推測して，歯冠部歯質の条件はあまりよくないように思える．であれば，下顎欠損歯列に対し，7 5 4|3 4 5 7をサベイドクラウンにして，Kennedy3級の両側中間義歯を活用し，残存歯とフレームを一体化と考えたオプションも，4|5を失ったときの再治療の複雑さから，選択肢の1つとして考えられる．

section 1 | 長期経過症例

4 咀嚼障害と精神の問題を抱えた症例の15年経過

学童期の不用意な抜歯は，口腔内のみならず成長期の正常な発育を阻害する

加々美恵一（大阪府・カガミ歯科医院）

術前

```
 8  54321|1234 678
7654321|1234567
```
現存歯数25（8|8を含むと27）
咬合支持数11

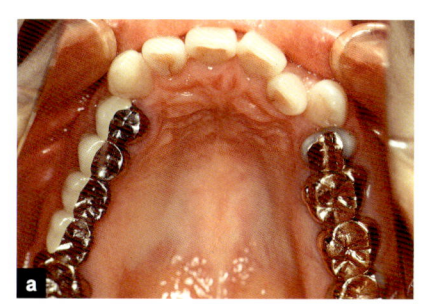

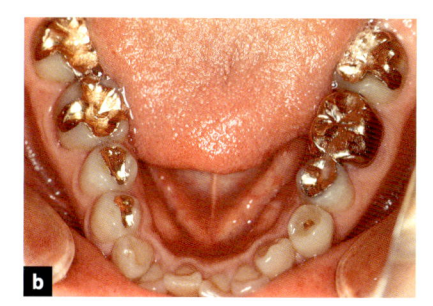

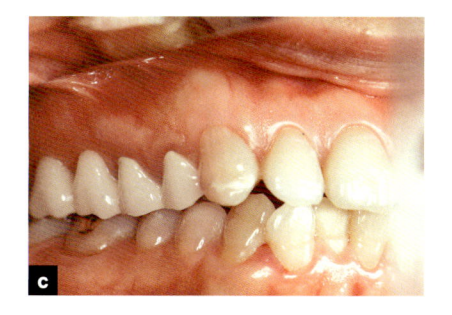

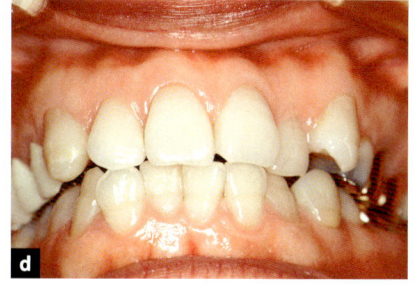

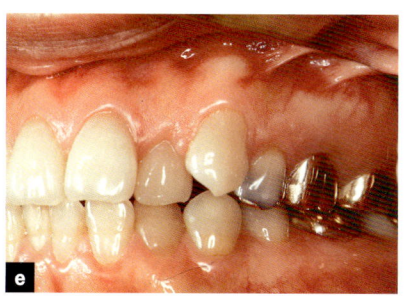

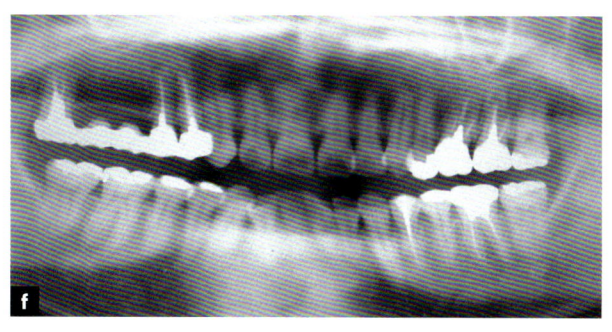

図1a〜f　初診時（1992年5月）．

「欠損歯列」の特徴（問題点）と「欠損補綴」の着眼点

　患者は32歳女性．小学校4〜5年生の頃5|を，高校生の頃7 6|を他院にて抜歯されている．このような早期の永久歯の抜歯が咬合のバランスを崩す原因になったものと思われる．初診時に，偏頭痛・手足のしびれ・咀嚼障害という問題のほかに，精神的不安定・うつ状態・自殺願望があった．そのため，それらを考慮に入れて治療を行うのがポイントであった．すなわち，できるだけ早期に適正な下顎安定位を求めて一連の症状を軽減し，速やかに補綴処置を終了させる必要があった．また治療中は心療内科の医師と連絡をとりながら，患者の精神状態の改善の推移を診ながら治療を行った．

　7 6|欠損部には，インプラントという手段も十分考えられたが，前記の理由により治療時間の短縮を考え，予後に不安はあったが，⑧7 6⑤④のロングスパンのブリッジを選択した．将来，患者が精神的に完全に落ち着いた時点で，必要があるならばインプラント治療に移行することを考えた．同様の理由で矯正治療も行わなかった．

　まずはオクルーザルスプリントを用いて適正な下顎位を模索した（図2a）．このような症例の場合，適正な下顎位を求められるかどうかが治療の最大のポイントとなる．下顎位が大きく変化したため（図2b），この位置で落ち着くか数か月間経過観察を行って安定したことを確認した．患者はこの下顎位がもとの噛み合わせに比べて

CHAPTER 5　「欠損歯列」「欠損補綴」の視点からの長期経過症例の評価　　**261**

section 1　長期経過症例

術前の診断

```
 8 │ 5 4 3 2 1│1 2 3 4   6 7 8
 7 6 5 4 3 2 1│1 2 3 4 5 6 7
```
現存歯数25（8│8を含むと27）
咬合支持数11

図2a オクルーザルスプリントを用いて下顎安定位を模索する．

図2b 新たに求めた下顎安定位は咬頭嵌合位（MIP）のポジションとは大きく異なり，前歯部がオープンバイトになっている．

図2c, d その時の咬合接触は右側大臼歯1点のみの接触である．

図2e～g 下顎安定位が変化しないか，数か月経過を診たのち，実測ヒンジとパントグラフのレコーディングを行う．

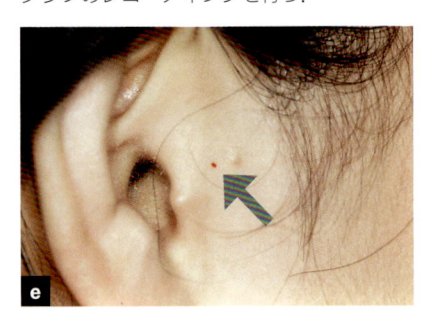

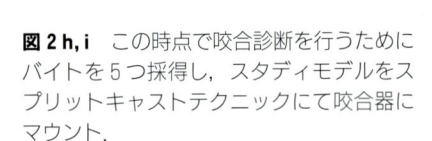

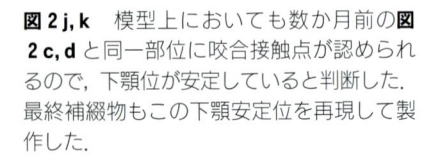

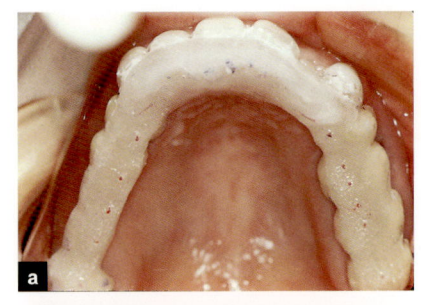

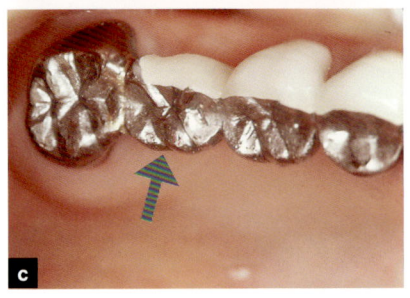

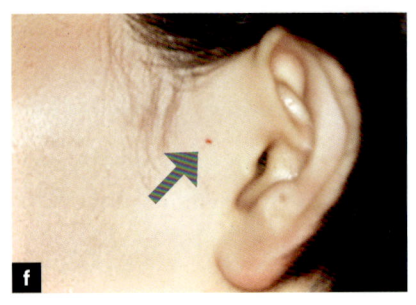

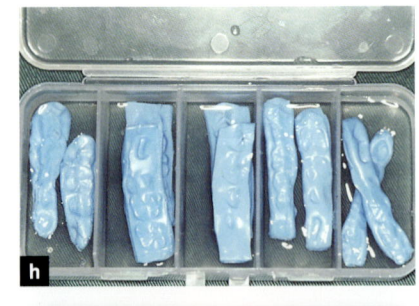

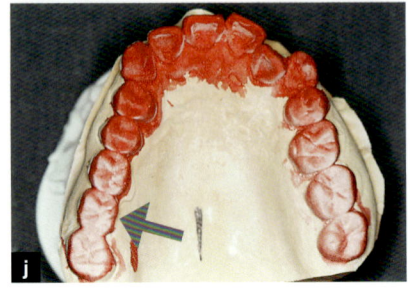

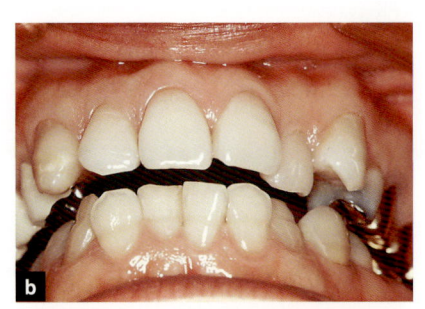

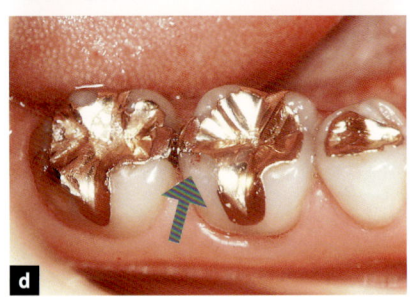

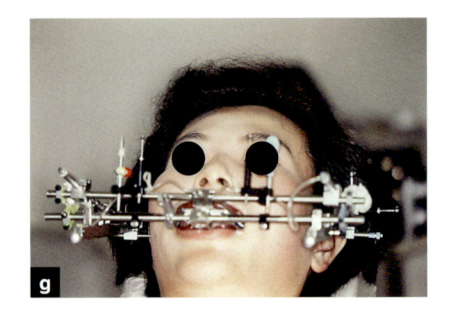

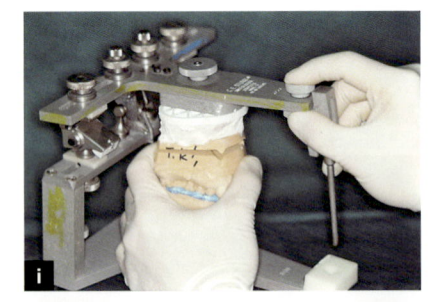

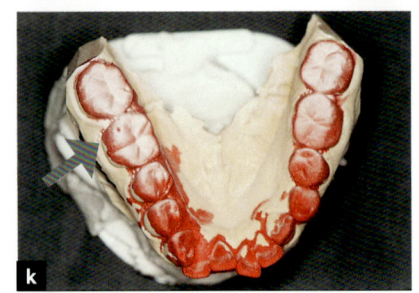

図2h, i この時点で咬合診断を行うためにバイトを5つ採得し，スタディモデルをスプリットキャストテクニックにて咬合器にマウント．

図2j, k 模型上においても数か月前の図2c, dと同一部位に咬合接触点が認められるので，下顎位が安定していると判断した．最終補綴物もこの下顎安定位を再現して製作した．

「非常に心地よい」という表現をされていた．この頃には精神状態も安定してきたので，補綴処置に移行することにした．臼歯部の補綴はすべてやり変えているが，審美よりも咬合の安定を最優先に考え，極力，ゴールドの補綴物を多用した．このような症例では，最終補綴物の咬合のズレが症状の再発を招く恐れがある．そのため，求めた下顎安定位を極力正確に最終補綴物に再現する必要があるので，咬合採得時には5つのバイトを採り，それ

4 咀嚼障害と精神の問題を抱えた症例の15年経過

補綴終了時

8		5 4 3 2 1	1 2 3 4	6 7 8
	7 6 5 4 3 2 1	1 2 3 4 5 6 7

現存歯数25（8|8 を含むと27）
咬合支持数11

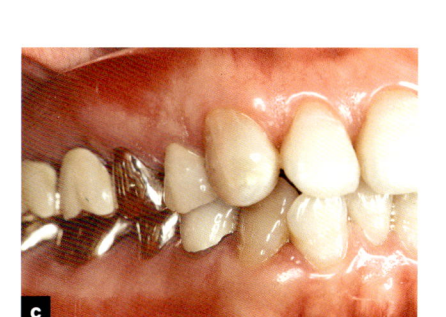

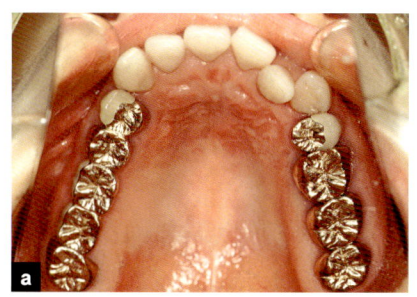

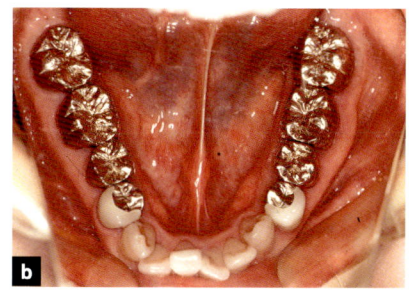

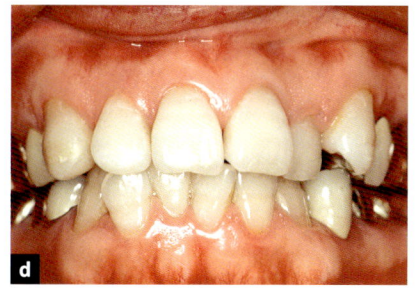

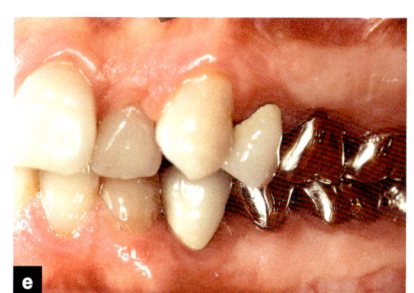

図3a〜e　補綴終了時（1994年5月，初診から2年）．チェアサイドでの調整の必要がなく，そのままセットした．

を咬合器上でスプリットキャストテクニックにて確認し，マウントを行った．また実測ヒンジを測定し，パントグラフレコーディングを行い，そのデータを全調節性咬合器にインプットした．その結果，最終補綴物はチェアサイドで調整することなく，口腔内にそのままセットすることができた．術後は咬合も安定し，その後顎関節症状も安定している．

再治療となった原因と対応

⑧７６⑤④の５４｜がう蝕となり（図4b），５｜を抜去し，７６５｜にインプラント補綴を行った（図4c）．

再治療時

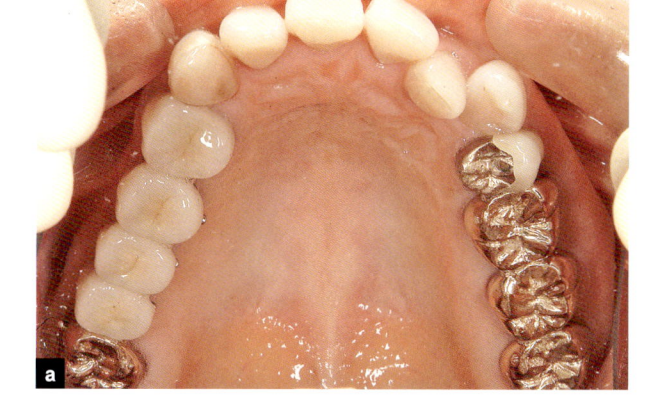

図4a　７６５｜インプラント治療終了後（2000年）．

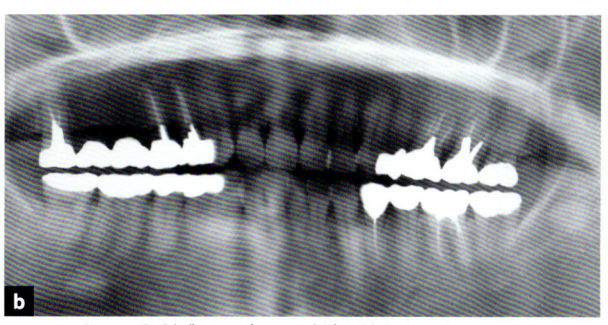

図4b　⑧７６⑤④ブリッジの５４｜がう蝕となった．

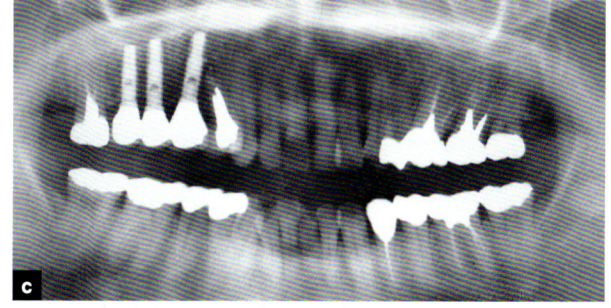

図4c　５｜を抜去し，７６５｜にインプラント治療を行った．

CHAPTER 5　「欠損歯列」「欠損補綴」の視点からの長期経過症例の評価

section I　長期経過症例

補綴終了時より14年

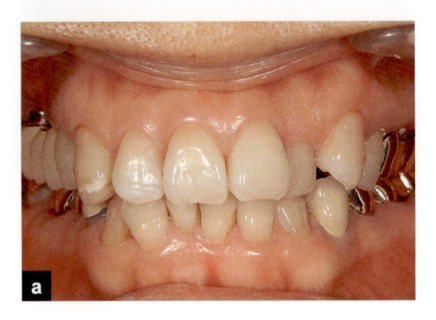

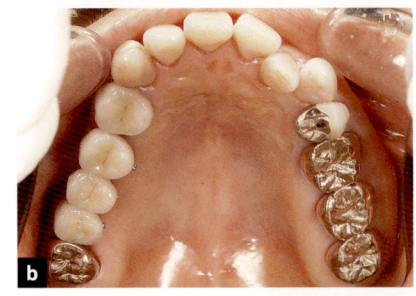

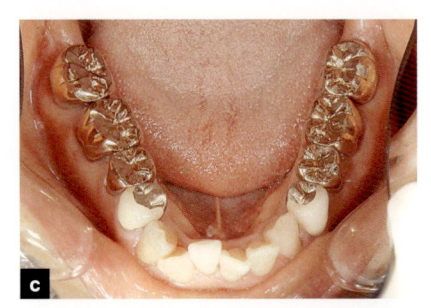

インプラント
<u>8 7 6 5 4 3 2 1</u>|<u>1 2 3 4</u>　<u>6 7 8</u>
　7 6 5 4 3 2 1|1 2 3 4 5 6 7
現存歯数24（<u>8</u>|<u>8</u>を含むと27）
咬合支持数10

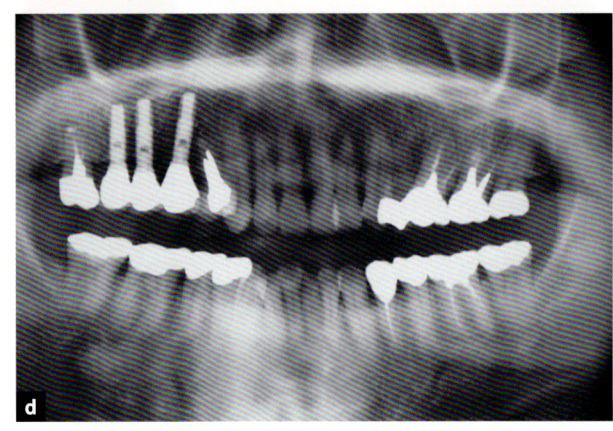

図5 a〜d　2008年9月（初診から16年）．とくに大きな変化もなく安定している．

　もともとブラキサーであるが，製作したナイトガードはほとんど使用しておらず，夜間のブラキシズムによるロングスパンブリッジへのたわみが支台歯のセメント溶解を引き起こしたものと思われる．

　前述のとおり，このことは，補綴終了時よりある程度予想しており，また，この時点では患者は精神面を含めて顎関節症状が完全に消失していたので，外科処置可能と判断し，今回はしっかりした臼歯部のサポートの確立を求めて，<u>7 6 5</u>部のインプラント治療に踏み切った．

現在この症例が初診で来たら

　現在でも基本的には同様の治療を行うであろう．なぜならこの患者にとってはできるだけすみやかに機能の回復（生きること，食べること），精神的に落ち着くことが最優先とされるからである．現在はこの当時と異なり，審美全盛の時代である．しかしながら以上のことを考え，やはり<u>8 7 6 5 4</u>ロングスパンのブリッジを選択し，ゴールドの補綴物を多用して早期に治療を安定させる治療を行うであろう．

　大切なのは，われわれ歯科医師がどのような治療を行いたいかではなく，その患者に対していちばん有益な治療は何なのかを考えて治療を行うということだと思う．そういった意味で，自分としては今回の治療の方向性はおおむねまちがっていなかったと考えている．

予後予測

　ブラキサーであるためナイトガードを装着してくれることが予後の1つのポイントである．補綴終了時に与えた下顎位はその後ずっと安定しており，また現在，顎関節症の症状もなく，精神的にもまったく安定しているが，神経質な性格はそのままであり，ナイトガードのような異物を入れることには抵抗があるようである．そのようなことから，今後も力のコントロールを中心とした慎重なメインテナンスが必要と考える．2012年現在，初診から20年以上が経過したが，とくに大きな変化もなく，患者は心身ともに安定している．

「欠損歯列」の評価

宮地建夫

　初診時32歳で現存歯数25歯の歯列は，その年齢平均の喪失歯数が1歯前後なので，若干喪失進行が速いとみるか，まあまあ平均的とみてもいいだろう．咬合支持のレベルは11か所で，欠損歯列としては安定レベルを維持している．本症例のように顎関節に問題があれば別だが，通常では安定レベルにあるので，さらに咬合回復を追加するか，補綴することで，抱える切削リスクや新たな力の負担を避けて，短縮歯列を選択するか，患者の希望を斟酌しながら術者の判断が問われる状況にあるだろう．咬合の安定レベルにあるとはいえ，欠損パターンでやや上顎歯の喪失が先行している．しかし，まだ上下顎差は3で歯数バランスの悪影響は当面心配するほどではないが，将来徐々に差が拡大していくようならば，どこかで積極的な対策が必要になる．7年後に5を失った結果をみると，何らかの要因によって上顎歯に加わる喪失要因が存在していると考えておいたほうが対応に齟齬が生まれないはずだ．そうした流れから術者は，ここで上顎にインプラントを選択したのだろう．それは単に咬合咀嚼機能の回復にとどまらない．臼歯部の咬合安定は，これから危惧されるさらなる上下差の拡大を抑制する手段としては，納得できるものである．このような，咬合支持数の安定した歯列で，しかも増齢リスクの加わっていない現時点での経過に対する評価は，インプラントの効果なのか，患者の条件なのかを区別するのは容易ではない．同時に15年に1歯の喪失はこの年齢層なら早くも遅くもない平均と受け止めるべきだろう．本症例は歯列条件とは別な意味で難症例（患者固有の問題）なので，術者の慎重な治療ステップや経過対応には見習う点が多い．

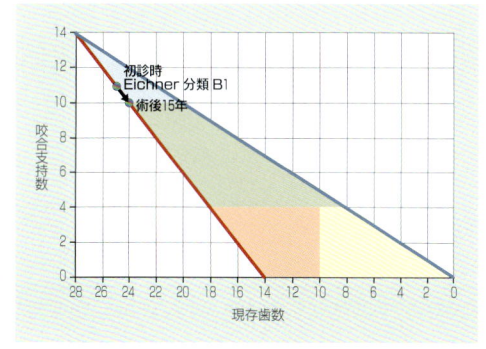

図A 宮地の咬合三角による評価．

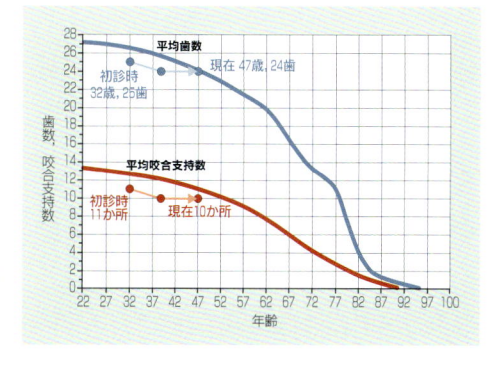

図B 歯の生涯図による評価．

「欠損補綴」の評価

本多正明

　顎関節症の症状を有した本症例は，早期に適正な下顎位を求めて一連の症状が軽減されたとあるが，文中のようにオクルーザルスプリントを活用し，安定した下顎位の模索と筋の安静を図った．欠損部位に対してはインプラント補綴，咬合安定の観点から矯正治療も考えられたが，精神的不安定や口腔内以外の問題点の多さから，これらの治療を回避されたのであろう．しかし，下顎位の状態から咬合再構成を決断されており，臼歯部の補綴物をやり変え，咬頭嵌合位を安定させている．再治療となった原因と対応のところで述べられているように⑧7 6⑤④のブリッジのところに問題が生じ，インプラントを活用し，再治療が施されている．当然，ポンティック部がロングスパンのために，たわみ・ねじれが大きく，支台歯に問題が出やすいと予知できる．ここで残念なのが5を失ったことであろう．もし初期治療後，精神的に安定し，顎関節症状が消失したのであれば，上顎右側にメタルのプロビジョナルブリッジを装着し，ポンティクのところにインプラントを埋入し，最終的にインプラント補綴を行っていれば，5を失う可能性が低かったように思われる．だが，初診から15年で失った歯が1本ということは，咬合再構成としては成功したと考える．

APPENDIX

さくいん

あ
悪玉の加圧因子　82
アタッチメント　89
網状根管　195
安定した咬合　146
アンテリアガイダンスの確立　150

い
イコライザー　227
一次固定　47, 220
遺伝子診断　168
インプラント　152, 190
インプラントの咬合　201

え・お
エナメル叢　172
エンドポイント　11, 45, 102, 233
エンドポイントの診断　203
オーバーロード　164

か
加圧因子　9, 35, 51, 152
開窓状骨欠損　194
ガイドの過剰　228
開放型欠損　197
改良アムステルダムスプリント　218
下顎位　231
下顎位の診断　220
下顎後退症　203
下顎枝　199
下顎前突症　203
下顎の偏位傾向　219
過荷重　164
顎関節の安定　151
過負荷　171
噛み締め　170
環境　163
患者の受け入れの条件　236
干渉　228

感染　234

き
義歯床下の支台　130
機能圧負担　108
機能回復率向上　203
機能的咬合面形態　231
逆側方湾曲　228
窮屈な咬合　226
臼歯咬合面形態　60
臼歯部離開咬合　65
臼歯離開咬合の概念　213
急速固定式拡大装置　206

く
グラインディングタイプ　229
クリニカルパス　232
クレンチング　230
クロージャーストッパー　227

け
欠損歯列　14, 44, 70, 92
欠損歯列のエリア　82
欠損歯列の評価　17, 114
欠損歯列のレベル　80
欠損進行のパターン　106
欠損のコース　106
欠損パターン　47
欠損部スパン　180
欠損補綴　14, 44
欠損補綴の評価　17
欠損様式　9
限界運動路　224
限局性侵襲性歯肉症　198
犬歯ガイド　65
犬歯の喪失　104

こ
口腔関連 QOL　236
口腔の条件　236

咬合欠陥エリア　45
咬合高径の低下　212
咬合再建　47
咬合三角理論　190
咬合支持　70
咬合支持指数　12, 24, 56
咬合支持数　9, 44, 127
咬合支持の崩壊　103
咬合チェック　136
咬合様式　198
咬合力学的考察　198
咬合力の配分　136
構造力学　56
構造力学的安定　12, 52
咬頭嵌合位　138
咬頭嵌合位の安定性　220
後方の干渉　227
コース　11, 16, 45
個体差　80, 231
個体の感受性　80
骨補填材　199
個別性　115
固有歯槽骨　197
コンダイルポジション　156
コンビネーションシンドローム　97, 105

さ
残存歯の咬合支持能力の評価指数　12, 24, 56
残存歯の動揺度　134
残存歯の病態　80
残存組織の保全　203

し
歯科治療の原則　203
歯冠歯根長比　178
ジグリングの動き　111
歯根表面積　176
歯数　9

さくいん

縞模様　170
受圧条件　9, 35, 47, 152
集中荷重　222
重度歯周病　140
終末像　11
障害度　233
上顎咬合平面　222
上顎後退症　203
上顎前突症　203
上顎洞底挙上術　202
症型分類　232
上下顎均等欠損　115, 117, 118
上下歯列の対向関係　89
歯列弓の保全　52
歯列の対称性　104
歯列崩壊　234
シングルデンチャー　102
神経筋機構の安定　151
身体社会的条件　236

す
垂直顎間距離　197
スピード　10, 16, 70, 92
滑り変形　173
すれ違い傾向症例　86
すれ違い咬合　102, 114, 128

せ
精神医学的条件　236
生体力学　221
正中口蓋縫合の離開　206
静的咬合　146
静的咬合安定　59
生物学的代償　130
生理的機能　146
剪断加圧　84
先天的不正咬合　141

そ
喪失歯数　92

組織再生誘導法　195
咀嚼運動　224
咀嚼運動路　224
咀嚼サイクル　146

た
第一評価　17
対向関係　80
対合歯　93
退行性病変　199
第3エリア　114
第三評価　17
第二評価　17
態癖　211
大連結子　221
多軸　233
多数歯の喪失　139
ダメージを補償　202
短縮歯列の概念　128

ち
力　70, 234
チューイングパターン　210
中心位　220
超音波骨削装置　206
長期性　92
チョッピングタイプ　229

て・と
テコの原理　182
テレスコープ　111
トゥースポジション　201
動的咬合　146
動的咬合安定　64
等分布荷重　222

な・に
難易度　232
二次固定　47, 85, 220

は
バーティカルストップの確保　149
バイトスプリント　167
破折　173
破折・摩耗　136
パターン　11, 16, 70, 92
破断部　172
発症メカニズムの診断　203
歯の生涯図　11, 50, 78, 117
歯のはまり込み　226
パラファンクション　109, 164, 170

ひ
被圧変位　171
ピエゾサージェリー　206
非生理的機能　146
病態診断　203

ふ
部位特異的　91
フェイシャルパターン　210
フェルール　194
部分欠損補綴の術式選択にかかわる因子　132
部分歯列欠損の病態　233
ブラキシズム　31, 165, 211
ブリッジかインプラントか　132
フレアアウト　109, 200

へ
閉鎖型欠損　197
偏心位ガイド　205
偏側咀嚼　231

ほ
補綴構造設計　221
補綴設計　92, 220
補綴的終末像　70
ポリソムノグラフィー検査　165

APPENDIX　269

ま・み・む・め・も
摩耗　143
宮地の咬合三角　10, 50, 71, 82, 114, 236
メジャーコネクター　221

や・ゆ・よ
薬物療法　167
ユーデラスの図　28, 29
誘導　174
遊離端欠損症例　96
遊離端欠損の対合歯　104
許せる欠損歯列のコース　115, 117
予後の推測　91
予後判定基準　194

ら・り・る・れ・ろ
力学的バランス　97
リスク　92
リモデリング　195
隣在歯　95
臨床判断　91
類型化　232
ルーズな咬合　226

A・B・C
A・B・Cコンタクト　227
American College of Prosthodontics　236
Ante' s low　176
anterior support　212
Anteの法則　176
biological cost　130
Botox　167
clenching positon　136
CLP　136
Cummerの分類　11, 78, 103, 128

D・E・F
dehiscence　194
dentistry　211
DuChange指数　176
Eichner分類　10, 51, 81, 127, 236

裂開状骨欠損　194
レベル　9, 16, 70, 92
レベル評価　80
ロングスパン　23
ロングスパンブリッジ　26

fenestration　194

G・K・L
Grindcare　167
GTR　198
Kennedyの分類　10, 126, 236
LGTP　136
light guide tapping position　136
Longevity　21, 92

M・O
Mus　45
OHIP　242
oral health impact profile　242
Ous　45

R・S・T
ramus　199
rapid maxillary expansion　206
RME　206
stomatology　211
thinking dentistry　19

クインテッセンス出版の書籍・雑誌は，歯学書専用通販サイト『歯学書.COM』にてご購入いただけます．

PCからのアクセスは…
歯学書　検索

携帯電話からのアクセスは…
QRコードからモバイルサイトへ

見る目が変わる！
「欠損歯列」の読み方，「欠損補綴」の設計

2013年1月10日　第1版第1刷発行
2013年2月10日　第1版第2刷発行

編　著　本多正明（ほんだまさあき）／宮地建夫（みやちたてお）／伊藤雄策（いとうゆうさく）／武田孝之（たけだたかゆき）

発 行 人　佐々木　一高

発 行 所　クインテッセンス出版株式会社
　　　　　東京都文京区本郷3丁目2番6号　〒113-0033
　　　　　クイントハウスビル　電話(03)5842-2270(代表)
　　　　　　　　　　　　　　　　　(03)5842-2272(営業部)
　　　　　　　　　　　　　　　　　(03)5842-2279(書籍編集部)
　　　　　web page address　http://www.quint-j.co.jp/

印刷・製本　サン美術印刷株式会社

©2013　クインテッセンス出版株式会社　　　　禁無断転載・複写
Printed in Japan　　　　　　　　　　　落丁本・乱丁本はお取り替えします
　　　　　　　　　　　　　　　　　　　ISBN978-4-7812-0296-9　C3047

定価はカバーに表示してあります